新编护理技术操作规范与评价标准

主　编：蔡学联　周彩华

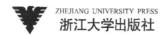

ZHEJIANG UNIVERSITY PRESS
浙江大学出版社

图书在版编目（CIP）数据

新编护理技术操作规范与评价标准/蔡学联，周彩
华主编. —杭州：浙江大学出版社，2015.9（2024.2
重印）

ISBN 978-7-308-14914-3

Ⅰ.①新… Ⅱ.①蔡…②周… Ⅲ.①护理—技
术操作规范②护理—评价标准 Ⅳ.①R472-65

中国版本图书馆CIP数据核字（2015）第168636号

新编护理技术操作规范与评价标准

蔡学联　周彩华　主编

责任编辑	张　鸽（zgzup@zju.edu.cn）
责任校对	林允照
封面设计	黄晓意
出版发行	浙江大学出版社
	（杭州市天目山路148号　邮政编码310007）
	（网址：http://www.zjupress.com）
排　　版	杭州立飞图文制作有限公司
印　　刷	杭州高腾印务有限公司
开　　本	787mm×1092mm　1/16
印　　张	25.25
字　　数	889千
版 印 次	2015年9月第1版　2024年2月第5次印刷
书　　号	ISBN 978-7-308-14914-3
定　　价	60.00元

《新编护理技术操作规范与评价标准》
编　委　会

前　言

随着医疗技术的迅速发展,临床护理技术也呈现创新、变革的趋势。我们本着"以患者为中心、以质量为核心"的指导思想,力求为临床护士和学生提供标准化、规范化、程序化、人文化的作业指导用书,新编了《护理技术操作规范与评价标准》。《新编护理技术操作规范与评价标准》共分三篇十一章,第一篇为基础护理操作技术,第二篇为急危重症救护操作技术,第三篇为手术与妇、儿科护理操作技术。本书在编写内容与体裁上具有较为鲜明的特色:

1. 技术操作与人性化服务相结合:根据患者需求与人文关怀服务理念,在技术操作规范中渗透关怀服务的理念,融入与患者沟通交流和健康指导的内容,将人文关怀教学由抽象变为具体,自然而然地影响学习者的专业价值观和人文精神,弥补了传统的护理技术操作规范作业指导用书(教材)的不足。本书对于增强学习者的关怀服务意识,提升交流沟通技能,增进和谐的护患关系,实施整体护理具有实际指导意义。

2. 操作流程清晰,突出技术要领:以患者安全、舒适为原则,遵循护理技术操作规范,结合临床实际经验编制清晰明了的操作流程及关键步骤的操作要领,使技术操作更具规范性、操作性,便于学习者学习掌握。

3. 操作规范与评价标准融为一体:将考核要点、评判标准、操作流程、沟通指导、评分等级、理论提问、提醒事项几个方面融为一体,不仅能让学习者了解操作流程、指导要点、各步骤的权重、应掌握的关键技术和理论知识,同时便于考核评分记录,以统计分析技术操作水平与存在的不足之处。体裁新颖、实用。

4. 紧跟技术前沿,满足临床需求:本书综合了基础护理、专科护理、急危重症救护、手术护理、妇儿护理等87项临床常用技术,各项操作技术贴近临床实际工作,紧跟技术前沿,可满足临床工作需求。每项技术操作规范附有相关理论知识、操作风险及防范措施,以帮助学习者了解新理论、新知识,规避操作风险,提高技术操作水平。

尽管本书具有以上特点,我们全体编写人员为本书的编写殚精竭虑,也参考了大量教材和相关书籍,但因自身的专业能力和技术水平有限,而且技术的完善与进步永无止境,书中如有疏漏和错误之处,敬请各位读者谅解并予指正!希望本书的出版对临床护理实践和护理教学工作能有一定的裨益。

本书在编写过程中，得到浙江省人民医院领导的大力支持及浙江省医学高等专科学校护理系老师的积极参与，浙江大学出版社的编辑也为本书的出版付出了辛勤的劳动，在此一并致以诚挚的感谢！

蔡学联

2015 年 5 月

目 录

第一篇

基础护理操作技术

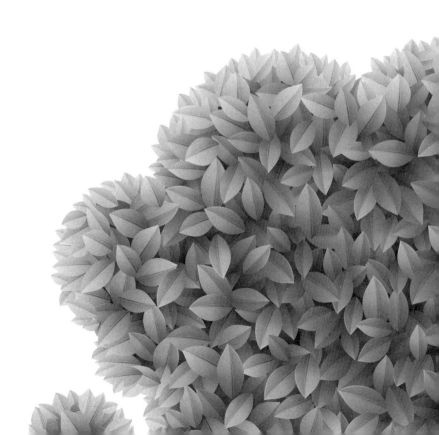

第一章　消毒隔离技术

洗手操作规程及考核评分表

病区／科室：　　　　　　　　　姓名：　　　　　　　　　　得分：

| 考核要点：
1. 六步洗手方法
2. 洗手时间 | | | 评判标准：
A. 操作流畅；动作符合规范
B. 操作流畅；部分动作不规范
C. 操作不流畅；部分动作不规范
D. 未完成程序；动作不符合规范 | | | | |

项目	操作规程			评分等级				扣分
		操作流程	沟通指导	A	B	C	D	
素质要求 （3分）		着装整洁,热情大方,符合护士形象		3	2	1	0.5	
操作前准 备（10分）	自身 准备	修剪指甲,确认无佩戴饰物,卷袖		5	4	3	2	
	物品 准备	皂液（或肥皂）,非手触式开关的洗手设 施,擦手纸,必要时备护手液		5	4	3	2	
操作过程 （77分）	湿润 双手	在流动水下,使双手充分湿润		5	4	3	0	
	取洗 手液	取适量皂液或肥皂于掌心		5	4	3	2	
	六步 洗手	第一步:掌心相对,手指并拢,相互揉搓		7	5	3	1	
		第二步:手心对手背沿指缝相互揉搓,交 换进行		7	5	3	1	
		第三步:掌心相对,双手交叉指缝相互揉搓		7	5	3	1	
		第四步:弯曲手指使关节在另一手掌心 旋转揉搓,交换进行		7	5	3	1	
		第五步:右手握住左手大拇指旋转揉搓, 交换进行		7	5	3	1	
		第六步:将五个手指尖并拢放在另一手 掌心旋转揉搓,交换进行		7	5	3	1	
	酌情揉 搓手腕	一手握住另一手的腕部旋转揉搓,交换 进行		7	5	3	1	
	洗手 时间	认真揉搓双手至少15s,注意清洗双手所 有皮肤,尤其是指背、指尖和指缝		6	5	4	3	
	冲洗	用流动水从上到下彻底冲净双手		6	5	4	3	
	擦干	擦干,必要时取适量护手液护肤		6	4	2	0	
综合评价 （5分）		操作熟练、流畅		5	4	3	2	
理论问答 （5分）		1. 洗手与卫生手消毒原则 2. 洗手指征		5	4	3	2	
考核者 提醒事项								
考核人 签名			考核日期	年		月		日

手卫生相关知识

知识点	主要内容
目的	清除手部皮肤污垢和大部分暂居菌,切断通过手传播感染的途径,减少医院感染,保障患者安全。
相关理论	1. 手卫生基本概念 (1)手卫生:是医务人员洗手、卫生手消毒和外科手消毒的总称。 (2)洗手:医务人员用皂液(或肥皂)和流动水洗手,去除皮肤污垢、碎屑和部分致病菌的过程。 (3)卫生手消毒:医务人员用速干手消毒剂揉搓双手,以减少手部暂居菌的过程。 (4)外科手消毒:外科手术前,医务人员用皂液(或肥皂)和流动水洗手,再用手消毒剂清除或者杀灭手部暂居菌和减少常居菌的过程。使用的手消毒剂具有持续抗菌活性。 2. 洗手与卫生手消毒原则 (1)当手部有血液或其他体液等肉眼可见的污染物时,应用皂液(或肥皂)和流动水洗手。 (2)当手部没有肉眼可见的污染物时,可使用速干手消毒剂消毒双手以代替洗手。 (3)当接触污染物或受感染的患者后,手部被大量细菌污染,仅靠洗手尚不能达到预防交叉感染的要求,必须在洗手后再进行卫生手消毒。 3. 医务人员洗手指征 (1)直接接触患者前后,接触不同患者之间,从同一患者身体的污染部位移动到清洁部位时。 (2)接触患者黏膜、破损皮肤或伤口前后,接触血液、体液、分泌物、排泄物和伤口敷料之后。 (3)接触患者周围环境及物品后。 (4)穿脱隔离衣前后,脱手套后。 (5)进行无菌操作前后,处理清洁、无菌物品之前,处理污染物品之后。 (6)当医务人员的手有可见的污染物或者被患者的血液、体液污染后。 4. 卫生手消毒方法 取适量速干手消毒剂于掌心,按"六步洗手法"揉搓双手,必要时增加手腕部,保证手消毒剂覆盖手部皮肤,揉搓时间至少为15s,直至手部自然干燥。
注意事项	1. 流动水开关最好为非手触式,水流不可过大以防溅湿工作服。 2. 盛放皂液的容器宜为一次性使用,如重复使用则需每周清洁与消毒。固体肥皂保持清洁与干燥。 3. 干手物品宜使用擦手纸或干手巾,如用干手巾,需一用一消毒。 4. 洗手方法正确,手的各个部位都需要洗到、冲净,尤其要认真清洗指背、指尖、指缝和指关节;冲洗双手时注意指尖向下。 5. 速干手消毒剂要求:作用速度快,不损伤皮肤,不引起过敏反应;揉搓时保证消毒剂完全覆盖手部皮肤;速干手消毒剂使用有效期:易挥发的醇类有效期为开瓶后30d,不易挥发的产品有效期为开瓶后60d。

无菌技术操作规程及考核评分表

病区/科室：　　　　　　　　　　姓名：　　　　　　　　　　得分：

<table>
<tr><td colspan="3">考核要点：
1. 无菌持物钳的使用方法
2. 无菌容器的使用方法
3. 取用无菌溶液的方法
4. 无菌包的使用及铺无菌盘的方法
5. 戴无菌手套的方法</td><td colspan="6">评判标准：
A. 操作流畅；动作符合规范
B. 操作流畅；部分动作不规范
C. 操作不流畅；部分动作不规范
D. 未完成程序；动作不符合规范</td></tr>
<tr><td rowspan="2">项目</td><td colspan="2" rowspan="2">操作规程
操作流程</td><td rowspan="2">沟通指导</td><td colspan="4">评分等级</td><td rowspan="2">扣分</td></tr>
<tr><td>A</td><td>B</td><td>C</td><td>D</td></tr>
<tr><td>素质要求
（3分）</td><td colspan="2">着装整洁,热情大方,符合护士形象</td><td></td><td>3</td><td>2</td><td>1</td><td>0.5</td><td></td></tr>
<tr><td rowspan="4">操作前准
备（10分）</td><td>环境
准备</td><td>环境清洁,清洁治疗台面、治疗车、治疗盘</td><td></td><td>3</td><td>2</td><td>1</td><td>0</td><td></td></tr>
<tr><td>自身
准备</td><td>修剪指甲,洗手;戴口罩、帽子</td><td></td><td>2</td><td>1.5</td><td>1</td><td>0</td><td></td></tr>
<tr><td>物品
准备</td><td>备齐物品:包括无菌持物泡镊筒包、无菌
方巾包、无菌罐（内置弯盘或治疗碗）、无
菌纱布、棉球罐、无菌生理盐水、有效时
间卡、无菌手套、碘伏棉签、污物筒、开瓶
器、擦灰毛巾、治疗车、治疗盘及一次性
注射器,并且物品放置合理</td><td></td><td>3</td><td>2.5</td><td>2</td><td>1.5</td><td></td></tr>
<tr><td>检查物品:检查物品质量及有效期</td><td></td><td>2</td><td>1.5</td><td>1</td><td>0</td><td></td></tr>
<tr><td rowspan="14">操作过程
（74分）</td><td rowspan="5">无菌
持物钳
的使用</td><td>检查:检查无菌钳、镊包名称、灭菌日期
及灭菌指示标记,有无破损、潮湿</td><td></td><td>3</td><td>2.5</td><td>2</td><td>1.5</td><td></td></tr>
<tr><td>打开:打开包布,取出无菌钳、罐</td><td></td><td>3</td><td>2.5</td><td>2</td><td>1.5</td><td></td></tr>
<tr><td>取放钳、镊:垂直闭合,不触及容器口缘</td><td></td><td>3</td><td>2.5</td><td>2</td><td>1.5</td><td></td></tr>
<tr><td>用钳:钳端朝下,夹取无菌物品</td><td></td><td>3</td><td>2.5</td><td>2</td><td>1.5</td><td></td></tr>
<tr><td>注明:开启日期、时间（干燥法保存有效
时间为4h）</td><td></td><td>2</td><td>1.5</td><td>1</td><td>0</td><td></td></tr>
<tr><td rowspan="5">铺无
菌盘</td><td>检查:治疗盘清洁干燥,检查无菌包名
称、有效期,有无破损、潮湿</td><td></td><td>2</td><td>1.5</td><td>1</td><td>0.5</td><td></td></tr>
<tr><td>打开:按要求打开无菌包,检查灭菌指示
卡,包布外层不可下垂至桌沿下,用无菌
钳夹取治疗巾</td><td></td><td>3</td><td>2.5</td><td>2</td><td>1.5</td><td></td></tr>
<tr><td>铺巾:将无菌巾对折平铺于治疗盘,扇形
折叠打开,开口朝外,保持内面无菌</td><td></td><td>5</td><td>4</td><td>3</td><td>2</td><td></td></tr>
<tr><td>放入物品:正确放置无菌物品于无菌巾内</td><td></td><td>3</td><td>2.5</td><td>2</td><td>1.5</td><td></td></tr>
<tr><td>覆盖:放物品后,用上层治疗巾覆盖,两
边对齐,边缘反折</td><td></td><td>4</td><td>3</td><td>2</td><td>1</td><td></td></tr>
<tr><td>注明无菌盘使用当天的日期、时间及用
途。无菌盘有效期为4h,无菌包物品未用
完需注明开包时间</td><td></td><td>4</td><td>3</td><td>2</td><td>1</td><td></td></tr>
</table>

续表

项目	操作规程		评分等级				扣分
	操作流程	沟通指导	A	B	C	D	
操作过程（74分）	无菌容器的使用	检查：用物名称、有效期及灭菌标记、容器密闭性		3	2.5	2	1.5	
		开包：打开无菌罐，用无菌持物钳夹取弯盘放入铺好的无菌治疗巾内，分开两个弯盘		4	3	2	1	
		使用：按需要夹取无菌棉球、纱布、注射器等，放入弯盘内		4	3	2	1	
		注明无菌罐开启时间并签名。无菌罐有效期为24h		2	1.5	1	0	
	倒无菌溶液	检查：取无菌溶液，拭灰，检查无菌溶液的名称、有效期、溶液质量，打开铝盖		3	2.5	2	1.5	
		倒液：正确拔出瓶塞，标签面朝手心，先倒出少许溶液冲洗瓶口，再由原处倒溶液至无菌弯盘内		5	4	3	2	
		消毒：盖上瓶塞，消毒瓶塞边缘		3	2.5	2	1.5	
		注明开瓶时间。打开的无菌溶液有效期为24h		2	1.5	1	0	
	戴无菌手套	洗手		2	1.5	1	0	
		检查：无菌手套尺码、外观及有效期，打开包装		2	1.5	1	0	
		戴手套：一只手拿住手套的翻折部取出，将两只手套大拇指相对，先将一只手插入手套戴好，再以戴着无菌手套的手指插入另一只手套的翻边内面，同法将手套戴好		5	4	3	2	
		再次检查：双手对合交叉调整手套位置，检查有无破损		2	1.5	1	0	
		脱手套：将手套往下翻转、脱下，洗手		2	1.5	1	0.5	
操作后整理（3分）	用物整理	规范处理用物，洗手		3	2.5	2	1.5	
综合评价（5分）	操作熟练、流畅；遵守无菌技术原则			5	4	3	2	
理论问答（5分）	1. 院内感染的定义 2. 无菌操作原则 3. 各种无菌物品打开后的有效时间			5	4	3	2	
考核者提醒事项							
考核人签名		考核日期		年　　月　　日			

无菌技术相关知识

知识点	主要内容
目的	保持无菌物品和无菌区域不被污染,防止感染和交叉感染。
相关理论	1. 无菌技术的定义 无菌技术是指在医疗、护理操作过程中,防止一切微生物侵入人体和防止无菌物品、无菌区域被污染的操作技术。 2. 无菌技术操作原则 (1)操作环境符合要求:保持操作环境清洁、宽敞,定期消毒。在进行无菌技术操作前30min,应停止清扫工作并减少走动,以防尘埃飞扬而导致污染。 (2)工作人员着装符合规范:在进行无菌操作前,应着装整齐,戴口罩、帽子,并剪短指甲、洗手,必要时,穿无菌衣、戴无菌手套。 (3)合理放置无菌物品: ①无菌物品与非无菌物品应分开放置,无菌物品必须存放在无菌容器或无菌包内,一经取出,虽未经使用,亦不可再放回无菌容器(包)内; ②无菌包外应标明包内无菌物品的名称及灭菌日期,并按失效期先后顺序摆放; ③无菌包的保存期与储存环境的温度、湿度及包装材料有关,一般为7~14d(未达到环境标准的保存期为7d),若过期或包布受潮,则均应重新灭菌。 (4)严格执行操作规范: ①取用无菌物品须用无菌持物钳(镊); ②未经消毒的用物、手、臂不可触及无菌物品或跨越无菌区; ③无菌操作时,操作者的身体应与无菌区域保持一定距离,手、前臂应保持在肩以下、腰部或操作台面以上的视野范围内; ④一切无菌操作均应使用无菌物品,禁用未经灭菌或疑有污染的物品; ⑤一份无菌物品仅供一位患者使用一次。 3. 不同无菌物品启用后保持的有效时间 (1)抽出的药液、开启的静脉输入用无菌液体必须注明时间,超过2h 不得使用。 (2)启封抽吸的各种溶媒有效期为启封后24h,最好采用小包装。 (3)置于无菌储槽中的灭菌物品一经打开,有效期为24h,无菌包内物品未用完,应按原折痕包好,24h 内使用有效。 (4)无菌盘铺好后的有效时间为4h。 (5)泡镊筒尽量选择灭菌干筒,每4小时更换1次;如为湿式保存,则应每周清洁消毒2次,同时更换消毒液,而使用频率高的部门需每日清洁、消毒、更换。 (6)2%戊二醛开封后的有效期为14d。 (7)复合碘医用消毒棉签开封后的有效期为48h,复合碘消毒液开封后的有效期为7d。

续表

知识点	主要内容
注意事项	1. 严格遵循无菌操作原则。 2. 取、放无菌持物钳（镊）时应闭合钳端，不可触及容器口边缘。在使用过程中，始终保持钳端向下，不可触及非无菌区；从距离较远处取物时，应将持物钳（镊）与容器一起移至操作处。无菌持物钳（镊）不可用于夹取未灭菌的物品，不可用于夹取油纱，不能用于换药和消毒皮肤。 3. 移动无菌容器时，应托住底部，手指不可触及容器的内面及边缘；从无菌容器内取出的物品，即使未用，也不可再放回无菌容器中。 4. 打开无菌包时，手只能接触包布四角的外面，不可触及包布的内面，不可跨越无菌区；无菌包内物品不慎被污染或无菌包受潮，则需重新灭菌。 5. 铺无菌盘的区域须保持清洁干燥，无菌巾应避免受到潮湿、污染；操作者身体应与无菌盘、无菌物品保持适当的距离，手不可触及无菌巾内面，不可跨越无菌区。 6. 在使用无菌瓶内的溶液时，不可用无菌敷料接触瓶口倾倒无菌溶液或直接伸入溶液瓶内蘸取，已倒出的溶液不可再倒回无菌瓶内。 7. 戴手套时，应选择合适的手套尺码；手套外面为无菌面，不可触及任何非无菌物品，应注意未戴手套的手不可触及手套外面，而已戴手套的手则不可触及未戴手套的手或另一只手套的内面；戴手套后，双手应在腰部或操作台面以上视线范围内的水平，如发现破损或可疑污染应立即更换。脱手套时，应翻转脱下，避免强拉，注意勿使手套外面接触到皮肤；脱手套后应洗手。

穿脱隔离衣操作规程及考核评分表

病区 / 科室：   姓名：   得分：

考核要点：	评判标准：
1. 隔离衣的清洁区与污染区的区分 2. 穿脱隔离衣顺序	A. 操作流畅；动作符合规范 B. 操作流畅；部分动作不规范 C. 操作不流畅；部分动作不规范 D. 未完成程序；动作不符合规范

项目		操作规程		评分等级				扣分
		操作流程	沟通指导	A	B	C	D	
素质要求 （3分）		着装整洁,热情大方,符合护士形象		3	2	1	0.5	
操作前准备（17分）	环境准备	环境清洁		4	3	2	1	
	自身准备	修剪指甲,取下手表,洗手,戴口罩		5	4	3	2	
	用物准备	隔离衣、挂衣架、手消毒用物及将要进行的操作用物		3	2.5	2	1.5	
		检查:隔离衣是否干燥、完好,大小是否合适		5	4	3	2	
操作过程 （65分）	穿隔离衣	评估:患者病情、隔离种类		5	4	3	2	
		取衣:手持衣领取衣,清洁面朝向自己		4	3	2	1	
		穿袖:一手持衣领,另一手伸入一侧袖内,持衣领的手向上拉衣领,露出手;同法穿好另一侧衣袖		6	5	4	3	
		系领:两手由领子中央顺着边缘由前向后系(扣)好衣领		6	5	4	3	
		系袖口:扣好袖口或系好袖带		4	3	2	1	
		系腰带:解开腰带活结,将隔离衣的一边(约在腰下5cm处)逐步向前拉,见到边缘后捏住衣服的外面,同法捏住衣服另一侧边缘的外面。两手在背后将衣边边缘对齐,向一侧折叠,一手按住折叠处,另一手将腰带拉至背后,压住折叠处,将腰带在背后交叉,回到前面打一活结系好		6	5	4	3	
	脱隔离衣	解腰带:解开腰带		5	4	3	2	
		解袖口:解开袖口,将衣袖轻轻向上拉,在肘部将部分衣袖塞入袖内		5	4	3	2	
		消毒双手:用0.5% 碘伏涂擦1～3min,也可用75%酒精或0.2%过氧乙酸溶液浸泡1～3min		5	4	3	2	
		解衣领:解开衣领或领扣		5	4	3	2	
		脱衣袖:一手伸入另一侧袖口内,拉下衣袖过手(遮住手),再用遮住的手隔着衣袖握住另一侧衣袖的外面并拉下袖子		5	4	3	2	
		对肩缝:两手在袖内将袖子对齐,双臂逐步退出,对齐肩缝		5	4	3	2	

续表

项目	操作规程		沟通指导	评分等级				扣分
		操作流程		A	B	C	D	
操作过程 （65分）	脱隔 离衣	挂衣钩：双手持领，将隔离衣两边对齐，挂在衣钩上（如不再穿的隔离衣，清洁面向外卷好，置于污衣袋中）		4	3	2	1	
综合评价 （10分）	操作 流程	操作熟练、流畅		5	4	3	2	
	质量 控制	遵守隔离技术要求，注意清洁面与污染面的区别		5	4	3	2	
理论问答 （5分）	1. 标准预防的定义 2. 隔离衣的更换时机 3. 哪些情况应穿隔离衣			5	4	3	2	
考核者 提醒事项								
考核人 签名			考核日期	年　　月　　日				

穿脱隔离衣技术相关知识

知识点	主要内容
目的	保护医务人员，避免受到血液、体液和其他感染性物质污染，或用于保护患者避免受到感染。
适应证	1. 接触经接触传播的感染性疾病患者时。 2. 对患者实行保护性隔离时。 3. 可能被患者的血液、体液、分泌物或排泄物喷溅时。
相关理论	1. 标准预防 （1）标准预防定义： ①将所有患者的血液、体液、分泌物、排泄物均视为有传染性的，需要隔离； ②实施双向防护，防止疾病双向传播； ③根据传播途径建立接触、空气及飞沫隔离措施，其重点是手卫生。 （2）标准预防的措施：主要包括洗手、戴手套、戴口罩、消毒、隔离及正确处理锐器。 2. 如何正确佩戴N95口罩 （1）一只手托住N95口罩，防水层朝外，有鼻夹的一侧在上。 （2）将N95口罩罩住鼻、口及下颌，鼻夹部位向上紧贴面部。 （3）用另一只手将下方系带拉过头顶，放在颈后双耳下。 （4）再将上方系带拉至头顶中部。 （5）将双手指尖放在金属鼻夹上，从中间位置开始，用手指向内按鼻夹，并分别向两侧移动和按压，根据鼻梁的形状塑造鼻夹。 （6）进行密合性检查：用双手完全盖住防护口罩，快速呼气，若鼻夹附近有漏气，则应调整鼻夹；若漏气位于四周，则应调整到不漏气为止。
注意事项	1. 隔离衣只能在规定区域内穿脱，穿前检查有无潮湿、破损，长短能否全部遮盖工作服。 2. 穿隔离衣前，必须将各项护理操作所需的用物备齐，以保证各项操作能集中执行，避免反复多次穿脱隔离衣和洗手。 3. 隔离衣需每日更换，如有潮湿或污染，应立即更换；一次性隔离衣一次性使用。 4. 穿脱隔离衣过程中应避免污染衣领、面部、帽子和清洁面，始终保持衣领清洁。 5. 穿好隔离衣后，双臂保持在腰部以上视线范围内；不得进入清洁区，避免接触清洁物品。 6. 消毒手时，不能沾湿隔离衣，隔离衣也不能触及其他物品。 7. 脱下的隔离衣若挂在半污染区，则清洁面向外；若挂在污染区，则污染面向外；不再穿的隔离衣脱下后清洁面向外，卷好后置于污衣袋中。

第二章　注射技术

皮内注射操作规程及考核评分表

病区/科室：　　　　　　　姓名：　　　　　　　得分：

考核要点：	评判标准：
1. 无菌操作 2. 用药安全的核查 3. 皮试液的配置 4. 患者相关事项的告知 5. 皮试结果的判断	A. 操作流畅；动作符合规范 B. 操作流畅；部分动作不规范 C. 操作不流畅；部分动作不规范 D. 未完成程序；动作不符合规范

项目		操作规程		评分等级				扣分
		操作流程	沟通指导	A	B	C	D	
素质要求 （3分）		着装整洁,热情大方,符合护士形象		3	2	1	0.5	
操作前准备（21分）	自身准备	洗手,戴口罩		2	1.5	1	0	
	环境准备	环境清洁,必要时擦拭台面		2	1.5	1	0	
	用物准备	皮试专用注射盘（75%酒精、无菌棉签、0.1%盐酸肾上腺素针1mL、2mL注射器及砂轮）、1mL注射器、皮试药液、治疗盘（铺好无菌巾）、执行单、锐器盒及垃圾桶	您好,我是您的责任护士XXX,请问您叫什么名字？让我核对一下您的手腕带好吗？	3	2.5	2	1.5	
		检查物品质量及有效期		2	1.5	1	0	
	核对医嘱	核对医嘱及过敏史		3	2	1	0	
	配置皮试液	药物查对	我准备给您使用XX药物。少部分人对这个药物会发生过敏反应,所以在使用药物前,需要给您做个皮试。请问,您以前使用过同类药物吗？您曾经发生过药物过敏反应吗？您的家族有对某类药物、食物过敏的情况吗？	2	1.5	1	0	
		按要求配置皮试液,贴好标签,并将其放入无菌巾内		5	4	3	2	
		皮试液浓度正确		2	1.5	1	0	
操作过程（55分）	核对患者	将用物放于治疗车上并推至患者床边,确认患者身份（刷PDA）		3	2	1	0	
	解释	向患者解释操作目的,以取得配合		2	1.5	1	0	
	评估	评估病情,询问过敏史、用药史及家族史		5	4	3	2	
	患者卧位	取舒适卧位		2	1.5	1	0	
	选择注射部位	评估并选择注射部位：前臂掌侧下1/3尺侧（若预防接种,则选用上臂三角肌下缘；若局部麻醉,则选用局部皮肤）		5	4	3	2	
	皮肤消毒	用75%酒精对皮肤消毒1遍（忌用碘类消毒剂）,消毒直径≥5cm,待干	为了用药安全,我再核对一下您的姓名。您确认没有药物过敏史吗？	5	4	3	2	
	操作中核对	再次确认患者身份、过敏史及药物名称		3	2	1	0	
	排气	驱尽注射器内气体		3	2	1	0	
	绷紧皮肤	左手拇指及示指绷紧皮肤,并以平执式持注射器	会有点疼,您忍耐一下,一会就好。	3	2	1	0.5	
	进针	针头斜面向上与皮肤呈5°角刺入皮内,待针尖斜面全部进入皮内后固定针栓		5	4	3	2	

续表

项目	操作规程		操作流程	沟通指导	评分等级				扣分
					A	B	C	D	
操作过程（55分）		注入	注入0.1mL皮试液，使局部皮肤变白，并出现半球状皮丘，且显露毛孔	XXX，皮试已经做好，过20min我会和我的同事一起来观察结果，在这期间请您不要离开病床，不要揉搓注射部位，如果有不适请及时按床头铃，谢谢您的配合。	5	4	3	2	
		拔针	迅速拔出针头，勿按压注射部位		4	3	2	1	
		记时	看表并记录时间		2	1.5	1	0	
		操作后核对	再次核对患者身份及药物		3	2	1	0	
		安置患者	整理床单位，协助患者取舒适卧位，酌情拉上床栏		2	1.5	1	0.5	
		指导要点	记录皮试结果、时间，观察过敏反应的表现并报告注射部位的情况		3	2	1	0	
操作后处理（11分）		用物处置	规范处理用物，将肾上腺素针、2mL注射器及注射盘留在患者床边备用，并洗手		2	1.5	1	0.5	
		观察判断	观察患者的反应，20min后由2名护士共同观察皮试结果	您好，请让我们看一下您的皮试部位。您的皮试结果……	5	4	3	2	
		记录	将皮试结果记录于医嘱单上，双签名（若结果为阳性，要告知患者、家属及医生，并在病历本、床头、护士站白板及手腕带上做好过敏标识）		4	3	2	1	
综合评价（5分）		操作流程	操作熟练、流畅；遵守无菌技术原则		3	2	1	0.5	
		人文关怀	礼仪规范，沟通自然，体现人文关怀		2	1.5	1	0	
理论问答（5分）			1.过敏性休克抢救 2.皮试对照试验方法 3.皮试结果的判断		5	4	3	2	
考核者提醒事项									
考核人签名				考核日期	年　　　　月　　　　日				

皮内注射技术相关知识

知识点	主要内容
目的	1.通过药物过敏试验观察患者有无过敏反应。 2.预防接种。 3.局部麻醉的先驱步骤。
适应证	需要皮内注射以达到诊疗目的的患者。
禁忌证	对皮内注射药物过敏的患者。
相关理论	1.部位 （1）皮内试验:常选用前臂掌侧下段。 （2）预防接种:常选用上臂三角肌下缘。 （3）局部麻醉:需实施局部麻醉处理的局部皮肤。 2.皮试结果判断 阴性:皮丘无改变,周围无红肿、红晕,无自觉症状。 阳性:局部皮丘隆起,出现红晕硬结,且直径大于1cm（破伤风抗毒素过敏试验硬结需大于1.5cm,红晕超过4cm）,或周围出现伪足,有痒感;严重时,可有头晕、心慌、恶心,甚至出现过敏性休克。 3.常见皮试液浓度 | 皮试液	浓度
青霉素	200～500U/mL
头孢菌素	300～500μg/mL
链霉素	2500U/mL
低分子右旋糖酐	60mg/mL（抽取原液0.1mL加生理盐水到1mL）
结核菌素	左手50U/mL;右手10U/mL
维生素B_1	10mg/mL
降钙素	10U/mL
破伤风抗毒素（TAT）	150U/mL	
注意事项	1.操作时应详细询问用药史、过敏史及家族史。 2.消毒皮肤时,避免反复用力涂擦局部皮肤,忌用含碘消毒剂。 3.不应抽回血,针尖斜面必须全部进入皮内,以免药液漏出,注入药量要准确。 4.正确指导患者:切勿按揉,不可用手拭去药液和按压皮丘,以免影响结果的观察;20min内不可离开规定地点,不可剧烈活动,如有不适,立即告知医务人员。 5.备好相应抢救药物与设备,及时处理过敏反应。 6.不宜空腹进行皮试。 7.双人判断皮试结果并记录,告知医生、患者及家属,做好标识。 8.试验结果为可疑阳性应做对照试验,可疑阳性表现为皮丘不扩大,周围有红晕,但直径小于1cm;或皮损部位皮肤呈阴性,但患者有胸闷、头晕等全身症状;若需做对照试验,则应在另一侧前臂的相同部位注入0.1mL生理盐水。
操作风险及防范	1.过敏性休克 （1）发生原因: ①注射前未询问患者药物过敏史。 ②患者为过敏体质,对注射的药物发生速发型过敏反应。 （2）临床表现:因喉头水肿、支气管痉挛及肺水肿,表现为胸闷、气促、哮喘与呼吸困难等症状;因周围血管扩张而导致有效循环血量不足,表现为面色苍白、出冷汗、口唇发绀、脉搏细弱及血压下降;因脑组织缺氧,表现为意识丧失、抽搐、大小便失禁等症状;其他过敏反应表现有荨麻疹、恶心、呕吐、腹痛及腹泻等症状。

知识点	主要内容
操作风险及防范	（3）预防及处理： ①皮内注射前仔细询问患者有无药物过敏史。若有药物过敏史，需禁止该项试验；若有其他药物过敏史或变态反应疾病史，则应慎用该项试验。 ②皮试观察期间，嘱患者不可随意离开，并注意观察患者有无异常反应，正确判断皮试结果。 ③床边备0.1%盐酸肾上腺素。 ④一旦发生过敏性休克，需立即组织抢救：即刻停药，平卧；皮下注射0.1%肾上腺素1mL。症状若不缓解，可每隔半小时皮下或静脉注射肾上腺素0.5mL，给予氧气吸入。若呼吸受抑制时，立即予以人工呼吸，使用呼吸兴奋剂。若喉头水肿引起窒息，则应尽快施行气管插管或气管切开，根据医嘱静脉注射地塞米松5～10mg，应用抗组胺类药物，静脉滴注10%葡萄糖溶液或平衡溶液扩充血容量，按医嘱加入多巴胺或去甲肾上腺素行静脉滴注。若心搏骤停，则立即进行复苏抢救，密切观察病情并记录。 2. 局部组织反应 （1）发生原因： ①药物本身对机体的刺激反应，导致局部组织发生炎症反应（如疫苗注射）。 ②药液浓度过高或推注药量过多。 ③违反无菌操作原则，使用已污染的注射器或针头。 ④皮内注射后，患者搔抓或揉按局部皮丘。 ⑤机体对药物敏感性高，导致局部发生变态反应。 （2）临床表现：注射部位红肿、疼痛、瘙痒、水疱、溃烂、破损及色素沉着。 （3）预防及处理： ①避免使用对组织刺激性较强的药物。 ②正确配制药液，且推注药液剂量准确。 ③严格执行无菌操作规范。 ④指导患者不可随意搔抓或揉按局部皮丘，若有异常，需告知医护人员。 ⑤详细询问药物过敏史，避免使用可引起机体过敏反应的药物。 ⑥对已发生局部组织反应者，需进行对症处理，预防感染。对出现局部皮肤瘙痒者，告诫患者勿抓、勿挠，用5%碘伏溶液外涂；对局部皮肤有水疱者，先用5%碘伏溶液消毒，再用无菌注射器将水疱内液体抽出；对注射部位出现溃烂、破损者，则应进行外科换药处理。 3. 虚脱 （1）发生原因： ①心理、生理、药物及物理等因素引起。 ②护理人员操作粗暴、注射速度过快或注射部位选择不当所致，如注射在硬结上或疤痕处等，引起患者剧烈疼痛而发生虚脱。 （2）临床表现：头晕、面色苍白、心悸、出汗、乏力、眼花、耳鸣、心率加快、脉搏细弱及血压下降，严重者可出现意识丧失。多见于体质衰弱、饥饿和情绪高度紧张患者。 （3）预防及处理： ①做好解释工作，消除患者紧张心理，询问患者饮食情况，避免在饥饿状态下进行注射。 ②选择合适的注射部位，避免在硬结及疤痕等部位注射，并且根据注射药物的浓度、剂量，选择合适的注射器，做到二快一慢。 ③对有晕针史及体质衰弱、饥饿、情绪紧张的患者，注射时宜采用卧位。 ④注射过程中随时观察患者情况。若有不适，及时停止注射，并做出正确判断，区别是药物过敏还是虚脱所致。若发生虚脱现象，可将患者取平卧位，保暖，并给予口服糖水等措施。少数患者需给氧，必要时可采取静推5%葡萄糖等措施，症状可逐渐缓解。

皮下注射操作规程及考核评分表

病区 / 科室：　　　　　　　　　　姓名：　　　　　　　　　　得分：

<table>
<tr><td colspan="3">考核要点：
1. 无菌操作
2. 用药安全核查
3. 抽吸药液的方法及剂量的准确性
4. 注射部位定位及注射方法
5. 用药指导</td><td colspan="5">评判标准：
A. 操作流畅；动作符合规范
B. 操作流畅；部分动作不规范
C. 操作不流畅；部分动作不规范
D. 未完成程序；动作不符合规范</td></tr>
<tr><td rowspan="2">项目</td><td colspan="2">操作规程</td><td rowspan="2">沟通指导</td><td colspan="4">评分等级</td><td rowspan="2">扣分</td></tr>
<tr><td colspan="2">操作流程</td><td>A</td><td>B</td><td>C</td><td>D</td></tr>
<tr><td>素质要求
（3分）</td><td colspan="2">着装整洁,热情大方,符合护士形象</td><td></td><td>3</td><td>2</td><td>1</td><td>0.5</td><td></td></tr>
<tr><td rowspan="8">操作前准
备（20分）</td><td>自身
准备</td><td>洗手,戴口罩</td><td rowspan="4"></td><td>2</td><td>1.5</td><td>1</td><td>0</td><td></td></tr>
<tr><td>环境
准备</td><td>清洁环境,必要时擦拭台面</td><td>2</td><td>1.5</td><td>1</td><td>0</td><td></td></tr>
<tr><td>用物
准备</td><td>注射盘、碘伏棉签、无菌干棉签、砂轮、一次性注射器、药物、治疗卡、治疗盘(铺好无菌巾)、锐器盒、污物桶</td><td>3</td><td>2.5</td><td>2</td><td>1.5</td><td></td></tr>
<tr><td>检查物品质量及有效期</td><td>2</td><td>1.5</td><td>1</td><td>0</td><td></td></tr>
<tr><td>核对
医嘱</td><td>核对医嘱</td><td rowspan="4">您好,我是您的责任护士XXX,请问您叫什么名字? 让我核对一下您的手腕带好吗?</td><td>3</td><td>2</td><td>1</td><td>0</td><td></td></tr>
<tr><td>查对
药物</td><td>查对药物名称、浓度、剂量、有效期及质量等,并双人核对</td><td>3</td><td>2</td><td>1</td><td>0</td><td></td></tr>
<tr><td>抽药液</td><td>按无菌要求抽取液体,贴好标签,并放入无菌巾内</td><td>5</td><td>4</td><td>3</td><td>2</td><td></td></tr>
<tr><td rowspan="12">操作过程
（63分）</td><td>核对
患者</td><td>将用物放于治疗车上推至患者床边,确认患者身份(刷PDA)</td><td rowspan="4">遵医嘱现在要给您使用XX药物,其主要作用是……请问您以前使用过这类药物吗? 有没有发生过药物过敏反应呢?</td><td>4</td><td>3</td><td>2</td><td>1</td><td></td></tr>
<tr><td>解释</td><td>向患者解释操作目的,取得配合</td><td>2</td><td>1.5</td><td>1</td><td>0</td><td></td></tr>
<tr><td>评估</td><td>评估病情,询问过敏史、用药史</td><td>4</td><td>3</td><td>2</td><td>1</td><td></td></tr>
<tr><td>患者
体位</td><td>取舒适卧位</td><td>3</td><td>2</td><td>1</td><td>0</td><td></td></tr>
<tr><td>选择注
射部位</td><td>选择注射部位(上臂三角肌下缘、上臂外侧、腹部、后背、大腿外侧等),检查局部皮肤组织情况</td><td>5</td><td>4</td><td>3</td><td>2</td><td></td></tr>
<tr><td>皮肤
消毒</td><td>碘伏棉签以注射点为中心环形消毒皮肤2遍,消毒直径≥5cm,待干</td><td rowspan="2">为了用药安全,我再核对一下您的姓名,您是叫XXX吗?</td><td>5</td><td>4</td><td>3</td><td>2</td><td></td></tr>
<tr><td>操作中
核对</td><td>再次确认患者身份及药物名称、剂量,备干棉签</td><td>3</td><td>2</td><td>1</td><td>0</td><td></td></tr>
<tr><td>排气</td><td>驱尽注射器内气体</td><td rowspan="2">准备进针了,会有点疼,您忍耐一下,一会就好。</td><td>3</td><td>2</td><td>1</td><td>0</td><td></td></tr>
<tr><td>绷紧
皮肤</td><td>一只手绷紧皮肤,另一只手以平执式持注射器,针尖斜面朝上</td><td>3</td><td>2</td><td>1</td><td>0.5</td><td></td></tr>
<tr><td>进针</td><td>针与皮肤呈30°～40°角快速刺入皮下(过度消瘦者应捏起局部组织,并减小穿刺角度),进针约1/2～2/3,固定针栓</td><td></td><td>5</td><td>4</td><td>3</td><td>2</td><td></td></tr>
<tr><td>抽回血</td><td>抽吸无回血</td><td></td><td>4</td><td>3</td><td>2</td><td>0</td><td></td></tr>
</table>

项目	操作规程			评分等级				扣分
	操作流程		沟通指导	A	B	C	D	
操作过程 （63分）	注药	缓慢推注药液		5	4	3	2	
	拔针	用干棉签轻压针刺处，迅速拔出针头，按压片刻		5	4	3	2	
	观察	观察患者反应，询问患者感受	您感觉怎么样，有不舒服吗？	3	2	1	0	
	操作后核对	再次确认患者身份及药物名称、剂量		3	2	1	0	
	安置患者	整理床单位，协助患者取舒适卧位，酌情拉上床栏	XXX，针已经打好了，这个药物需要注意……如有不适请按床头铃。我会经常过来看您的，谢谢您的配合。	2	1.5	1	0.5	
	指导要点	药物的药理作用、副作用及不适情况的报告		4	3	2	1	
操作后处理（4分）	用物处置	规范处理用物，针头置于锐器盒，洗手		2	1.5	1	0.5	
	记录	记录执行时间，签名		2	1.5	1	0	
综合评价 （5分）	操作流程	操作熟练、流畅；遵守无菌技术原则		3	2	1	0.5	
	人文关怀	礼仪规范，沟通自然，体现人文关怀		2	1.5	1	0	
理论问答 （5分）	1. 过敏性休克的预防及处理 2. 减轻患者疼痛的注射技术 3. 针头弯曲或针梗折断的预防和处理			5	4	3	2	
考核者提醒事项								
考核人签名			考核日期	年　　　月　　　日				

皮下注射技术相关知识

知识点	主要内容
目的	1. 需要在一定时间内产生药效,而不能或不宜采取口服给药时。 2. 预防接种。 3. 局部麻醉用药。
适应证	需要行皮下注射药物以达到治疗、预防接种等目的的患者。
相关理论	1. 皮下注射部位:上臂三角肌下缘、腹部、后背、大腿前侧及外侧。 2. 掌握无痛技术 (1)解除患者思想顾虑,分散其注意力,取舒适体位。 (2)选择正确的注射部位,注射时做到二快一慢(进针、拔针快,推药速度要均衡)。
注意事项	1. 严格执行查对制度和无菌操作规范。 2. 遵医嘱及药品说明书使用药物,尽量避免用刺激性较强的药物做皮下注射。 3. 在选择注射部位时,应避开炎症、破溃或有肿块的部位;在行三角肌下缘注射时,针头应稍向外侧,避免损伤神经。 4. 需行长期注射治疗者,应有计划地更换注射部位。 5. 对于过度消瘦者,需捏起局部组织,并减小穿刺角度。 6. 若药液小于1mL时,需用1mL注射器。
操作风险及防范	1. 针头弯曲或针梗折断 (1)发生原因:患者情绪紧张,导致肌肉绷紧僵硬;注射技术不熟练;注射器质量原因等。 (2)临床表现:患者感觉注射部位疼痛,若针体折断,则折断的针体停留在注射部位,患者出现惊慌、恐惧情绪。 (3)预防及处理: ①消除患者的紧张情绪,做好解释工作,指导其放松技巧,转移其注意力。 ②选择粗细合适、质量过关的针头。 ③选择合适的注射部位,不在硬结或疤痕处进针。 ④取舒适的体位。 ⑤勿将针梗全部插入皮肤内,以防发生断针,增加处理难度。 ⑥当出现针头弯曲时,应更换针头后重新注射。 ⑦当出现针梗折断时,需保持冷静,立即以手捏紧局部组织,嘱患者放松,保持原体位,勿移动肢体或做肌肉收缩动作,迅速用止血钳将折断的针体拔出。若针体已完全埋入体内,需在X线定位后通过手术将残留针体取出。 2. 硬结形成 (1)发生原因: ①同一部位反复长期注射,注射药量过多,药物浓度过高,注射部位过浅。 ②不正确抽吸药液,吸入玻璃屑、橡皮粒等微粒,在进行注射时,微粒随药液进入组织中无法被吸收,作为异物刺激机体防御系统,引起巨噬细胞增殖,结果导致硬结形成。 ③注射部位感染后导致纤维组织增生形成硬结。 (2)临床表现:局部肿胀、瘙痒,可扪及硬结。严重者可导致皮下纤维组织变性、增生形成肿块或出现脂肪萎缩,甚至坏死。 (3)预防及处理: ①熟练掌握注射深度,注射时,针头斜面向上与皮肤呈30°～40°角并快速刺入皮下,深度为针梗的1/2～2/3。

知识点	主要内容
操作风险及防范	②选用锐利的针头,注射点要尽量分散,轮流使用,避免在同一处进行多次反复注射,避免在瘢痕、炎症及皮肤破损部位注射。 ③注射药量不宜过多,以少于2mL为宜;推药时,速度要缓慢,用力要均匀。 ④注射后应及时给予局部热敷或按摩,促进药物吸收(但胰岛素注射后勿热敷、按摩,以免加速药物的吸收,使胰岛素药效提早产生)。 ⑤严格执行无菌技术规范,防止病原微生物的污染。 ⑥做好皮肤消毒,防止注射部位感染。 ⑦对已形成硬结者,可选用以下方法外敷:用伤湿止痛膏外贴硬结处(孕妇忌用);用50%硫酸镁湿热敷;将云南白药用食醋调成糊状涂于局部;取新鲜马铃薯切片浸入654-2注射液后外敷硬结处。

肌肉注射操作规程及考核评分表

病区 / 科室：　　　　　　　　姓名：　　　　　　　　　得分：

考核要点：	评判标准：
1. 无菌操作 2. 用药安全核查 3. 抽吸药液方法及剂量的准确性 4. 注射部位定位及注射方法 5. 用药指导	A. 操作流畅；动作符合规范 B. 操作流畅；部分动作不规范 C. 操作不流畅；部分动作不规范 D. 未完成程序；动作不符合规范

项目	操作规程		沟通指导	评分等级				扣分
		操作流程		A	B	C	D	
素质要求 （3分）		着装整洁，热情大方，符合护士形象		3	2	1	0.5	
操作前准备（20分）	自身 准备	洗手，戴口罩		2	1.5	1	0	
	环境 准备	清洁环境，必要时擦拭台面		2	1.5	1	0	
	用物 准备	注射盘、碘伏棉签、无菌干棉签、2～5mL注射器、药物、治疗卡、治疗盘（铺好无菌巾）、锐器盒、污物桶	您好，我是您的责任护士XX，请问您叫什么名字？让我核对一下您的手腕带好吗？	3	2.5	2	1.5	
		检查物品的质量及有效期		2	1.5	1	0	
	核对 医嘱	核对医嘱		3	2	1	0	
	查对 药物	查对药物名称、浓度、剂量、有效期及质量等，并双人核对	您感觉怎么样？有没有不舒服？现在要给您肌肉注射XX药物，主要作用是……您以前用过这类药物吗？有没有发生过过敏反应？	3	2	1	0	
	抽药液	按无菌要求抽取液体，贴好标签，放入无菌巾内		5	4	3	2	
操作过程（63分）	核对 患者	将用物放于治疗车上推至患者床边，确认患者身份（刷PDA）		4	3	2	1	
	解释	向患者解释操作目的，取得配合，拉上床帘		2	1.5	1	0	
	评估	评估病情，询问过敏史及用药史		4	3	2	1	
	摆放 体位	取正确舒适体位 坐位：坐位要稍高 侧卧：上腿伸直，下腿稍弯曲 俯卧：两足尖相对，足跟分开	请您侧卧，下腿稍弯曲，上面的腿伸直，这样的卧位舒适吗？	3	2	1	0	
	选择注 射部位	暴露注射部位，检查局部皮肤状况，注意保暖		5	4	3	2	
	皮肤 消毒	复合碘棉签以注射点为中心环形消毒皮肤2遍，直径≥5cm，待干	现在给您消毒，会有点凉。	5	4	3	2	
	操作中 核对	再次确认患者身份、药名、药品剂量及使用途径，备干棉签	为了用药安全，我再核对一下您的姓名，您是叫XXX吗？	3	2	1	0	
	排气	驱尽注射器内气体		3	2	1	0	
	绷紧 皮肤	左手拇指、示指绷紧皮肤，右手以执笔式持注射器并以中指或无名指固定针栓	要打针了，您尽量放松，不要紧张，我会轻一点的。	3	2	1	0.5	
	进针	用腕部力量迅速垂直刺入，深度为针梗的2/3，固定针栓		5	4	3	2	
	抽回血	抽吸无回血		4	3	2	0	

续表

项目	操作规程		沟通指导	评分等级				扣分
	操作流程			A	B	C	D	
操作过程（63分）	注药	缓慢推注药液		5	4	3	2	
	拔针	用棉签轻压针刺处，迅速拔出针头，按压片刻至无渗液出血		5	4	3	2	
	观察	观察患者的反应，询问患者感受	XXX，已经注射完了，您觉得还好吗？	3	2	1	0	
	操作后核对	再次确认患者身份及药物名称、剂量		3	2	1	0	
	安置患者	整理床单位，协助患者取舒适卧位，酌情拉上床栏		2	1.5	1	0.5	
	指导要点	根据不同的药物给予相应的指导及不适情况的报告	这个药物需要注意……如有不适请及时按床头铃。我会经常过来看您的，谢谢您的配合。	4	3	2	1	
操作后处理（4分）	用物处置	规范处理用物，针头置于锐器盒，并洗手		2	1.5	1	0.5	
	记录	记录执行时间，签名		2	1.5	1	0	
综合评价（5分）	操作流程	操作熟练、流畅；遵守无菌技术原则		3	2	1	0.5	
	人文关怀	礼仪规范，沟通自然，体现人文关怀		2	1.5	1	0	
理论问答（5分）	1. 臀大肌、臀中肌、臀小肌注射定位法 2. 过敏性休克的处理 3. 减轻患者疼痛的注射技术			5	4	3	2	
考核者提醒事项								
考核人签名			考核日期	年　　月　　日				

肌肉注射技术相关知识

知识点	主要内容
目的	通过肌肉注射给患者行药物治疗。
适应证	用于不能或不宜口服或静脉注射治疗者,且要求比皮下注射更快发生疗效时。
相关理论	1. 常用的注射部位及定位方法 (1)臀大肌: ①十字法:从臀裂顶点向左或向右划一水平线,然后从髂嵴最高点作一垂线,将一侧臀部分为四个象限,其外上象限并避开内角即为注射区。 ②联线法:从髂前上棘至尾骨作一联线,其外1/3处为注射部位。 (2)臀中肌、臀小肌:以示指指尖和中指指尖分别置于髂前上棘和髂嵴下缘处,在髂嵴、示指、中指之间构成一个三角区域,其示指和中指构成的内角为注射区。 (3)股外侧肌:大腿中段外侧,成人取髋关节下10cm至膝关节的范围,尤其适用于2岁以下小儿。 (4)上臂三角肌:上臂外侧,肩峰下2～3横指处。 2. 减轻疼痛的措施 (1)选择合适的注射部位,注意每次轮换注射部位。 (2)解除患者思想顾虑,分散注意力,取舒适体位,使肌肉放松。 (3)注射时做到二快一慢(进针、拔针快,推药速度要均衡)。 (4)药物浓度不宜过大,药量不宜过多;在股外侧肌及上臂三角肌施行注射时,药量不宜超过2mL,对浓度较大的药物应采用深部肌肉注射。 (5)对刺激性强的药物,宜选择粗长针头,且进针要深,以免引起疼痛和硬结;如需同时注射数种药物,应注意配伍禁忌,一般应先注射无刺激性或刺激性弱的药物,再注射刺激性强的药物,以减轻疼痛。
注意事项	1. 严格执行查对制度和无菌操作规范。 2. 两种药物同时注射时,应注意配伍禁忌。 3. 选择合适的注射部位,避开炎症、硬结、疤痕部位,避免刺伤血管和神经,回抽无回血后方可注入。对2岁以下婴幼儿不宜选择臀大肌注射,因其臀大肌尚未发育好,注射时有损伤坐骨神经的危险,最好选择臀中肌和臀小肌注射。 4. 掌握注射深度,避免将针梗全部刺入。 5. 观察患者在注射过程中的反应、用药后的疗效和不良反应。 6. 对需长期注射者,应交替更换注射部位,并选用细长针头,以避免或减少硬结的发生。如因长期多次注射而出现局部硬结时,可采用热敷、理疗等方法予以处理。
操作风险及防范	1. 神经性损伤 (1)发生原因: ①未掌握正确的操作技术,注射时未注意避开神经及血管。 ②药物直接刺激或局部高浓度药物的毒性作用引起神经粘连和变性坏死。 (2)临床表现:注射时,机体出现神经支配麻木、放射痛、肢体无力和活动范围减少。约一周后,疼痛减轻,但留有固定麻木区伴肢体功能部分或完全丧失。若发生于下肢者,会出现行走无力、易跌跤。若发生于上肢者,会出现局部红肿、疼痛,肘关节活动受限,手部有运动和感觉障碍。 (3)受累神经及神经损伤程度:根据受累神经支配区运动、感觉障碍程度,分为完全损伤、重度损伤、中度损伤和轻度损伤。分度标准如下: ①完全损伤:神经功能完全丧失; ②重度损伤:部分肌力、感觉降至1级; ③中度损伤:神经支配区部分肌力和感觉降至2级; ④轻度损伤:神经支配区部分肌力和感觉降为3级。

续表

知识点	主要内容
操作风险及防范	（4）预防及处理： ①慎重选择药物，正确掌握注射技术。 ②应尽量选用刺激性小、等渗及pH值接近中性的药液。 ③注射时应集中注意力，注意注射处的解剖关系，避开神经及血管；为儿童注射时，要求进针点准确，注意进针的深度和方向。 ④在注射药物过程中，若发现神经支配区出现麻木或反射痛，应考虑药物注入神经内的可能性，须立即改变进针方向或停止注射。 ⑤对中度以下不完全神经损伤者，可行理疗、热疗，促进炎症消退和药物吸收等措施，同时使用神经营养药物治疗，有助于神经功能的恢复；对中度以上完全性神经损伤者，则需尽早行手术探查或做神经松解术。 2. 针头堵塞 （1）发生原因：抽吸瓶装药品时，被橡皮塞堵塞；针头过细、药液黏稠、粉剂未充分溶解或药液为悬浊液，如长效青霉素等，均可造成针头堵塞。 （2）临床表现：推药阻力大，无法将注射器内的药液推入体内。 （3）预防及处理： ①根据药液的性质选用粗细合适的针头。 ②将药液充分摇匀，检查针头通畅后方可进针。 ③注射时保持一定的速度，避免停顿导致药液沉积在针头内。 ④如发现推药阻力大，或无法将药液继续注入体内，应拔针，更换针头后再另选部位进行注射。 ⑤使用一次性注射器加药时，可改变进针角度，即由传统的90°角改为45°角，因为改变进针角度，能避开斜面，并减少针头斜面与瓶塞的接触面积，从而减轻阻力。 3. 针头弯曲或针梗折断 （1）发生原因：患者情绪紧张，肌肉绷紧僵硬；注射技术不熟练；注射器质量原因等。 （2）临床表现：患者感觉注射部位疼痛，针头弯曲或针梗折断。 （3）预防及处理： ①消除患者的紧张情绪。 ②选择粗细合适、质量合格的针头。 ③选择合适的注射部位，不在硬结或疤痕处进针。 ④取舒适的体位。 ⑤勿将针梗全部刺入，以防发生断针，增加处理难度。 ⑥当出现针头弯曲时，应更换针头后再重新注射。 ⑦当出现针梗折断时，需保持冷静，立即以手捏紧局部肌肉，嘱患者放松，保持原体位不变，勿移动肢体或行肌肉收缩动作，迅速用止血钳将折断的针体拔出。若针体已完全埋入体内，需在X线定位后通过手术将残留针体取出。

静脉注射操作流程及考核评分表

病区 / 科室：　　　　　　　　姓名：　　　　　　　　得分：

考核要点：	评判标准：
1. 无菌操作	A. 操作流畅；动作符合规范
2. 用药安全核对	B. 操作流畅；部分动作不规范
3. 药液抽吸方法	C. 操作不流畅；部分动作不规范
4. 静脉注射方法与穿刺成功率	D. 未完成程序；动作不符合规范
5. 用药指导	

项目		操作规程		评分等级				扣分
		操作流程	沟通指导	A	B	C	D	
素质要求（3分）		着装整洁，热情大方，符合护士形象		3	2	1	0.5	
操作前准备（18分）	自身准备	洗手，戴口罩	您好，我是您的责任护士XXX，请问您叫什么名字？ 让我核对一下您的手腕带好吗？	2	1.5	1	0	
	用物准备	注射盘、碘伏棉签、无菌干棉签、砂轮、型号合适的注射器、药物、输液贴、头皮针、止血带、治疗盘（铺好无菌巾）、锐器盒、治疗卡、污物桶		3	2.5	2	1.5	
		检查物品的质量及有效期		2	1.5	1	0	
	核对医嘱	核对医嘱		3	2	1	0	
	查对药物	查对药物名称、浓度、剂量、有效期及质量等，双人核对	您感觉怎么样？有没有不舒服？现在要给您静脉注射XX药物，主要作用是……您以前用过这类药物吗？ 有没有药物过敏史？	3	2	1	0	
	配置药液	按无菌要求抽取液体，贴好标签，放入无菌巾内		5	4	3	2	
操作过程（65分）	核对患者	将用物放于治疗车上并推至患者床边，确认患者身份（刷PDA）		4	3	2	1	
	解释	向患者解释操作目的，取得配合		2	1.5	1	0	
	评估	评估病情，询问过敏史及用药史	您这样的卧位舒适吗？ 让我看一下您的血管吧。	4	3	2	1	
	患者体位	取舒适体位，必要时戴手套		2	1.5	1	0	
	选择静脉	选择静脉，评估血管弹性及穿刺部位皮肤情况		3	2	1	0.5	
	扎止血带	在穿刺点上方约6cm处扎止血带，止血带末端向上		3	2	1	0.5	
	皮肤消毒	复合碘棉签以注射点为中心环形消毒皮肤2遍，消毒直径≥5cm，待干，准备输液贴或备干棉签	现在给您消毒，会有点凉。	5	4	3	2	
	操作中核对	再次确认患者身份及药物名称、剂量和使用途径	为了用药安全，我再核对一下您的姓名，您是叫XXX吗？	3	2	1	0	
	排气	驱尽注射器及针头内气体		4	3	2	0	
	绷紧皮肤	嘱患者握拳，左手拇指绷紧皮肤		2	1.5	1	0.5	

续表

项目	操作规程		沟通指导	评分等级				扣分
	操作流程			A	B	C	D	
操作过程（65分）	穿刺	方法:右手持注射器,针尖斜面向上,在静脉上方或侧方进针,角度为15°～30°,见回血后再进针少许	请握拳,我现在要进行穿刺了,请您忍耐一下,手不要动。	5	4	3	2	
		穿刺成功,一针见血		5	4	3	2	
	二松	嘱患者松拳,松止血带	请松拳。	3	2	1	0.5	
	注射	固定好针头(若是头皮针,用输液敷贴固定),缓慢推注药液	您感觉还好吗?有什么不舒服请告诉我。	5	4	3	2	
	观察	观察患者反应		3	2	1	0.5	
	拔针	注射完毕,快速拔出针头,用干棉签(或输液贴)按压穿刺处3～5min至不出血为止		3	2	1	0.5	
	操作后核对	再次确认患者身份及药物名称	XXX,已经好了,请这样按压直到不出血为止。	3	2	1	0	
	安置患者	整理床单位,协助患者取舒适卧位,酌情拉上床栏	注意不要揉搓按压部位。这个药物需要注意……如有不适请及时按床头铃。您这样的卧位舒服吗? 您好好休息,我一会儿再来看您。	2	1.5	1	0.5	
	指导要点	药物的作用、副作用及不适情况的报告		4	3	2	1	
操作后处理（4分）	用物处置	规范处理用物,将针头置于锐器盒,并洗手		2	1.5	1	0.5	
	观察记录	观察并记录用药效果及不良反应		2	1.5	1	0	
综合评价（5分）	操作流程	操作熟练、流畅;遵守无菌技术原则		3	2	1	0.5	
	人文关怀	礼仪规范,沟通自然,体现人文关怀		2	1.5	1	0	
理论问答（5分）		1. 静脉选择 2. 静脉注射刺激性药物的注意点 3. 药物外渗的处理		5	4	3	2	
考核者提醒事项								
考核人签名			考核日期	年　　月　　日				

静脉注射技术相关知识

知识点	主要内容
目的	1. 注入药物:用于不宜口服、皮下或肌肉注射,或需迅速发挥药效者。 2. 诊断性检查:由静脉注入药物,作某些诊断性检查。 3. 输血或输液。 4. 用于静脉营养治疗。
适应证	一切需要经静脉输入无菌药物、液体、营养液及血液的患者。
禁忌证	药物使用说明中禁忌静脉注射的药物。
相关理论	1. 常见注射部位:四肢浅静脉(贵要静脉、肘正中静脉、头静脉以及腕部、手臂及足背部浅静脉)、小儿头皮静脉、股静脉。 2. 不同患者四肢静脉的穿刺要点 (1)肥胖患者:皮下脂肪多,静脉较深,静脉显露不明显,但较固定,摸准血管后再行正面穿刺,进针角度应稍大(30°～40°)。 (2)消瘦患者:皮下脂肪少,静脉易滑动,但静脉较明显,穿刺时须固定静脉,从正面或侧面刺入。 (3)水肿患者:静脉不明显,可按静脉走行的解剖位置,用手指压迫局部,以暂时驱散皮下水分,显露静脉后迅速穿刺。 (4)脱水患者:静脉萎陷,充盈不良,可作局部热敷、按摩,待血管扩张显露后再穿刺。 (5)老年患者:皮肤松弛,静脉多硬化,脆性增强,血管易滑动,针头不易刺入,可采用手指固定穿刺段静脉的上下两端后,在静脉上方直接穿刺。 3. 静脉注射失败的常见原因 (1)针头(尖)未刺入血管内:刺入过浅,或因静脉滑动,针头未刺入血管,表现为抽吸无回血,推注药液局部发生隆起及疼痛。 (2)针头(尖)未完全进入血管内:针头斜面部分在血管内,部分尚在皮下,表现为可抽吸到回血,但推注药液可有局部隆起及疼痛。 (3)针头(尖)刺破对侧血管壁:针头斜面部分在血管内,部分在血管外,表现为抽吸有回血。 (4)针头(尖)穿透对侧血管壁:针头刺入过深,穿透下面的血管壁,表现为抽吸无回血。
注意事项	1. 选择粗直、弹性好、易于固定的静脉,并避开关节和静脉瓣。 2. 推注刺激性药物时,须先用生理盐水引导穿刺,避免因药物外渗而发生组织坏死。 3. 在注射过程中,间断回抽血液,确保药液安全注入血管内。 4. 根据患者年龄、病情及药物性质以适当速度注入药物,推药过程中要观察患者反应。 5. 凝血功能不良者应延长按压时间。
	1. 药液外渗 (1)发生原因: ①药物因素:主要与药物酸碱度、渗透压、药物浓度、药物本身的毒性作用及Ⅰ型变态反应有关。 ②血管因素:与输液局部血管的舒缩状态及营养状态有关。 ③感染因素和静脉炎:微生物侵袭以及物理、化学因素引起的静脉炎都可使血管通透性增高。 ④其他:由于穿刺不当,穿破血管,使药液漏出血管;患者躁动使得针头固定不牢,致药液外渗;在注射过程中,推注药物速度过快。 (2)临床表现:注射部位出现局部肿胀疼痛,皮肤温度低;根据外渗药物的不同性质会出现不同的症状。 (3)预防及处理: ①在光线充足的环境下,选择有弹性的血管进行穿刺。

续表

知识点	主要内容
操作风险 及防范	②选择合适的头皮针且针头无倒钩。 ③针头刺入血管后继续往前推进0.5cm，确保针头在血管内，妥善固定针头，避免在关节活动处进针。 ④注射时需加强观察，加强巡视，尽早发现，及时处理，避免外渗性损伤，特别是坏死性损伤的发生。 ⑤推注药液不宜过快，一旦发现推药阻力增加，应检查穿刺局部有无肿胀，如发生药液外渗，应中止注射，拔针后局部按压，并另选血管穿刺。 ⑥根据渗出药液的性质进行处理。若组织已发生坏死，则应将坏死组织广泛切除，以免增加感染机会。 2.皮下血肿 （1）发生原因： ①患者血管弹性差、皮下肌肉组织松弛，导致血管不易固定；老年、消瘦患者皮下组织疏松，针头滑出血管后仍可滴入而造成假象。 ②穿刺技术不成熟；对长期输液患者，没有注意保护好血管，经常在同一血管、同一部位进针。 ③固定不当、针头移位。 ④拔针后按压部位不当或者按压强度及按压时间不够。 ⑤凝血机制不良的患者。 （2）临床表现：血管破损，出现皮下肿胀、疼痛，2～3d后皮肤变青紫，1～2周后血肿开始被人体吸收。 （3）预防及处理： ①选择型号合适、无钩及无弯曲的锐利针头。 ②提高穿刺技术水平，避免盲目进针。 ③进行操作时注意动作要轻、稳。 ④重视拔针后对血管的按压，拔针后需用灭菌敷贴覆盖穿刺口，拇指按压3～5min，对新生儿、血液病患者、有出血倾向者的按压时间需延长。 ⑤早期予以冷敷，以减少出血，24h后局部给予50%硫酸镁湿热敷，每日2次，每次30min，以加速血肿的吸收。 ⑥若血肿过大难以被吸收，可常规消毒后，用注射器抽吸不凝血液或切开取出血块。 3.静脉炎 （1）发生原因：长期注入浓度较高、刺激性较强的药物；在操作过程中无菌操作不严格而引起局部静脉感染。 （2）临床表现：沿静脉走向出现条索状红线，局部组织发红、肿胀、灼热、疼痛，全身伴有畏寒及发热。 （3）预防及处理： ①严格执行无菌技术规范。 ②对血管有刺激性的药物，应充分稀释后应用，并防止药液溢出血管外。 ③有计划地更换注射部位，保护静脉，延长其使用时间。 ④一旦发生静脉炎，应立即停止在此处开展静脉注射、输液等操作，将患肢抬高，并制动。局部用50%硫酸镁湿热敷，每日2次，每次30min，或用超短波理疗，每日1次，每次15～20min；若合并全身感染症状，则按医嘱给予抗生素治疗。 4.过敏反应 见"皮内注射技术相关知识"中有关过敏性休克的防范及处理方面的内容。

笔式胰岛素注射操作规程及考核评分表

病区／科室：　　　　　　姓名：　　　　　　　　　　得分：

考核要点： 1. 胰岛素笔芯及针头的安装 2. 用药安全核查 3. 胰岛素剂型、剂量、注射时间的准确性 4. 注射方法 5. 用药指导	评判标准： A. 操作流畅；动作符合规范 B. 操作流畅；部分动作不规范 C. 操作不流畅；部分动作不规范 D. 未完成程序；动作不符合规范

项目	操作规程		评分等级				扣分
	操作流程	沟通指导	A	B	C	D	
素质要求 （3分）	着装整洁，热情大方，符合护士形象		3	2	1	0.5	
操作前准备（10分）	自身准备　洗手，戴口罩		2	1.5	1	0	
	核对医嘱　核对医嘱，确认胰岛素名称及剂型、注射剂量、注射时间	您好，我是您的责任护士XXX，请问您叫什么名字？让我看一下您的手腕带好吗？	3	2	1	0	
	物品准备　注射盘、75%酒精（酒精棉片）、无菌干棉签、胰岛素注射笔、注射针头、治疗卡、锐器盒、污物桶		3	2.5	2	1.5	
	检查胰岛素笔芯外观有无异常，有效期，胰岛素的量是否足够；检查一次性物品的质量及有效期		2	1.5	1	0.5	
操作过程（71分）	核对患者　将用物放于治疗车上并推至患者床边，确认患者身份（刷PDA）	您感觉怎么样？为了控制您的餐后血糖，现在需要给您注射XX单位胰岛素，请问您是在XX点进餐吗？	4	3	2	1	
	解释　向患者解释操作目的，取得配合		2	1.5	1	0	
	评估　评估患者饮食情况，询问进餐时间		4	3	2	1	
	患者体位　取舒适卧位，酌情拉床帘		3	2.5	2	1.5	
	正确安装　将胰岛素笔芯装入注射笔内（除特充笔）	您这样的卧位舒服吗？	3	2	1	0	
	预混入中效胰岛素并充分混匀制剂		3	2	1	0	
	用酒精消毒橡皮膜，正确安装针头（垂直刺入，拧紧），扔掉小帽子，保留大帽子		4	3	2	1	
	正确排气　调节2U胰岛素剂量，针尖垂直向上，手指轻弹笔架数次，使气泡浮在最顶端，按压注射键，直至有一滴药液出现在针尖，若无药液，重复上述操作		5	4	3	2	
	调节剂量　按医嘱调节注射剂量		5	4	3	2	
	选择注射部位　选择正确的注射部位（腹部、大腿前侧及外侧、上臂三角肌下缘、臀部），注意正确轮换注射部位；评估注射部位皮肤情况	上次您注射在哪个部位？今天给您打这个部位好吗？	6	5	4	3	
	皮肤消毒　用酒精消毒注射部位，以注射点为中心环形消毒，消毒直径≥5cm，待干	给您消毒，有点凉。	5	4	3	2	
	操作中核对　再次确认患者身份、胰岛素剂型及剂量，备干棉签		3	2	1	0	

续表

项目		操作规程		评分等级				扣分
		操作流程	沟通指导	A	B	C	D	
	注射	正确注射手法:一手以正确手法捏起皮肤(根据情况可不捏起),以握笔式、垂直或45°角进针,按压胰岛素笔尾部按键,缓慢注射胰岛素至按键不能动为止	为了用药安全,我再核对一下您的姓名,您是叫XXX吗?一会儿注射的时候会有点疼,我会轻一点的,您不要紧张。	5	4	3	2	
	拔针	注射完毕,继续按住按键停留10s;如剂量超过20U,按压20s,以此类推。继续按住按键直至针头完全拔出,用无菌干棉签按压注射点片刻,若无出血及溢液可不按压		5	4	3	2	
	针头处置	单手套上大针帽,针头置于锐器盒		3	2	1	0.5	
	操作后核对	再次确认患者身份及胰岛素名称、剂量		3	2	1	0	
	安置患者	整理床单位,协助患者取舒适体位,酌情拉上床栏	XXX,针打好了,请在XX分钟后准时进餐;如果出现心慌、乏力、出冷汗症状,一般是出现了低血糖,请及时进食并按床头铃告知我们,谢谢您的配合,请您好好休息,我过一会再来看您。	3	2.5	2	1.5	
	指导要点	胰岛素注射后的进餐时间;低血糖的症状及处理等		5	4	3	2	
操作后处理(6分)	用物处置	规范处理用物,洗手		2	1.5	1	0.5	
	胰岛素存放	评估胰岛素的剩余量,若量不足则在下次使用时及时准备;正确存放胰岛素笔		4	3	2	1	
综合评价(5分)	操作流程	操作熟练、流畅;遵守无菌技术原则		3	2	1	0.5	
	人文关怀	礼仪规范,沟通自然,体现人文关怀		2	1.5	1	0	
理论问答(5分)		1. 注射不同剂型胰岛素后的进餐时间 2. 胰岛素注射部位 3. 胰岛素注射的副作用		5	4	3	2	
考核者提醒事项								
考核人签名			考核日期	年 月 日				

笔式胰岛素注射技术相关知识

知识点	主要内容
目的	纠正胰岛素绝对或相对不足,控制血糖水平。
适应证	1. Ⅰ型糖尿病者。 2. Ⅱ型糖尿病经饮食、运动、口服降糖药物治疗后,血糖仍不能满意控制者。 3. 糖尿病伴急、慢性并发症者。 4. 糖尿病合并妊娠、分娩及手术者。 5. 细胞内缺钾者。
禁忌证	对胰岛素过敏者、低血糖症者。
相关理论	1. 胰岛素的保存 未开封的胰岛素放于冰箱2~8℃冷藏(不得冷冻)保存,正在使用的胰岛素无须放入冰箱,在常温下(不超过25~30℃)可使用30d,但应避免过冷、过热、太阳直晒,避免剧烈晃动,否则可使蛋白质凝固变性而失效。 2. 胰岛素的副作用 低血糖、过敏、水肿、注射部位皮下脂肪萎缩或增生、视力模糊。 3. 胰岛素的种类及作用时间

作用类型	种类	常见商品名	外观	起效时间	高峰时间	持续时间
速效	门冬胰岛素	诺和锐	清	15min	0.5~1h	2~5h
	赖脯胰岛素	优泌乐				
短效	短效胰岛素	诺和灵R	清	0.5h	2~4h	6~8h
		优泌林R				
		国产普通				
中效	低精蛋白胰岛素	诺和灵N	混悬	1.5h	4~12h	16~24h
		优泌林N				
		国产NPH				
长效	甘精胰岛素	来得时	清	3~4h	14~24h	24~36h
	地特胰岛素	诺和平				
	精蛋白锌胰岛素	PZI	混悬			
预混	预混胰岛素	诺和灵30R、诺和灵50R	混悬	0.5h	2~12h	16~24h
		优泌林70/30				
	预混门冬胰岛素	诺和锐30		15min	1~4h	24h
	预混赖脯胰岛素	优泌乐25、50			0.5~1.5h	15h

4. 胰岛素注射后的进餐时间
(1)速效和预混速效:注射后即刻到注射后15min。
(2)短效和预混短效:注射后30min。
(3)中效胰岛素:注射后45~60min。
(4)长效胰岛素:与进食无关。
5. 胰岛素注射部位
采用皮下注射,宜选择皮肤疏松部位:腹部、上臂外侧、大腿前侧及外侧、臀部,其中腹部吸收最快,臀部吸收最慢。注射部位需轮换,每次注射前需评估注射部位皮肤情况。

续表

知识点	主要内容
注意事项	1. 用物准备时要检查胰岛素笔、笔芯,确保未损坏,检查胰岛素的剂型、失效期及外观。 2. 混悬胰岛素使用前需摇匀。 3. 注射前必须排气,以确保注射通畅及剂量准确。 4. 注射时用拇指与示指或加中指捏起皮肤,避免全手指捏皮,以免注入肌肉层。 5. 注射部位需轮换, 每次注射点与注射点间隔距离达1cm,尽量避免一个月内重复使用一个注射点。 6. 注意无菌操作, 注射针头每次应更换, 使用酒精消毒,禁用含碘消毒剂,消毒后自然待干后方可注射。 7. 自行混合两种剂型胰岛素时,应先抽短效,再抽中效或长效胰岛素,顺序不得颠倒。
操作风险及防范	1. 注射部位皮肤硬结、皮下脂肪营养不良 (1)发生原因:同一部位反复长期注射,注射药物过多,药物浓度过高,注射部位过浅,局部血液循环不良,药物不能充分被吸收,注射部位感染后出现纤维组织增生形成硬结。 (2)临床表现:局部肿胀、瘙痒,可扪及硬结。严重者皮下纤维组织变性、增生形成肿块或出现脂肪萎缩,甚至坏死。 (3)预防及处理: ① 轮换注射部位,且每次注射点与注射点间隔距离达1cm。 ② 掌握注射深度, 确保注射在皮下。注意患者体型与所用的针头长度或注射角度是否合适。 ③ 注射针头每次应更换,勿重复使用。 ④ 推药时的速度缓慢,用力均匀,以减少药物对局部的刺激。 ⑤ 严格执行无菌技术规范。 ⑥ 储存在冰箱内的胰岛素,待回温后再使用。 ⑦ 已形成硬结者,可用50% 硫酸镁行局部湿热敷, 或取新鲜马铃薯切片浸入654-2 注射液后外敷于硬结处。 2. 漏液 (1)发生原因:注射完毕后针头在皮下停留时间太短;没有及时卸下针头,当外界温度变化时,药液经针尖渗漏。 (2)临床表现:拔针后针尖滴出较多液体,漏出的胰岛素常会堵塞针头,造成胰岛素剂量不准确,使患者血糖控制不佳。 (3)预防及处理: ① 注射完毕后,针头需在皮下停留10s 以上。 ② 拔针后及时卸下针头。

外周静脉输液（头皮钢针）操作规程及考核评分表

病区／科室：　　　　　　　　　姓名：　　　　　　　　　得分：

<table>
<tr><td colspan="2">考核要点：
1. 无菌操作
2. 用药安全核对
3. 药液抽吸方法
4. 静脉穿刺方法与穿刺成功率
5. 用药指导</td><td colspan="2">评判标准：
A. 操作流畅；动作符合规范
B. 操作流畅；部分动作不规范
C. 操作不流畅；部分动作不规范
D. 未完成程序；动作不符合规范</td></tr>
<tr><td rowspan="2">项目</td><td colspan="2">操作规程</td><td colspan="4">评分等级</td><td rowspan="2">扣分</td></tr>
<tr><td>操作流程</td><td>沟通指导</td><td>A</td><td>B</td><td>C</td><td>D</td></tr>
<tr><td>素质要求
（3分）</td><td>着装整洁，热情大方，符合护士形象</td><td></td><td>3</td><td>2</td><td>1</td><td>0.5</td><td></td></tr>
<tr><td rowspan="4">操作前准
备(10分)</td><td>自身
准备　洗手，戴口罩</td><td></td><td>3</td><td>2</td><td>1</td><td>0</td><td></td></tr>
<tr><td>用物
准备　注射盘、碘伏棉签、污物杯、小敷贴、止血带、一次性注射器、一次性输液器、砂轮、药物、锐器盒、瓶签、污物桶</td><td></td><td>3</td><td>2.5</td><td>2</td><td>1.5</td><td></td></tr>
<tr><td>检查物品质量及有效期</td><td></td><td>2</td><td>1.5</td><td>1</td><td>0</td><td></td></tr>
<tr><td>环境
准备　擦拭治疗室台面与治疗车，再次洗手</td><td></td><td>2</td><td>1.5</td><td>1</td><td>0</td><td></td></tr>
<tr><td rowspan="14">操作过程
（73分）</td><td>核对
医嘱　核对医嘱</td><td></td><td>3</td><td>2</td><td>1</td><td>0</td><td></td></tr>
<tr><td>检查
药物　查对药物名称、浓度、剂量、有效期、质量及包装等，贴好瓶签，双人核对</td><td></td><td>4</td><td>3</td><td>2</td><td>1</td><td></td></tr>
<tr><td>消毒　拉开并消毒瓶盖，消毒安瓿瓶、砂轮，锯后再次消毒，扳开安瓿瓶，检查有无玻璃碎屑</td><td></td><td>3</td><td>2</td><td>1</td><td>0.5</td><td></td></tr>
<tr><td>配药　按无菌技术要求配置药液（注意三查七对）</td><td></td><td>5</td><td>4</td><td>3</td><td>2</td><td></td></tr>
<tr><td>利器
处置　将针头与空安瓿置于利器盒，处置手法正确</td><td rowspan="3">您好，我是您的
责任护士XXX，
请问您叫什么
名字？让我核
对一下您的手
腕带好吗？</td><td>2</td><td>1.5</td><td>1</td><td>0</td><td></td></tr>
<tr><td>检查
药液　检查配置好的药液，在药瓶上注明配制时间，并签名</td><td>3</td><td>2</td><td>1</td><td>0</td><td></td></tr>
<tr><td>插入
输液器　消毒瓶盖，插入输液器，关闭调节器</td><td>4</td><td>3</td><td>2</td><td>1</td><td></td></tr>
<tr><td>核对
患者　将用物放于治疗车上并推至患者床边，确认患者身份（刷PDA）</td><td rowspan="3">您感觉怎么样？
遵医嘱现在要
给您使用XX药
物，其主要作用
是……请问，您
有没有药物过
敏？需要协助您
排便吗？这样的
卧位舒适吗？</td><td>4</td><td>3</td><td>2</td><td>1</td><td></td></tr>
<tr><td rowspan="2">评估　解释操作目的，取得配合，必要时协助排便，取舒适卧位</td><td>3</td><td>2</td><td>1</td><td>0</td><td></td></tr>
<tr><td>3</td><td>2</td><td>1</td><td>0</td><td></td></tr>
<tr><td>询问年龄、病情、过敏史；评估并选择合适的肢体与穿刺部位</td><td></td><td></td><td></td><td></td><td></td></tr>
<tr><td>排气　再次检查药液，将其挂于输液架，左手持头皮针与调节器，右手倒持茂菲氏滴管，打开调节器，当药液平面达茂菲氏滴管1/3～1/2时，倒转滴管，一次性排气至乳头，检查有无气泡，输液皮管挂于输液架上</td><td rowspan="2">让我看一下您
的手臂，在这个
部位输液，您觉
得可以吗？</td><td>4</td><td>3</td><td>2</td><td>1</td><td></td></tr>
<tr><td>扎止
血带　扎止血带，位置为穿刺点上方6～10cm处</td><td>2</td><td>1.5</td><td>1</td><td>0</td><td></td></tr>
</table>

续表

项目		操作规程		评分等级				扣分
		操作流程	沟通指导	A	B	C	D	
操作过程（73分）	皮肤消毒	以穿刺点为中心消毒2次，消毒直径≥5cm，待干		3	2	1	0	
	注射前准备	准备输液敷贴，取输液皮管，去针帽，针尖斜面向上，排气至针尖，检查有无气泡		3	2	1	0	
	操作中核对	再次确认患者身份及药物名称、剂量、用途径	为了用药安全，我再核对一下您的姓名，您是叫XXX吗？	2	1.5	1	0	
	进针	左手绷紧皮肤，右手拇指、示指固定针柄，与皮肤呈15°～30°角进针，见回血后再进针少许	请握拳，打的时候有点疼，我会尽量轻一点，您不要紧张。	5	4	3	2	
		穿刺成功，一针见血		5	4	3	2	
	三松	松止血带、松拳，打开输液器开关，观察滴入是否通畅		2	1.5	1	0	
	固定	取一条胶布固定针翼，再取一条带有纱布敷料的胶布盖住穿刺点，最后取胶布以S型或U型方式固定头皮针软管	XXX，液体已经输上了，感觉如何？液体的速度是根据您的情况和药物性质调节的，请不要自行调节滴速。输液这一侧的手臂不要过度活动，以免针头滑出。在输液过程中如果有不适情况，请您及时按床头铃，我也会经常来看您的，请您好好休息。	4	3	2	1	
	调节滴速	根据药物及病情调节滴速（一般成人调节为40～60滴/min，如临床输液器点滴系数为20，输液速度可以调节为55～80滴/min）		2	1.5	1	0	
	操作后核对	再次确认患者身份及药物		2	1.5	1	0	
	指导要点	输液速度及注意事项；可能出现的药物副作用；不适情况的报告		3	2	1	0.5	
	安置患者	整理床单位，协助患者取舒适卧位，酌情拉上床栏		2	1.5	1	0.5	
操作后处理（4分）	污物处置	规范处理用物，洗手		2	1.5	1	0.5	
	记录	记录输液时间、滴速，并签名		2	1.5	1	0	
综合评价（5分）	操作流程	操作熟练、流畅；遵守无菌技术原则		3	2	1	0.5	
	人文关怀	礼仪规范，沟通自然，体现人文关怀		2	1.5	1	0.5	
理论问答（5分）		1. 头皮钢针适用对象 2. 输液时间的计算方法 3. 输液反应及处理		5	4	3	2	
考核者提醒事项								
考核人签名			考核日期	年		月		日

外周静脉输液（留置针）操作规程及考核评分表

病区／科室：　　　　　　　　　　姓名：　　　　　　　　　　得分：

考核要点：	评判标准：
1. 无菌操作 2. 用药安全核查及药液的配置 3. 留置针穿刺方法 4. 敷贴固定方法 5. 用药指导	A. 操作流畅；动作符合规范 B. 操作流畅；部分动作不规范 C. 操作不流畅；部分动作不规范 D. 未完成程序；动作不符合规范

项目		操作规程		评分等级				扣分
		操作流程	沟通指导	A	B	C	D	
素质要求 （3分）		着装整洁,热情大方,符合护士形象		3	2	1	0.5	
操作前准备（9分）	自身准备	洗手,戴口罩		2	1.5	1	0	
	用物准备	治疗盘、碘伏棉签、污物杯、输液敷贴、一次性留置针、透明敷贴、止血带、一次性注射器、一次性输液器、砂轮、药物、锐器盒、瓶签、污物桶		3	2.5	2	1.5	
		检查物品质量、有效期		2	1.5	1	0	
	环境准备	擦拭治疗室台面与治疗车,再次洗手		2	1.5	1	0.5	
操作过程（74分）	核对医嘱	核对医嘱		2	1.5	1	0	
	检查药物	查对药物名称、浓度、剂量、有效期、质量及包装等,贴瓶签,双人核对	您好,我是您的责任护士XXX,请问您叫什么名字？ 让我看一下您的手腕带好吗？	3	2	1	0.5	
	消毒	拉开并消毒瓶盖,消毒安瓿瓶、砂轮,锯后再次消毒,扳开安瓿瓶,检查有无玻璃碎屑		3	2	1	0.5	
	配置药液	按无菌技术要求配置药液（注意三查七对）	您感觉怎么样？现在要给您使用XX药物,主要作用是……请问您有没有药物过敏史？因为这几天您都需要输液治疗,我准备给您打留置针, 留置针可以保留3～4d,这样可以不用每天打针,还可以保护血管,您觉得可以吗？ 需要协助您排便吗？这样的卧位舒适吗？ 您想挂哪一侧？ 让我看一下您的手臂。	5	4	3	2	
	利器处置	将针头与空安瓿置于利器盒,处置手法正确		2	1.5	1	0	
	检查药液	检查配置好的药液,在药瓶上注明配制时间,并签名		2	1.5	1	0	
	插入输液器	消毒瓶盖,插入输液器,关闭调节器		3	2	1	0.5	
	核对患者	将用物放于治疗车上并推至患者床边,确认患者身份（刷PDA）		2	1.5	1	0.5	
	解释评估	解释操作目的,取得配合,必要时协助排便,取舒适卧位		3	2	1	0	
		评估年龄、病情、过敏史;评估并选择合适的肢体与穿刺部位		3	2	1	0	
	排气	再次检查药液,将其挂于输液架,左手持头皮针与调节器,右手倒持茂菲氏滴管,打开调节器,当药液平面达茂菲氏滴管1/3～1/2时,倒转滴管,一次性排气至乳头,检查有无气泡,输液皮管挂于输液架上		5	4	3	2	
	扎止血带	在穿刺点上方10cm处扎止血带		2	1.5	1	0	

续表

项目		操作规程		评分等级				扣分
		操作流程	沟通指导	A	B	C	D	
操作过程（74分）	皮肤消毒	以进针点为中心消毒2次，直径至少8cm，自然待干		5	4	3	2	
	准备穿刺用物	检查并打开敷贴、留置针，将留置针连接输液器，再次排气，检查有无气泡	为了用药安全，我再核对一下您的姓名，您是叫XXX吗？	3	2	1	0	
	操作中核对	再次确认患者身份、药物名称		2	1.5	1	0	
	穿刺	方法：左右旋转松动针芯，嘱患者握拳，一只手绷紧皮肤，另一只手拇指、示指固定针柄，与皮肤呈15°～30°角进针，见回血后再进针少许，保证外套管在静脉内。一只手固定针芯，以针芯为支撑，另一只手将外套管全部送入静脉内（或将针尖退入套管内，连针带管送入血管）	现在要打针了，请握拳，打的时候有点疼，我会尽量轻一点，您不要紧张。	5	4	3	2	
		穿刺成功，一针见血		5	4	3	2	
	三松	松止血带、松拳，并打开调节器开关	穿刺已经成功，请您松拳。	2	1.5	1	0	
	固定	撤出针芯，以穿刺点为中心，无张力粘贴透明敷贴（先沿套管针按贴，再从中心向外按贴，最后一边按压周边，一边撕除边框纸），在胶布上注明置管时间，并签名。Y形留置针延长管与穿刺血管呈U形固定，肝素帽高于穿刺点，用胶布妥善固定头皮针		5	4	3	2	
	调节滴速	根据药物及病情调节滴速（一般成人为40～60滴/min，输液器点滴系数为20，输液速度可以调节至55～80滴/min）	XXX，液体已经输上了，手还疼吗？请不要自行调节滴速；留置针一侧的手臂不要过度活动，如果出现敷料松脱、卷起或留置部位发红、疼痛等异常情况，或有其他不适情况请及时按床头铃，我会经常来看您的，请您好好休息，谢谢您的配合！	3	2	1	0	
	操作后核对	再次确认患者身份、药物名称		2	1.5	1	0	
	指导要点	输液速度及意义；留置针的注意事项；可能出现的药物副作用；不适情况的报告		4	3	2	1	
	安置患者	整理床单位，协助患者取舒适卧位，酌情拉上床栏		2	1.5	1	0.5	
操作后处理（4分）	污物处置	规范处理用物，并洗手		2	1.5	1	0.5	
	记录	记录输液时间、患者反应		2	1.5	1	0	
综合评价（5分）	操作流程	操作熟练、流畅；遵守无菌技术原则		3	2	1	0.5	
	人文关怀	礼仪规范，沟通自然，体现人文关怀		2	1.5	1	0.5	
理论问答（5分）		1. 穿刺血管及留置针的选择 2. 常见输液故障的处理 3. 输液反应及处理		5	4	3	2	
考核者提醒事项								
考核人签名			考核日期	年		月	日	

静脉输液技术相关知识

知识点	主要内容
目的	1. 补充水和电解质，预防和纠正水、电解质和酸碱平衡失调。 2. 增加血容量，改善微循环，维持血压。 3. 输入药物，达到解毒、控制感染、利尿和治疗疾病的目的。 4. 补充营养，供给热量，促进组织修复，增加体重，获得正氮平衡。
适应证	一切需要静脉输入无菌药物、液体、营养液的患者。
相关理论	1. 滴速要求 （1）正常成人：40～60滴/min，若临床使用的输液器点滴系数为20，一般成人输液滴速可调至55～80滴/min。 （2）小儿：20～40滴/min。 （3）心衰患者：20～30滴/min。 （4）成人补钾：30～40滴/min。 （5）失血、休克患者需快速补液，其他则根据特殊药物要求或病情进行滴速的调节。 2. 输液速度与时间计算公式 $$输液时间（小时）=\frac{液体总量×点滴系数}{每分钟滴速×60}$$ $$每分钟滴速=\frac{液体总量×点滴系数}{输液时间（分钟）}$$ 3. 临床补液原则 （1）先晶后胶、先盐后糖。 （2）先快后慢。 （3）宁少勿多。 （4）补钾四不宜：不宜过早，见尿补钾；不宜过浓，浓度不超过0.3%；不宜过快，成人为30～40滴/min；不宜过多，成人总量不超过5g/d，小儿为0.1～0.3g/（kg·d）。 4. 外周静脉留置针输液要求 （1）输注药物前通过输入生理盐水确定导管在静脉内，一般可推注生理盐水3～5mL； （2）封管：用2～3mL封管液行脉冲式静推，剩余的0.5～1mL则行正压封管，封管液一般为生理盐水； （3）留置针更换时间：72～96h或按制造商建议的时间（小儿不按常规更换）。 5. 静脉炎分级标准 （1）0级：没有症状； （2）Ⅰ级：输液部位发红伴有或不伴疼痛； （3）Ⅱ级：输液部位疼痛伴有发红和（或）水肿； （4）Ⅲ级：输液部位疼痛伴有发红和（或）水肿，形成条索状物，可触及条索状静脉； （5）Ⅳ级：输液部位疼痛伴有发红和（或）水肿，形成条索状物，可触及静脉条索状物长度＞2.5cm（1英寸），有脓液流出。
注意事项	1. 严格执行无菌操作规范及查对制度。 2. 根据病情需要合理安排输液顺序，并根据治疗原则，按病情缓急及药物半衰期等情况合理分配药物输注时间。 3. 对需要长期输液的患者，要注意保护和合理使用静脉，一般从远端小静脉开始穿刺（抢救时除外）。 4. 输液前要排尽输液管及针头内的空气，药液滴尽前要及时更换输液瓶或拔针，防止空气栓塞。 5. 输注2种以上药液时注意药物间的配伍禁忌，对于刺激性或特殊药物，应确认针头或导管在静脉内后再予以输入。

续表

知识点	主要内容
注意事项	6. 在满足治疗的前提下,选用最小型号及最短的留置针。 7. 不应在输液侧肢体上端使用血压袖带和止血带。 8. 头皮钢针穿刺处的皮肤消毒范围直径应≥5cm,外周静脉留置针穿刺处的皮肤消毒范围直径应≥8cm,应待消毒液自然干燥后再进行穿刺。 9. 敷料、输液器接头的更换及固定均应以不影响观察为基础。 10. 严格掌握输液速度,在输液过程中应加强巡视。 11. 发生留置针相关并发症,应拔管后重新穿刺。
操作风险及防范	1. 皮下血肿 (1)发生原因:患者静脉状况不佳,凝血机制不良;操作者穿刺技术不成熟;反复在同一血管、同一部位进针;固定不当、针头移位;拔针后按压部位不当或者按压力度及按压时间不够。 (2)临床表现:皮下肿胀、疼痛;2~3d 后皮肤变青紫;1~2 周后血肿开始被吸收。 (3)预防及处理: ①选择型号合适、无钩及无弯曲的锐利的穿刺针头。 ②熟练掌握穿刺技术,避免盲目进针。 ③拔针后用灭菌敷贴覆盖穿刺口,用拇指按压,一般按压时间为3~5min,对新生儿、血液病患者或有出血倾向者,其按压时间需延长。 ⑤在出血早期应予以冷敷,以减少出血。24h 后局部给予50% 硫酸镁湿热敷, 2 次/d,每次30min,以加速血肿的吸收。若血肿过大难以被吸收,可消毒后用注射器抽吸血液。 2. 发热反应 (1)发生原因:输入致热源,多由于输液瓶灭菌不彻底,输入的溶液或药物制剂不纯、消毒保存不良,输液器消毒不严格或被污染,输液过程中未严格执行无菌操作原则所致。 (2)临床表现:多发生于输液后数分钟至1h,患者表现为发冷、寒战和高热,轻者体温在38℃左右,严重者体温可达41℃,并伴有头痛、恶心、呕吐及脉速等全身症状。 (3)预防及处理: ①输液前严格检查药物及用具,禁止使用不合格的输液器具。 ②严格执行无菌技术规范。 ③对于发热反应轻者,应减慢输液速度,通知医生,同时注意体温变化;严重者停止输液,保留输液器具和药液,查找原因。 ④对高热者给予物理降温,观察生命体征,并按医嘱给予抗过敏药物及激素治疗。 3. 循环负荷过重 (1)发生原因: ①输液速度过快,短时间内输入过多液体,使循环血量急剧增加。 ②患者原有心肺功能不良。 (2)临床表现:患者突然出现呼吸困难、胸闷、气促、咳嗽、咳泡沫痰或泡沫样血性痰。严重时稀痰液可由口鼻涌出,听诊肺部出现大量湿性啰音,心率快且节律不齐。 (3)预防及处理: ①注意观察患者情况,老年人、小儿、心肺功能不良者滴注速度不宜过快,量不可过多。 ②避免因体位或肢体改变而加快或减慢滴速。 ③发生肺水肿时应立即减慢或停止输液,在病情允许的情况下使患者取端坐位,两腿下垂;予以高流量氧并用20%~30% 酒精湿化后吸入,以降低泡沫表面张力,缓解缺氧症状;遵医嘱予以镇静、平喘、强心、利尿和扩血管药物治疗;必要时进行四肢轮扎处理,以减少静脉回心血量;安慰患者,解除其紧张情绪。

续表

知识点	主要内容
操作风险及防范	4. 空气栓塞 （1）发生原因： ①输液导管内空气未排尽,导管连接不严密。 ②在加压输液时护士未在旁守护,液体输完后未及时拔针或更换药液。 （2）临床表现：患者突发性胸闷、胸骨后疼痛、眩晕、血压下降,随即呼吸困难,严重发绀,有濒死感,听诊心前区可闻及响亮、持续的"水泡声",心电图呈现心肌缺血和急性肺源性心脏病样改变。 （3）预防及处理： ①输液前注意检查输液器各连接是否紧密、有无松脱。穿刺前排尽输液管及针头内空气。 ②输液过程中及时更换或添加药液,输液完成后及时拔针。如需加压输液,应有专人守护。 ③拔除较粗、近胸腔的深静脉导管时,必须严密封闭穿刺点。 ④若发生空气栓塞,立即置患者于左侧卧位和头低足高位,有条件者可通过中心静脉导管抽出空气。 ⑤给予高流量氧气吸入,提高患者的血氧浓度,纠正缺氧状态;同时严密观察患者病情变化,如有异常变化应及时对症处理。 5. 药液外渗 （1）发生原因： ①药物因素：主要与药物酸碱度、渗透压、药物浓度、药物本身的毒性作用及患者的Ⅰ型变态反应有关。 ②血管因素：与输液局部血管的舒缩状态、营养状态有关。 ③感染因素和静脉炎：微生物侵袭以及物理、化学因素引起的静脉炎都可使血管通透性增高。 ④其他：由于穿刺不当,穿破血管,使药液漏出血管;患者躁动、针头固定不牢,致药液外渗;注射过程中药物推注过快。 （2）临床表现：注射部位出现局部肿胀、疼痛,皮肤温度低。根据外渗药物的不同性质会出现不同的症状。 （3）预防及处理： ①在光线充足的环境下,选择有弹性的血管进行穿刺。 ②选择合适的头皮针,且针头无倒钩。 ③针头穿入血管后继续往前推进0.5cm,确保针头在血管内,妥善固定针头,避免在关节活动处进针。 ④注射时加强观察,加强巡视,尽早发现,及时处理,避免外渗性损伤的出现,特别是坏死性损伤的发生。 ⑤如发生药液外渗,应中止注射,拔针后局部按压,另选血管穿刺。根据渗出药液的性质进行处理。如组织已发生坏死,则应将坏死组织广泛切除,以免增加感染机会。 6. 静脉炎 （1）发生原因：长期注入浓度较高、刺激性较强的药物;在操作过程中无菌操作不严格而引起局部静脉感染。 （2）临床表现：沿静脉走向出现条索状红线,局部组织发红、肿胀、灼热、疼痛,全身有畏寒、发热症状。

知识点	主要内容
操作风险及防范	（3）预防及处理： ①严格执行无菌技术规范。 ②对血管有刺激性的药物,应充分稀释后应用,并防止药液溢出血管。 ③有计划地更换注射部位以保护静脉,延长其使用时间。 ④一旦发生静脉炎,应立即停止在此处静脉注射及输液治疗,将患肢抬高,制动。局部用50%硫酸镁湿热敷, 2 次/d, 每次30min;或用超短波理疗, 1 次/d, 每次15～20min;如合并全身感染症状,按医嘱给予抗生素治疗。

静脉输血操作规程及考核评分表

病区 / 科室：　　　　　　　　　　姓名：　　　　　　　　　　得分：

考核要点：	评判标准：
1. 输血安全核查 2. 输血前评估 3. 输血程序 4. 输血记录	A. 操作流畅；动作符合规范 B. 操作流畅；部分动作不规范 C. 操作不流畅；部分动作不规范 D. 未完成程序；动作不符合规范

项目	操作规程		沟通指导	评分等级				扣分
	操作流程			A	B	C	D	
素质要求 （3分）	着装整洁，热情大方，符合护士形象		①您好，我是您的责任护士XXX，请问您叫什么名字？让我核对一下您的手腕带好吗？②您现在感觉怎么样，有没有不舒服？因为……原因，遵医嘱要给您输血XXmL。③请问您是什么血型？以前输过血吗？有没有发生不良反应？④为了观察是否出现输血反应，现在给您测量一下体温、脉搏、呼吸及血压好吗？⑤一会儿您想打哪个手臂？让我看一下好吗？需要大小便吗？⑥请稍等，我先准备一下。	3	2	1	0.5	
操作前准备（29分）	自身准备	洗手，戴口罩		2	1.5	1	0	
	评估核对	核对医嘱		2	1.5	1	0	
		至床边确认患者身份，询问患者身体状况，核对患者血型，了解有无输血史及不良反应		5	4	3	2	
		测量体温、脉搏、呼吸及血压		2	1.5	1	0	
		评估患者血管情况，选择适宜的输注部位		2	1.5	1	0	
	解释	向患者解释输血的目的、方法、注意事项及配合要点，询问大小便情况		3	2	1	0	
	洗手	洗手		1	0.5	0	0	
	用物准备	病历、交叉配血单、一次性输血器、同型血液制品、250mL 生理盐水、20G 留置针、注射盘、碘伏棉签、输液敷贴、透明敷贴、止血带、一次性注射器、手套、锐器盒、瓶签及污物桶		3	2.5	2	1.5	
		检查物品质量及有效期		2	1.5	1	0	
	输血前查对	由2名护士共同核对输血交叉单及血袋上的各项内容，检查血液质量、有效期及输血装置（三查八对），并在输血交叉单核对栏上双签名，血袋上注明患者床号、姓名	您好，我是您的责任护士XX，这位是XX，现在由我们俩一起给您输血。请问您叫什么名字，让我看一下您的手腕带好吗？您是什么血型？	4	3	2	1	
	输血准备	按常规准备生理盐水，打开并消毒瓶塞（注明开启时间，签名），插入输血器，关闭调节器		3	2.5	2	1.5	
操作过程（51分）	操作前查对	备齐用物放于治疗车上推至患者床边，确认患者身份（刷PDA），2名护士共同再次进行三查八对，准确无误后在输血交叉单输血栏内双签名	这样的卧位舒适吗？	4	3	2	1	
	患者卧位	取舒适卧位	准备给您打留置针，留置针在血管里可以保留3～4d。这样既可以减少打针的次数，又可以保护血管，您觉得好吗？	2	1.5	1	0	
	输前用药	执行输血前行用药医嘱		2	1.5	1	0	
	排气	生理盐水挂于输液架，排气至乳头，检查有无气泡		3	2.5	2	1.5	
	扎止血带	穿刺点上方8～10cm 处扎止血带		2	1.5	1	0	

续表

项目	操作规程		评分等级				扣分
	操作流程	沟通指导	A	B	C	D	
操作过程（51分）	皮肤消毒：以进针点为中心，用碘伏棉签消毒2次，消毒直径大于8cm,待干		2	1.5	1	0	
	打开用物：检查并打开敷贴、留置针（管径≥22G）	请握拳，会有点疼，您忍一下，一会就好，我尽量轻一点。	2	1.5	1	0	
	再次排气：取输液皮管连接留置针，再次排气并检查有无气泡		2	1.5	1	0	
	穿刺：方法:松动针芯，嘱患者握拳，左手绷紧皮肤，右手拇指、示指固定针柄，与皮肤呈15°～30°角进针，见回血后再进针少许，保证外套管在静脉内。一只手固定针芯，以针芯为支撑，另一只手将外套管全部送入静脉内（或将针尖退入套管内，连针带管送入血管）	好了，请松拳。	4	3	2	1	
	穿刺成功，一针见血	现在还疼吗？为了输血安全，我需要再核对一下，您是叫XXX吗？您是什么血型？给您输的是X型血XXmL。	4	3	2	1	
	三松：松止血带、松拳,打开调节器开关		2	1.5	1	0	
	固定：撤出针芯，以穿刺点为中心，无张力粘贴透明敷贴（先沿套管针按贴，再从中心向外按贴，最后，一边按压周边，一边撕除边框纸），在胶布上注明置管时间，并签名		4	3	2	1	
	操作中核对：连接输血装置前再次确认患者身份、血型	·XXX，血已经输上了，您觉得还好吗？ 现在输血速度调节在15滴/min，15min后如果没有不舒服，我会再适当给您调快一点。	3	2	1	0	
	连接血袋：轻轻旋转血袋，将血液摇匀，打开储血袋封口，常规消毒开口处，将输血器针头从生理盐水瓶中拔出并将其插入血袋的输血接口，缓慢将血袋倒挂在输液架上		4	3	2	1	
	调节滴速：调节滴速，开始宜慢，滴速<20滴/min，观察15min，患者无不适后调节至40～60滴/min或根据病情、年龄及血液性质调节	为了您的输血安全，请您和家属不要自行调节输注速度。如果有发冷、皮肤瘙痒或其他不舒服，请及时打铃告诉我。留置针一侧的手臂请不要过度活动，如果出现敷料松脱、卷起或留置部位发红、疼痛等异常情况以及其他不适情况，请及时按床头铃。我也会经常来看您的，现在请您好好休息，谢谢您的配合。	3	2	1	0	
	操作后核对：再次确认患者身份、血型		3	2	1	0	
	安置患者：脱手套，整理床单位，协助患者取舒适卧位,酌情拉上床栏		2	1.5	1	0.5	
	指导要点：速度要求;输血反应;留置针的注意事项		3	2	1	0.5	
操作后处理（7分）	用物处置：规范处理用物,洗手		2	1.5	1	0.5	
	观察记录：观察并记录开始输入时、输入15min时、输注完毕时的生命体征及有无输血反应等情况，随时记录病情变化		3	2	1	0.5	
	输血结束：生理盐水冲管，使输血器中的血液全部输入体内,关闭输血器		2	1.5	1	0.5	

续表

项目	操作规程		沟通指导	评分等级				扣分
	操作流程			A	B	C	D	
综合评价（5分）	操作流程	操作熟练、流畅；遵守无菌技术原则		3	2	1	0.5	
	人文关怀	礼仪规范，沟通自然，体现人文关怀		2	1.5	1	0.5	
理论回答（5分）	1. 输血查对内容 2. 常见的输血反应有哪些 3. 溶血反应的临床表现及处理 4. 不同血制品的输注要求			5	4	3	2	
考核者提醒事项								
考核人签名			考核日期	年 月 日				

44

静脉输血技术相关知识

知识点	主要内容
目的	1. 补充血容量,增加有效循环血量,提高血压,增加心输出量。 2. 纠正贫血,增加红细胞、血红蛋白含量,改善组织器官缺氧症状。 3. 补充补体和抗体,增加机体抵抗力。 4. 补充凝血因子和血小板,改善凝血功能。 5. 补充血浆蛋白,维持血浆胶体渗透压,减少组织液渗出和水肿,保持有效循环血量。
适应证	1. 各种原因引起的出血,成人一次出血量在500mL以内不需输血,出血超过1000mL者,应及时输血以补充血容量。 2. 贫血、低蛋白血症。 3. 严重感染。 4. 各种出血性疾病导致的凝血异常,如血友病。 5. 一氧化碳、苯酚等化学物质中毒。 6. 溶血性输血反应、重症新生儿溶血等。
禁忌证	急性肺水肿、肺栓塞、充血性心力衰竭、恶性高血压以及真性红细胞增多症患者应禁忌输血,肾功能不全患者输血应慎重。
相关理论	1. 滴速 正常成人开始15min内不超过20滴/min,无不良反应后调节滴速至40～60滴/min,小儿、年老体弱者、严重贫血或心衰患者应谨慎,速度宜慢。若伴失血、休克,则应根据患者病情程度加快输入。 2. 输血顺序及速度 (1)顺序:先输成分血,再输全血(血小板、白细胞→血浆→红细胞→全血)。 (2)速度: ①血小板:患者可耐受的最大滴入速度一般为80～100滴/min。 ②红细胞和全血(输注前在室温18～25℃下放置20～30min)、血浆输入开始前15min内滴速为15～20滴/min,15min后成人滴速为40～60滴/min。红细胞最长输注时间不超过4h,血浆输注速度不超过5～10mL/min,应在融化后4h内输注完毕。 ③凝血因子以患者能耐受的最大速度输入。 ④凝血酶原复合物(用30mL生理盐水将其溶化)在3～5min内快速输注完毕。
注意事项	1. 血液必须保存在指定的血库冰箱内,温度应保持在4℃,不得自行贮存。血液从血库取出后30min内输注完毕,若出现输血延迟,必须将血液归还血库保存。 2. 严格执行查对制度,必须有2位护士进行三查八对(三查:查血液有效期、血的质量、输血装置是否完好;八对:核对病区、床号、姓名、住院号、血袋号、血型、交叉配血试验结果、血的种类和血量)。 3. 严格执行无菌操作规范。 4. 不可加入其他药物和高渗性或低渗性溶液。 5.1个单位的全血或成分血应在4h内输完。 6. 输血前后用生理盐水冲洗管路,连续输入不同供血者的血液制品时,中间应输入生理盐水进行冲洗。 7. 输血过程中密切观察患者输血反应,尤其是输血开始前15min,监测生命体征和皮肤变化。在开始输入、输入15min及输血结束时必须记录患者生命体征以及有无输血反应,有病情变化需则随时报告医生。 8. 出现输血反应时,应立即减慢或停止输血,更换输液器,用生理盐水维持静脉通路,通知医生,并做好抢救准备,保留余血和输血器送至血库,分析原因并记录。 9. 空血袋低温保存24h后按医疗废物处理。

续表

知识点	主要内容
操作风险及防范	1. 非溶血性发热反应 （1）发生原因： ①外源性或内生性致热原：如蛋白质、细菌的代谢产物或死菌等污染保存液或输血用具，输血后即可引起发热反应。 ②免疫反应：主要出现在反复输血的患者或经产妇中。 （2）临床表现：发生在输血过程中或输血后1～2h内，初起发冷或寒战，继之体温逐渐上升，可高达39～40℃，伴有皮肤潮红、头痛、恶心、呕吐等症状，症状持续时间长短不一，多于数小时内缓解；少数反应严重者可出现抽搐、呼吸困难及血压下降，甚至昏迷。 （3）预防及处理： ①严格管理血库保养液和输血用具，有效预防致热原。 ②严格执行无菌操作规范。 ③处理：反应轻者应减慢输血速度，反应重者应立即停止输血，通知医生并遵医嘱对症处理，严密观察生命体征变化并做好记录。 ④高热时给予物理降温，畏寒、寒战时应予以保暖，必要时给予降温药物和抗过敏药物治疗。 ⑤将输血装置、剩余血送血库检验。 2. 过敏反应 （1）发生原因： ①输入血液中含有致敏性物质。 ②患者为过敏体质。 ③多次输血可产生过敏性抗体，抗原和抗体相互作用会产生过敏反应。 （2）临床表现：表现轻重不一，轻者可出现皮肤局限性或全身性红斑、荨麻疹和瘙痒、轻度血管神经性水肿(表现为眼睑、口唇水肿)；中度者可出现喉头水肿致呼吸困难、喘鸣、胸痛、腹痛、腹泻等；重度者可出现神志不清、休克等症状，甚至危及生命。 （3）预防及处理： ①正确管理血液和血制品。 ②输血前详细询问患者的过敏史。有输血过敏史者应尽量避免输血，若因病情需要而必须输血，则应输注洗涤红细胞或冰冻红细胞，在输血前半小时可口服抗组胺药或使用类固醇药物。 ③患者仅表现为局限性皮肤瘙痒、荨麻疹或红斑时，可减慢输血速度，口服抗组胺药。 ④中重度以上过敏者须立即停止输血，保持静脉畅通，根据医嘱给予抗过敏药物及激素治疗；有呼吸困难者予以高流量吸氧；严重喉头水肿时，协助医生做气管插管或气管切开；遵医嘱给予抗休克治疗，严密观察患者的生命体征，必要时可以行心肺复苏处理。 3. 溶血反应 （1）发生原因： ①输入异型血。 ②红细胞于输入前已被破坏溶解。 ③Rh因子所致溶血：Rh阴性者接受Rh阳性血液后，其血清中产生抗Rh阳性抗体，当再次接受Rh阳性血液时可发生溶血反应。 ④输入未被发现的抗体，诱发延迟性溶血反应。 （2）临床表现：为输血中最严重的反应。 ①第一阶段：出现头胀痛、面部潮红、恶心呕吐、心前区压迫感、四肢麻木、腰背部剧烈疼痛和胸闷等症状。 ②第二阶段：出现黄疸和血红蛋白尿，同时伴有寒战、高热、呼吸急促和血压下降等症状。 ③第三阶段：最后出现少尿、无尿等急性肾功能衰竭症状，可迅速导致死亡。

续表

知识点	主要内容
操作风险及防范	④延迟性溶血反应可发生在输血后7～14d,表现为不明原因的发热、贫血、黄疸和血红蛋白尿等,还可伴有出血倾向。 (3)预防及处理: ①做好血型鉴定和交叉配血试验。 ②双人核对,严格三查八对,采用同型输血。 ③避免剧烈震荡血液;严格执行血液保存制度,观察储血冰箱温度。 ④一旦怀疑发生溶血,应立即停止输血,及时报告医生;再次核对受血者与供血者姓名和ABO血型、Rh血型;立即抽取受血者抗凝血和不抗凝血标本各1份,连同剩余血送血库检验,以查明原因。必要时抽取血袋中血液做细菌学检验,以排除细菌污染反应。 ⑤若发生溶血反应,应维持静脉通路,遵医嘱予以尿液碱化;封闭双侧腰部,并用热水袋热敷双侧肾区或采取双肾超短波透热疗法,解除肾血管痉挛,保护肾脏;严密观察生命体征和尿量、尿色的变化并记录。对少尿、无尿者,按急性肾功能衰竭展开护理。若出现休克症状,则根据医嘱给予抗休克治疗。 4. 循环负荷过重(急性左心衰) (1)发生原因:由于输血速度过快,短时间内输入过多血液,使循环血量急剧增加,心脏负荷过重而引起心力衰竭和急性肺水肿,多见于心脏代偿功能减退的患者。 (2)临床表现:突发头部剧烈胀痛、胸闷、呼吸困难、发绀、咳嗽、大量血性泡沫痰,经查体发现,患者呈端坐呼吸,颈静脉怒张,听诊肺部有大量干、湿啰音,中心静脉压升高,严重者可导致死亡。 (3)预防及处理: ①严格控制输血速度和短时间内输血量,对心、肺功能不全或老年、儿童患者尤应注意。 ②一旦出现肺水肿症状,应立即停止输血,并通知医生,配合抢救,协助患者取端坐位,双腿下垂。 ③高流量给氧,同时给予20%～30%酒精湿化后吸氧。 ④遵医嘱予以镇静、镇痛、利尿、强心、血管扩张剂等药物治疗。 ⑤必要时用止血带进行四肢轮扎,每隔5～10分钟轮流放松一侧肢体的止血带。 ⑥清除呼吸道分泌物,保持呼吸通畅。 ⑦严密观察病情变化,做好心理护理。 5. 空气栓塞 (1)发生原因:输血导管内空气未排尽;导管连接不紧,有缝隙;加压输血时,无人在旁看守。 (2)临床表现:随进入导管内的气体量多少的不同,其临床表现亦有所不同,当有大量气体进入时,患者可突发乏力眩晕、濒死感,胸部感觉异常不适,或右胸骨后疼痛,随即出现呼吸困难和严重发绀。 (3)预防及处理: ①输血前必须把空气排尽,在输血过程中应密切观察;加压输血时应有专人守护,不得离开患者,及时更换输血袋。 ②若发生空气栓塞,立即停止输血,及时通知医生,积极配合抢救,并安慰患者。立即为患者取左侧卧位和头低脚高位;给予高流量氧气吸入,纠正严重缺氧状态;每隔15分钟观察患者神志变化,监测生命体征变化,直至平稳;严重病例需行气管插管人工通气,出现休克症状时需及时开展抗休克治疗。 6. 出血倾向 (1)发生原因:稀释性血小板减少;凝血因子减少;枸橼酸钠输入过多;弥散性血管内凝血(DIC);输血前使用过右旋糖酐等扩容剂;长期反复输血。

续表

知识点	主要内容
操作风险及防范	（2）临床表现:患者创面渗血不止或手术野渗血不止,手术后持续出血;非手术部位皮肤、黏膜出现紫癜、瘀斑、鼻衄、牙龈出血、血尿、消化道出血、静脉穿刺处出血等。凝血功能检查可发现PT、APTT、PIT明显降低。 （3）预防及处理: ①短时间内输入大量库存血时应严密观察患者意识、血压、脉搏等变化,注意皮肤、黏膜或手术伤口有无出血。 ②尽可能地输注保存期较短的血液。 ③合理掌握抗凝药物使用的指征和剂量。 ④若发现出血表现,首先需排除溶血反应,应立即抽血做出血、凝血项目检查,查明原因,并输注新鲜血、血小板悬液,以补充各种凝血因子。 7.枸橼酸钠中毒反应 （1）发生原因:大量输血的同时输入大量枸橼酸钠,如肝功能不全者,会使得枸橼酸钠尚未氧化即和血中游离钙结合而使血钙下降,导致凝血功能障碍、毛细血管张力减低、血管收缩不良和心肌收缩无力等。 （2）临床表现:手足搐搦、出血倾向、血压下降及心率减慢,甚至会发生心搏骤停;心电图显示QT时间延长,ST段延长,T波低平倒置;血液化验显示血清钙<2.2mmol/L。 （3）预防及处理: ①严密观察患者的输血反应,慎用碱性药物,注意监测血气和电解质检验结果,以维持体内水、电解质和酸碱的平衡。 ②每输注库血1000mL,须按医嘱静脉注射10%葡萄糖酸钙或氯化钙10mL,以补充钙离子。

静脉采血操作流程及考核评分表

病区 / 科室：　　　　　　　　　　姓名：　　　　　　　　　　得分：

<table>
<tr><td colspan="2">考核要点：
1. 无菌操作
2. 采血安全核查
3. 采血方法及成功率
4. 沟通指导</td><td colspan="2">评判标准：
A. 操作流畅；动作符合规范
B. 操作流畅；部分动作不规范
C. 操作不流畅；部分动作不规范
D. 未完成程序；动作不符合规范</td><td colspan="4"></td><td></td></tr>
<tr><td rowspan="2">项目</td><td colspan="3" align="center">操作规程</td><td colspan="4" align="center">评分等级</td><td rowspan="2">扣分</td></tr>
<tr><td colspan="2" align="center">操作流程</td><td align="center">沟通指导</td><td>A</td><td>B</td><td>C</td><td>D</td></tr>
<tr><td>素质要求
（3分）</td><td colspan="2">着装整洁，热情大方，符合护士形象</td><td></td><td>3</td><td>2</td><td>1</td><td>0.5</td><td></td></tr>
<tr><td rowspan="5">操作前准备（12分）</td><td>自身
准备</td><td>洗手，戴口罩</td><td rowspan="3">您好！我是您的责任护士XX，请问您叫什么名字？让我核对一下您的手腕带好吗？</td><td>3</td><td>2</td><td>1</td><td>0</td><td></td></tr>
<tr><td>核对
医嘱</td><td>核对医嘱</td><td>3</td><td>2</td><td>1</td><td>0</td><td></td></tr>
<tr><td rowspan="2">用物
准备</td><td>试管架、注射盘、碘伏棉签、无菌干棉签、止血带、型号合适的注射器或采血针、持针器、贴有检验标签的容器、锐器盒、手套及污物桶</td><td>3</td><td>2.5</td><td>2</td><td>1.5</td><td></td></tr>
<tr><td>检查物品质量及有效期；核对检验标签与容器是否相符，检查标本容器的完整性、干燥性</td><td></td><td>3</td><td>2</td><td>1</td><td>0.5</td><td></td></tr>
<tr><td></td><td></td><td></td><td></td><td></td><td></td><td></td><td></td></tr>
<tr><td rowspan="11">操作过程
（70分）</td><td>核对
患者</td><td>将用物放于治疗车上并推至患者床边，确认患者身份（刷PDA）</td><td rowspan="5">您今天感觉还好吗？根据医嘱要给您抽血，主要是检验……会有点疼，但我会尽量轻一点的。您吃过早餐了吗？让我看一下您的手臂。</td><td>4</td><td>3</td><td>2</td><td>1</td><td></td></tr>
<tr><td>解释</td><td>向患者解释操作目的，取得配合</td><td>2</td><td>1.5</td><td>1</td><td>0.5</td><td></td></tr>
<tr><td>评估</td><td>评估患者采血前的准备情况</td><td>4</td><td>3</td><td>2</td><td>1</td><td></td></tr>
<tr><td>患者
体位</td><td>取合适体位</td><td>2</td><td>1.5</td><td>1</td><td>0.5</td><td></td></tr>
<tr><td>选择
静脉</td><td>戴手套，选择合适的静脉，评估穿刺部位皮肤及血管情况（严禁在输血、输液的针头处或同侧进行手臂采血）</td><td>5</td><td>4</td><td>3</td><td>2</td><td></td></tr>
<tr><td>扎止
血带</td><td>在穿刺点上方约6cm处扎止血带，止血带末端需向上</td><td></td><td>4</td><td>3</td><td>2</td><td>1</td><td></td></tr>
<tr><td>皮肤
消毒</td><td>复合碘棉签以穿刺点为中心环形消毒皮肤2遍，消毒直径≥5cm，待干</td><td>现在给您的皮肤消毒。</td><td>5</td><td>4</td><td>3</td><td>2</td><td></td></tr>
<tr><td>操作中
核对</td><td>再次确认患者身份、检验标签</td><td rowspan="2">我再核对一下您的姓名，您是叫XXX吗？</td><td>3</td><td>2</td><td>1</td><td>0</td><td></td></tr>
<tr><td>准备采
血工具</td><td>紧密连接真空采血穿刺针及持针器（或按要求打开一次性注射器），备干棉签</td><td>4</td><td>3</td><td>2</td><td>1</td><td></td></tr>
<tr><td rowspan="2">采血</td><td>嘱患者握拳；真空采血：左手绷紧皮肤，右手进针，见回血后一只手固定持针器，另一只手接采血试管，抽血至所需量，更换试管时固定持针器；注射器采血：穿刺进针后，一只手固定针筒，另一只手抽动活塞，抽血至所需量为止</td><td rowspan="2">请握拳，要进行穿刺了，可能有点疼，我会尽量轻一点，您不用紧张，手不要动。</td><td>5</td><td>4</td><td>3</td><td>2</td><td></td></tr>
<tr><td>穿刺成功，一针见血</td><td>5</td><td>4</td><td>3</td><td>2</td><td></td></tr>
</table>

续表

项目	操作规程		评分等级				扣分
	操作流程	沟通指导	A	B	C	D	
操作过程（70分）	注入容器	真空采血器注入法：采血时，按顺序依次插入真空采血试管［顺序是血培养→蓝头管→黑头管→黄（红）头管→绿头管→紫头管→灰头管］；注射器采血注入法：采血后取下针头，沿管壁缓慢注入容器中，勿将泡沫注入（顺序是血培养→抗凝试管→干燥试管）		5	4	3	2	
	二松	松拳，松止血带（真空采血时，在第一支试管有血液流入时，就松开止血带）	请松拳。	3	2	1	0	
	拔针	将干棉签置于穿刺点处，迅速拔出采血针，按压3～5min至不出血为止	XXX，已经好了，请您这样按压，直到不出血为止。	4	3	2	1	
	标本处理	①BD真空采血管：蓝色颠倒摇匀3～4次，黄色颠倒摇匀5次，绿、紫、黑色颠倒摇匀8次；②普通试管血清标本：不可摇动，避免溶血；全血标本：轻轻转动试管，使血液与抗凝剂混匀；血培养标本：消毒瓶塞待干，将血液分别注入厌氧瓶和需氧瓶中轻轻摇匀		5	4	3	2	
	操作后核对	再次确认患者身份、检验标签	您叫XXX，对吗？	3	2	1	0	
	撤去用物	撤去止血带等用物，脱手套		2	1.5	1	0.5	
	安置患者	整理床单位，协助患者取合适的卧位，酌情拉上床栏	这样的卧位舒服吗？注意不要揉搓按压部位，一般需按压3～5min。检验报告出来后我会通知您的，如果有任何不适请及时打铃，电铃给您放床头，谢谢您的配合，您先休息，我一会儿再来看您。	2	1.5	1	0.5	
	指导要点	局部按压的方法、时间及出现不适情况的告知		3	2	1	0.5	
操作后处理（5分）	用物处置	规范处理用物，将针头置于锐器盒中，并洗手		2	1.5	1	0.5	
	标本送检	标本尽早送检（要求急诊标本在30min内送达，检查凝血机制标本在1h内送达）		3	2	1	0.5	
综合评价（5分）	操作流程	操作熟练、流畅；遵守无菌技术原则		3	2	1	0.5	
	人文关怀	礼仪规范，沟通自然，体现人文关怀		2	1.5	1	0.5	
理论问答（5分）		1.采血静脉的选择 2.晕针或晕血的预防及处理 3.特殊标本采集的注意事项（如糖耐量、肾素-血管紧张素等）		5	4	3	2	
考核者提醒事项								
考核人签名			考核日期	年		月	日	

静脉采血技术相关知识

知识点	主要内容
目的	为患者采集、留取静脉血标本。测定血液中的某些物质、成分,检测培养血液中的病原菌,为临床诊断治疗提供指导意义。
相关理论	1. 采集多个项目标本的采血顺序 普通注射器:血培养瓶→抗凝试管→干试管。 2. 特殊血标本采血要求 （1）糖耐量试验:正常饮食,正常活动,空腹10h,禁用酒、咖啡、茶,保持情绪稳定;次晨抽空腹血3mL,然后饮用含75g葡萄糖水250～300mL（儿童则予每千克体重1.75g,总量不超过75g）,于5min内饮完（若空腹血糖＞15.0mmol/L或有1型糖尿病,或有酮症倾向者以100g面粉馒头替代,10～15min内吃完）;分别于开始饮糖水或吃馒头时计时,于0.5h、1h、2h、3h各抽血1次,每次采血量为3mL;送检标本。 （2）促肾上腺素皮质激素、皮质醇:说明采血目的;患者卧床休息30min,于上午8时及下午4时准时抽血;立即送检。 （3）醛固酮、肾素血管紧张素:说明采血目的,告知患者采血日清晨需空腹、禁水及卧床休息;一般在早上8时未起床前,卧位采血1次,立即送检;起床活动后,保持立位2h,不饮水,可吃干点,2h后采血,立即送检。 3. 血培养采血时机 （1）尽可能在抗菌药物使用前。 （2）对已经使用抗菌药物的患者,最好在下次用药前采集。 （3）寒战和发热初起时,采血可提高培养阳性率。 （4）若怀疑血流感染,应尽早采血,不要强调体温超过39℃才抽血而错过时机。 4. 血培养的采集要求 （1）一个需氧瓶和一个厌氧瓶为一套血培养,作为常规血培养的组合。 （2）通过外周静脉采血,除非怀疑有导管相关血流感染,否则一个静脉穿刺点只能采集1套血培养。 （3）用酒精消毒血培养瓶塞,待干。不建议使用碘产品。 （4）一般情况下采血量为每套不少于10mL（每瓶不少于5mL）;婴幼儿每瓶不少于2mL（少于患者血容量的1%）。 （5）用注射器无菌穿刺取后,不推荐更换针头注入血培养瓶。建议用真空采血装置降低污染率。 （6）如用直形针或蝶翼针真空采血,需氧瓶应为第一瓶;如用注射器采血,厌氧瓶应为第一瓶。 （7）血培养采样后尽快送检。
注意事项	1. 掌握正确采集血标本的方法,在安静状态下采集血标本,若需空腹取血者应确认是否空腹。 2. 严格执行查对制度,遵守无菌技术操作原则及标准预防措施。 3. 应从非输液侧肢体采集,严禁在输液、输血侧肢体抽取血标本。 4. 同时采集多种血标本时,根据说明书要求依次采集。 5. 使用蝶翼针采血时,如果第一管是凝血项目管,在此之前应首先采集"丢弃管",其目的是避免血量不准。 6. 采血时尽可能缩短止血带的结扎时间。 7. 标本采集后尽快送检,送检过程中避免过度震荡。
操作风险及防范	1. 皮下瘀血 （1）发生原因:按压方法不正确或按压时间过短;患者衣袖过紧;穿刺手法不正确。 （2）临床表现:穿刺部位出现瘀点（直径＜2mm）、紫癜（直径为3～5mm）、瘀斑（直径＞5mm）,伴有疼痛、肿胀、压痛。

续表

知识点	主要内容
操作风险及防范	（3）预防及处理： ①按压时间为3~5min,有凝血功能异常或血小板减少的患者应增加按压时间。 ②拔针后的按压方法应注意棉签与血管走行垂直,按压范围应包括穿刺点及沿穿刺血管略上方的位置。 ③上衣衣袖过紧者,应脱去过紧的衣袖后再抽血。 ④提高抽血技术水平,掌握进针手法。 ⑤出现血肿时应行早期冰敷,以减轻局部充血和出血,24h后热敷可加速皮下血肿的吸收。 2.晕针或晕血 （1）发生原因:情绪过度紧张;患者处于空腹、饥饿状态;部分患者对疼痛刺激敏感;在坐位姿势下抽血易发生晕针。 （2）临床表现:晕针或晕血发生时间短,恢复快,历经2~4min。 ①先兆期:患者自述多有头晕眼花、心悸、心慌、恶心及四肢无力。 ②发作期:瞬间昏倒,不省人事,面色苍白,四肢冰凉,血压下降,心率减慢及脉搏细弱。 ③恢复期:神志清楚,自诉全身无力,四肢酸软,面色由白转红,四肢转温,心率恢复正常,且脉搏有力。 （3）预防及处理: ①与患者交谈,分散患者的注意力。做好解释工作,消除患者的紧张情绪和害怕心理,教会其放松技巧。 ②取适当体位、姿势,易发生晕针或晕血患者可采取平卧位。 ③熟练掌握操作技术,操作应轻柔、准确,做到一针见血以减少对人体的刺激。 ④注意观察病情变化,发生晕针或晕血时,立即将患者抬到空气流通处或予以吸氧。体位为坐位患者应立即改为平卧位,以增加脑部供血。口服热开水或热糖水,适当保暖,数分钟后即可自行缓解。 ⑤老年人或有心脏病的患者应注意防止发生心绞痛、心肌梗死或脑部疾病等意外。 3.误抽动脉血 （1）发生原因: ①患者肥胖,采血部位动脉搏动不明显,采血困难,容易误抽动脉血,多见于股静脉穿刺采血。 ②穿刺技术不熟练,对穿刺血管的解剖位置不熟悉。 （2）临床表现:如果误抽动脉血,不用回抽,血液亦会自动上升到注射器里;血液比静脉血鲜红。 （3）预防及处理: ①熟练掌握穿刺技术,提高穿刺成功率。 ②准确掌握股静脉的解剖位置,股静脉在股动脉内侧约0.5cm处。 ③抽出的血液为鲜红色,即提示穿入股动脉,应立即拔出针头,并紧压穿刺处5~10min,直至无出血为止,再重新穿刺抽血。

动脉采血操作规程及考核评分表

病区 / 科室：   姓名：   得分：

考核要点：	评判标准：
1. 无菌操作 2. 采血安全核查 3. 采血动脉的选择及成功率 4. 标本的处置	A. 操作流畅；动作符合规范 B. 操作流畅；部分动作不规范 C. 操作不流畅；部分动作不规范 D. 未完成程序；动作不符合规范

项目	操作规程		操作流程	沟通指导	A	B	C	D	扣分
素质要求 （3分）			着装整洁，热情大方，符合护士形象		3	2	1	0.5	
操作前准 备（12分）	自身 准备		洗手，戴口罩		3	2	1	0	
	核对 医嘱		核对医嘱		3	2	1	0	
	物品 准备		注射盘、碘伏棉签、无菌干棉签、动脉采血器（或肝素、2mL注射器）、锐器盒、检验标签、体温仪（或体温表）及污物桶，必要时准备无菌手套	您好，我是您的责任护士XX，请问您叫什么名字？让我核对一下您的手腕带好吗？	3	2.5	2	1.5	
			检查一次性物品有效期及质量；核对检验标签与容器是否符合		3	2	1	0	
操作过程 （69分）	核对 患者		将用物放于治疗车上并推至患者床边，确认患者身份（刷PDA）		3	2	1	0.5	
	解释		向患者解释操作目的，取得配合	现在要遵医嘱给您抽动脉血，主要是检查您血液的酸碱度和氧饱和度情况，会有点疼，我会尽量轻一点的。抽血前先给您测一下体温。您这样的卧位舒服吗？	3	2	1	0.5	
	评估		评估患者吸氧状况或检查呼吸机参数的设置情况，测量体温		4	3	2	0.5	
	患者 体位		取合适体位		2	1.5	1	0.5	
	选择 动脉		选择穿刺部位（首选桡动脉），评估穿刺部位皮肤及动脉搏动情况		5	4	3	2	
	皮肤 消毒		复合碘棉签以穿刺点为中心环形消毒皮肤2遍，消毒直径≥5cm，待干，备干棉签		5	4	3	2	
	注射器 准备		将动脉采血器活塞拉至所需的血量刻度（若为注射器，先抽取肝素0.2mL，转动注射器使整个注射器内均匀附着肝素，针尖向上推出多余液体和残留气泡）	现在给您消毒。	5	4	3	2	
	消毒 手指		操作者消毒左手示指和中指（或戴无菌手套）	我再核对一下您的姓名，您是XXX吗？	3	2	1	0	
	操作中 查对		再次确认患者身份及检验标签		3	2	1	0	
	采血		左手示指和中指摸到动脉搏动最明显处并固定动脉于两指间，右手持采血器针头在两指之间垂直刺入或与动脉走向呈40°角刺入动脉，见有鲜红色回血，固定采血器，血液自然涌入至所需血量（至少1mL，动脉采血器一般为1.6~2mL）	现在要进行穿刺了，请您忍耐一下，手不要动。	6	5	4	3	
			穿刺成功，一针见血		5	4	3	2	

续表

项目		操作规程		评分等级				扣分
		操作流程	沟通指导	A	B	C	D	
操作过程 （69分）	拔针 按压	左手用消毒干棉签压迫穿刺点，右手快速拔针，穿刺点垂直加压止血5～10min，直至无出血为止	已经好了，请这样按压5～10min，直至不出血。	5	4	3	2	
	标本 处置	隔绝空气（针头拔出后立即刺入软塞，如有需要可排出气泡），更换安全针座帽，避免凝血（颠倒混匀5次，双手搓动注射器5s）	XXX，已经好了，您这样的卧位舒服吗？为了您的安全，给您拉上床栏。注意不要揉搓按压部位，检验报告出来后我会通知您。如果有不适情况请及时按床头铃，谢谢您的配合，您先休息，我过一会再来看您。	5	4	3	2	
	操作后核对	再次确认患者身份、检验标签		3	2	1	0	
	标本 注明	在血气分析检验标签上注明采血时间、是否氧疗（氧流量）及体温		5	4	3	2	
	安置 患者	脱手套，整理床单位，协助患者取合适体位，酌情拉上床栏		3	2	1	0.5	
	指导 要点	局部按压的方法；注意事项		4	3	2	1	
操作后处理（6分）	用物 处置	规范处理用物，针头置于锐器盒中，洗手		2	1.5	1	0.5	
	送检 标本	送检标本（于30min内）		4	3	2	1	
综合评价 （5分）	操作 流程	操作熟练、流畅；遵守无菌技术原则		3	2	1	0.5	
	人文 关怀	礼仪规范，沟通自然，体现人文关怀		2	1.5	1	0.5	
理论问答 （5分）		1. 采血动脉的选择 2. 穿刺处血肿的预防和处理 3. 动脉血气的正常值		5	4	3	2	
考核者 提醒事项								
考核人 签名			考核日期	年　　月　　日				

动脉采血技术相关知识

知识点	主要内容
目的	采集动脉血标本,作血液气体分析,为临床诊断治疗提供依据。
适应证	需要采集动脉血以做检验用的患者。
相关理论	1. 采血动脉选择 桡动脉、肱动脉及股动脉,首选桡动脉。 2. 穿刺点定位 桡动脉穿刺点为前臂掌侧腕关节上2cm,动脉搏动最明显处;股动脉穿刺点在腹股沟股动脉搏动最明显处,穿刺时,患者取仰卧位,下肢伸直略外展外旋,以充分暴露穿刺部位。新生儿宜选择桡动脉穿刺,因股动脉在垂直穿刺进针时易伤及髋关节。 3. 血气报告主要参数的正常值及临床意义

项目	正常值	临床意义
pH	$7.35 \sim 7.45$	反映体内H^+的浓度,是主要的酸碱平衡失调诊断指标(<7.35为酸中毒,>7.45为碱中毒)
PaO_2	$80 \sim 100$mmHg	判断缺氧和低氧血症的客观指标
$PaCO_2$	$35 \sim 45$mmHg	是主要的呼吸性酸碱平衡失调的诊断指标(呼吸性酸中毒时升高,呼吸性碱中毒时降低)
BE	± 3mmol/L	是判断代谢性酸碱失衡的重要指标(代谢性酸中毒时减少,代谢性碱中毒时增加)
HCO_3^-	$22 \sim 27$mmol/L	是体内的主要碱性指标(代谢性酸中毒时下降,代谢性碱中毒时升高)
SaO_2	$95\% \sim 99\%$	反映血液内氧与血红蛋白结合的比例水平
CO_2CP	50vol% ~ 70vol%	酸碱指标之一(代谢性酸中毒时下降,代谢性碱中毒时升高)
$T-CO_2$	$24 \sim 32$mmol/L	是体内主要的碱性指标(代谢性酸中毒时下降,代谢性碱中毒时升高)

4. 防止误差
(1)勿将静脉血当作动脉血。
(2)标本中不能含有气泡。
(3)肝素过多会稀释血样本。
(4)导管输注的液体混入血样本会影响检测结果。
(5)血样本采集后放置时间不能过长(采血后20~30min内测定或放置在4℃的冰箱中于2h内测定)。
(6)样本里血凝块形成和血样过少都会影响结果。

注意事项	1. 严格执行查对制度及无菌操作规范。 2. 洗澡、运动后应休息30min再行采血。 3. 拔针后局部用无菌纱布或沙袋加压止血,凝血功能障碍者应于穿刺后延长按压时间至10min及以上,以免出血或形成血肿。 4. 有出血倾向者慎用动脉穿刺法采集动脉血。 5. 血气标本必须与空气隔绝,采集标本后30min内送检。

续表

知识点	主要内容
操作风险 及防范	1. 皮下血肿 （1）发生原因： ①短时间内反复多次在血管同一部位穿刺。 ②按压部位不正确，按压时间较短且压力不足。 ③穿刺针头太大；穿刺时用力过大，针头对穿过血管壁；动脉管壁厚，易滑动。 ④半小时内下床活动。 ⑤其他：老年患者血管脆性大、弹性差；凝血功能不佳或使用抗凝剂的患者按压时间不足；股动脉穿刺点过高，或反复穿刺而未正确按压。 （2）临床表现：穿刺点周围皮肤苍白、肿胀，皮肤逐渐青紫，肿胀加剧；患者局部疼痛、灼热、活动受限。若股动脉反复穿刺出血引起腹腔血肿时，患者自觉腰背痛难以忍受，出现皮肤湿冷、血压下降、脉搏细速等休克表现，腹腔穿刺可抽出鲜红色血液。 （3）预防及处理： ①掌握进针的角度和深度，避免在同一部位反复穿刺。 ②穿刺成功后行局部加压止血3～5min或用小沙袋压迫止血10min左右，直到不出血为止；严重凝血机制障碍者应避免动脉穿刺。 ③若肿胀局限，可暂不行特殊处理；若肿胀加剧应立即按压穿刺点，若压迫止血无效时，可以行加压包扎处理。 ④血肿发生后可采用局部湿热敷：24h内采用冷敷使局部血管收缩以利于止血；24h后采用热敷促进局部血液循环，进而利于血肿的吸收。给予50%的硫酸镁湿敷也可促使血肿消退，疼痛减轻。 ⑤血肿形成24h后，可采用物理治疗，促进局部血液循环，利于血肿的吸收，从而减轻患者疼痛。 ⑥内服、外用活血、化瘀的中药，以消除血肿。 2. 误抽静脉血 （1）发生原因： ①患者采血部位动脉搏动不明显，导致采血困难。 ②穿刺技术不熟练，对穿刺血管的解剖位置不熟悉。 （2）临床表现：当误抽静脉血时，血液一般不会自动回到针筒内，血液呈暗红色。 （3）预防及处理： ①正确掌握穿刺部位、方法与角度。 ②如确认为静脉血，应立即拔出针头，紧压穿刺处5～10min，直至无出血为止，再重新穿刺抽血。 3. 假性动脉瘤的形成 （1）发生原因： ①桡动脉或足背动脉反复穿刺引起损伤、出血，造成动脉部分断裂，从而在局部形成搏动性血肿。伤后约4～6周，血肿机化，形成假性动脉瘤。 ②股动脉穿刺时由于穿刺点过低，易穿入股浅动脉引起出血，使股动脉血管壁上的穿刺孔与血管周围形成假腔连通而形成。 ③拔针后按压时间不够。 ④其他：患者贫血、组织修复机能低下、凝血功能差及治疗时应用了抗凝剂，使穿刺针孔不易闭合。 （2）临床表现：假性血管瘤易活动，且突出于皮肤表面。局部触及肿块有"膨胀性"搏动，在肿块部位可触及收缩期细震颤，可听到收缩期杂音。指压肿块近侧动脉，肿块缩小，紧张度降低并停止搏动。

知识点	主要内容
操作风险及防范	（3）预防及处理： ①避免在同一部位重复穿刺,以免局部瘢痕形成后,使皮肤弹性降低而诱发出血。 ②出血部位护理:穿刺后有少量出血时,可采用无菌敷料按压出血部位,并用胶布加压固定,注意观察血流量及出血情况。 ③患者若有小的足背动脉瘤形成,应嘱其穿宽松、软质面的鞋,以防瘤体受到摩擦,引起破裂出血。 ④假性动脉瘤较大而影响功能者,可采用手术直接修补。

微量法血糖测定操作规程及考核评分表

病区／科室：　　　　　　　　　姓名：　　　　　　　　　得分：

考核要点： 1. 血糖仪自检方法 2. 血糖仪的使用 3. 皮肤消毒与采血方法 4. 健康指导				评判标准： A. 操作流畅；动作符合规范 B. 操作流畅；部分动作不规范 C. 操作不流畅；部分动作不规范 D. 未完成程序；动作不符合规范					

项目	操作规程			评分等级				扣分
	操作流程		沟通指导	A	B	C	D	
素质要求 （3分）	着装整洁，热情大方，符合护士形象			3	2	1	0.5	
操作前准备（12分）	自身准备	洗手，戴口罩		3	2	1	0	
	核对医嘱	核对医嘱		2	1.5	1	0	
	用物准备	治疗盘、血糖仪、一次性采血针、血糖试纸、75%酒精（或酒精棉片）、无菌棉签、记录单、笔、锐器盒及污物盒	您好，我是您的责任护士XXX，请问您叫什么名字？让我核对一下您的手腕带好吗？	4	3	2	1	
		检查一次性物品质量及有效期，血糖仪每日进行质控检测		3	2	1	0.5	
操作过程（71分）	核对患者	携用物至患者床边，确认患者身份（刷PDA）	您感觉怎么样？为了了解您的血糖情况，现在要给您测一下血糖，就是在手指上扎一针，取一滴血化验，请问您什么时候吃过东西？	3	2	1	0	
	解释	向患者解释操作目的、方法，取得配合		3	2	1	0	
	评估	询问了解患者身体状况，评估进食时间或是否处于空腹状态		5	4	3	2	
	清洁	检查、评估采血处，并清洁		4	3	2	1	
	插入试纸	取出试纸插入血糖仪后自动开机（或开机后插入试纸）						
	核对试纸	检查所显示号码与试纸瓶上号码是否相符，并显示滴血标识	让我看一下您的手，一会儿给您扎这个手指好吗？					
	皮肤消毒	用75%酒精消毒采血部位		5	4	3	2	
	待干	等待消毒部位干燥	先消毒一下手指，要等待消毒液干燥，请不要移动或触碰手指。	5	4	3	2	
	采血	部位：用一次性采血针在指腹边缘采血，每次更换采血部位		5	4	3	2	
		方法：让指血自然流出（避免捏着指尖挤压），并弃去第1滴血	现在要采血了，会有轻微的刺痛，请您不要紧张。	5	4	3	2	
	血量	一次将血滴满或吸入试纸的滴血区		5	4	3	2	
	止血	采血部位用干棉签按压止血		4	3	2	1	
	读数	显示结果，记录并告知患者血糖值		4	3	2	1	
	处置	试纸弃于黄色垃圾袋，采血针头弃于利器盒中	您的空腹（餐后）血糖是XXX。	4	3	2	1	
	异常结果	异常结果应重复检测1次，通知医生采取不同的干预措施，必要时复查静脉生化血糖		4	3	2	1	
	安置患者	整理床单位，协助患者取舒适卧位，酌情拉上床栏		2	1.5	1	0.5	

续表

项目	操作规程		沟通指导	评分等级				扣分
	操作流程			A	B	C	D	
操作过程 （71分）	指导 要点	告知血糖水平及意义；饮食、活动、服药的注意事项	根据您目前的血糖水平，在饮食上您要注意……不要自行增减食物，活动时您要注意……药物服用要按时，如果出现不适请及时按床头铃。谢谢您的配合，您好好休息，我过一会再来看您。	5	4	3	2	
操作后处理（4分）	用物 处置	规范处理用物，洗手		2	1.5	1	0.5	
	记录	记录血糖值		2	1.5	1	0	
综合评价 （5分）	操作 流程	操作熟练、流畅；遵守无菌技术原则		3	2	1	0.5	
	人文 关怀	礼仪规范，沟通自然，体现人文关怀		2	1.5	1	0.5	
理论问答 （5分）	1. 空腹、餐后血糖正常值，血糖危急值 2. 低血糖临床表现及处理 3. 不同患者血糖控制范围			5	4	3	2	
考核者 提醒事项								
考核者 签名			考核日期	年　　　月　　　日				

微量法血糖监测技术相关知识

知识点	主要内容
目的	监测患者的血糖水平,评价代谢指标,为临床治疗提供依据。
适应证	糖尿病患者及需要了解血糖波动情况的患者。
相关理论	1. 糖代谢的分类 表格如下 2. 糖尿病诊断标准(WHO,1999) 表格如下 注:空腹的定义是指至少8h没有热量的摄入;随机是指一天中的任意时间而不论上次进餐时间和食物摄入量。 3. 血糖监测控制目标 (1)危重患者:7.8~10.0mmol/L(胰岛素治疗起始后);在无显著低血糖的前提下更严格的目标为6.1~7.8mmol/L。 (2)普通患者:对于60岁以下的患者,空腹血糖应控制在4.4~6.0 mmol/L,餐后血糖应控制在 4.4~8.0 mmol/L。对于60岁以上又合并有心血管疾病的患者,要求空腹血糖<7.0 mmol/L,餐后血糖<10.0 mmol/L,力求能平稳地降血糖,不可过猛。 4. 低血糖的诊断标准及临床表现 (1)非糖尿病患者血糖<2.8mmol/L;糖尿病患者血糖≤3.9mmol/L。 (2)低血糖临床表现:交感神经兴奋如心悸、焦虑、出汗、饥饿感等;中枢神经系统症状如神志改变、认知障碍、抽搐和昏迷;某些老年患者时常可表现为行为异常或其他非典型症状;有些患者屡发低血糖后,可表现为无先兆症状的低血糖昏迷。

1. 糖代谢的分类

糖代谢分类	静脉血浆葡萄糖(mmol/L)	
	空腹血糖(FPG)	葡萄糖负荷后2h血糖(2hPPG)
正常血糖	3.9~6.1	<7.8
空腹血糖受损(IFG)	6.1~6.9	<7.8
糖耐量减低(IGT)	<7.0	7.8~11.1
糖尿病(DM)	≥7.0	≥11.1

2. 糖尿病诊断标准(WHO,1999)

诊断标准	静脉血浆葡萄糖水平(mmol/L)
(1)糖尿病症状(高血糖所导致的多饮、多食、多尿、体重下降、皮肤瘙痒、视力模糊等急性代谢紊乱表现)+随机血糖或	≥11.1
(2)空腹血糖(FPG)或	≥7.0
(3)葡萄糖负荷后2h血糖(2hPPG)	≥11.1
无糖尿病症状者需改日重复检查,但不做第3次OGTT	

续表

知识点	主要内容
相关理论	5. 低血糖的诊治流程 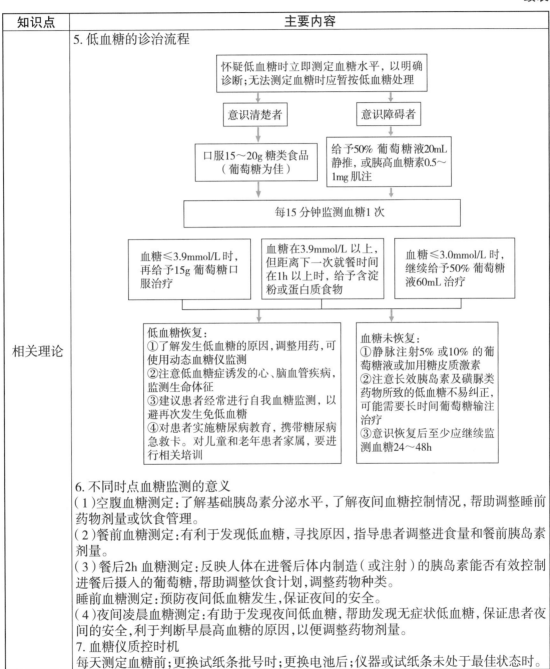 6. 不同时点血糖监测的意义 （1）空腹血糖测定：了解基础胰岛素分泌水平，了解夜间血糖控制情况，帮助调整睡前药物剂量或饮食管理。 （2）餐前血糖测定：有利于发现低血糖，寻找原因，指导患者调整进食量和餐前胰岛素剂量。 （3）餐后2h血糖测定：反映人体在进餐后体内制造（或注射）的胰岛素能否有效控制进餐后摄入的葡萄糖，帮助调整饮食计划，调整药物种类。 睡前血糖测定：预防夜间低血糖发生，保证夜间的安全。 （4）夜间凌晨血糖测定：有助于发现夜间低血糖，帮助发现无症状低血糖，保证患者夜间的安全，利于判断早晨高血糖的原因，以便调整药物剂量。 7. 血糖仪质控时机 每天测定血糖前；更换试纸条批号时；更换电池后；仪器或试纸条未处于最佳状态时。

续表

知识点	主要内容
注意事项	1. 血糖仪应每日按生产商使用要求进行标准液检测,并定期清洁,妥善保管,对测试区可以使用棉签或软布蘸清水擦拭,不要使用酒精或其他有机溶剂擦拭。当显示电量不足时,应及时更换电池。 2. 血糖仪所显示的试纸代码与试纸条码应一致,注意试纸的有效期,避免试纸受潮、污染。 3. 正确取用试纸:清洁干燥的手可取用;对滴入式的试纸而言,手指不要触摸试纸条的测试区。 4. 用75%酒精消毒,待酒精挥发后再采血。不宜采用含碘消毒剂消毒皮肤,因为碘可以与血糖试纸中的酶发生反应,从而影响测量值的准确性。 5. 正确采血 (1)根据中华人民共和国卫生部发布的《便携式血糖仪血液葡萄糖测定指南》要求,需弃去第1滴血。 (2)确保采血量:采血量不足或过多会影响测定结果,若加入血量不足,勿在同一条试纸上添加血样,须更换新试纸重新检测。若手指末梢循环差者,可采取温水洗手、垂手臂等方法。对不同型号采血针应掌握合适的采血深度。 (3)注意采血部位:手指、脚趾外缘"n"形区域是常见采血部位,因为此部位神经末梢少,痛觉不敏感且末梢血管丰富。水肿或感染部位不宜采血。糖尿病患者因末梢循环及免疫力差,不建议脚趾采血。每次测量时,需变换不同采血部位,指导末梢循环差的患者将手自然下垂摆动。 (4)以血自然流出为佳,不可挤压采血部位。 6. 合理把握血糖监测的频率和时间,餐后2h血糖应从进食开始时计算。
操作风险及防范	1. 血糖监测结果不准确 血糖实际值与检测值不符,误差值超过±20%。 (1)发生原因:血糖仪不清洁、血糖仪未定期质控、试纸原因(受潮、过期及代码不符)、错误的操作程序、血样获取不符合要求等。 (2)预防及处理: ①操作者经过正确的培训,遵守操作规程。 ②血糖仪定期质控、清洁、保养。 ③试纸妥善保管;代码每次核对。 ④获得的血样符合要求:不可挤压采血部位;采血部位无水肿、感染;消毒液选择正确,待干后采血。

中心静脉置管操作规程及考核评分表

病区 / 科室：　　　　　　　　　姓名：　　　　　　　　得分：

考核要点：	评判标准：
1. 无菌操作及屏障的建立 2. 穿刺定位 3. 置管方法与成功率 4. 导管固定 5. 知情告知、健康指导	A. 操作流畅；动作符合规范 B. 操作流畅；部分动作不规范 C. 操作不流畅；部分动作不规范 D. 未完成程序；动作不符合规范

项目		操作规程		评分等级				扣分
		操作流程	沟通指导	A	B	C	D	
素质要求 （3分）		着装整洁，热情大方，符合护士形象	您好！我是您的责任护士XXX，请问您叫什么名字？请让我核对一下您的手腕带好吗？因为……原因，您需要置入中心静脉导管，就是经颈部置入一根输液导管，该操作由静脉治疗专科护士进行，您同意吗？这是知情同意书，我为您解释一下具体内容。如您同意，请签名。请问您对消毒液、敷贴和局麻药有无过敏史？	3	2	1	0.5	
操作前准备（18分）	环境准备	环境清洁、光线明亮，符合无菌操作要求		2	1.5	1	0	
	核对查阅	核对医嘱		2	1.5	1	0	
		查阅相关检验、检查结果，如出凝血功能、血小板计数		2	1.5	1	0	
	评估	核对患者，评估患者身体状况；评估患者有无中心静脉导管（CVC）置管禁忌证，有无消毒液、敷贴及局麻药物过敏史		2	1.5	1	0.5	
	知情同意	向患者解释操作目的、风险，征得同意后签署知情同意书		2	1.5	1	0	
	护士准备	洗手，戴口罩、帽子（按手术要求）		2	1.5	1	0	
	用物准备	治疗盘、2%氯己定（或75%酒精和碘伏）、无菌生理盐水、2%利多卡因5mL、一次性注射器5mL、无菌手套、无菌手术衣、CVC穿刺包（内含弯盘、洞巾、血管钳、纱布、棉球）、CVC导管、10cm×12cm透明敷贴、肝素帽（正压接头）、封管液、冲管液、输液敷贴、导管高危标识、污物桶		4	3	2	1	
		检查物品质量、有效期	您好！我是静脉治疗专科护士XXX，请问您叫什么名字？请让我核对一下您的手腕带。	2	1.5	1	0	
操作过程 （64分）	核对患者	将用物放于治疗车上并推至患者床边，确认患者身份（刷PDA）		3	2	1	0	
	解释	简要介绍操作过程，取得患者配合	由我为您进行中心静脉置管，整个过程约需5~10min，请您配合一下，好吗？	3	2	1	0	
	摆放体位	颈内静脉：去枕平卧位，头转向对侧45°角，使颈部放松； 锁骨下静脉：去枕头低位（15°~30°），肩背部垫枕，头转向对侧		3	2	1	0.5	
	穿刺定位	颈内静脉（中路最常用）：触及颈动脉搏动并判断其走向，在胸锁乳突肌三角的顶端处约离锁骨上缘2~3横指作为进针点； 锁骨下静脉（下进路最常用）：在锁骨中、内1/3段交界处下方1cm部位作为进针点	请保持这样的体位，尽量避免深呼吸、咳嗽，肢体不要活动，有不舒服请及时告诉我。	5	4	3	2	

续表

项目	操作规程		沟通指导	评分等级				扣分
		操作流程		A	B	C	D	
操作过程（64分）	皮肤消毒	首选氯己定溶液：打开CVC穿刺包，由助手协助在棉球上倒上氯己定（也可用75%酒精＋碘伏）		2	1.5	1	0.5	
		方法：以穿刺点为中心，由内向外，螺旋方式消毒3次（顺时针—逆时针—顺时针），并让消毒液自然待干	先消毒一下您的皮肤，会有点凉。	4	3	2	1	
		范围：上至耳垂，下至锁骨和胸骨切迹		2	1.5	1	0.5	
	建立无菌屏障	穿无菌手术衣，戴无菌手套；铺无菌洞巾及治疗巾（最大无菌屏障）	无菌巾已经铺好了，请您不要活动头部和身体，避免无菌物品被污染。	5	4	3	2	
	穿刺准备	助手将CVC及穿刺针、导丝、10cm×12cm透明敷贴、5mL注射器、肝素帽"打入"无菌区域内		2	1.5	1	0	
	局部麻醉	在助手协助下，抽取利多卡因，行局部麻醉	要给您注射麻药了，会有点疼，请您忍耐一下。	3	2	1	0	
	试穿	7号针头试穿 颈内静脉：与皮肤呈30°角进针，方向指向同侧乳头，进针约2～3cm；锁骨下静脉：与皮肤呈25°～30°角进针，保持针尖向内偏向头端直指锁骨胸骨端的后上缘进入体内，进针约3～5cm），试穿定位后取纱布行局部按压处理	现在感觉痛吗？请您切勿活动身体及咳嗽。	3	2	1	0	
	穿刺	换穿刺针沿试穿的方向、角度进针，达到预计深度时边缓慢进针边抽吸至有落空感并吸出血液，通过血液颜色、有否自动回血来区分动、静脉（如超过预计深度，应该缓慢后退，并保持注射器负压状态）		5	4	3	2	
	置入导丝	穿刺针进入静脉后，置入导丝，用力得当，无阻力，深浅适度，拔出穿刺针（注意导丝不要一并拔出）		5	4	3	2	
	置入导管	必要时沿导丝进扩皮器，捻转前进，扩张导丝周围的皮下组织，然后将导管自导丝尾端置入，至合适长度（一般不超过12～15cm）后退出导丝		5	4	3	2	
	冲封管	顺利抽出回血后，进行脉冲式冲管及正压封管，接上肝素帽		3	2	1	0	
	导管固定	撤去洞巾，用10cm×12cm透明敷贴固定导管，再用胶布固定肝素帽。贴上高危标识，注明置管日期、置管深度、导管种类及操作者信息	导管插好了，谢谢您的配合，您有感觉不适吗？如出现胸闷、胸痛等不适情况请及时报告医生护士。	3	2	1	0.5	
	观察	观察局部有无渗血情况；患者有无胸闷、气促等不适情况；必要时行X线摄片，确定导管尖端位置		3	2	1	0	
	安置患者	脱去手套，协助患者取舒适卧位，整理床单位		2	1.5	1	0.5	

项目	操作规程			评分等级				扣分
		操作流程	沟通指导	A	B	C	D	
操作过程 (64分)	指导 要点	日常活动的注意事项;导管维护;不适情况的报告	导管留置期间请保持局部清洁干燥。如出现穿刺点出血、疼痛、红肿、发痒感或敷贴卷边、翘起、潮湿的情况请及时告诉护士。要特别小心不要在翻身、起床、穿脱衣服等活动时将导管拉出,一旦导管被拉(滑)出,请立即按压穿刺点并通知护士。请您好好休息,我过一会再来看您。	3	2	1	0	
操作后处理(5分)	用物处置	推治疗车至污物处置间,规范处理用物,洗手		2	1.5	1	0.5	
	记录	置管记录:按CVC置管登记项目登记;病情记录:记录穿刺情况及患者反应		3	2	1	0.5	
综合评价 (5分)	操作流程	操作熟练、流畅、安全,遵守无菌技术原则		3	2	1	0	
	人文关怀	礼仪规范,沟通自然,体现人文关怀		2	1.5	1	0	
理论问答 (5分)		1. 颈内静脉(锁骨下静脉)解剖位置 2.CVC置管并发症及处理 3.CVC置管后护理要点		5	4	3	2	
考核者 提醒事项								
考核人 签名			考核日期	年 月 日				

中心静脉导管（CVC）置管技术相关知识

知识点	主要内容
目的	1. 提供短期、中期的静脉治疗。 2. 减少静脉治疗和高渗静脉输液或刺激性液体对血管壁的损伤，以保护患者的外周血管，达到安全治疗的目的。 3. 抢救危重患者，建立输液及监测途径。 4. 减少患者反复静脉穿刺带来的痛苦。
适应证	1. 需快速补液、严重休克及大出血抢救的患者。 2. 危重及大手术患者。 3. 外周静脉穿刺困难但需输入对血管有刺激性药物的患者或需要输入高渗、发疱剂及强刺激药物的患者。 4. 需要进行中心静脉压监测的患者。 5. 实施胃肠外营养治疗的患者。 6. 进行血液透析、血液滤过和血浆置换的患者。 7. 进行心导管检查，安装心脏起搏器的患者。 8. 需要插入漂浮导管进行血流动力学监测的患者。
禁忌证	1. 有明显锁骨骨折的畸形者。 2. 胸廓畸形者。 3. 有严重的肺部感染，咳嗽不能自控者。 4. 穿刺部位有感染者。 5. 腔静脉压迫或回流受阻者。 6. 患者坚决不接受或医生不支持者。 7. 肝功能异常或凝血机制差者慎做。 8. 颅脑疾病患者尽量勿做上腔静脉置管。
相关理论	1.CVC 定义 CVC 即中心静脉导管，主要是指经颈内静脉、锁骨下静脉、股静脉置管，导管末端位于上腔或下腔静脉。CVC 置管常选用锁骨下静脉与颈内静脉，首选锁骨下静脉。 2. 颈内静脉和锁骨下静脉的解剖学特点 （1）颈内静脉：为颈部最大的静脉干。上于颈静脉孔处与颅内乙状窦相续，伴随颈内动脉下降，初在该动脉之背侧，后达其外侧，向下与颈总动脉（偏内）迷走神经（偏后）共同位于颈动脉鞘内。甲状软骨上缘水平以上为上段，以下部分再等分为中、下段。由于右颈内静脉垂直进入上腔静脉、较左颈内静脉粗大、距颈内动脉相对较远，而右肺尖稍低于左肺尖，故损伤胸膜的可能性小，加之胸导管位于左侧等原因，临床上往往首选右颈内静脉穿刺。依照穿刺点与胸锁乳突肌的关系分3种进路穿刺（中路、前路、后路）。 （2）锁骨下静脉：自第1肋外缘续于腋静脉。沿第1肋上面，经锁骨与前斜角肌之间，向内至胸锁关节后方与颈内静脉汇合成头臂静脉。一般首选右锁骨下静脉，以防损伤胸导管，可经锁骨下及锁骨上两种进路方式进行穿刺。 3.CVC 置管后的健康指导要点 （1）穿刺点出血的观察。 （2）置管后头部位置的要求。 （3）穿脱上衣的方法。 （4）导管的保护，尤其在翻身移动时，注意保护以防导管滑出。 （5）各种症状的信息反馈。 （6）带管沐浴方法。 （7）保持穿刺处皮肤清洁干燥，如发现敷料卷边、脱落或因汗液而松动时，应及时告知医务人员更换。

续表

知识点	主要内容
相关理论	（8）出现穿刺点疼痛、发痒等不适及其他问题时,勿自行处理,需及时与医务人员联系。
注意事项	1. 严格遵循无菌操作规范。 2. 颈内静脉穿刺取去枕平卧位, 头转向对侧45°角, 使颈部放松;锁骨下静脉穿刺取去枕头低位(15°～30°), 肩背部垫枕, 头转向对侧。 3. 当置入钢丝有阻力时, 不能强行送入, 而需把钢丝慢慢退出, 重新调整穿刺针, 在证实针头确在血管内后, 方能继续操作。 4. 操作中严密观察患者的神志和生命体征变化。 5. 置管深度合适, 避免导管进入右心房引起心律失常。 6. CVC 不可应用于高压注射泵注射造影剂(耐高压导管除外)。
操作风险及防范	1. 误穿动脉 （1）发生原因:主要是由于对穿刺操作不熟练及对解剖结构不熟悉所致。 （2）临床表现:血液颜色鲜艳,回血呈冲击状,推入有阻力感等。 （3）预防及处理: ①操作者需经过培训和资质认定,熟悉穿刺技术和解剖结构。 ②一旦进入动脉,应立即拔除穿刺针,局部压迫10～15min,不急于再次穿刺。若该处最终穿刺未成功,则应以沙袋压迫至少30min,并给予严密的动态观察。 ③加强观察局部出血或血肿情况,颈部穿刺后若患者主诉呼吸困难或憋气,应立即给予吸氧、心电监护甚至气管插管或气管切开,同时仔细检查是否有血肿压迫气管或气胸、血气胸发生。若症状是由血肿压迫气管所引起的,可以利用粗针头试行局部放血减压;若症状由气胸/血气胸引起,则须开展胸腔闭式引流。 ④股静脉穿刺的进针点必须位于腹股沟韧带下至少两横指(成人)处,当在此处进针时,即使发生股动脉误穿,也易压迫止血。若进针点高于此位置甚至位于腹股沟韧带上,则可误穿髂动脉,由于髂动脉位置深,无法压迫止血,故可引起后腹膜巨大血肿。 ⑤无论是在何处穿刺,若有误穿动脉史且不明原因的血压进行性下降,均须高度怀疑误穿动脉导致活动性大出血,应积极做好术前准备。 2. 气胸 （1）发生原因:操作技术不熟练;患者不配合,烦躁不安;胸廓畸形,胸膜有粘连。 （2）临床表现:一般发生局限性气胸,患者可无症状,能自行闭合;严重者会出现呼吸困难,同侧呼吸音减低;胸透可确诊。 （3）预防及处理: ①熟练掌握穿刺技术。 ②做好患者心理护理,并指导其配合事宜,对烦躁不安者应做好相应处理。 ③选择好穿刺点,不要太低,一般应高于或等于锁骨上二横指;掌握穿刺进针方向,穿刺针不要进针太深,一般应小于或等于3cm。 ④小量气胸可暂不处理,仅需加强观察便可;气胸量大,患者出现呼吸困难时可行胸腔闭式引流排气。 3. 空气栓塞 （1）发生原因:导管接头脱开。 （2）临床表现:突发呼吸困难;右心室流出道阻塞,伴缺血、缺氧症状。心尖部可闻及水轮样杂音;超声波检查有助于诊断 。 （3）预防及处理: ①避免导管与空气相通,及时连接输液器接头,选用螺旋接口的输液器接头,连接紧密。 ②一旦发生,立即安置左侧头低位,通过导管抽吸空气;经皮行右心室穿刺抽气;急诊行体外循环处理。

续表

知识点	主要内容
操作风险及防范	4. 心包填塞 （1）发生原因：置管过深；导管质地较硬、不光滑或钝圆；心脏出现原有病理性改变。 （2）临床表现：突发发绀、颈静脉怒张、恶心、胸骨后疼痛、呼吸困难、低血压、脉压变窄、奇脉、心音低远。 （4）预防及处理： ①选用质软、硬度适当的导管；置管不宜过深(12～15cm)，管端位于上腔静脉或右心房入口处为宜；防止导管移动，固定牢固；注意观察导管回血情况，当测压水平面不随呼吸波动或出现显著异常，或发生房早、室早等心律失常时，应警惕导管移位的可能。 ②一旦发生，应立即停止经深静脉导管输注；降低CVC输注器的高度使之低于患者心脏水平；若经导管吸出的液体很少，病情又未得到改善，考虑行心包穿刺减压。 4. 神经损伤 （1）发生原因：颈内静脉穿刺进针太偏外侧，损伤臂丛神经。 （2）临床表现：上臂有触电样麻木感、酸胀感或出现上臂抽动。 （3）预防及处理： ①掌握进针方向及深度。 ②一旦发生，应立即退出穿刺针，必要时予以营养神经治疗和理疗。 5. 心律失常 （1）发生原因：导管尖端位置过深刺激上腔静脉丛；导管移位等。 （2）临床表现：胸闷、心慌，心电图提示房早、室早等心律失常图形，X片提示导管位置过深。 （3）预防及处理： ①选用质软、硬度适当的导管；置管不宜过深(12～15cm)，管端位于上腔静脉或右心房入口处为宜。 ②防止导管移动，应固定牢固；注意观察心电图情况，一旦发生房早、室早等心律失常时，应警惕导管移位。 ③一旦发生，应退出穿刺针，调整后再重新固定导管。

经外周静脉穿刺置入中心静脉导管操作规程及考核评分表

病区 / 科室：　　　　　　　　　　姓名：　　　　　　　　　得分：

考核要点：	评判标准：
1. 无菌操作及屏障的建立 2. 穿刺定位 3. 置管方法与成功率 4. 导管的固定 5. 知情告知、健康指导	A. 操作流畅；动作符合规范 B. 操作流畅；部分动作不规范 C. 操作不流畅；部分动作不规范 D. 未完成程序；动作不符合规范

项目	操作规程		沟通指导	评分等级				扣分
	操作流程			A	B	C	D	
素质要求 （3分）	着装整洁，热情大方，符合护士形象			3	2	1	0.5	
操作前准备（16分）	环境准备	环境清洁、光线明亮，符合无菌操作要求	您好！我是您的责任护士XXX，请问您叫什么名字？让我核对一下您的手腕带好吗？因为……原因，您需要置入PICC导管，就是经手臂置入一根输液导管至大血管，该操作由静脉治疗专科护士进行，您同意吗？这是知情同意书，我为您解释一下具体内容。如您同意，请签名。请问您对消毒液、敷贴和局麻药有过敏史吗？	2	1.5	1	0	
	自身准备	已修剪指甲，七步洗手，戴口罩		2	1.5	1	0	
	核对查阅	核对医嘱		2	1.5	1	0	
		查阅相关检验、检查结果，如出凝血功能、血小板计数等		2	1.5	1	0	
	评估	核对患者，评估患者身体状况；评估静脉治疗方案、药物性质；评估患者有无经外周静脉穿刺置入中心静脉导管（PICC）置管禁忌证，有无对消毒液、敷贴及局麻药物过敏史		2	1.5	1	0.5	
	知情同意	向患者解释操作目的、风险，征得同意后签署知情同意书		2	1.5	1	0	
	自身准备	洗手，戴口罩、帽子（按手术要求）		2	1.5	1	0	
	用物准备	治疗盘、2% 氯己定（或75% 酒精和碘伏）、10mL 一次性注射器、0.9% 生理盐水、肝素盐水、2% 利多卡因5mL、穿刺包（内含无菌手术衣、无菌无粉手套2 副、弯盘、洞巾、治疗巾、镊子、切皮刀、止血带、10cm×12cm 透明敷贴、纱布、棉球）、探头保护套、导针套件、PICC 导管（内含切割器或无菌剪刀）、肝素帽（正压接头）、软尺、污物桶及血管超声仪	您好！我是静脉治疗专科护士XXX，请问您叫什么名字？请让我核对一下您的手腕带。现在要为您进行PICC置管，可能时间较长，您需要大小便吗？	2	1.5	1	0.5	
		检查：检查物品质量、有效期		2	1.5	1	0	
操作过程（67分）	核对患者	将用物放于治疗车上并推至患者床边，确认患者身份（刷PDA）		2	1.5	1	0	
	解释指导	简要介绍操作过程以取得患者配合，协助排便		2	1.5	1	0	
	摆放体位	取平卧位，术侧手臂外展90°	请平躺，将这只手臂外展。	2	1.5	1	0.5	
	静脉选择	首选贵要静脉→肱静脉→头静脉，区分动静脉（在超声协助下选择最佳静脉并做好穿刺点标记）		2	1.5	1	0.5	

续表

项目	操作规程		沟通指导	评分等级				扣分
	操作流程			A	B	C	D	
操作过程（67分）	测量	测量穿刺点经右胸锁关节至第3肋间的距离；在肘上10cm处测量上臂臂围		2	1.5	1	0.5	
	穿刺前准备	洗手，打开穿刺包，戴无菌手套		2	1.5	1	0.5	
		助手抬起患者手臂，操作者铺无菌治疗巾		2	1.5	1	0.5	
	皮肤消毒	消毒液选择：首选2%氯己定或75%酒精＋碘伏		2	1.5	1	0.5	
		方法：以穿刺点为中心，由内向外，螺旋式消毒3遍（顺时针—逆时针—顺时针），消毒液自然待干，放好止血带	先消毒一下您的皮肤，会有点凉。	3	2	1	0.5	
		范围：穿刺侧整臂		2	1.5	1	0.5	
	建立无菌屏障	用速干手消毒液消毒双手，穿无菌手术衣，更换无菌手套；铺无菌洞巾及治疗巾（最大无菌屏障）	无菌巾已经铺好了，请您不要活动身体和手臂，避免无菌物品被污染。	5	4	3	2	
	预冲导管	预冲导管：用生理盐水冲洗导管内外、连接器、肝素帽、穿刺针，确认导管完好；酌情修剪导管：剥开导管保护套至预计长度，撤出导丝至比预计长度少1cm处进行修剪		3	2	1	0	
	扎止血带	扎止血带，嘱患者握拳，使静脉充盈	请您握拳，要进行穿刺了，会有点疼，请您忍耐一下。	1.5	1	0.5	0	
	穿刺	在助手协助下套上超声探头保护套，左手固定无菌B超探头，保持探头位置垂直于皮肤。右手取穿刺针，操作者注视超声仪屏幕进行静脉穿刺，见针头在血管中心后固定穿刺针，缓慢无阻力地送入导丝	请您切勿活动身体、手臂。	5	4	3	2	
	置入导入鞘	松开止血带，嘱患者松拳，撤出穿刺针，置管口皮下注射0.2mL利多卡因，平行导丝切割皮肤，置导入鞘，撤出导丝		3	2	1	0.5	
	置入导管	将导管匀速送入静脉，送管时轻抬左手示指，停顿时左手示指压紧导入鞘前端静脉，当导管置入25cm时，嘱患者将头转向穿刺侧，下颌向下压向肩膀，以防导管进入颈静脉，待达到预计长度时嘱患者头复位	请您将头侧向右（左）侧，下颌压向肩膀。现在头可以复位了。	5	4	3	2	
	退出导入鞘	置入导管至所需长度，按压导入鞘上端静脉，退出导入鞘，撕开并撤离导入鞘（注意撤离导入鞘时要固定好PICC导管）		3	2	1	0.5	
	确认导管位置	用生理盐水注射器抽吸回血以确认导管通畅，B超观察并排除导管异位		2	1.5	1	0.5	
	撤去导丝	左手固定导管，右手轻柔、缓慢地撤出导管内导丝		3	2	1	0.5	
	封管	连接肝素帽，正压封管		2	1.5	1	0.5	
	清洁穿刺点	撤去洞巾，清洁穿刺点周围皮肤（避免用酒精触及穿刺点）		1.5	1	0.5	0	

项目	操作规程		评分等级				扣分
	操作流程	沟通指导	A	B	C	D	
操作过程（67分）	导管固定	将体外导管呈"U"形放置，安装固定翼，在穿刺点上方覆盖小纱布，其上用10cm×12cm透明贴贴于导管及穿刺部位，以1条胶布横向固定翼型下端，再以1条胶布行交叉固定，最后加固1条胶布。注明日期、时间、置管深度、操作者名字，妥善固定导管	导管插好了，谢谢您的配合，您有感觉不适吗？如出现胸闷、心慌等不适情况请及时报告医生、护士。	5	4	3	2	
	导管定位	通过X线摄片确定导管尖端位置并做好记录	XXX，24小时内伤口会有少量渗血，请减少穿刺上肢的活动，可适当做握拳松指动作。平时日常生活如：吃饭、洗漱、更衣等不受影响，但要避免提重或做剧烈的运动。出现以下情况应及时通知护士：手臂红肿热痛、活动障碍；伤口渗血渗液；敷料潮湿或脱落；导管脱出等异常情况。请您好好休息，我一会儿再来看您。	2	1.5	1	0	
	安置患者	协助患者取舒适卧位，整理床单位，必要时拉上床栏		2	1.5	1	0.5	
	指导要点	日常活动的注意事项；导管的维护；不适情况的报告		3	2	1	0	
操作后处理（4分）	用物处置	规范处理用物，洗手		2	1.5	1	0.5	
	记录	置管记录：操作者按PICC置管登记项目登记，做好会诊记录。病情记录：记录穿刺情况及患者反应		2	1.5	1	0	
综合评价（5分）	操作流程	操作熟练、流畅、安全；遵守无菌技术原则		3	2	1	0.5	
	人文关怀	礼仪规范，沟通自然，体现人文关怀		2	1.5	1	0.5	
理论问答（5分）	1.PICC置管适应证、禁忌证 2.PICC置入操作的注意事项 3.PICC操作风险及防范			5	4	3	2	
考核者提醒事项							
考核人签名		考核日期	年　　月　　日				

经外周静脉穿刺置入中心静脉导管（PICC）技术相关知识

知识点	主要内容
目的	1. 为需要行长期输液治疗的患者提供可靠的静脉通道。 2. 减少反复静脉穿刺的痛苦和难度。 3. 减少静脉治疗、高渗静脉输液或刺激性液体对血管壁的损伤，以保护患者的外周血管，达到安全治疗的目的。
适应证	1. 静脉输液>7d 的患者。 2. 需要输注刺激性药物治疗者，如化疗、全胃肠外营养（TPN、PPN）、高渗性或黏稠性液体等。 3. 外周静脉通路建立困难者。 4. 早产儿。
禁忌证	1. 穿刺部位皮肤有感染或损伤。 2. 已知或怀疑有与插管相关的感染、菌血症或败血症的迹象。 3. 穿刺侧静脉硬化、有血管外科手术史、静脉血栓形成史。 4. 已知或怀疑患者对导管所含成分过敏者。 5. 有严重的出血性疾病者。 6. 上腔静脉压迫综合征者。 7. 行乳腺癌根治术和腋下淋巴结清扫侧手术者。
相关理论	1.PICC 定义 PICC 即经外周静脉置入中心静脉导管。经上肢贵要静脉、肘正中静脉、头静脉、肱静脉及下肢的隐静脉（新生儿）等部位穿刺置管，导管尖端位于上腔静脉或下腔静脉的中心静脉导管。 2. 静脉治疗护理技术操作基本原则 （1）所有操作应执行查对制度并对患者进行两种以上的身份识别，询问过敏史。 （2）静脉导管穿刺和维护应遵循无菌技术操作原则。 （3）在穿刺置管、导管维护等所有接触静脉导管穿刺部位的操作前后应执行WS/T313规定，不应以戴手套的方式取代手卫生。 （4）置入PVC（头皮钢针穿刺和外周静脉留置针穿刺）时宜使用清洁手套；置入PICC、CVC 及 PORT 时应遵循最大无菌屏障原则。 （5）在穿刺及维护时应选择合格的皮肤消毒剂，宜选用2% 葡萄糖酸氯已定乙醇溶液（年龄<2 个月的婴儿慎用）、0.5% 以上有效碘浓度的碘伏或2% 碘酊溶液和75% 酒精。 （6）消毒时以穿刺点为中心用力擦拭，至少消毒2 遍或遵循消毒剂使用说明书。皮肤消毒的面积应大于敷料的面积，消毒剂自然待干（避免吹、扇等动作）后方可穿刺。 （7）置管部位不应使用丙酮、乙醚等有机溶剂，护理时不宜在穿刺部位使用抗菌油膏。 （8）在进行PICC、CVC 及 PORT 的穿刺和维护时，可使用包含操作所需物品的专用护理包，从而提高标准化操作的依从性。 3. 最大无菌屏障原则 无菌屏障包括穿刺人员手卫生、戴无菌手套、穿无菌手术衣或隔离衣、戴外科口罩和清洁圆帽、无菌孔巾覆盖（除穿刺部位外的患者全身）、治疗车或在穿刺盘上铺无菌单。 4.PICC 置管后的患者教育 （1）保持局部清洁干燥，不要擅自撕下贴膜。贴膜有卷曲、松动，贴膜下有汗液时，应及时请护士更换。 （2）患者可以从事一般的日常工作、家务劳动和体育锻炼，但需避免使用置管侧手臂提过重的物体，或做引体向上、托举哑铃等持重锻炼。避免游泳等会浸泡到无菌区的活动。儿童患者不要玩弄导管的体外部分，以免损伤导管或把导管拉出体外。 （3）根据患者身体状况，可以建议患者洗澡，但不要将敷料弄湿。淋浴前可用保鲜膜将导管包裹严密，上下用胶布贴紧，沐浴后检查敷料有无浸湿，如有浸湿应请护士及时更换敷料。

续表

知识点	主要内容
相关理论	（4）在治疗间歇期，每隔7天需由专业护理人员进行PICC导管冲管、更换贴膜、更换肝素帽等维护。 （5）患者若患上感冒，在换药时应戴上口罩避免增加感染风险。 （6）输液时注意观察滴速，若发现滴速明显减慢或在导管体外部分出现漏液现象，要及时通知护士，护士查明原因并进行妥善处理。 （7）注意观察导管的肝素帽有无脱落、导管体外部分在手臂弯曲时有无打折、破损等情况，若有发生，应立即反折导管破损端，并及时到医院更换肝素帽或连接器。 （8）如因对贴膜过敏等原因而必须使用通透性高的敷料（如纱布）时，应相应缩短更换敷料和消毒穿刺点的时间间隔。 （9）PICC不能用于CT、磁共振检查时高压注射泵推注造影剂。
注意事项	1. 测量长度要准确，以免导管进入右心房引起心律失常。 2. 如遇送管困难，表明静脉有阻塞或导管位置有误，不可强行送管。 3. 抽去导丝时动作应轻柔，以免损坏导管及导丝的完整。 4. 禁止使用<10mL的注射器冲管、给药。不可暴力冲管，以免损坏导管。 5. 避免在导管上贴胶布，导管露出体外部分应全部固定于透明敷料下。 6. PICC不应用于高压注射泵注射造影剂（耐高压导管除外）和血流动力学监测。 7. PICC的留置时间不超过一年或遵照产品使用说明书。 8. PICC为一次性医疗用品，严禁重复使用。
操作风险及防范	1. 送管困难 （1）发生原因：选择的血管小；血管的静脉瓣多；静脉疤痕；静脉硬化；静脉分叉；送管速度过快；患者因过度紧张致静脉痉挛；体位不当；当选择头静脉行导管穿刺以使其进入上腔静脉时，易出现导管易位或送管困难等。 （2）临床表现：有阻力感，无法送管，导管皱起或呈蛇样弯曲。 （3）预防及处理： ①选择粗直及静脉瓣少的血管穿刺；尽量不要在头静脉进行穿刺。 ②送管速度不宜过快。 ③做好解释沟通，使患者尽量放松。 ④一旦发生送管困难，根据原因可调整导管位置；嘱患者做握拳及松拳动作；调整导丝或撤出导丝；在腋窝处扎止血带后送管；一边推注生理盐水一边送管；必要时行局部热敷。 2. 导管易位 （1）发生原因：静脉解剖异常；既往有手术史或外伤史；患者体位不当；测量误差；在头静脉处穿刺。 （2）临床表现：阻力感，患者感到不适，导管弯曲打折，无法抽到回血。 （3）预防及处理： ①摆好患者的体位再进行穿刺。 ②尽量避免在头静脉处穿刺。 ③阻断颈内静脉方法恰当（当送管达肩部时，患者头偏向穿刺侧，下颌靠肩）。 ④准确测量；准确修剪；抽回血。 ⑤如导管易位入颈静脉，可用5～10mL生理盐水快速冲管；改变体位；通过重力作用使其自然下降；X片确认；重新定位。 3. 渗血、水肿 （1）发生原因：导入针型号过大，留置导管过细；穿刺不当或创伤性穿刺；选择血管不当；有出血倾向；穿刺部位活动过度。 （2）临床表现：穿刺点渗血、剧痛、红肿或麻木，皮肤发冷、有斑纹。

续表

知识点	主要内容
操作风险及防范	（3）预防及处理： ①选择合适的导管、穿刺部位和血管。 ②了解用药情况及检验结果。 ③熟练掌握穿刺技术。 ④加压止血；避免过度活动；停服抗凝剂，必要时给予止血剂。 4.误伤动脉 （1）发生原因：辨认动脉失误；穿刺过深误入动脉。 （2）临床表现：血液颜色鲜艳，回血呈冲击状，推入有阻力感等。 （3）预防及处理： ①预防：识别动脉，穿刺不宜过深。 ②处理：立即拔除，加压包扎止血。 5.导丝拔除困难 （1）发生原因：强行送管，使导管出现扭曲；在生理角度处；未预冲导管。 （2）临床表现：移除导丝有阻力，导管呈串珠状皱折改变。 （3）预防及处理： ①移去导丝时，动作要轻柔、缓慢。 ②保持好穿刺时的体位。 ③不得强行送管，穿刺前用盐水冲管。 ④如遇阻力，应停止抽取导丝，并使导管恢复原状，然后连同导管一起退出少许，再试着抽出导丝，重复这样的操作直到导丝较容易地被抽出为止，一旦导丝撤离再将导管推进到预计的位置。 6.心律失常 （1）发生原因：导管尖端位置过深刺激上腔静脉丛；患者体位改变或所测量的静脉长度不准。 （2）临床表现：胸闷、心慌，心电图提示房早、室早等心律失常图形，X线片可提示导管位置过深。 （3）预防及处理：准确测量静脉长度，避免导管插入过长；若出现心律失常，须再拍X线片定位，使导管退出少许至上腔静脉处。 7.刺激神经 （1）发生原因：由于穿刺过深刺激血管周围神经或穿过静脉瓣刺激瓣膜神经。 （2）临床表现：触电样麻木感、酸胀或上臂抽动。 （3）预防及处理：避免穿刺过深及在静脉瓣处进针；一旦发生，应立即拔除导管。

中心静脉导管 (PICC/CVC) 维护操作规程及考核评分表

病区/科室：　　　　　　　　姓名：　　　　　　　　得分：

<table>
<tr><td colspan="2">考核要点：
1. 导管评估
2. 脉冲式冲管、正压封管方法
3. 消毒方法与范围
4. 敷料的更换与固定
5. PICC 自护方法的指导</td><td colspan="2">评判标准：
A. 操作流畅；动作符合规范
B. 操作流畅；部分动作不规范
C. 操作不流畅；部分动作不规范
D. 未完成程序；动作不符合规范</td></tr>
</table>

<table>
<tr><td rowspan="2">项目</td><td colspan="2">操作规程</td><td rowspan="2">沟通指导</td><td colspan="4">评分等级</td><td rowspan="2">扣分</td></tr>
<tr><td colspan="2">操作流程</td><td>A</td><td>B</td><td>C</td><td>D</td></tr>
<tr><td>素质要求
（3分）</td><td colspan="2">着装整洁，热情大方，符合护士形象</td><td></td><td>3</td><td>2</td><td>1</td><td>0.5</td><td></td></tr>
<tr><td rowspan="3">操作前
准备
（10分）</td><td>自身
准备</td><td>洗手，戴口罩</td><td></td><td>2</td><td>1.5</td><td>1</td><td>0</td><td></td></tr>
<tr><td rowspan="2">用物
准备</td><td>大治疗盘、氯己定棉棒（75% 酒精棉棒、碘伏棉棒、必要时准备生理盐水棉球）、治疗巾、10cm×12cm 透明敷贴、输液贴、正压接头（肝素帽、7 号头皮针）、10mL 和 20mL 注射器各1支、生理盐水20mL、皮尺、无菌手套、治疗盘（铺好无菌巾）、快速手消毒剂、锐器盒、污物桶</td><td rowspan="3">您好，我是您的责任护士XXX，请问您叫什么名字？让我核对一下您的手腕带好吗？</td><td>3</td><td>2.5</td><td>2</td><td>1.5</td><td></td></tr>
<tr><td>抽取10～15mL 生理盐水及0～10U/L 肝素盐水（选择10mL 及以上针筒），放于无菌巾中</td><td>5</td><td>4</td><td>3</td><td>2</td><td></td></tr>
<tr><td rowspan="10">操作过程
（73分）</td><td>核对
患者</td><td>将用物放于治疗车上并推至患者床边，确认患者身份（刷PDA）</td><td>3</td><td>2</td><td>1</td><td>0</td><td></td></tr>
<tr><td>解释</td><td>向患者解释操作目的及配合事项，询问有无肝素、消毒液及敷贴过敏史</td><td rowspan="6">您感觉怎么样，有什么不舒服吗？因为昨天留置了PICC/CVC，今天要给您进行局部消毒及更换敷贴，以防感染。您是否有酒精或碘伏过敏的情况？先让我看一下你的手臂和管路，再测量一下臂围吧。</td><td>3</td><td>2</td><td>1</td><td>0</td><td></td></tr>
<tr><td>评估</td><td>评估环境温度；患者病情、配合程度；导管位置；皮肤有无肿胀、渗血；测量臂围（肘窝上10cm 或穿刺点到肩峰的中点）</td><td>4</td><td>3</td><td>2</td><td>1</td><td></td></tr>
<tr><td>患者
卧位</td><td>取舒适卧位，暴露并合理摆放穿刺侧肢体（在行CVC维护时，患者头应偏向对侧），查看更换时间</td><td>3</td><td>2</td><td>1</td><td>0.5</td><td></td></tr>
<tr><td>垫巾</td><td>戴手套，在穿刺侧肢体下垫治疗巾（CVC应垫于颈下）</td><td>2</td><td>1.5</td><td>1</td><td>0.5</td><td></td></tr>
<tr><td>预冲
接头</td><td>20mL 生理盐水注射器连接正压接头（或7号头皮针及肝素帽）进行预冲排气以备用（接头外包装不去除）</td><td>3</td><td>2</td><td>1</td><td>0.5</td><td></td></tr>
<tr><td>更换
接头</td><td>取下原有接头，用75% 酒精棉片包裹，用力环形擦拭导管头端横截面及外周，时间为15s，再连接预冲好的正压接头或肝素帽</td><td>5</td><td>4</td><td>3</td><td>2</td><td></td></tr>
<tr><td>抽
回血</td><td>缓慢抽回血，注意回血不要到接头处</td><td></td><td>3</td><td>2</td><td>1</td><td>0</td><td></td></tr>
<tr><td>冲管</td><td>用生理盐水行脉冲式冲管（推一下，停一下）</td><td></td><td>4</td><td>3</td><td>2</td><td>1</td><td></td></tr>
<tr><td>封管</td><td>用肝素稀释液行正压封管，在剩余最后的0.5～1.0mL 肝素液时，应边冲管边拔管</td><td></td><td>4</td><td>3</td><td>2</td><td>1</td><td></td></tr>
</table>

续表

项目	操作规程		沟通指导	评分等级				扣分
	操作流程			A	B	C	D	
操作过程（73分）	揭去敷料	由四周向中心揭开贴膜，并由远心端向近心端揭去敷料	现在给您揭去敷料，有点疼，我会轻一点的，您手不要活动。	4	3	2	1	
	观察	观察穿刺点有无红肿、渗出及导管外露部分的长度		3	2	1	0	
	洗手	洗手或用快速手消剂消毒双手，戴无菌手套		4	3	2	1	
	皮肤消毒	脱脂：用75%酒精棉棒、生理盐水棉球清除胶布痕迹、渗血、渗液（酒精消毒时需避开穿刺点和导管）	现在给您消毒，会有点凉。	3	2	1	0.5	
		消毒：以穿刺点为中心，氯己定或碘伏棉棒应由内向外呈螺旋式消毒皮肤3遍（第1遍顺时针、第2遍逆时针、第3遍顺时针），并消毒导管，使其自然待干	消毒好了，请不要移动手臂，待皮肤干燥后粘贴敷料。	5	4	3	2	
		范围：消毒范围直径应大于敷料面积		3	2	1	0.5	
	导管固定	PICC：导管呈"S"形（或"U"形）摆放，透明敷贴以穿刺点为中心，下端与圆盘下缘平齐（或盖住连接器的一半），先行导管塑形，再向外抚平敷贴，再用一只手移除边缘框纸，另一只手抚平边缘。第1条胶布横向固定延长管与敷贴交接处，第2条胶布交叉加固，第3条胶布横向加固，以妥善固定接头。CVC："V"形透明敷贴的开口应朝导管接口，两端在导管下方重叠粘贴固定，其余方法同PICC	敷贴换好了，感觉舒服吗？导管留置期间不会影响日常活动，但要注意这侧手臂不要做肩关节大幅度甩手运动，也不可以提重物，避免测量血压；每天可以做松拳握拳活动3~4次，每次10~20min；上衣袖子宜宽松一些；洗澡时可用保鲜膜保护穿刺处（护士应现场示范包裹方法）；如发现异常情况请及时告知医护人员。您现在还有其他需要吗？您好好休息，谢谢您的配合，我过一会再来看您。	5	4	3	2	
		粘贴要求：美观牢固，无张力，无气泡		3	2	1	0.5	
	标注	脱手套，在敷贴标签上注明维护日期、时间并签名		2	1.5	1	0	
	安置患者	整理床单位，取舒适体位，酌情拉上床栏		2	1.5	1	0.5	
	指导要点	日常活动的注意事项；导管维护方法；异常情况的报告		5	4	3	2	
操作后处理（4分）	用物处理	规范处理用物，洗手		2	1.5	1	0.5	
	记录	更换时间、局部皮肤情况、导管完整性及通畅性、导管外露长度、臂围等		2	1.5	1	0	
综合评价（5分）	操作流程	操作熟练，确保患者舒适；遵守无菌技术原则		3	2	1	0.5	
	人文关怀	礼仪规范，沟通自然，体现人文关怀		2	1.5	1	0.5	
理论问答（5分）		1. SASH封管方式 2. 肝素帽、敷料的更换时机 3. PICC维护的注意事项		5	4	3	2	
考核者提醒事项								
考核人签名			考核日期	年		月		日

中心静脉导管（PICC/CVC）维护技术相关知识

知识点	主要内容
目的	1. 更换接头,预防导管相关性血流感染。 2. 冲洗导管,防止药物、血液在导管内沉积,维持导管通畅。 3. 正压封管,防止血液反流导致堵管。 4. 更换贴膜,保证导管穿刺点的无菌状态,同时固定导管,降低感染的发生率。
适应证	留置PICC/CVC 管路的患者。
相关理论	1. 更换敷料时机 （1）置管后第一个24 小时必须换药。 （2）无菌透明敷料应至少每7天更换一次,无菌纱布敷料至少每2天更换一次,透明敷料下放置纱布敷料,应被视为纱布敷料。 （3）若穿刺部位发生渗液、渗血时,应及时更换敷料;若穿刺部位的敷料发生松动、污染等完整性受损时立即更换敷料。 2. 输液接头更换时机 （1）输液接头每周更换1～2 次,最多不超过7d。 （2）如果输液接头内有血液残留或完整性受损时应更换新的接头。 （3）从输液装置取下后应更换新的接头。 3. 冲管、封管 （1）通过抽回血来确定导管是否在静脉内。 （2）冲管:建议在给药前后、不同的药物之间用生理盐水行脉冲式冲管（有节律地推动注射器活塞,推一下、停一下）,冲管时所用的生理盐水量为5～20mL。 （3）封管:用0～10U/mL 肝素溶液正压封管,最后边推边退出针头,封管液量应相当于2 倍导管＋附加延长管容积,封管液量为2～5mL。 4. SASH 封管方式 S:生理盐水;A:药物注射;S:生理盐水;H:肝素溶液。
注意事项	1. 严格执行无菌操作技术。 2. 对留置PICC、CVC 者,应禁止使用容量<10mL 的注射器给药及冲、封管。 3. 冲管不畅遇阻力,忌强行推注。 4. 注意导管体外长度,当导管出现部分滑脱时,应禁止将体外部分人为地送入体内。 5. 消毒输液接头时采用酒精棉片（或棉球）,包裹头端,并充分消毒连接器的螺纹口及外周。擦拭时尽量不要碰及导管,不要将胶布直接贴到导管体上,防止损坏导管。 6. 动态观察臂围,在肘窝上10cm 处进行测量,如臂围增加2～3cm,且行辅助治疗后症状不缓解,应予以拔管处理。 7. 输液时注意观察管路通畅情况,输入化疗药物、氨基酸、脂肪乳等高渗、强刺激性药物或在输血前后,应及时冲管。 8. 原则上选择透明敷贴,以便于观察穿刺点,其中外导管须完全覆盖于无菌透明敷料下。 9. 导管固定方法因人而异,应避免影响患者肢体活动或可能导致的导管折叠、损坏。
操作风险及防范	1. 导管异位、滑脱 （1）发生原因:导管固定不妥;维护时操作不当或患者烦躁等原因,不慎将导管带出。 （2）预防及处理: ①与患者及家属做好解释,取得配合,必要时适当约束。 ②操作熟练,动作轻、稳,特别是撕除敷料及消毒时应避免将导管带出。 ③规范粘贴敷贴,确保牢固,指导患者及家属掌握维护注意事项。

续表

知识点	主要内容
操作风险及防范	④注意观察体外导管长度,若长度变短,应重新调整导管位置;若导管不完全滑脱,确定还在深静脉内,可继续使用,必要时拍 X 片确认,如不能纠正,应拔除导管,重新置入,禁止将滑出部分再送入体内。 ⑤当导管意外拔出时,应立即按压置管处,并更换敷料以密闭穿刺点。 2. 导管阻塞 (1)发生原因: ①导管留置时间过长。 ②输液后未按规定用肝素封管或冲管,封管方法错误。 ③通过留置导管抽血。 (2)临床表现:导管部分或全部回抽,或注入困难,部分外露导管上附有凝固血液。 (3)预防及处理: ①选择合适的器材和管径。 ②置管后行胸片检查,确认管道位置有无打折、盘绕。 ③保持管腔通畅,在输注前后及治疗间歇应给予及时、充分且正确的冲管、封管,正确选择冲管液、冲洗容量并掌握冲洗频率。 ④尽量不要经中心静脉管路抽血,如确实需要,应于抽血后充分冲、封管。 ⑤遇导管阻塞时,可接注射器抽吸,切不可加压推注,以免血凝块进入血液循环形成血栓。 ⑥如抽吸无效,对不完全堵塞的导管可直接注入溶栓药物(5000U/mL 尿激酶),注入1mL,保留20min 后回抽。 ⑦完全堵塞者可使用负压技术溶栓:取下接头,导管接上预冲好的三通管,另外两侧通路分别连接20mL 空注射器和配置好的尿激酶溶液(5000U/mL),转动三通管开关,先使空注射器与导管相通,回抽注射器活塞使导管内呈负压状态,然后迅速转动三通管开关,使导管与尿激酶溶液相通,利用导管内的负压使尿激酶进入导管内,保留20min, 20min 后回抽若仍不通,可以重复上述循环操作。 ⑧经上述措施无效者,应拔除导管。 3. 导管相关性皮炎 (1)发生原因:气候原因;患者为过敏体质,对敷贴或消毒液敏感;敷贴更换不及时;敷贴选择不当;维护不当,消毒后未完全待干。 (2)临床表现:敷贴粘贴部位出现边缘鲜明的损害,轻者仅有轻微的皮肤瘙痒及红斑,较重者可见敷料下穿刺点周围出现红斑、丘疹、潮湿、瘙痒感明显,甚至出现水疱、糜烂及渗出现象。 (3)预防及处理: ①评估患者体质及过敏史,选择合适的消毒液及敷贴。 ②按要求定期更换敷贴,如出现潮湿、渗液时应立即更换。 ③掌握正确规范的维护方法,每次维护时应彻底清除残余黏胶,消毒后完全待干才可覆盖贴膜固定。 ④加强对穿刺点及周围皮肤的观察。 ⑤出现皮炎后,评估发生原因,若因消毒剂选择不当,应更换消毒剂,优选氯己定溶液,若因使用3M 胶布导致皮肤不透气,而使皮损加重,可改用柔软、透气性好的无菌纱布敷料,必要时按无菌原则外涂地塞米松软膏。 4. 导管断裂 (1)发生原因: ①导管材质欠佳。 ②宣教指导不全或患者不配合,穿刺部位频繁活动导致导管折断。

知识点	主要内容
操作风险及防范	（2）临床表现：全部导管进入体内,游离于血管或心脏,部分患者出现胸闷或心律失常。 （3）预防及处理： ①选择合适的导管,严格检查导管质量。 ②穿刺点避开关节活动部位。 ③导管固定正确,不要形成锐角。 ④正确指导患者进行自我观察与维护,穿刺手臂不要做剧烈活动或屈肘动作,避免外力伤及导管。 ⑤一旦体外导管发生断裂,必须拽住导管残端,及时就医。护士应安慰患者,缓解紧张情绪,同时限制其活动,要求患者取平卧。 ⑥在怀疑导管断裂处稍往上的位置扎止血带,松紧适宜,以阻止静脉回流,但以不影响动脉血供为宜,15min 放松一次。及时通知医生,摄片确认导管断端位置,行静脉切开或在DSA 协助下取出导管。

植入式输液港（Port）维护操作规程及考核评分表

病区 / 科室：　　　　　　　　　　姓名：　　　　　　　　　　得分：

<table>
<tr><td colspan="2">考核要点：
1. 消毒范围和方法
2. 无损伤针插入方法
3. 冲封管方法
4. 输液港自护指导</td><td colspan="2">评判标准：
A. 操作流畅；动作符合规范
B. 操作流畅；部分动作不规范
C. 操作不流畅；部分动作不规范
D. 未完成程序；动作不符合规范</td></tr>
<tr><td rowspan="2">项目</td><td colspan="3">操作规程</td><td colspan="4">评分等级</td><td rowspan="2">扣分</td></tr>
<tr><td colspan="2">操作流程</td><td>沟通指导</td><td>A</td><td>B</td><td>C</td><td>D</td></tr>
<tr><td>素质要求
（3分）</td><td colspan="2">着装整洁，热情大方，符合护士形象</td><td></td><td>3</td><td>2</td><td>1</td><td>0.5</td><td></td></tr>
<tr><td rowspan="6">操作前准
备（11分）</td><td>环境
准备</td><td>环境清洁、光线明亮，符合无菌操作要求</td><td></td><td>2</td><td>1.5</td><td>1</td><td>0</td><td></td></tr>
<tr><td>自身
准备</td><td>洗手，戴口罩</td><td></td><td>2</td><td>1.5</td><td>1</td><td>0</td><td></td></tr>
<tr><td>核对
医嘱</td><td>核对医嘱</td><td rowspan="2">您好，我是您的责任护士XXX，请问您叫什么名字？让我核对一下您的手腕带好吗？</td><td>2</td><td>1.5</td><td>1</td><td>0</td><td></td></tr>
<tr><td rowspan="2">用物
准备</td><td>治疗盘、氯己定棉棒（或酒精＋碘伏棉棒）、无菌生理盐水10mL、一次性10mL注射器、无菌手套、开叉小纱布、无菌巾、型号合适的无损伤针、10cm×12cm透明敷贴、肝素帽（正压接头）及污物桶</td><td>3</td><td>2.5</td><td>2</td><td>1.5</td><td></td></tr>
<tr><td>检查：检查物品质量及有效期</td><td>感觉怎么样？有什么不舒服吗？</td><td>2</td><td>1.5</td><td>1</td><td>0</td><td></td></tr>
<tr><td rowspan="12">操作过程
（71分）</td><td>核对
患者</td><td>将用物放于治疗车上并推至患者床边，确认患者身份（刷PDA）</td><td rowspan="4">今天开始您需要输液了，现在给您在输液港处插入无损伤针，这个针可以保留7d。请问您对消毒液、肝素、敷贴过敏吗？</td><td>3</td><td>2</td><td>1</td><td>0</td><td></td></tr>
<tr><td>评估</td><td>询问患者身体状况，有无消毒液、肝素、敷贴等过敏史</td><td>3</td><td>2</td><td>1</td><td>0</td><td></td></tr>
<tr><td>解释</td><td>解释操作的目的，取得患者配合</td><td>3</td><td>2</td><td>1</td><td>0</td><td></td></tr>
<tr><td>摆放
体位</td><td>取平卧位、双手自然放置在躯体两侧</td><td>3</td><td>2</td><td>1</td><td>0.5</td><td></td></tr>
<tr><td>评估
输液
港</td><td>洗手，暴露输液港穿刺部位皮肤，轻触输液港，判断穿刺座有无移位、翻转</td><td>让我先检查一下您的输液港及皮肤情况。</td><td>5</td><td>4</td><td>3</td><td>2</td><td></td></tr>
<tr><td rowspan="3">消毒</td><td>消毒液：首选2% 氯己定（或用75% 酒精＋碘伏）</td><td rowspan="3">现在给您消毒皮肤，会有点凉，一会就好，请您暂时不要活动身体好吗？</td><td>3</td><td>2</td><td>1</td><td>0</td><td></td></tr>
<tr><td>方法：以穿刺点为中心，由内向外，螺旋消毒皮肤3遍（顺时针—逆时针—顺时针）</td><td>5</td><td>4</td><td>3</td><td>2</td><td></td></tr>
<tr><td>范围：大于10cm×12cm</td><td>2</td><td>1.5</td><td>1</td><td>0</td><td></td></tr>
<tr><td rowspan="2">建立
无菌
屏障</td><td>洗手，铺无菌巾，将10cm×12cm透明敷贴、无损伤针、10mL注射器、开叉小纱布及肝素帽放入无菌区域内</td><td></td><td>5</td><td>4</td><td>3</td><td>2</td><td></td></tr>
<tr><td>戴无菌手套</td><td></td><td>3</td><td>2</td><td>1</td><td>0</td><td></td></tr>
<tr><td>预冲</td><td>用10mL注射器抽取生理盐水，连接无损伤针，排尽空气以备用</td><td></td><td>5</td><td>4</td><td>3</td><td>2</td><td></td></tr>
</table>

续表

项目		操作规程		评分等级				扣分
		操作流程	沟通指导	A	B	C	D	
操作过程（71分）	插入无损伤针	一只手的拇指、示指和中指固定注射座,呈三角形,将输液港隆起,另一只手持无损伤针自三指的中心处垂直刺入穿刺隔(不要过度绷紧皮肤),直达储液槽底部(感觉有阻力时不可强行进针)	XX,现在要将针头插入输液港了,会稍微有点疼,请您忍耐一下。	6	5	4	3	
	确认回血	抽回血以确认针头位置,行脉冲式冲管,夹管,移去注射器,接上肝素帽		5	4	3	2	
	固定无损伤针	在无损伤针下方垫上开叉小纱布,用无菌胶带固定无损伤针的针翼,再用10cm×12cm透明敷贴固定无损伤针		5	4	3	2	
	标注	注明无损伤针插入的日期和时间		3	2	1	0	
	输液	按留置针输液方法进行输液	无损伤针已经打好了,谢谢您的配合。请勿过度活动留置无损伤针的部位,并保持干燥,如果出现敷料松脱、卷起或局部发红、疼痛等异常情况,请及时按床头铃告诉我们;勿自行调节输液滴速;我会经常来看您的,请您好好休息。	5	4	3	2	
	安置患者	脱去手套,整理床单位,协助患者取舒适卧位,酌情拉上床栏		3	2	1	0.5	
	指导要点	无损伤针保护及活动注意事项		4	3	2	1	
操作后处理（5分）	用物处置	规范处理用物,并洗手		2	1.5	1	0.5	
	记录	输液港局部皮肤及通畅情况,无损伤针插入日期		3	2	1	0.5	
综合评价（5分）	操作流程	操作熟练、流畅;遵守无菌技术原则		3	2	1	0.5	
	人文关怀	礼仪规范,沟通自然,体现人文关怀		2	1.5	1	0.5	
理论问答（5分）		1. 输液港的适应证及禁忌证 2. 输液港维护要点 3. 输液港并发症 4. 拔除无损伤针的方法		5	4	3	2	
考核者提醒事项								
考核人签名			考核日期	年　　　月　　　日				

植入式输液港（Port）维护技术相关知识

知识点	主要内容
目的	1. 保持输液港管道通畅，预防堵管。 2. 保持注射部位皮肤完整，预防皮肤溃疡。 3. 预防感染。
适应证	带有植入式输液港（Port）患者。
相关理论	1.Port 定义 Port 是一种完全植入人体内的闭合输液装置，包括尖端位于上腔静脉的导管部分及埋植于皮下的注射座。输液港可用于输注任何性质的药物，但不能用于高压注射泵注射造影剂及血流动力学监测。 2. 无损伤针及敷料更换时间 无损伤针至少每7天更换一次，透明敷贴一般随针头一起更换。当敷贴卷起或受潮时应及时更换。 3. 无损伤针的选择要求 蝶翼针输液套件适用于连续静脉输注；直形及弯形无损伤针适用于一次性静脉输注。 4. 输液港冲管要求 （1）连续性输液者应每8小时冲管一次，连续输入高黏滞性液体者应每4小时冲管一次；每输完一组液体应冲管一次。 （2）抽血后立即冲管。 （3）在治疗间歇期每4周冲封管一次。 （4）在治疗间歇期、抽血后或输高黏滞液体后，用20mL 生理盐水进行冲管；常规输液、给药后，用10mL 生理盐水进行冲管。 5. 自我护理指导 （1）放置导管的部位可能会出现紫斑，一般于1～2 周后自行消失。 （2）待伤口痊愈后，患者可洗澡，日常生活亦如常。但应注意避免剧烈运动牵扯穿刺侧肢体，避免压迫、撞击穿刺部位。 （3）安置Port 患者于出院后应每月到医院接受冲封导管一次，避免发生导管堵塞。建议每3～6 个月复查胸片一次。 （4）Port 处皮肤出现红、肿、热、痛症状时，则表明皮下有感染或渗漏，必须返院就诊，肩部、颈部及同侧上肢出现水肿、疼痛时，应及时检查。
注意事项	1. 冲管必须使用10mL 以上注射器。 2. 必须使用无损伤针进行穿刺，穿刺时动作要轻柔，感觉有阻力时不可强行进针，以免针尖与注射座底部推磨，形成倒钩。 3. 穿刺成功后，应妥善固定穿刺针，不可任意摆动，防止穿刺针从穿刺隔中脱出。 4. 采用脉冲式冲洗法。禁止强力冲洗导管，避免高压注射。

续表

知识点	主要内容
注意事项	5. 冲洗过程中应密切观察患者有无出现胸闷、胸痛或药物外渗的现象。 6. 换敷料时注意观察皮肤是否出现红肿热痛、皮疹及分泌物等感染、过敏症状。如出现感染症状时,需做细菌及真菌培养,通知医生并做记录。 7. 消毒范围需大于敷料范围。 8. 确保开展正压封管,封管肝素盐水的浓度为100U/mL。 9. 拔针后,要密切观察患者的呼吸、面色等情况。
操作风险及防范	1. 泵体及导管损伤 （1）发生原因:注射器选用不当;暴力冲管;未使用无损伤针。 （2）临床表现:局部皮肤出现红、肿、痛等药物外渗现象及患者出现胸闷、胸痛及呼吸急促等症状。 （3）预防及处理: ①使用无损伤针。 ②冲管勿使用小于10mL的注射器。 ③冲洗时若遇阻力应停止操作。 ④静脉用药或插针前应密切观察局部皮肤有无异常及患者有无特殊症状。 ⑤注射前检查回血情况,若回血不畅或输液速度随体位变化而改变,则需警惕pinch-off综合征。通过X线检查片确诊及外科手段取出静脉输液港。

微泵使用操作规程及考核评分表

病区 / 科室：　　　　　　　　姓名：　　　　　　　　得分：

考核要点：	评判标准：
1. 微泵与注射器的安放 2. 微泵走速设置 3. 用药指导	A. 操作流畅；动作符合规范 B. 操作流畅；部分动作不规范 C. 操作不流畅；部分动作不规范 D. 未完成程序；动作不符合规范

项目	操作规程		评分等级				扣分
	操作流程	沟通指导	A	B	C	D	
素质要求 （3分）	着装整洁，热情大方，符合护士形象		3	2	1	0.5	
操作前准备（20分）	环境准备	环境清洁，光线明亮		2	1.5	1	0	
	自身准备	洗手，戴口罩		2	1.5	1	0	
	核对医嘱	核对医嘱		3	2	1	0	
	用物准备	微泵、治疗盘（铺好无菌治疗巾）、药物、一次性注射器、延长管、注射盘、碘伏棉签、执行单（标签）、砂轮、病历及污物桶		3	2.5	2	1.5	
		检查物品质量及有效期；检查微泵性能		2	1.5	1	0	
	查对药物	查对药物名称、浓度、剂量、有效期、质量及包装等，双人核对		3	2	1	0.5	
操作过程（63分）	配置药液	按要求正确配置药液，贴好标签，放于无菌治疗巾内	您好，我是您的责任护士XXX，请问您叫什么名字？让我核对一下您的手腕带好吗？	5	4	3	2	
	核对患者	将用物放于治疗车上并推至患者床边，确认患者身份（刷PDA）		3	2	1	0	
	解释	向患者解释操作目的，取得配合		3	2	1	0	
	评估	询问患者身体状况，询问过敏史及用药史	您感觉怎么样？今天要给您使用XX药物，主要作用是……为了使药物准确匀速地注入，将用这台微泵给您推注药物，您不要紧张。您有药物过敏史吗？以前用过这类药物吗？	3	2	1	0.5	
	患者体位	取舒适卧位		2	1.5	1	0.5	
	建立静脉通路	按静脉注射操作规范建立静脉通路（或检查输液通路情况，局部有无渗出、肿胀现象）		5	4	3	2	
	放置微泵	妥善放置微泵，连接电源，打开电源开关		4	3	2	1	
	连接安装	连接：检查并打开延长管，将抽好药液的注射器连接延长管		4	3	2	1	
		排气：排气并检查注射器及延长管有无气泡		4	3	2	1	
		安装：将注射器妥善安装于微泵上		5	4	3	2	
	设置参数	遵医嘱设定输注速度		5	4	3	2	
		按"快进"键至有液体滴出为止	为了用药安全，我再核对一下您的姓名，您是叫XXX是吗？	3	2	1	0	
	操作中核对	再次确认患者身份、药名及输注速度		3	2	1	0	

续表

项目	操作规程			评分等级				扣分
	操作流程		沟通指导	A	B	C	D	
操作过程（63分）	输注	暴露注射部位，将延长管与患者静脉通路连接，衔接紧密		5	4	3	2	
		确认连接正确，无气泡，按"启动"键		5	4	3	2	
	操作后核对	再次确认患者身份及药名		3	2	1	0	
	安置患者	整理床单位，协助患者取舒适卧位，酌情拉上床栏	XXX，药物已经用上了，并设置好速度了，请您切勿自行调节微泵，以免发生意外情况；输液侧手臂不要剧烈活动，防止针头滑出；这支药物推完大概需要XX时间，推完后仪器会自动报警，听到报警声或有其他不适请及时按床头铃。谢谢您的配合。您好好休息，我过一会再来看您。	2	1.5	1	0.5	
	指导要点	微泵相关事项的告知；报警通知		4	3	2	1	
操作后处理（4分）	用物处置	规范处理用物，并洗手		2	1.5	1	0.5	
	记录	记录输注药物名称、输注时间、速度并签名		2	1.5	1	0	
综合评价（5分）	操作流程	操作熟练、流畅；遵守无菌技术原则		3	2	1	0.5	
	人文关怀	礼仪规范，沟通自然，体现人文关怀		2	1.5	1	0.5	
理论问答（5分）	1. 微泵性能检测方法和时机 2. 更换不同药物时的注意事项 3. 输液反应及处理			5	4	3	2	
考核者提醒事项								
考核人签名			考核日期		年 月 日			

输液泵/微量泵使用技术相关知识

知识点	主要内容
目的	准确控制药液输注速度,使药物浓度均匀、准确并安全地进入患者体内发挥作用。
适应证	1. 需要严格控制输液量和药量的患者,如在使用升压药物、抗心律失常药物及婴幼儿需行静脉输液和静脉麻醉时。 2. 使用化疗药物、抗生素的患者等。 3. 重症监护患者的特殊用药。
相关理论	输液泵/微量泵常见报警及处理 (1)输液泵气泡报警:先关闭静脉通路,打开泵门,排尽气泡,放妥导管,关闭泵门,开放静脉通道,启动输液。 (2)输注完毕报警:更换液体,重新设置参数。 (3)阻塞报警:常因回血、管道扭曲、过滤器堵塞或调节器未打开而发生阻塞,根据不同情况,排除阻塞原因。应先检查管路有无折叠、有无回血及针头是否阻塞,有回血者应根据药物性质及回血量采取不同措施,若为血管活性药物等应避免在泵管上直接推注冲管,可将装有生理盐水的注射器连接针头,将药液先回抽后再用生理盐水冲管;若回血较多至延长管时,需更换延长管及针头;若针头发生阻塞,需重新穿刺。 (4)输液泵门未关报警:关闭泵门。 (5)微量泵注射器未夹住或夹错报警:重新正确安装注射器。 (6)低电量报警:电池消耗殆尽或电源未连接,连接电源或更换新电池。 (7)系统出错报警:因操作不当或仪器故障,报警声响。此时需要重新启动仪器,若仪器仍然发出系统错误警报,应联系厂家处理。
注意事项	1. 正确设定输入速度,每次更换液体后应重新设置各参数。若微量泵出现报警,应查找原因并作出相应处理。 2. 严格执行三查七对和无菌操作原则。若为持续使用时,每24小时须更换输液泵/微量泵管道,注射器应一用一换。 3. 输注前必须排尽注射器及输液管路中的气体;更换液体时应先夹闭血管通路,动作迅速,以免空气进入人体。 4. 在即将注完维持使用的药物前,应提前抽好药液以便及时更换,保证所使用药物的连续性。 5. 密切观察用药效果及反应,尤其是对于使用血管活性药物者,应密切观察心率、血压变化。 6. 注意观察穿刺部位皮肤情况,防止发生药物液体外渗,若出现外渗应及时给予相应处理。
操作风险及防范	1. 输注药物速度不准确 (1)发生原因: ①操作者疏忽大意,未严格执行查对制度。 ②操作者对药物性质不了解,参数设置错误。 ③仪器性能不良。 ④患者自行调节参数或移动仪器。 (2)预防及处理: ①定期检查输液泵/微量泵性能和精确度。 ②熟知药物性质,合理调节输注速度。 ③做好三查七对,在输注过程中应经常巡视查看仪器工作状态,及时排除报警故障。 ④告知患者输注目的及注意事项,输注肢体应避免剧烈活动,不要擅自调节输注速度或移动仪器。

第三章　置管护理、灌注技术

胸腔闭式引流护理操作规程及考核评分表

病区/科室：　　　　　　　　姓名：　　　　　　　　得分：

考核要点：	评判标准：
1. 无菌操作 2. 水封瓶准备 3. 挤压、钳夹、消毒引流管方法 4. 引流情况评估 5. 健康指导	A. 操作流畅；动作符合规范 B. 操作流畅；部分动作不规范 C. 操作不流畅；部分动作不规范 D. 未完成程序；动作不符合规范

项目	操作规程		沟通指导	评分等级				扣分
		操作流程		A	B	C	D	
素质要求 （3分）		着装整洁,热情大方,符合护士形象		3	2	1	0.5	
操作前准 备（17分）	自身 准备	洗手,戴口罩		2	1.5	1	0	
	用物 准备	治疗盘、卵圆钳2把、一次性胸腔引流瓶、生理盐水500mL2瓶、开瓶器、消毒弯盘2只（内放消毒纱布1块、镊子1把、碘伏棉球数个）、治疗巾、手套及污物桶	您好,我是您的责任护士XXX,请问您叫什么名字？ 让我核对一下您的手腕带好吗？	3	2	1	0.5	
		检查物品的质量和有效期;检查胸腔引流瓶的密闭性		2	1.5	1	0	
	水封 瓶准 备	打开水封瓶,按无菌要求连接管道,确保正确、紧密		4	3	2	1	
		按无菌要求将无菌生理盐水倒入水封瓶,使长管没入水下3～4cm		4	3	2	1	
		在胸腔引流瓶上注明日期和水位线	您感觉怎么样,有没有感到胸闷、气急？ 因为……原因,现在需要更换胸腔引流瓶。	2	1.5	1	0	
操作过程 （64分）	核对 患者	将用物放于治疗车上并推至患者床边,确认患者身份（刷PDA）		3	2	1	0	
	解释	向患者解释操作目的,取得配合		2	1.5	1	0	
	评估 患者	询问了解病情,评估胸腔引流情况,听诊呼吸音等	请您咳嗽一下,借此评估您的胸腔引流是否通畅。	2	1.5	1	0.5	
	评估 环境	评估室内温度,拉上床帘,冬天关好门窗		2	1.5	1	0.5	
	患者 体位	患者取平卧位或半卧位,患侧手置于枕边	请把手放在这里,这样的卧位舒适吗？ 请您放松,过一会就好。	2	1.5	1	0.5	
	放置	稳妥放置引流瓶,距离引流管胸腔出口平面60～100cm		4	3	2	1	
	戴手 套	洗手,戴手套		2	1.5	1	0.5	
	检查	暴露引流管,检查敷料、引流口周围皮肤情况,观察水柱波动及气体逸出情况	伤口疼吗？ 让我看一下伤口敷料和周围皮肤情况。 请咳嗽一下。	4	3	2	1	
	垫巾	将治疗巾垫于引流管接口下		2	1.5	1	0.5	
	挤压	从引流管近心端向远心端挤压引流管		3	2	1	0.5	

项目		操作规程		评分等级				扣分
		操作流程	沟通指导	A	B	C	D	
操作过程（64分）	夹闭	用2把卵圆钳对向夹紧引流管接口上3～6cm处		3	2	1	0.5	
	消毒	方法:夹取第1个碘伏棉球围绕接口处行环形消毒一圈,再以接口为起点向上纵形消毒2.5cm,第2个碘伏棉球再围绕接口处行环形消毒一圈,向下行纵形消毒2.5cm范围	已经更换好了,请再咳嗽一下。引流是通畅的,请放心!	5	4	3	2	
		夹取弯盘中的纱布,包裹住接口处避免脱开		5	4	3	2	
		取第3个碘伏棉球消毒引流管口横截面		5	4	3	2	
	连接	连接新水封瓶装置,确认其密闭性,妥善放置水封瓶,放开卵圆钳	XXX,卧床时需抬高床头或取半卧位,平时多做深呼吸和咳嗽,这样有利于引流和肺复张。这根导管很重要,必须保持通畅,避免受压、扭曲或脱出;应在护士指导下起床活动,活动时引流瓶位置必须低于膝盖,以避免引流液回流,万一导管脱出请立即捏拢伤口皮肤并报告我们;如有不适请及时按床头铃,谢谢您的配合。您好好休息,我过一会再来看您。	5	4	3	2	
	观察	挤压引流管,观察其是否通畅及水柱波动情况;观察引流液的颜色、量及性状		5	4	3	2	
	安置患者	脱手套;必要时用别针固定引流管,管路标识清楚;整理床单位,协助患者取合适卧位,酌情拉上床栏		5	4	3	2	
	指导要点	咳嗽与深呼吸的方法;卧位与活动;不适情况的报告		5	4	3	2	
操作后处理(6分)	用物处置	规范处理用物,洗手		2	1.5	1	0.5	
	记录	记录引流液的颜色、量及性状;水柱波动情况及气体逸出情况;肺部呼吸音		4	3	2	1	
综合评价（5分）	操作流程	操作熟练、流畅;遵守无菌技术原则		3	2	1	0.5	
	人文关怀	礼仪规范,沟通自然,体现人文关怀		2	1.5	1	0.5	
理论回答（5分）		1.胸腔闭式引流的护理要点 2.胸腔闭式引流管的拔管指征 3.胸腔闭式引流水柱波动的正常范围及意义 4.导管滑脱的紧急处理		5	4	3	2	
考核者提醒事项								
考核人签名			考核日期	年		月		日

更换胸腔闭式引流装置相关知识

知识点	主要内容
目的	1. 保持引流通畅,维持胸腔内压力。 2. 防止逆行感染。 3. 观察引流液的量、颜色、性质。
适应证	带有胸腔闭式引流管的患者。
相关理论	1. 正常胸腔压力 胸腔内压力维持在$-10\sim-8cmH_2O$($-0.98\sim-0.78MPa$),吸气时负压增大,呼气时负压减小。 2. 引流装置的类型 传统的胸腔闭式引流装置有单瓶、双瓶和三瓶3种。目前临床广泛应用的是各种一次性使用的胸膜腔引流装置。 3. 胸腔闭式引流护理观察要点 (1)观察并准确记录引流液的量、颜色和性状。胸腔手术后若发现引流量较多,每小时达$100\sim200mL$并持续2h以上;引流液呈鲜红色、有血凝块;患者出现烦躁不安、血压下降、脉搏增快、尿量减少等血容量不足的表现时,应考虑胸腔内有活动性出血。 (2)密切观察水封瓶长管中的水柱波动情况,以判断引流管是否通畅。水柱波动的幅度能够反映无效腔的大小及胸膜腔内负压情况,一般水柱上下波动范围为$4\sim6cm$。 ①若水柱波动幅度过大,提示可能存在肺不张; ②若水柱无波动,提示引流管不通畅或肺已经完全复张; ③若患者出现气促、胸闷或气管向健侧偏移等肺受压症状,提示引流管不通畅或部分滑出胸膜腔,应积极采取措施,通过捏挤或使用负压间断吸引,促使其通畅;若引流管滑出胸膜腔应立即封闭伤口,并通知医生及时更换引流管或作其他处理。 4. 拔管 (1)拔管指征:一般置管$48\sim72h$,临床观察发现引流瓶中无气泡溢出;引流液颜色变浅;24h引流量$<50mL$,脓液$<10mL$;行胸部X线摄片显示肺复张良好及无漏气;患者无呼吸困难或气促,即可考虑拔管。 (2)拔管:协助医师拔管,嘱患者先深吸一口气,在吸气末迅速拔管,并立即用凡士林纱布和厚敷料封闭胸壁伤口,予以包扎固定。 (3)拔管后观察:拔管后24h内,应注意观察患者是否存在胸闷、呼吸困难、发绀、切口漏气、渗液、出血和皮下气肿等现象,若发现异常应及时通知医生。
注意事项	1. 严格执行无菌操作技术。 2. 妥善固定,操作时防止牵拉,以防引流管脱落。 3. 保持引流管通畅,胸腔闭式引流瓶应位于胸部以下,不可倒转,保持引流管长度适宜,翻身活动时防止引流管受压、打折或滑出。 4. 维持引流系统密闭,更换引流瓶时,应使用双钳夹闭引流管防止空气进入,同时确保引流管与引流瓶连接紧密、牢固。 5. 保持引流口周围皮肤清洁,若出现渗血、渗液时应及时更换。 6. 密切观察患者病情及引流情况。
操作风险及防范	1. 引流系统密闭性破坏 (1)发生原因: ①管道滑脱:固定不当;指导不够,患者活动过度;操作欠熟练,动作粗暴,牵拉引流管。 ②操作不当:更换引流瓶及转运患者时未按要求使用双钳夹闭,衔接不牢固。 ③水封瓶破损。 ④巡查不仔细,不及时。 (2)临床表现:引流管不慎自皮肤伤口处滑脱,或自接口处脱开;水封瓶有漏水,或者引流管未滑脱,但水封瓶长波管有明显气泡溢出;严重者可出现胸闷、胸痛、呼吸困难、皮下气肿等临床表现。

续表

知识点	主要内容
操作风险及防范	（3）预防及处理： ①对患者及家属做好宣教工作,告知其避免剧烈活动和牵拉引流管。 ②引流管周围应用油纱布严密包盖,妥善固定引流管,并预留一定的活动度。 ③保持引流装置密闭良好、无破损且连接紧密,水封瓶长波管没入水中3～4cm。 ④更换水封瓶时按要求行双钳夹闭,确认衔接无误后方可松开血管钳,动作应轻稳,避免牵拉。 ⑤定时巡查,观察引流管及引流通畅情况。 ⑥若引流管从胸腔滑脱,立即用手捏闭伤口处皮肤,待消毒处理后,用凡士林纱布封闭伤口,并协助医生进一步处理;若水封瓶损坏或引流管连接处脱落,应立即用双钳夹闭胸壁引流管,并更换引流装置。 2. 引流管堵塞 （1）发生原因:引流管固定不当;管道折断扭曲或引流管移位;未按要求定时挤压引流管;引流液黏稠或有较多血凝块。 （2）临床表现:引流管液体引流不畅或没有液体被引流出。 （3）预防及处理： ①妥善固定,保持引流通畅,患者生命体征平稳后应取半卧位休息,以利于引流。 ②避免引流管折叠、扭曲,定时挤压引流管。 ③鼓励患者进行有效咳嗽及深呼吸,促进胸腔内气体、液体的排出。 ④根据需要连接负压引流装置,一般保持负压在－10～－20cmH$_2$O。 ⑤密切观察并准确记录单位时间内引流液量、颜色、性质、有无血凝块等。 ⑥若发现引流不畅,应查找原因,检查引流管有无移位、扭曲或血凝块堵塞。疑有堵塞者,可反复挤压引流管,挤压时避免牵拉。必要时通知医生,作出相应处理。 3. 感染 （1）发生原因:水封瓶位置高于胸部导致引流液逆流引起感染;未严格执行无菌操作技术;未按要求换药及更换水封瓶;患者抵抗力低下;引流管周围皮肤长时间被引流液浸渍。 （2）临床表现:引流管周围皮肤出现红、肿、热、痛,局部皮肤破溃或感染;严重者可出现全身感染症状。 （3）预防及处理： ①按无菌操作要求更换引流装置,一次性引流装置一般每周更换一次（引流量多时,应根据情况随时更换）;非一次性密闭引流系统需每天更换引流瓶及生理盐水。 ②保持水封瓶位置低于胸壁引流口平面60～100cm。 ③观察患者体温变化及引流情况,伤口渗血、渗液明显者,应及时予以换药处理。 ④鼓励患者加强营养,增强抵抗力,若患者出现感染征象,需遵医嘱给予抗菌药物治疗。

鼻饲操作规程及考核评分表

病区/科室： 姓名： 得分：

考核要点：	评判标准：
1. 插管前评估 2. 鼻饲液温度、量的控制 3. 胃管插入深度及确认方法 4. 插管过程中异常状况的处理 5. 健康指导	A. 操作流畅；动作符合规范 B. 操作流畅；部分动作不规范 C. 操作不流畅；部分动作不规范 D. 未完成程序；动作不符合规范

项目		操作规程		评分等级				扣分
		操作流程	沟通指导	A	B	C	D	
素质要求 （3分）		着装整洁，热情大方，符合护士形象	您好！我是您的责任护士XX，请问您叫什么名字？让我看一下您的手腕带好吗？	3	2	1	0.5	
操作前准备（12分）	自身准备	洗手，戴口罩		2	1.5	1	0	
	核对医嘱	核对医嘱		2	1.5	1	0	
	用物	治疗盘、水温计、弯盘2个（内放纱布2块、镊子1把）、水杯2个（1个放温开水，1个放鼻饲液）、胃管、50mL注洗器、治疗巾、棉签、手电筒、别针、橡皮筋、胶布、听诊器、手套、液状石蜡、导管标识、治疗卡及污物桶	您感觉怎么样？因……原因需要给您插胃管，就是将胃管从鼻腔插到胃内，再将流质饮食通过这根管子注入胃肠，以保证营养、避免XX引起的并发症。插管中会有点不舒服，我会轻一点的，您不要紧张，为了顺利插入胃管，待会请您配合我做吞咽动作。	3	2	1	0.5	
		检查物品质量及有效期		2	1.5	1	0	
	鼻饲液	温度为38～40℃，根据病情，每次的量不超过200mL		3	2	1	0.5	
操作过程（70分）	核对患者	将用物放于治疗车上并推至患者床边，确认患者身份（刷PDA）		3	2	1	0	
	解释	向患者解释操作目的、方法及配合事项		3	2	1	0.5	
	评估	询问：病情、鼻腔及胃肠道疾病史，有无义齿、插管的经历 检查：肠鸣音、鼻腔情况等	您有过鼻腔、消化道方面的疾病吗？以前插过胃管吗？有没有假牙？让我听一下您的肠鸣音，检查一下鼻腔。	4	3	2	1	
	患者体位	拉床帘，取坐位或半卧位（昏迷患者取平卧位）		3	2	1	0.5	
	铺治疗巾	放置物品，铺治疗巾于颌下及胸前，弯盘置于便于取用处，内放1把镊子、液状石蜡及纱布		2	1.5	1	0.5	
	清洁鼻腔	准备胶布，用棉签蘸温开水清洁、湿润鼻腔	给您插这个鼻孔好吗？先给您清洁一下鼻腔。	2	1.5	1	0	
	检查胃管	再次检查胃管及注洗器后打开包装，戴手套，用注洗器检查胃管是否通畅		3	2	1	0	
	测量插管长度	鼻尖经耳垂到剑突或前额发际至胸骨剑突的距离，成人一般为45～55cm，为防止反流和误吸，插管长度可以控制在55cm以上		5	4	3	2	
	润滑胃管	液状石蜡或生理盐水润滑胃管		2	1.5	1	0	

续表

项目	操作规程		评分等级				扣分
	操作流程	沟通指导	A	B	C	D	
操作过程（70分）	插管	方法:左手托胃管,右手持镊子(或纱布)夹住胃管前端,沿一侧鼻孔轻轻插入,至咽喉部(10~15cm)时嘱患者做吞咽动作(昏迷患者插管时将其头向后仰,当胃管插入会厌部约15cm时,左手托起患者头部,使下颌靠近胸骨柄),随后顺势将胃管插入至预定长度	准备给您插管,可能会有一点不适,我会尽量轻一点,以减轻您的不适。请做一下吞咽食物的动作,如果感觉恶心,可以做一下深呼吸。	5	4	3	2	
		患者不良反应处理:插管时患者出现恶心反应,应嘱其深呼吸,休息片刻后再行插入,若出现呛咳、呼吸困难、发绀等情况,应立即拔出胃管,待休息后重新插入		5	4	3	2	
	确认胃管	检查胃管是否盘在口中;至少采用两种方法证实胃管在胃内:抽出胃液,往胃管中注入空气可听到胃内气过水声,胃管末端放水中无气体逸出	请张开嘴巴,我看一下管子有没有盘在口中。	5	4	3	2	
	抽出导丝	有导丝的胃管需抽出导丝,盖紧塞子		2	1.5	1	0.5	
	固定	擦净鼻部,用胶布固定胃管于一侧鼻翼和颊部	您配合得很好,胃管已经顺利插入,再给您固定一下。	3	2	1	0.5	
	鼻饲前评估	床头抬高30°~45°,评估胃内残留量(每次鼻饲前均应评估胃管是否在胃内及胃内残留量)	这样的卧位舒服吗?准备给您管饲流质食物了。	3	2	1	0.5	
	鼻饲	输注前用约30mL温水冲洗胃管,输注速度应缓慢均匀		3	2	1	0.5	
		注射鼻饲液后应反折胃管,避免空气入胃		2	1.5	1	0.5	
		掌握鼻饲量及鼻饲间隔时间,注入过程中观察患者反应	已经灌饲完了,有没有不舒服的感觉?	3	2	1	0.5	
		灌注完毕,再次注入约30mL温开水冲洗胃管,封闭胃管末端,脱手套		3	2	1	0.5	
	导管标识	在导管标识上注明导管名称、插入时间及深度	XXX,这根导管很重要,必须保持通畅,避免受压、扭曲或脱出,也不要自行拔管;为了预防食物反流,尽量保持半卧位;鼻饲前几天可能会有胃肠道反应,如腹胀、腹泻等,出现不适情况请及时按床头铃。谢谢您的配合,请您好好休息,我过一会再来看您。	3	2	1	0.5	
	安置患者	妥善固定导管,撤去用物,整理床单位,患者取合适的卧位,酌情拉上床栏		2	1.5	1	0.5	
	指导要点	防止拔管的注意事项;体位的意义;鼻饲常见不良反应		4	3	2	1	
操作后处理（5分）	用物处置	规范处理用物,洗手		2	1.5	1	0.5	
	记录	记录胃管插入时间、深度,鼻饲时间、量,患者的反应等		3	2	1	0.5	
综合评价（5分）	操作流程	操作熟练,流畅;患者安全,舒适		3	2	1	0.5	
	人文关怀	礼仪规范,沟通自然,体现人文关怀		2	1.5	1	0.5	

续表

项目	操作规程		评分等级				扣分
	操作流程	沟通指导	A	B	C	D	
理论问答 （5分）	1. 鼻饲的适应证、禁忌证 2. 鼻饲的注意事项 3. 评估胃内残留量的意义		5	4	3	2	
考核者 提醒事项							
考核人 签名		考核日期	年　　月　　日				

鼻饲技术相关知识

知识点	主要内容
目的	对不能经口进食的患者以鼻胃管供给食物和药物,以维持患者营养和治疗需要。
适应证	1. 昏迷患者。 2. 口腔疾患或口腔手术后患者,上消化道肿瘤引起吞咽困难的患者。 3. 不能张口的患者,如破伤风患者。 4. 其他患者:如早产儿、病情危重者、拒绝进食者等。
禁忌证	食管静脉曲张、食管梗阻的患者。
相关理论	1. 胃管插入深度:一般为45~55cm;为防止反流、误吸,插管长度可在55cm以上;若需经胃管注入刺激性药物,可将胃管再向深部插入10cm。 2. 确认胃管插入胃内方法:①注射器抽出胃液;②听到气过水声;③胃管末端放入水中,无气泡逸出;④X线;⑤pH试纸测试:pH<5提示为胃液,pH>7提示为肠液。 3. 鼻饲卧位:病情允许取半卧位(30°~45°),鼻饲后维持原卧位30min,有助于防止食物反流和误吸。 4. 插管过程中常见状况及处理 (1)恶心、呕吐:暂停插管,嘱患者深呼吸。 (2)呛咳、呼吸困难、发绀:表明胃管误入气管,立即拔出胃管,休息片刻后再重新插管。 (3)插入不畅:检查口腔,了解胃管有无盘在口中,或将胃管抽出少许,再小心插入。
注意事项	1. 插管时动作轻柔,避免损伤食管黏膜,尤其是通过食管3个狭窄部位(环状软骨水平处,平气管分叉处,食管通过膈肌处)时。 2. 每次鼻饲前应证实胃管在胃内且通畅;若胃内残留量超过100~150mL,应减慢或暂停输注,必要时加用胃动力药,以防胃潴留引起反流和误吸。 3. 鼻饲液温度应保持在38~40℃,每次鼻饲量不超过200mL,鼻饲前后用30mL温开水冲洗胃管,鼻饲间隔时间>2h。新鲜果汁与奶应分开注入,防止产生凝块,药片应研碎溶解后注入。 4. 鼻饲液应现配现用,配置后的营养液放置在冰箱中冷藏,需在24h内用完。 5. 导管标识清晰、醒目。 6. 长期鼻饲者需定期更换胃管,普通胃管应每周更换1次,硅胶胃管一般每月更换1次(按照说明书)。
操作风险及防范	1. 声音嘶哑 (1)发生原因:胃管质地硬,在插管过程中损伤喉返神经;患者咳嗽、说话致使胃管摩擦局部或机械刺激引起喉头水肿,压迫喉返神经造成声带麻痹。 (2)临床表现:置管后或留置管期间出现咽喉疼痛,声音嘶哑。 (3)预防及处理: ①根据年龄、性别、个体差异选择粗细适宜的胃管,采用硅胶管可减轻局部刺激。 ②发现声嘶后嘱患者少说话,使声带得以休息。加强口腔护理,保持局部湿润,给予雾化吸入,口服B族维生素及开展激素治疗,以减轻喉头水肿,营养神经,促进康复。 ③病情允许应尽早拔除胃管。 2. 呃逆 又称"打嗝",膈肌不自主地间歇性收缩使之急骤吸气,因声门关闭而突然停止吸气。 (1)发生原因:留置胃管过程中膈神经受胃管刺激而产生的反应。 (2)临床表现:喉间呃呃连声,不能自制。轻者数分钟或数小时,重者昼夜发作不停,严重影响患者的呼吸、休息及睡眠。 (3)预防及处理: ①每天需做口腔护理,注意不用冷水刺激,以免加重呃逆,可用温开水,且棉球不宜过湿。 ②根据医嘱舌下含服硝苯地平10mg,或予以胃复胺20~40mg肌注治疗,严重者可予氯丙嗪50mg肌注。

续表

知识点	主要内容
操作风险及防范	3.咽、食管黏膜损伤和出血 （1）发生原因：反复插管或因患者烦躁不安自行拔出胃管损伤鼻、咽及食管黏膜；长期留置胃管对黏膜的刺激引起口、鼻黏膜糜烂及食管炎；禁食导致唾液分泌减少，使黏膜易损伤。 （2）临床表现：咽部不适、疼痛及吞咽障碍，且难以忍受；鼻腔流出血性液体；部分患者有感染症状。 （3）预防及处理： ①对长期留置胃管者，选用质地软、管径小的胃管。 ②向患者做好解释说明，取得患者的充分合作。 ③置管动作要轻稳、快捷。 ④长期留置胃管者，应每日用液状石蜡滴鼻，防止鼻黏膜干燥、糜烂。每日行口腔护理2次。根据要求定期更换胃管（晚上拔出，翌晨再由另一鼻孔插入）。 ⑤可用混合液行咽部喷雾法预防，即用2%甲硝唑15mL、2%利多卡因5mL、地塞米松5mg的混合液，加入喷雾器内，向咽部行喷雾治疗4次，约2～3mL，一日3次。

胃肠减压操作规程及考核评分表

病区/科室：　　　　　　　姓名：　　　　　　　得分：

考核要点：	评判标准：
1. 插管前评估 2. 胃管插入方法及负压调节 3. 插管过程中异常状况的处理 4. 健康指导	A. 操作流畅；动作符合规范 B. 操作流畅；部分动作不规范 C. 操作不流畅；部分动作不规范 D. 未完成程序；动作不符合规范

项目	操作规程		评分等级				扣分
	操作流程	沟通指导	A	B	C	D	
素质要求（3分）	着装整洁，热情大方，符合护士形象	您好！我是您的责任护士XX，请问您叫什么名字？让我看一下您的手腕带好吗？	3	2	1	0.5	
操作前准备（10分）	自身准备　洗手，戴口罩		2	1.5	1	0	
	核对医嘱　核对医嘱		3	2	1	0	
	用物准备　治疗盘、弯盘2个（内放纱布2块、镊子1把）、水杯、胃管、胃肠减压器、50mL注洗器、治疗巾、棉签、手电筒、别针、橡皮筋、胶布、听诊器、手套、液状石蜡、导管标识、治疗卡	您感觉怎么样，有什么不舒服吗？因……原因需要给您留置胃管进行胃肠减压，这样可以改善您XX的症状。胃管是从鼻腔插到胃里，可能会有一些不舒服，我会尽量轻一点的，请您不要紧张，为了能顺利插入胃管，请您待会配合我做吞咽动作。	3	2	1	0.5	
	检查物品质量及有效期		2	1.5	1	0	
操作过程（71分）	核对患者　将用物放于治疗车上并推至患者床边，确认患者身份（刷PDA）		2	1.5	1	0	
	解释　向患者解释操作目的、方法、配合事项		3	2	1	0	
	评估　询问：病情、鼻腔及胃肠道疾病史，有无义齿、插管的经历 检查：肠鸣音、鼻腔情况等		4	3	2	1	
	患者体位　拉床帘，取坐位或半卧位（昏迷患者取平卧位）	您有过鼻腔、消化道方面的疾病吗？以前插过胃管吗？有没有义齿（假牙）？让我听一下您的肠鸣音，检查一下鼻腔。	3	2	1	0.5	
	铺治疗巾　放置物品，铺治疗巾于颌下及胸前，弯盘置于便于取用处，内放1把镊子、液状石蜡纱布		2	1.5	1	0.5	
	清洁鼻腔　准备胶布，用棉签蘸温开水清洁、湿润鼻腔		2	1.5	1	0	
	检查胃管　再次检查胃管及注洗器后打开包装，戴手套，用注洗器检查胃管是否通畅	给您插这个鼻孔好吗？先湿润一下鼻腔。	3	2	1	0	
	测量插管长度　鼻尖经耳垂到剑突或前额发际至胸骨剑突的距离，成人一般为45～55cm		5	4	3	2	
	润滑　用液状石蜡或生理盐水润滑胃管		3	2	1	0	
	插管　方法：左手托胃管，右手持镊子（或纱布）夹住胃管前端，沿一侧鼻孔轻轻插入，至咽喉部（10～15cm）时嘱患者做吞咽动作（昏迷患者插管时将其头向后仰，当胃管插入会厌部约15cm时，左手托起患者头部，使下颌靠近胸骨柄），随后顺势将胃管插入至预定长度	准备给您插管，可能会有一点不适，我会尽量轻一点，以减轻您的不适。请做一下吞咽食物的动作，如果感觉恶心，可以做一下深呼吸。	5	4	3	2	
	患者反应处理：插管时患者若出现恶心反应，应嘱其深呼吸，休息片刻后再行插入，若出现呛咳、呼吸困难、发绀等情况，应立即拔出，休息后再重新插入		5	4	3	2	

续表

项目		操作规程		评分等级				扣分
		操作流程	沟通指导	A	B	C	D	
操作过程（71分）	确认胃管	检查胃管是否盘在口中；至少采用两种方法证实胃管在胃内：抽出胃液，听到胃内气过水声，胃管末端放入水中无气体逸出	张开嘴巴，让我检查一下胃管有没有盘在口中？	5	4	3	2	
	抽出导丝	有导丝的胃管需抽出导丝	您配合得很好，胃管已经顺利插入，再给您固定一下。	2	1.5	1	0.5	
	固定	擦净鼻部，妥善将其固定于一侧鼻翼和颊部		3	2	1	0	
	连接减压装置	检查并打开胃肠减压器，保持负压状态，将胃管与减压器连接，打开开关，确保通畅		5	4	3	2	
		采用妥善的方法固定导管，放置减压器		4	3	2	1	
	观察	观察胃肠减压是否通畅；引流液的颜色、量及性状；患者反应等	已经好了，有没有不舒服的感觉？	5	4	3	2	
	导管标识	在导管标识处注明导管名称、插入时间及置入深度		3	2	1	0.5	
	安置患者	撤去用物，整理床单位，协助患者取合适体位，酌情拉上床栏	XXX，这根导管很重要，必须保持通畅，避免受压、扭曲或脱出，也不要自行拔管；在胃肠减压期间请不要擅自进食、进水，如有不适情况请及时按床头铃。谢谢您的配合，请您好好休息，我过一会再来看您。	2	1.5	1	0.5	
	指导要点	防止拔管的注意事项；饮食的注意事项		5	4	3	2	
操作后处理（6分）	用物处置	规范处理用物，洗手		2	1.5	1	0.5	
	记录	记录胃管深度；引流液的颜色、量及性状；患者反应等		4	3	2	1	
综合评价（5分）	操作流程	操作熟练、流畅；患者安全、舒适		3	2	1	0.5	
	人文关怀	礼仪规范，护患沟通自然，体现人文关怀		2	1.5	1	0.5	
理论问答（5分）		1. 胃肠减压的意义 2. 确认胃管是否在胃内的方法 3. 胃肠减压的护理要点		5	4	3	2	
考核者提醒事项								
考核人签名			考核日期	年		月		日

胃肠减压技术相关知识

知识点	主要内容
目的	1. 解除或者缓解肠梗阻所致的症状。 2. 进行胃肠道手术的术前准备,以减少胃肠胀气。 3. 术后吸出胃肠内气体和胃内容物,减轻腹胀,减少缝线张力和伤口疼痛,促进伤口愈合,改善胃肠壁血液循环,促进消化功能的恢复。 4. 通过对胃肠减压吸出物的判断,可助于观察病情变化和协助诊断。
适应证	1. 单纯性肠梗阻、麻痹性肠梗阻。 2. 胃十二指肠穿孔的非手术治疗。 3. 急性胰腺炎。 4. 胃肠道手术。 5. 幽门梗阻。 6. 预防全身麻醉时并发吸入性肺炎。
禁忌证	1. 近期有上消化道出血史。 2. 严重食管静脉曲张。 3. 食管阻塞。 4. 严重的心肺功能不全者,支气管哮喘。 5. 极度衰弱患者。
相关理论	1. 胃肠减压的原理 胃肠减压术是利用负压吸引原理,通过胃管将积聚于胃肠道内的气体和液体吸出,以降低胃肠道内压力和张力,改善胃肠壁血液循环,有利于炎症局限化,促进伤口愈合和胃肠功能恢复的一种治疗措施。 2. 食管三处生理性狭窄 第一处在环状软骨下缘平面,即食管入口处;第二处在主动脉弓水平位,有主动脉和左支气管横跨食管;第三处在食管下端,即食管穿过膈肌裂孔处。 3. 胃的正常容量 空腹胃的容量约为50mL,而其在容纳性舒张时容量可达1000mL,但胃内压无明显上升。 4. 评估和观察要点 (1)评估患者的病情、意识状态及合作程度。 (2)评估口腔黏膜、鼻腔及插管处周围皮肤情况,了解有无食管静脉曲张。 (3)评估胃管的位置、固定情况及负压吸引装置工作情况。 (4)观察引流液的颜色、性质和量。 (5)评估腹部体征及胃肠功能恢复情况,观察水、电解质情况。 5. 拔管指征 通常在术后3～4d,伴随着引流液减少,腹胀消失,肠蠕动恢复,肛门排气后可拔除胃管。
注意事项	1. 妥善固定引流管,防止牵拉,并做好标识,避免管道滑脱。 2. 正确连接负压吸引装置,调整合适负压,避免管道堵塞或胃黏膜损伤。 3. 保持管道通畅,定时挤压回抽,或在医生指导下向胃管内注入10～20mL生理盐水冲管。消化道手术后一般不做常规冲洗处理。 4. 在胃肠减压期间,患者应停止进食和口服药物,如需要口服给药时,先将药片碾碎溶解后注入,并用温水冲洗胃管,夹管30min后再开放引流,以免注入的药物被吸出。 5. 观察和记录引流液颜色及量,若术后短时间内从胃管引流出大量鲜红血液,持续不止,需及时报告医生处理。 6. 定时更换引流装置。 7. 保持口腔清洁,每日给予口腔护理。必要时开展雾化吸入,以帮助痰液咳出和减少胃管对鼻黏膜的刺激。 8. 拔管时,先将吸引装置与胃管分离,捏紧胃管末端,嘱患者吸气并屏气,并迅速拔出。

续表

知识点	主要内容
注意事项	9. 长期胃肠减压者,每月需更换胃管1次,并从另一侧鼻孔插入。 10. 如胃管滑出,需通知医生,并根据医嘱再作处理,若消化道手术后患者胃管脱出,则不可自行插回。
操作风险及防范	1. 插管困难 （1）发生原因: ①急性肠梗阻患者,因频繁的呕吐导致胃管随着呕吐冲力冲出口腔。 ②患者精神紧张,在插管中出现过度换气、头向后仰等自卫动作,胃管进入咽喉部不能顺利进入食管,使插管失败。 ③合并慢性支气管炎的老年患者,当胃管进入咽部,即产生剧烈的咳嗽反射,迫使操作停止。 ④昏迷患者吞咽反射消失或减弱,插管时不能配合吞咽,胃管不易进入食管上口。 ⑤操作者对上消化道解剖与生理结构欠熟悉,且技术欠熟练导致插管困难。 （2）临床表现:插管困难可致鼻黏膜和咽部黏膜出现水肿、损伤甚至出血;反复插管易引起剧烈的咳嗽,严重者可出现呼吸困难。 （3）预防及处理: ①插管前做好患者的心理护理,介绍插管经过及配合的要求,保证胃管能顺利插入;同时插管动作要轻柔。 ②对呕吐剧烈者,嘱其张口呼吸,暂停插管让患者休息;或选用适当的镇静剂或阿托品肌注,10min后再试行插管。 ③对合并有慢性支气管炎的患者,插管前应用镇静剂或阿托品肌注,再进行插管。 ④昏迷患者采用昏迷患者插胃管法。 ⑤医护人员熟练掌握操作技能。 ⑥对咽反射消失或减弱者,可在气管镜或胃镜的配合下进行插管。反复插管困难者,可在胃管内置导丝辅助插管。 2. 上消化道出血 （1）发生原因:多是由于插管动作粗暴或强行插管损伤食管、胃黏膜;胃管附着在胃黏膜上,负压吸引致使胃黏膜缺血、坏死形成溃疡所致。 （2）临床表现:负压引流液由墨绿色变成咖啡色、暗红色,甚至鲜红色;伴或不伴有呕血;出血量较大时,解柏油样便,严重者有晕厥、出汗和口渴等失血过多表现。胃液隐血和大便隐血检查呈阳性;出血量较多时血液常规化验发现红细胞和血红蛋白水平下降。胃镜检查提示食管、胃黏膜损伤。 （3）预防及处理: ①插管操作动作熟练、轻柔,患者若出现剧烈恶心、呕吐时,则暂停插管,让患者休息片刻,待恶心、呕吐缓解后再缓缓将胃管送入,切勿强行插管。 ②负压引流无液体引出时,需检查胃管是否通畅,若不通畅可向胃管内注入少许生理盐水再回抽,不可盲目回抽。 ③若发现引流液中有鲜红色血液,应停止吸引,及时报告医生,遵医嘱给予相应处理,同时加强口腔护理。 ④早期可行急诊胃镜检查,及早确定出血部位,采取相应的胃镜下介入治疗方法。 ⑤如上述措施无效,出血不止者可考虑行选择性血管造影,采用吸收性明胶海绵栓塞出血血管;对内科治疗无效者,可行外科手术治疗。 3. 引流不畅 （1）发生原因: ①胃管在胃内盘曲、打结,或进入食管后因缺少吞咽动作而盘旋在咽部或食管上段。 ②胃管置入过深。

续表

知识点	主要内容
操作风险及防范	③食物残渣或胃液黏稠、血凝块阻塞胃管。 ④胃管的前端紧贴胃壁,持续负压吸引可能发生吸钳现象。 ⑤减压器故障,如胃肠减压装置漏气、失去负压作用等。 ⑥患者烦躁不安,胶布固定胃管不牢,使胃管向外滑出脱离胃腔。 （2）临床表现:腹胀无缓解或加剧,负压引流装置无引流物引出,或引流物突然减少;引出的胃液量明显低于正常胃液分泌量,注射器回抽时阻力增大;注气时胃部听诊无气过水音;冲洗胃管后进行引流,引流量明显小于冲洗量。 （3）预防及处理: ①避免胃管盘旋在咽部或食管上段:对于清醒患者,告知插管过程中的配合事项,插管速度尽量与患者的吞咽速度相吻合;对于昏迷患者,胃管插入15cm时,将患者头部托起使其下颌靠近胸骨柄,以增大咽喉部通道弧度,便于胃管顺利通过会厌部。 ②定时检查胃管,及时发现和纠正滑出的胃管,并注意插入长度要适中。 ③对于昏迷、烦躁的患者需进行适当的约束,以防胃管被拔除。 ④若从胃管内注入药物,药物应碾碎,并用生理盐水冲洗胃管。 ⑤若发现胃管阻塞可先将胃管送入少许,如仍无液体引出,再缓缓将胃管退出,并边退边回抽胃液;每天定时转动胃管,并轻轻将胃管变动位置以减少胃管在胃内的粘连概率。 ⑥若上述处理均无效,则拔除胃管,更换胃管重新插入。 ⑦若因胃液过少而不能引出时,可更换体位进行抽吸,对于此类患者应结合腹部症状来判断胃肠减压效果。 ⑧胃肠减压器的位置应低于胃部,以利于引流。使用胃肠减压装置前需认真仔细检查,如发现质量不合格而引起漏气的装置,则需更换胃肠减压器。 4.吸入性肺炎 （1）发生原因: ①咽喉部分泌物增加而患者又不敢咳嗽导致吸入性肺炎。 ②长期卧床引起胃肠道蠕动功能减弱或逆蠕动,或者胃肠减压引流不畅导致胃食管反流,造成吸入性肺炎。 ③胃肠减压期间口腔护理清洗欠彻底,细菌向呼吸道蔓延引起肺部感染。 （2）临床表现:高热、面颊绯红、皮肤干燥,同时伴有寒战、胸部疼痛、咳嗽、痰黏稠、呼吸增快或呼吸困难。肺部听诊可闻及湿啰音和支气管呼吸音;胸部X线检查可见肺部有斑点状或云片状阴影;痰中可以找到致病菌,血象检查可见白细胞增高;严重者经血气分析可有呼吸衰竭的表现。 （3）预防及处理: ①若患者咽喉部有分泌物聚积时,鼓励患者咳嗽、排痰,咳嗽前先固定好胃管及胃肠减压装置。不能自行咳嗽的患者应加强翻身、拍背以促进排痰。 ②保证胃肠减压装置引流通畅,怀疑引流不畅时应及时处理,以防胃液反流。 ③每日开展口腔护理2～3次,以保持口腔清洁、湿润。 ④在病情允许的情况下,尽早拔除胃管。 ⑤对发生吸入性肺炎者,应及时给予相应对症处理。

肠内营养泵使用操作规程及考核评分表

病区 / 科室：　　　　　　　　姓名：　　　　　　　　得分：

考核要点： 1.患者评估 2.肠内营养泵参数的设置方法 3.肠内营养液输注温度、量的控制 4.健康指导	评判标准： A.操作流畅；动作符合规范 B.操作流畅；部分动作不规范 C.操作不流畅；部分动作不规范 D.未完成程序；动作不符合规范

项目	操作规程		评分等级				扣分
	操作流程	沟通指导	A	B	C	D	
素质要求 （3分）	着装整洁，热情大方，符合护士形象		3	2	1	0.5	
操作前准备（12分）	自身准备：洗手，戴口罩		2	1.5	1	0	
	核对医嘱：核对医嘱	您好！我是您的责任护士XX，请问您叫什么名字？让我核对一下您的手腕带好吗？	2	1.5	1	0	
	用物准备：治疗盘、营养液输注泵、专用输注器、营养液、50mL注射器、治疗巾、听诊器、温开水、治疗卡及垃圾桶，酌情备水温计		3	2	1	0.5	
	检查一次性物品的质量及有效期；检查肠内营养输注泵的性能	您因为……原因现在还不能经口进食，需要进行肠内营养治疗，为了使营养液匀速地输入胃肠道内，需使用肠内营养泵来控制输注速度，这是没有痛苦的，请不要紧张。	2	1.5	1	0	
	肠内营养液：温度为38～40℃		3	2	1	0	
操作过程（70分）	核对患者：将用物放于治疗车上并推至患者床边，确认患者身份（刷PDA）		2	1.5	1	0	
	解释：向患者解释操作目的，以取得配合		3	2	1		
	评估患者：检查喂养管置管长度及固定是否妥当；询问有无腹痛、腹胀情况，并听诊肠鸣音情况	有没有腹部不适？让我听一下您的肠鸣音。	5	4	3	2	
	患者卧位：协助患者取合适卧位（经鼻胃管或胃造口途径者，床头抬高30°～45°；经鼻肠管或空肠途径者可取任意卧位）	为了预防食物反流，需要给您抬高床头。这样的体位，您觉得舒适吗？	3	2	1	0.5	
	检查胃残余量：铺治疗巾于颌下，取注射器检查胃潴留量（胃潴留量＞100mL应减慢或暂停）		3	2	1	0	
	插入输注器：将专用输注器插入营养液瓶，关闭开关，挂于输液架上		2	1.5	1	0.5	
	安装泵管：妥善安置固定营养泵，连接电源		3	2	1	0.5	
	打开营养泵泵门，按输注泵使用说明安装泵管（或根据说明书要求先排气后安装泵管）		5	4	3	2	
	排气：按开机键，打开输注器开关，按排气键（FILL SET）使泵管充满营养液，排尽空气，检查有无气泡		5	4	3	2	
	设置参数：设置输注量、输注速度（首次输注开始时设为20～50mL/h，逐渐增加，一般成人为50～100mL/h）		5	4	3	2	
	冲洗管路：用温开水30mL冲洗喂养管路		3	2	1	0	
	管路连接：将输注器输出接头与肠内营养管路连接		4	3	2	1	

续表

项目	操作规程			评分等级				扣分
		操作流程	沟通指导	A	B	C	D	
操作过程（70分）	再次核对	再次确认患者身份，检查参数设置及连接是否无误	为了您的安全，我再核对一下您的姓名,您叫XXX对吗?	3	2	1	0	
	输注	按开始键开始输注		4	3	2	1	
	观察与调节	观察输注速度及患者反应		4	3	2	1	
		中途需更改程序设定者，应先按停止键，重新设置后再按开始键		3	2	1	0.5	
	安置患者	整理床单位，协助患者取合适卧位，酌情拉上床栏	XXX，营养液输注可能需要XX时间，请不要自行调节速度，翻身活动时小心导管脱出;输注期间，尽量保持半卧位，以预防食物反流;前几天可能会有胃肠道反应，如腹胀、腹泻等，出现不适情况请及时按床头铃。谢谢您的配合，您好好休息，我一会儿再来看你。	3	2	1	0.5	
	指导要点	活动与体位;营养液输注的注意事项;不适情况的报告		5	4	3	2	
	输注结束	夹闭调节器，关闭营养泵，取下输注管，用30mL温开水冲洗肠内营养管后夹闭并妥善固定（持续输注过程中，每4小时检查胃残余量并用温开水冲洗管路）		5	4	3	2	
操作后处理(5分)	用物处置	规范处理用物,洗手		2	1.5	1	0.5	
	记录	记录营养管路长度、固定情况，营养液输入量、速度,患者的反应		3	2	1	0.5	
综合评价（5分）	操作流程	操作熟练、流畅;患者安全、舒适		3	2	1	0.5	
	人文关怀	礼仪规范,沟通自然,体现人文关怀		2	1.5	1	0.5	
理论问答（5分）	1. 肠内营养的给予方式有哪些 2. 肠内营养泵操作的注意事项 3. 肠内营养的并发症			5	4	3	2	
考核者提醒事项								
考核人签名			考核日期	年	月		日	

肠内营养泵使用技术相关知识

知识点	主要内容
目的	对不能经口进食的患者以鼻胃管匀速地供给营养液,以维持患者营养和治疗需要。
适应证	需要匀速输注肠内营养液的患者。
相关理论	1.肠内营养给予途径 (1)经鼻胃管或胃造口:适用于胃肠功能良好的患者,鼻胃管适用于短期肠内营养(1个月以内);胃造口适用于需长期营养支持者。管饲时,将患者床头抬高30°～45°可减少吸入性肺炎的发生。 (2)鼻肠管或空肠造口:对不耐受经胃营养、有反流或误吸风险的重症患者选择经空肠营养,不适用人群包括胃潴留、连续注射镇静剂或肌松剂、肠道麻痹、急性重症胰腺炎患者或需要鼻胃引流的患者。鼻肠管适用于短期(1个月内),空肠造口适用于需长期营养支持者。 2.肠内营养给予方式 (1)分次给予:适用于喂养管端位于胃内和胃肠功能良好者。 (2)间歇重力滴注。 (3)连续输注:采用肠内营养泵可保持恒定滴速,便于监控管理,尤其适用于病情危重、胃肠道功能和耐受性较差、经十二指肠或空肠造口管饲的患者。 3.管道护理 (1)妥善固定喂养管,观察喂养管在体外的标记。 (2)输注前确定导管的位置是否恰当:可用pH试纸测定抽吸液的酸碱性,必要时可借助X线来确定管端位置。 (3)保持喂养管通畅:每次输注前后、连续输注过程中每间隔4小时及特殊用药前后,均以温开水30mL冲洗管道,防止营养液残留堵塞管腔。 (4)喂养管通常只用于营养液的输注,如需管饲药物,务必参考药物说明书,药物经研碎、溶解后应直接注入喂养管,避免与营养液混合而凝结成粘块附于管壁或堵塞管腔。 4.体位要求 (1)经鼻胃管或胃造口途径肠内营养:取30°～45°半卧位,以预防反流、误吸。 (2)经鼻肠管或空肠造口途径者:可取任意卧位。 5.输注环节 (1)经胃管给予:开始即可用全浓度,滴速约为50mL/h,500～1000mL/d,3～4d内逐渐增加滴速至100mL/h,达到1日2000mL的所需总量。 (2)经空肠管给予:先用1/4～1/2全浓度(即等渗液),滴速为25～50mL/h,从500～1000mL/d开始,逐日增加滴速、浓度,5～7d达到患者能耐受和需要的最大输入量。 (3)输注时保持合适的营养液温度(控制在38～40℃)。 (4)配置营养液时遵守无菌操作原则,现配现用,1次仅配1日量,暂不用时置于4℃冰箱保存,24h内用完,每日更换输注管或专用泵管。 6.肠内营养并发症 (1)胃肠道并发症:腹泻、腹胀、便秘、恶心、呕吐、胃潴留及反流。 (2)代谢并发症:高血糖、水过多。 (3)机械并发症:误吸、导管堵塞。 (4)感染性并发症:吸入性肺炎、急性腹膜炎及生物污染。 (5)其他:精神心理并发症。
注意事项	1.数字设置只能在停机状态下进行,启动后全部锁定。 2.当输液完毕,出现输液管打折、堵塞情况输液出错时,报警灯闪亮,同时发出间断报警声。 3.肠内营养泵严禁用于动静脉及不得进入空气的输液场合。 4.输注时应使用专用输注器,每24小时更换泵管。

知识点	主要内容
注意事项	5. 在使用过程中,注意观察营养泵的工作情况和患者情况,可根据装液量、输液时间和剩余液量估计输液准度,若出现失速、堵塞等异常情况或报警,并立即停机,予以处理。 6. 放置在适当的位置,防跌倒、撞击等不良事件的发生。 7. 输注器和连接皮管应牢固,无漏液。 8. 每月进行一次定期的输注精度检测,未通过检测要求的营养泵应及时送修,禁止使用,首次使用或维修后的营养泵使用前应进行精度测试。 9. 每次使用后,应及时整理仪器,并进行必要的清洗和保养,营养泵带有电池的,长时间不用时应取出电池,并经常进行充电。
操作风险及防范	1. 输注不准确或失速 （1）发生原因:肠内营养泵仪器故障;操作者设置的参数不准确;未及时巡查;患者自行调节。 （2）临床表现:仪器报警;仪器参数不正确;剩余肠内营养液量与实际走速不符。 （3）预防及处理: ①定期检查肠内营养泵,保持性能良好。 ②做好宣教指导工作,避免患者擅自调节仪器设置。 ③加强理论学习,掌握不同途径、不同病情及不同营养液的输注要求。 ④加强巡视,及时处理异常情况。 ⑤出现输注不准确情况,应查找原因,若因仪器故障则应更换仪器,重新输注;若为设置错误,应根据要求重新设置;若为患者原因应做好解释指导工作。 2. 管路堵塞 （1）发生原因:因管路折叠、扭曲导致输入不畅;仪器报警故障;未按要求冲洗肠内营养管;喂养管径过小,输注液浓度高,输注速度过慢。 （2）临床表现:营养液输注不畅,营养泵堵塞报警。 （3）预防及处理: ①选择管径合适的喂养管,保持管路通畅,避免管道折叠。 ②仪器性能正常,加强巡视并及时处理仪器故障。 ③合理调节输注速度。 ④输注期间每4小时冲洗管路1次,输注后及时冲管。 ⑤如出现管路堵塞情况,应先检查管路有无异位,然后用少量温开水多次冲洗喂养管,如经冲洗无效的,应重新更换喂养管。

留置导尿操作规程及考核评分表

病区/科室：　　　　　　　　　　姓名：　　　　　　　　　　得分：

<table>
<tr><td colspan="3">考核要点：
1. 无菌操作
2. 会阴消毒方法及顺序
3. 插导尿管方法及深度
4. 沟通指导</td><td colspan="6">评判标准：
A. 操作流畅;动作符合规范
B. 操作流畅;部分动作不规范
C. 操作不流畅;部分动作不规范
D. 未完成程序;动作不符合规范</td></tr>
<tr><td rowspan="2">项目</td><td colspan="2">操作规程</td><td colspan="4">评分等级</td><td rowspan="2">扣分</td></tr>
<tr><td>操作流程</td><td>沟通指导</td><td>A</td><td>B</td><td>C</td><td>D</td></tr>
<tr><td>素质要求
（3分）</td><td colspan="2">衣帽整洁,热情大方,符合护士形象</td><td>3</td><td>2</td><td>1</td><td>0.5</td><td></td></tr>
<tr><td rowspan="4">操作前准
备(8分)</td><td>核对
医嘱</td><td>核对医嘱</td><td rowspan="4">您好, 我是您的
责任护士XXX,
请问您叫什么名
字? 让我看一下
您的手腕带好
吗?</td><td>2</td><td>1.5</td><td>1</td><td>0</td><td></td></tr>
<tr><td>自身
准备</td><td>洗手,戴口罩</td><td>2</td><td>1.5</td><td>1</td><td>0</td><td></td></tr>
<tr><td rowspan="2">用物
准备</td><td>一次性导尿包、垫巾、便盆、治疗卡、导管
标识、手消毒液,必要时备浴巾</td><td>2</td><td>1.5</td><td>1</td><td>0.5</td><td></td></tr>
<tr><td>检查一次性导尿包质量及有效期</td><td>2</td><td>1.5</td><td>1</td><td>0</td><td></td></tr>
<tr><td rowspan="14">操作过程
（75分）</td><td>核对
患者</td><td>将用物放于治疗车上并推至患者床边,
确认患者身份(刷PDA)</td><td rowspan="4">您感觉怎么样?
因为……原因,
现在需要给您导
尿,就是从尿道
插入一根导尿
管, 将尿液引流
出来, 不会有特
别的不适, 请您
不要紧张。请让
我检查一下您
的小腹。</td><td>3</td><td>2</td><td>1</td><td>0.5</td><td></td></tr>
<tr><td>解释</td><td>向患者解释导尿的目的,取得配合</td><td>2</td><td>2</td><td>1</td><td>0.5</td><td></td></tr>
<tr><td>评估
患者</td><td>评估患者身体状况、排尿情况,评估膀胱
充盈度</td><td>3</td><td>2</td><td>1</td><td>0.5</td><td></td></tr>
<tr><td>评估
环境</td><td>评估室温,关门窗,拉床帘</td><td>2</td><td>1.5</td><td>1</td><td>0.5</td><td></td></tr>
<tr><td>摆放
体位</td><td>协助患者脱去对侧裤腿盖在近侧腿上,
酌情盖上浴巾,对侧腿及上身用被子遮
盖,取屈膝仰卧位,两腿外展(男性患者
取仰卧位),暴露会阴</td><td>感觉冷吗? 请其
他的家属回避一
下。</td><td>3</td><td>2</td><td>1</td><td>0.5</td><td></td></tr>
<tr><td>垫巾</td><td>将垫巾垫于患者臀下,再次洗手</td><td></td><td>2</td><td>1.5</td><td>1</td><td>0</td><td></td></tr>
<tr><td>打开
外阴
消毒包</td><td>检查并打开一次性导尿包,取出外阴消
毒盘,左手戴手套,右手持镊子夹取碘伏
棉球</td><td></td><td>3</td><td>2</td><td>1</td><td>0.5</td><td></td></tr>
<tr><td rowspan="2">初步
消毒</td><td>女性患者:消毒顺序为阴阜、大阴唇、小
阴唇及尿道口(由外向内,由上至下),每
个棉球限用一次</td><td rowspan="2">现在给您消毒,
会有点凉,一会
就好。</td><td rowspan="2">5</td><td rowspan="2">4</td><td rowspan="2">3</td><td rowspan="2">2</td><td rowspan="2"></td></tr>
<tr><td>男性患者:消毒顺序为阴阜、阴茎、阴囊,
然后用无菌纱布裹住阴茎,将包皮向后
推暴露尿道口,自尿道口向外向后旋转
擦拭尿道口、龟头及冠状沟</td></tr>
<tr><td>洗手</td><td>撤去外阴消毒盘,脱手套,用快速手消毒
剂消毒双手</td><td rowspan="2">您的大腿间铺了
无菌物品,请您
尽量不要动,否
则会污染物品
的。</td><td>2</td><td>1.5</td><td>1</td><td>0.5</td><td></td></tr>
<tr><td>打开
导尿包</td><td>将导尿包放在患者两腿间,按无菌技术
操作原则打开</td><td>2</td><td>1.5</td><td>1</td><td>0.5</td><td></td></tr>
</table>

续表

项目	操作规程		评分等级				扣分
	操作流程	沟通指导	A	B	C	D	
操作过程（75分）	导尿前准备	戴无菌手套		2	1.5	1	0.5	
		铺洞巾		2	1.5	1	0.5	
		准备消毒盘和导尿盘		2	1.5	1	0.5	
		检查气囊有无漏气及导尿管的通畅性		3	2	1	0	
		对女性患者，润滑导尿管前端至气囊后4~6cm；对男性患者，润滑至气囊后20~22cm		3	2	1	0	
		检查引流袋，确认袋尾关闭		2	1.5	1	0	
	再次消毒	女性患者：用左手拇指、示指分开小阴唇，右手持镊子夹取消毒棉球自上而下、由内向外分别消毒尿道口—对侧小阴唇—近侧小阴唇—尿道口		6	5	4	3	
		男性患者：用无菌纱布裹住阴茎，将包皮向后推暴露尿道口，自尿道口向外向后旋转擦拭尿道口、龟头及冠状沟	准备插管了，不用紧张，可以做深呼吸。					
	插管方法	女性患者：左手继续分开小阴唇，右手持镊子夹取导尿管对准尿道口轻轻插入		5	4	3	2	
		男性患者：一手用无菌纱布固定阴茎并提起，使之与腹壁呈60°角，嘱患者深呼吸，一手持镊子夹取导尿管对准尿道口轻轻插入						
	插管深度	女性患者：插入4~6cm，见尿后再插入7~10cm		5	4	3	2	
		男性患者：插入20~22cm，见尿后再插入7~10cm						
	气囊注水	夹闭导尿管，按照导尿管标明的气囊容积注入相应的生理盐水（一般为10~15mL），轻拉出导尿管至有阻力，根据需要留取尿液标本	导尿管已经插好了，谢谢您的配合。	5	4	3	2	
	固定导尿管	在导尿管上连接引流袋，妥善固定，尿袋低于膀胱，开放导尿管引流，做好导管标识	XXX，您感觉还好吗？导尿管要保留几天，不要扭曲、牵拉导尿管，起床活动时尿袋位置不可高于小腹；多饮水，有助于预防感染。如有不适情况请及时按床头铃。您休息一下，我一会儿再来看您。	4	3	2	1	
	观察	尿液的颜色及量（尿潴留患者第1次引流量应<1000mL）		3	2	1	0.5	
	安置患者	脱去手套，协助患者穿好裤子，取舒适卧位，整理床单位，酌情拉上床栏		2	1.5	1	0.5	
	指导要点	避免尿液回流的注意点；保持引流通畅；活动与饮水		4	3	2	1	
操作后处理（4分）	用物处置	规范处理用物，洗手		2	1.5	1	0.5	
	记录	记录尿液的颜色、性状及量		2	1.5	1	0.5	

续表

项目	操作规程		沟通指导	评分等级				扣分
	操作流程			A	B	C	D	
综合评价（5分）	操作流程	操作熟练、流畅;遵守无菌技术原则		3	2	1	0.5	
	人文关怀	礼仪规范,沟通自然,体现人文关怀		2	1.5	1	0.5	
理论问答（5分）	1. 留置导尿的适应证 2. 男性尿道解剖特点 3. 预防尿路感染的护理要点			5	4	3	2	
考核者提醒事项								
考核人签名			考核日期	年　　月　　日				

导尿技术相关知识

知识点	主要内容
目的及适应证	1. 便于早期尿道损伤或泌尿系疾病手术后患者尿液引流和冲洗膀胱,减轻手术切口张力,促进切口愈合。 2. 为患者术前膀胱减压及下腹、盆腔器官手术中持续排空膀胱,避免术中误伤。 3. 准确测量休克或危重患者的尿量及比重,以密切观察病情变化。 4. 昏迷、尿失禁或会阴部有损伤者保持局部干燥、清洁。 5. 为尿失禁患者行膀胱功能训练。
禁忌证	急性尿道炎、急性前列腺炎、急性附睾炎及月经期。
相关理论	1. 男、女性尿道生理特点 男性尿道长约18～20cm,有三个狭窄,即尿道内口、膜部和尿道外口;两个弯曲,即耻骨下弯和前弯。女性尿道长约4～5cm,较男性尿道短、直、粗,富有扩张性,尿道外口与阴道、肛门相邻,比男性容易发生尿路感染。 2. 异常排尿的评估 (1)多尿:24h尿量经常超过2500mL者。 (2)少尿:成人尿量少于400mL/24h或17mL/h者。 (3)无尿或尿闭:24h尿量少于100mL或12h无尿者。 (4)膀胱刺激征:主要表现为尿频、尿急和尿痛。 (5)尿潴留:尿液大量存留在膀胱内而不能自主排出。 (6)尿失禁:指排尿失去意识控制或不受意识控制。
注意事项	1. 严格执行查对制度和无菌操作技术原则。 2. 保护患者的隐私,操作过程中注意保暖。 3. 对膀胱高度膨胀且极度虚弱的患者,第1次放尿量不宜超过1000mL。 4. 老年女性患者尿道口回缩,插管时应仔细观察、辨认,避免误入阴道。如误入阴道,应更换无菌导尿管,重新插管。 5. 男性患者包皮和冠状沟易藏污纳垢,导尿前要彻底清洁,导尿管插入前建议使用润滑止痛胶,插管遇阻力时切忌强行插入,必要时请专科医生插管。 6. 气囊导尿管固定时要注意不能过度牵拉尿管,以防膨胀的气囊卡在尿道内,从而压迫膀胱壁或尿道,导致黏膜组织的损伤。
操作风险及防范	1. 尿道黏膜损伤 (1)发生原因: ①操作时动作粗暴,未充分润滑导尿管。 ②因下尿道梗阻或前列腺增生等原因,导致插管困难或因技术不熟练导致反复插管,引起尿道黏膜损伤。 ③导尿管型号不合适,质地过硬。 (2)临床表现:尿道外口出血,尿道内疼痛,伴有局部压痛,甚至排尿困难、尿潴留;严重损伤时,将出现会阴血肿、尿外渗甚至直肠瘘;并发感染时,将出现尿道流脓或尿道周围脓肿。 (3)预防及处理: ①插管前常规润滑导尿管,插管方法正确,操作时动作轻柔,切忌强行插管、来回抽插及反复插管。 ②对于下尿路功能不全、梗阻及前列腺增生患者,导尿前准备润滑止痛胶,或者用注射器将润滑剂经尿道口或接导尿管末端注入(注射器除去针头)。 ③选择粗细合适、质地柔软的导尿管。 ④做好解释工作,缓解患者紧张情绪。

续表

知识点	主要内容
操作风险及防范	2. 血尿 （1）发生原因： ①各种原因导致的尿道黏膜损伤，严重时可引起尿道出血。 ②凝血机制障碍。 ③药物引起尿道黏膜充血、水肿，易致尿道机械性损伤。 ④严重尿潴留导致膀胱内压升高的患者，如大量放尿导致膀胱内突然减压，使黏膜因急剧充血、出血而发生血尿。 （2）临床表现：肉眼血尿或镜下血尿。 （3）预防及处理： ①防止尿道黏膜损伤的措施均适用于防止尿道出血。 ②对凝血机制严重障碍的患者，导尿前应尽量予以纠正。 ③对有尿道黏膜充血、水肿的患者，尽量选择口径较小的导尿管，插管前充分做好尿道润滑工作。操作轻柔，尽量避免损伤。 ④插入导尿管后，放尿不宜过快，第1次放尿量不超过1000mL。 ⑤镜下血尿一般不需特殊处理，如血尿较为严重，可适当使用止血药。 3. 虚脱 （1）发生原因：因大量放尿使腹腔内压力突然降低，血液大量滞留在腹腔血管内导致血压下降而虚脱。 （2）临床表现：患者突然出现恶心、头晕、面色苍白、呼吸表浅、全身出冷汗、肌肉松弛和周身无力症状，往往突然瘫倒在地，严重时伴有意识不清。 （3）预防及处理： ①对膀胱高度膨胀且又极度虚弱的患者，第1次放尿量不应超过1000mL。 ②发现患者虚脱，应立即取平卧位或头低足高位，给予温开水或糖水。 ③如经上述处理无效，应及时建立静脉通道，并立即通知医生抢救。 4. 误入阴道 （1）发生原因：老年女性患者由于会阴部肌肉松弛，阴道肌肉萎缩牵拉，使尿道口陷于阴道前壁中，造成尿道口异位，操作时未仔细区分尿道与阴道。 （2）临床表现：导尿管插入后无尿液流出，而查体可见患者膀胱充盈、膨胀。 （3）预防及处理： ①仔细寻找尿道外口。寻找方法：常规消毒外阴，戴手套，左手示指、中指并拢轻轻插入阴道1.5～2.0cm时，将指端关节屈曲，而后将阴道前壁拉紧、外翻，在外翻的黏膜中便可找到尿道口，变异的尿道口一般不深。 ②导尿管误入阴道，应更换导尿管，重新插入。

膀胱冲洗操作规程及考核评分表

病区/科室：　　　　　　　　姓名：　　　　　　　　得分：

考核要点：	评判标准：
1.膀胱冲洗方法及装置的连接 2.膀胱冲洗液的选择 3.膀胱冲洗的液量、温度和冲洗速度	A.操作流畅；动作符合规范 B.操作流畅；部分动作不规范 C.操作不流畅；部分动作不规范 D.未完成程序；动作不符合规范

项目	操作规程		沟通指导	评分等级				扣分
		操作流程		A	B	C	D	
素质要求 （3分）		着装整洁,热情大方,符合护士形象		3	2	1	0.5	
操作前准备（11分）	自身准备	洗手,戴口罩	您好,我是您的责任护士XXX,请问您叫什么名字? 让我核对一下您的手腕带好吗?	2	1.5	1	0	
	环境准备	环境清洁,光线明亮		2	1.5	1	0	
	核对医嘱	核对医嘱		2	1.5	1	0	
	物品准备	治疗盘、碘伏棉签、冲洗装置、一次性引流袋、尿布、手套及血管钳,按医嘱准备冲洗液(冬季温度为38~40℃)及污物桶	您感觉怎么样? 现在要给您进行膀胱冲洗,就是将冲洗液通过您的导尿管注入膀胱内,主要作用是……不会有特别不适的,不用紧张。	3	2	1	0.5	
		检查物品质量、有效期		2	1.5	1	0	
操作过程（71分）	核对患者	将用物放于治疗车上并推至患者床边,确认患者身份(刷PDA)		3	2	1	0	
	解释	向患者解释操作目的,取得配合		3	2	1	0	
	评估患者	评估引流是否通畅,观察尿液的颜色、性状		3	2	1	0.5	
	患者卧位	拉床帘,协助患者取平卧位,酌情在臀下垫尿布	请您平卧,抬一下臀部,给您垫上尿布。请其他人回避一下。	2	1.5	1	0.5	
	排空膀胱	检查、开放导尿管引流,排空膀胱		4	3	2	1	
	排气	将膀胱冲洗液挂于输液钩上(注意不与其他液体挂在同一架上),高度适宜(液面距床面约60cm),并悬挂膀胱冲洗标识,排气后关闭调节器		5	4	3	2	
	戴手套	洗手、戴手套		2	1.5	1	0	
	消毒	夹闭导尿管,消毒导尿管连接处		5	4	3	2	
	连接	用三腔气囊导尿管一头连接冲洗管,另一头连接引流袋(双腔导尿管需使用"Y"形管接头,一头接冲洗管,另外两头分别连接导尿管和引流袋)		5	4	3	2	
	冲洗	夹闭引流袋,打开冲洗管开关,使溶液滴入膀胱	现在开始冲洗了,有什么不舒服请告诉我。	5	4	3	2	
		调节冲洗速度,一般为60~80滴/min		5	4	3	2	
	冲洗量	患者有尿意时或滴入溶液200~300mL后关闭冲洗管,打开引流袋开关,待冲洗液全部引流出后夹闭引流管,必要时可反复冲洗		5	4	3	2	

续表

项目	操作规程		沟通指导	评分等级				扣分
	操作流程			A	B	C	D	
操作过程 （71分）	保留 时间	滴入治疗用药，须在膀胱内保留30min后 再引流出		4	3	2	1	
	观察	患者反应；冲洗液的量、性状；出入是否 平衡	您感觉怎么样? 有腹痛、腹胀吗?	5	4	3	2	
	冲洗 结束	冲洗完毕，夹闭并取下冲洗管（双腔气囊 导尿管取下接头和冲洗管后，应消毒导尿 管接口并连接引流袋），酌情开放引流管		5	4	3	2	
	固定 尿管	清洁外阴部，妥善固定引流管及引流袋， 撤去用物，脱手套		3	2	1	0.5	
	安置 患者	协助患者穿好裤子，取舒适卧位，整理床 单位，酌情拉上床栏	已经冲洗好了， 您感觉还好吗?	3	2	1	0.5	
	指导 要点	避免尿液回流的注意点；保持引流通畅； 活动与饮水	XXX，要注意保护 好导尿管，不要 将其扭曲、牵拉， 起床活动时尿袋 位置不可高于小 腹；多饮水，有助 于预防感染。如 有不适请及时按 床头铃，谢谢您 的配合! 您休息 一下，我过一会 再来看您。	4	3	2	1	
操作后处 理(5分)	用物 处置	规范处理用物，洗手		2	1	0	0.5	
	记录	记录冲洗液的颜色、量及患者反应		3	2	1	0.5	
综合评价 （5分）	操作 流程	操作熟练、流畅；患者安全、舒适，遵守无 菌技术原则		3	2	1	0.5	
	人文 关怀	礼仪规范，沟通自然，体现人文关怀		2	1	0	0.5	
理论问答 （5分）		1. 膀胱冲洗的适应证 2. 膀胱冲洗的并发症及预防 3. 膀胱冲洗的注意事项		5	4	3	2	
考核者 提醒事项								
考核人 签名			考核日期	年	月		日	

膀胱冲洗技术相关知识

知识点	主要内容
目的	1. 清除膀胱内的血凝块、黏液、细菌等异物，预防感染的发生。 2. 治疗某些膀胱疾病，如膀胱炎、膀胱肿瘤。 3. 预防前列腺及膀胱手术后血块的形成。
适应证	患有膀胱疾病或导尿管引流不畅者。
禁忌证	怀疑膀胱穿孔者。
相关理论	1. 常用的膀胱冲洗液有生理盐水、0.02% 呋喃西林溶液、3% 硼酸溶液、0.1% 新霉素溶液。冬季冲洗溶液应加温至38～40℃。若为前列腺肥大摘除术后患者，则用4℃左右的0.9% 生理盐水即可。 2. 膀胱冲洗的高度为瓶内液面距床面约60cm。 3. 膀胱冲洗的量为200～300mL。患者有尿意时关闭冲洗管，每天冲洗3～4次，每次500～1000mL。 4. 膀胱冲洗的速度为60～80滴/min。
注意事项	1. 严格执行无菌技术操作规范，防止继发性感染。 2. 冲洗时加强观察，嘱患者深呼吸，尽量放松，根据患者反应及症状调节冲洗速度和冲洗液量，若感觉不适，应当减缓冲洗速度及减少量，必要时停止冲洗，若患者出现腹痛、腹胀、膀胱剧烈收缩或冲洗液色泽突然转鲜红，则应暂停冲洗，并及时通知医生处理。 3. 如果滴入的液体含有药液，须在膀胱内保留30min 后再被引流出体外，或者根据医嘱延长保留时间。 4. 冲洗过程中注意观察导尿管是否通畅，若引流液少于灌入的液体量，应考虑是否有血块或脓液阻塞，可增加冲洗次数或更换导尿管。
操作风险及防范	1. 血尿 （1）发生原因： ①插导尿管损伤尿道或留置期间牵拉损伤尿道黏膜。 ②冲洗液灌入过多且停留过长时间后放出，导致膀胱内突然减压，使黏膜急剧充血而引起血尿，一般常见于昏迷的患者。 ③继发于膀胱炎。 （2）临床表现：尿液外观呈洗肉水状，甚至有血凝块，尿常规每高倍镜视野红细胞多于5个。 （3）预防及处理： ①预防尿道黏膜损伤，动作轻柔，避免牵拉。 ②每次灌注的冲洗液以200～300mL 为宜，停留时间以5～10min 为宜。 ③积极治疗膀胱炎症，如血尿严重时应遵医嘱使用止血药。 2. 膀胱刺激症状 （1）发生原因：泌尿系感染、冲洗液温度过低等。 （2）临床表现：患者出现尿频、尿急、尿痛等症状。 （3）预防及处理： ①注意无菌操作，如由感染引起，应给予适当的抗感染治疗。 ②碱化尿液对缓解症状有一定作用。 ③遇寒冷气候，冲洗液应加温至38～40℃，以防因冲洗液温度偏低而刺激膀胱。 3. 膀胱痉挛 （1）发生原因：膀胱内有异物（如血凝块）；冲洗液选择错误；冲洗时速度过快或温度过低；手术创伤；引流管的刺激；前列腺增生患者手术切除后易出现逼尿肌无抑制性收缩；患者的精神因素。

续表

知识点	主要内容
操作风险及防范	（2）临床表现:膀胱区或尿道阵发性痉挛性疼痛;肛门坠胀感;尿意强烈;导尿管旁有尿液涌出;患者焦躁不安。 （3）预防及处理: ①做好心理护理,术前加强宣教;术后引导患者转移注意力,以减轻患者紧张焦虑的情绪。 ②术前选用光滑、组织相容性强、型号合适的硅胶导尿管。 ③操作时动作要轻柔。 ④选择正确的冲洗液,冲洗时密切观察,保持管道的通畅,注意冲洗液的温度和速度。 ⑤酌情减少导尿管气囊内的气体（或液体）,以减轻对膀胱三角区的刺激。 ⑥在病情允许的情况下尽早停止膀胱冲洗。 ⑦必要时给予镇静剂、止痛剂以减轻患者的痛苦。 ⑧教患者应对膀胱痉挛的方法:如深呼吸法、屏气呼吸法等。 4. 膀胱麻痹 （1）发生原因:某些冲洗液（如呋喃西林冲洗液）被吸收后,可干扰神经组织的糖代谢,引起周围神经炎,导致膀胱麻痹。 （2）临床表现:既往无排尿困难,拔除导尿管后意识清醒的患者不能自行排尿,出现明显的尿潴留症状和体征,并能排除尿路梗阻。 （3）预防及处理: ①重新导尿,必要时留置导尿管。 ②停用某些膀胱冲洗液,如呋喃西林冲洗液,改用温生理盐水冲洗膀胱。 ③局部热敷、针灸等治疗。 5. 感染 （1）发生原因: ①导尿破坏了泌尿系统的局部防御机制,尿道分泌物无法排出,细菌在局部繁殖、逆行感染。 ②膀胱冲洗破坏了引流系统的密闭状态,增加了逆行感染的机会。 ③没有严格遵守无菌操作。 ④引流管的位置过高,致使尿液倒流回膀胱,引起逆行感染。 ⑤冲洗液被细菌污染。 （2）临床表现:排尿时尿道有烧灼感,常有尿急、尿频、尿痛、排尿不畅、下腹部不适等膀胱刺激症状,急迫性尿失禁,膀胱区压痛;尿常规检查可见脓尿、血尿,尿培养细菌阳性。 （3）预防及处理: ①尽可能缩短导尿管的留置时间,尽可能不冲洗膀胱。 ②如有必要,冲洗膀胱前进行尿道口护理。 ③严格遵守无菌操作原则。 ④密切观察冲洗情况,使冲洗管的位置低于患者膀胱位置约15～20cm。 ⑤不使用过期、变质的冲洗液,使用冲洗液前应仔细观察瓶口有无松动,瓶身有无裂缝及溶液有无混浊、沉淀等。 ⑥必要时局部或全身使用抗生素。

大量不保留灌肠操作规程及考核评分表

病区/科室：　　　　　　　　　　姓名：　　　　　　　　　　得分：

考核要点：	评判标准：
1. 灌肠液的选择，温度及量的控制 2. 肛管插入方法及深度 3. 异常情况及处理 4. 沟通指导	A. 操作流畅；动作符合规范 B. 操作流畅；部分动作不规范 C. 操作不流畅；部分动作不规范 D. 未完成程序；动作不符合规范

项目		操作规程		评分等级				扣分
		操作流程	沟通指导	A	B	C	D	
素质要求 （3分）		着装整洁，热情大方，符合护士形象		3	2	1	0.5	
操作前准备（12分）	自身准备	洗手，戴口罩		2	1.5	1	0	
	核对医嘱	核对医嘱		2	1.5	1	0	
	用物准备	治疗盘、弯盘、纱布、液状石蜡、一次性灌肠袋、尿垫、卫生纸、便器、灌肠液、水温计、手套及污物桶	您好，我是您的责任护士XX，请问您叫什么名字？让我核对一下您的手腕带好吗？	3	2	1	0.5	
		检查一次性物品质量及有效期		2	1.5	1	0	
	灌肠液准备	灌肠液准备：0.1%～0.2%肥皂水或生理盐水，量为500～1000mL，温度为39～41℃，降温时用28～32℃灌肠液，中暑时用4℃灌肠液（肝性脑病患者禁忌用肥皂水，心衰患者禁忌用生理盐水灌肠）	因……原因，现在要给您灌肠，就是将灌肠液通过肛门灌入肠道。不会有太大的不适，请不要紧张。您以前灌过肠吗？有肛肠方面的疾病吗？	3	2	1	0.5	
操作过程（70分）	核对患者	将用物放于治疗车上并推至患者床边，确认患者身份（刷PDA）		3	2	1	0	
	解释	向患者解释操作目的、配合事项		3	2	1	0	
	评估患者	询问患者身体状况、大便情况，既往有无灌肠经历、肠道疾病		3	2	1	0.5	
	评估环境	室温适宜，关闭门窗，拉床帘	您觉得冷吗？请其他人员回避一下。	2	1.5	1	0	
	摆放体位	松床尾，协助患者取左侧卧位，双腿屈曲，褪裤子至膝部，移近床沿，暴露臀部	请您面朝左侧睡，腿弯曲，臀部尽量靠近床边。请抬一下臀部，给您垫上尿垫。	4	3	2	1	
	垫巾	戴手套，将尿垫铺于臀下，置弯盘于肛门旁		4	3	2	1	
	灌肠高度	将灌肠袋挂于输液架上，使液面距肛门40～60cm		5	4	3	2	
	润滑排气	用液状石蜡润滑肛管前端，排气，夹紧调节器	现在开始插管了，等一下液体灌入时会有些腹胀或有便意，请尽量放松，可以做深呼吸。如果有不适请及时告诉我。	5	4	3	2	
	插入肛管	一手持卫生纸分开并暴露肛门，检查肛门情况		4	3	2	1	
		嘱患者深呼吸，一手将肛管轻轻插入肛门内7～10cm		5	4	3	2	
	溶液注入	左手固定肛管，右手松调器，使溶液缓缓注入		5	4	3	2	

续表

项目	操作规程		评分等级				扣分
	操作流程	沟通指导	A	B	C	D	
操作过程（70分）	观察与处理：灌入情况：若液体流入不畅，可旋转移动肛管或挤捏肛管	现在液体已经灌入了，有没有什么不舒服？	3	2	1	0	
	患者耐受情况：若出现腹胀或便意，嘱患者深呼吸，护士应减慢灌入流速或暂停片刻		3	2	1	0	
	异常情况：若发现患者出现面色苍白、出冷汗、心悸、气急、脉速、腹痛等情况，应立即停止灌肠，并向医师报告情况		5	4	3	2	
	拔出肛管：灌肠结束，夹紧调节器，一只手拿卫生纸包裹肛管前端，另一只手轻轻拔管，并将拔出的肛管放入弯盘内，擦净肛门		4	3	2	1	
	用物处置：撤去用物，脱手套，洗手		2	1.5	1	0.5	
	安置患者：整理床单位，协助患者取舒适卧位，酌情准备便盆		3	2	1	0.5	
	指导要点：灌肠液保留时间；有不适情况及时报告	XXX，为了保证灌肠的疗效，请您尽量保留灌肠液5～10min后再排便。如果有不适请及时按床头铃，谢谢您的配合，您好好休息，我过一会再来看您。	4	3	2	0.5	
	协助排便：协助排便，开窗通风，观察排便情况		3	2	1	0.5	
操作后处理（5分）	用物处置：规范处理用物，洗手		2	1.5	1	0.5	
	记录：记录灌肠时间、灌肠液及其量；患者反应；灌肠后排便次数、量、性状		3	2	1	0.5	
综合评价（5分）	操作流程：操作熟练、流畅；患者安全、舒适		3	2	1	0.5	
	人文关怀：礼仪规范，沟通自然，体现人文关怀		2	1.5	1	0.5	
理论问答（5分）	1. 大量不保留灌肠的目的和适应证 2. 大量不保留灌肠的禁忌证 3. 大量不保留灌肠的注意事项		5	4	3	2	
考核者提醒事项							
考核人签名		考核日期		年　　月　　日			

大量不保留灌肠技术相关知识

知识点	主要内容
目的	1. 解除便秘及肠胀气。 2. 清洁肠道,为肠道手术、检查或分娩做准备。 3. 稀释并清除肠道内的有害物质,以减轻中毒症状。 4. 灌入低温液体,为高热患者降温。
适应证	便秘及需要进行术前肠道清洁的患者;部分中毒及高热患者。
禁忌证	妊娠、急腹症、消化道出血、严重心脏病等患者不宜灌肠;直肠、结肠或肛门等手术后及大便失禁的患者不宜灌肠。
相关理论	1. 体位:左侧卧位。 2. 溶液选择:0.1%～0.2% 肥皂水、生理盐水,肝性脑病患者禁用肥皂水,心衰患者禁用生理盐水。 3. 灌肠高度:液面距肛门40～60cm,伤寒患者液面不得高于肛门30cm。 4. 量:成人500～1000mL,小儿200～500mL,伤寒患者不超过500mL。 5. 温度:一般患者为39～41℃,需降温患者为28～32℃,中暑患者为4℃。 6. 插入深度:7～10cm。 7. 保留时间:5～10min。
注意事项	1. 为伤寒患者灌肠时,溶液不超过500mL,液面不高于肛门30cm。 2. 肝性脑病患者禁用肥皂水灌肠,以减少氨的产生。充血性心力衰竭和水钠潴留患者禁用0.9%氯化钠溶液灌肠。 3. 准确掌握灌肠溶液的温度、浓度、流速、压力和量。 4. 灌肠时,患者若有腹胀或便意,应嘱患者深呼吸或降低液面高度以减慢灌入流速,从而减轻不适。 5. 灌肠过程中,应随时观察患者的病情变化,若发现患者出现脉搏细速、面色苍白、出冷汗、剧烈腹痛、心慌等情况,应立即停止灌肠,并报告医生,采取急救措施。
操作风险及防范	1. 肠道黏膜损伤、出血 (1)发生原因: ①患者有痔疮、肛门或直肠畸形、凝血机制障碍等异常,插管时增加了肛门的机械性损伤。 ②患者精神紧张,出现肛门括约肌痉挛,插管时损伤了肠道黏膜。 ③肛管未予润滑,插管动作粗暴。 (2)临床表现:肛门疼痛,排便时疼痛感加剧,损伤严重时可见肛门滴血或排便带有血丝、血凝块。 (3)预防及处理: ①全面评估患者身心状况,有无禁忌证。 ②做好宣教工作,加强心理护理,解除患者的紧张、恐惧心理。 ③插管前必须用液体石蜡润滑肛管,插管动作要轻柔,忌强行插入,不要来回抽插及反复插管。 ④插管时嘱患者张口进行深、慢呼吸,可促进肛门外括约肌放松,以便于插入。 ⑤若肛门疼痛或已经发生肠道出血,则应根据病情选用相应的止痛、止血药物或进行局部治疗。 2. 肠穿孔、肠破裂 (1)发生原因: ①操作时动作粗暴,用力过猛,穿破肠壁。 ②肛管质地粗硬或反复多次插管。 ③灌入液量过多,肠道内压力过大。 (2)临床表现:灌肠过程中,患者突然觉得腹胀、腹痛。查体,腹部有压痛或反跳痛现象。腹部B超检查可发现腹腔积液。

续表

知识点	主要内容
操作风险及防范	（3）预防及处理： ①选用质地适中，大小、粗细合适的肛管。 ②插管时，动作应轻缓，避免重复插管。 ③若遇有阻力时，可稍移动肛管或嘱患者变动一下体位。 ④液体灌入速度宜适中，灌肠袋液面距患者肛门高度约为40～60cm。 ⑤若患者发生肠穿孔、肠破裂现象，立即转外科行手术治疗。 3. 水中毒、电解质紊乱 （1）发生原因： ①因反复用清水或盐水等灌肠液灌肠，导致大量液体经大肠黏膜吸收。 ②灌肠后排便异常增多，水、电解质丢失过多，致出现脱水、低钾血症或低钠血症。 （2）临床表现：水中毒者早期表现为烦躁不安，继而嗜睡、抽搐甚至昏迷，查体可见球结膜水肿；脱水患者诉口渴，查体可见皮肤干燥、心动过速、血压下降、小便减少和尿色加深；低钾血症患者常诉软弱无力、腹胀，查体可见肠鸣音减弱、腱反射迟钝或消失，可出现心律失常，心电图可见ST-T改变和出现U波。 （3）预防及处理： ①全面评估患者的身心状况，尤应注意心、肾疾病及老年或小儿等患者。 ②清洁灌肠前，嘱患者进行合理有效的饮食（肠道准备前3～5d进无渣流质饮食）。 ③清洁灌肠时，一般采用左侧卧位以便于灌入，从而减少灌肠次数。 ④对腹泻不止者，可给予止泻药、口服补液或静脉输液；对低钾血症、低钠血症患者，可予口服或静脉补充。 4. 虚脱 （1）发生原因： ①年老体弱、全身状况差或严重心肺疾病患者。 ②灌肠液温度过低，致使肠道痉挛。 ③灌肠次数过多、速度过快且溶液过量。 （2）临床表现：患者突然感恶心、头晕、面色苍白、全身出冷汗甚至晕厥。 （3）预防及处理： ①灌肠液温度应稍高于体温，约39～41℃，不可过高或过低（高热降温灌肠者除外）。 ②灌肠速度应根据患者的身体状况、耐受力来调节合适的流速。 ③一旦发生虚脱，应立即停止灌肠并引导患者平卧休息。 5. 大便失禁 （1）发生原因： ①肛管留置时间过长，降低了肛门括约肌的反应，甚至导致肛门括约肌永久性松弛。 ②清洁灌肠时，患者心情紧张造成排便反射控制障碍。 ③操作粗暴，损伤肛门括约肌或其周围的血管或神经。 （2）临床表现：大便不由自主地从肛门排出。 （3）预防及处理： ①插管时，动作轻柔，避免暴力插管；灌肠结束应及时拔除肛管，避免长时间留置。 ②清除患者紧张不安的情绪，鼓励患者加强意识以控制排便。 ③帮助患者重建控制排便的能力，鼓励患者尽量自己排便，逐步恢复其肛门括约肌的控制能力。 ④必要时适当使用镇静剂。 ⑤对已发生大便失禁者，床上铺橡胶（或塑料）单、中单或一次性尿布，每次便后用温水洗净肛门周围及臀部皮肤，保持皮肤干燥。必要时，肛门周围涂擦软膏以保护皮肤，避免破损感染。

小量不保留灌肠操作规程及考核评分表

病区/科室：　　　　　　　　　姓名：　　　　　　　　　得分：

考核要点：	评判标准：
1. 灌肠液的选择，温度及量的控制 2. 肛管插入方法及深度 3. 异常情况及处理 4. 沟通指导	A. 操作流畅；动作符合规范 B. 操作流畅；部分动作不规范 C. 操作不流畅；部分动作不规范 D. 未完成程序；动作不符合规范

项目		操作规程 操作流程	沟通指导	A	B	C	D	扣分
素质要求（3分）		着装整洁，热情大方，符合护士形象		3	2	1	0.5	
操作前准备（12分）	自身准备	洗手，戴口罩		2	1.5	1	0	
	核对医嘱	核对医嘱	您好，我是您的责任护士XX，请问您叫什么名字？让我核对一下手腕带好吗？	2	1.5	1	0	
	用物准备	治疗盘、弯盘、纱布、液状石蜡、注洗器、肛管、量杯、血管钳、尿垫、卫生纸、灌肠溶液、温开水、水温计、手套及污物桶，酌情准备便器		3	2	1	0.5	
		检查一次性物品质量及有效期		2	1.5	1	0	
	灌肠液准备	灌肠液准备：123溶液（50%硫酸镁30mL＋甘油60mL＋温开水90mL）或甘油50mL＋等量温开水，温度为39～41℃	您感觉怎么样？因您几天未解大便，现在要给您灌肠，就是将灌肠液通过肛门灌入肠道，以促进排便。请不要紧张，不会有太大不适。您以前有灌肠经历吗？有肛肠方面的疾病吗？	3	2	1	0.5	
操作过程（70分）	核对患者	将用物放于治疗车上并推至患者床边，确认患者身份（刷PDA）		3	2	1	0	
	解释	向患者解释操作目的，以取得配合		3	2	1	0	
	评估患者	询问患者身体状况，尤其关注患者既往有无肠道疾病		3	2	1	0.5	
	评估环境	室温适宜，关闭门窗，拉床帘		2	1.5	1	0	
	摆放体位	松床尾，协助患者取左侧卧位，双腿屈曲，褪裤子至膝部，移近床沿，暴露臀部	请您面朝左侧睡，腿弯曲，臀部尽量靠近床边。请抬一下臀部，给您垫上尿垫。	4	3	2	1	
	垫巾	戴手套，将尿垫铺于臀下，将弯盘置于肛门旁		4	3	2	1	
	抽药液	注洗器抽取灌肠液连接肛管		5	4	3	2	
	润滑排气	用液状石蜡润滑肛管前端，排气，用血管钳夹管		5	4	3	2	
	插入肛管	一手持卫生纸分开并暴露肛门，检查肛门情况	开始插管了，液体注入时会有些腹胀或便意，请放松，可以做深呼吸。如果有不适就及时告诉我。	4	3	2	1	
		嘱患者深呼吸，一手轻轻将肛管插入肛门内7～10cm，左手固定肛管，右手松血管钳		5	4	3	2	
	溶液注入	正确灌注药液（缓慢注入药液，注射完毕后夹管，取下注洗器再吸取药液，松夹后再行灌注，如此反复直至注完药液）		5	4	3	2	

续表

项目	操作规程		沟通指导	评分等级				扣分
	操作流程			A	B	C	D	
操作过程（70分）	观察与处理	灌入情况:如液体灌入不畅,可旋转移动肛管	现在液体已经灌入,有没有什么不舒服?	3	2	1	0	
		患者耐受情况:若患者出现腹胀或便意,嘱患者深呼吸,减慢灌入流速或暂停片刻		3	2	1	0	
		异常情况:若发现患者出现面色苍白、出冷汗、心悸、气急、脉速、腹痛等情况,应立即停止灌肠,并将情况报告医师		5	4	3	2	
	拔出肛管	灌肠结束,用血管钳夹闭肛管,一手拿卫生纸包裹肛管前端,另一手轻轻拔管,并将拔出的肛管放入弯盘内,擦净肛门		4	3	2	1	
	处置	撤去用物,脱去手套,洗手		2	1.5	1	0.5	
	安置患者	整理床单位与患者衣裤,协助其取舒适卧位,酌情备便盆	XXX,为了保证灌肠的疗效,需保留10～20min才能排便。如有不适请及时按床头铃。谢谢您的配合,您好好休息,我过一会再来看您。	3	2	1	0.5	
	指导要点	灌肠液保留的时间;有不适情况及时报告		4	3	2	0.5	
	协助排便	协助排便,开窗通风,观察排便情况		3	2	1	0.5	
操作后处理(5分)	用物处置	规范处理用物,洗手		2	1.5	1	0.5	
	记录	记录灌肠时间、灌肠液及量;患者反应;灌肠后排便次数、量及性状		3	2	1	0.5	
综合评价（5分）	操作流程	操作熟练、流畅;患者安全、舒适		3	2	1	0.5	
	人文关怀	礼仪规范,沟通自然,体现人文关怀		2	1.5	1	0.5	
理论问答（5分）	1. 小量不保留灌肠的目的和适应证 2. 小量不保留灌肠的注意事项			5	4	3	2	
考核者提醒事项								
考核人签名			考核日期	年 月 日				

小量不保留灌肠技术相关知识

知识点	主要内容
目的	1. 软化粪便,解除便秘。 2. 排出肠道内的气体,减轻腹胀。
适应证	常用于腹部或盆腔手术后患者、危重患者、年老体弱者、小儿及妊娠期妇女。
禁忌证	接受过肛门、直肠或结肠手术的患者及大便失禁的患者。
相关理论	1. 溶液及量:123 溶液(50% 硫酸镁30mL、甘油60mL、温开水90mL),甘油50mL 加等量温开水。 2. 灌肠液温度:38℃。 3. 灌肠高度:若用小容量灌肠筒,液面距肛门应低于30cm。 4. 保留时间:10～20min。 5. 灌肠体位及肛管插入深度:同"大量不保留灌肠技术相关知识"。
注意事项	1. 注入速度不宜过快、过猛,以免刺激肠黏膜,引起排便反射,造成溶液难以保留。 2. 在更换注洗器时,要防止空气进入肠道。 3. 药液注完后,注入温开水5～10mL,抬高肛管尾端,使管内溶液全部灌入。
操作风险 及防范	见"大量不保留灌肠技术相关知识"。

保留灌肠操作规程及考核评分表

病区/科室：　　　　　　　　姓名：　　　　　　　　得分：

| 考核要点：
1. 灌肠液的选择,温度及量的控制
2. 肛管插入方法及深度
3. 异常情况及处理
4. 沟通指导 | | | 评判标准：
A. 操作流畅;动作符合规范
B. 操作流畅;部分动作不规范
C. 操作不流畅;部分动作不规范
D. 未完成程序;动作不符合规范 | | | | | |

项目	操作规程			评分等级				扣分
	操作流程		沟通指导	A	B	C	D	
素质要求 （3分）	着装整洁,热情大方,符合护士形象			3	2	1	0.5	
操作前准备（12分）	核对评估	核对医嘱		2	1.5	1	0	
	自身准备	洗手,戴口罩		2	1.5	1	0	
	用物准备	治疗盘、弯盘、纱布、液状石蜡、注洗器、肛管（20号以下）、量杯、血管钳、尿垫、卫生纸、便盆、灌肠液、温开水、水温计、手套及污物桶	您好,我是您的责任护士XX,请问您叫什么名字?让我看一下您的手腕带好吗?	3	2	1	0.5	
		检查一次性物品有效期及质量		2	1.5	1	0	
	灌肠液准备	根据医嘱准备,容量不超过200mL,溶液温度为39～41℃。①镇静催眠:10%水合氯醛;②抗肠道感染:2%小檗碱,0.5%～1.0%新霉素或其他抗生素溶液	您感觉怎么样,有什么不舒服吗?因……原因现在要给您灌肠,就是将消炎（镇静）药液通过肛门灌入肠道。不会有太大的不适,您不用紧张。您以前有灌肠经历吗?	3	2	1	0.5	
操作过程（70分）	核对患者	将用物放于治疗车上并推至患者床边,确认患者身份（刷PDA）		3	2	1	0	
	解释	向患者解释操作目的,以取得配合		3	2	1	0	
	评估	评估患者肠道及身体状况,有无禁忌证		2	1.5	1	0.5	
		室温适宜,关闭门窗,拉床帘		2	1.5	1	0.5	
	排便	松床尾,协助排便、排尿		2	1.5	1	0	
	摆放体位	根据病情选择不同的卧位（如慢性菌痢患者取左侧卧位,阿米巴痢疾患者取右侧卧位）,同时臀部抬高10cm,双腿屈曲,下拉裤子至膝部,移近床沿,暴露臀部	需要协助您排便吗?	4	3	2	1	
	垫巾	戴手套,将尿垫铺于臀下,将弯盘置于肛门旁	请您朝左(右)侧睡。腿弯曲,臀部尽量靠近床边,这样躺舒服吗?觉得冷吗?	4	3	2	1	
	抽药液	用注洗器抽取灌肠液连接肛管		5	4	3	2	
	润滑排气	用液状石蜡润滑肛管前端,排气,用血管钳夹管		5	4	3	2	
	插入肛管	一手持卫生纸分开并暴露肛门,再次检查肛门情况	准备插管了,请尽量放松,液体注入时会有些腹胀或便意,可以做深呼吸。如果有不适请及时告诉我。	3	2	1	0.5	
		嘱患者深呼吸,一手将肛管轻轻插入肛门内15～20cm,左手固定肛管,右手松血管钳		5	4	3	2	
	溶液注入	缓慢注入药液,注射完毕后夹管,取下注洗器再吸取药液,松夹后再行灌注,如此反复直至注完药液		5	4	3	2	

续表

项目	操作规程		沟通指导	评分等级				扣分
	操作流程			A	B	C	D	
操作过程（70分）	注温开水	灌注结束后注入温开水5～10mL,提起肛管尾端,使溶液全部注入		4	3	2	1	
	观察与处理	灌入情况:如液体流入不畅,可旋转移动肛管或挤捏肛管	液体已经注完了,有没有什么不舒服?	3	2	1	0	
		患者耐受情况:如出现腹胀或便意,嘱患者深呼吸,减慢灌入流速或暂停片刻		3	2	1	0	
		异常情况:如发现患者有面色苍白、出冷汗、心悸、气急、脉速、腹痛等情况,应立即停止灌肠,并将具体情况报告医师		4	3	2	1	
	拔出肛管	用血管钳夹闭肛管,一只手拿卫生纸包裹肛管前端,另一只手轻轻拔管,并将拔出的肛管放入弯盘内,擦净肛门	已经好了,您配合得很好! 现在可以躺平了。	4	3	2	1	
	用物处置	撤去用物,脱手套,洗手		2	1.5	1	0.5	
	安置患者	协助患者整理衣裤,取舒适卧位,整理床单位,酌情准备便盆	为了保证药物的疗效,需要保留药液1h以上才能排便。如果有不适请及时按床头铃。您好好休息,我过一会再来看您。	3	2	1	0.5	
	指导要点	药液保留时间;有不适情况及时报告		4	3	2	1	
操作后处理(5分)	用物处置	规范处理用物,洗手		3	2	1	0.5	
	记录	灌肠时间、灌肠液名称、量以及排便情况、身体反应等		2	1.5	1	0.5	
综合评价（5分）	操作流程	操作熟练、流畅;患者安全、舒适		3	2	1	0.5	
	人文关怀	礼仪规范,沟通自然,体现人文关怀		2	1.5	1	0.5	
理论问答（5分）		1.保留灌肠的目的、适应证、禁忌证 2.不同疾病保留灌肠的体位要求		5	4	3	2	
考核者提醒事项								
考核人签名			考核日期	年　　　月　　　日				

保留灌肠技术相关知识

知识点	主要内容
目的	1. 镇静、催眠。 2. 治疗肠道感染。
适应证	烦躁需要镇静者；某些肠道疾病患者。
禁忌证	接受过肛门、直肠、结肠手术的患者及大便失禁的患者，不宜做保留灌肠。
相关理论	1. 卧位：慢性菌痢病变多在直肠或乙状结肠，宜取左侧卧位；阿米巴痢病变在回盲部，宜取右侧卧位。 2. 溶液选择：镇静催眠选择10%水合氯醛，治疗肠道感染选择2%小檗碱、1.5%～1.0%新霉素或其他抗生素溶液。 3. 灌肠要求：排便后休息30～60min再行灌肠，臀部抬高10cm，选择20号以下的肛管，液面距肛门高度不超过30cm。 4. 插入深度：15～20cm，注液速度要慢。 5. 保留时间：1h以上。
注意事项	1. 保留灌肠前嘱患者排便，肠道排空有利于药液吸收。了解灌肠目的和病变部位，以确定患者的体位和插入肛管的深度。 2. 保留灌肠时，肛管宜细，插入宜深，液量宜少，压力要低，速度宜慢，以减少刺激，使灌入的药液能保留较长时间，以利于肠黏膜吸收，操作时防止气体进入肠道。
操作风险及防范	见"大量不保留灌肠技术相关知识"。

结肠造口灌洗操作规程及考核评分表

病区/科室：　　　　　　　　　姓名：　　　　　　　　得分：

考核要点：	评判标准：
1.结肠造口灌洗程序	A.操作流畅;动作符合规范
2.结肠造口灌洗液温度、量及速度的控制	B.操作流畅;部分动作不规范
3.异常情况处理	C.操作不流畅;部分动作不规范
4.更换造口袋方法	D.未完成程序;动作不符合规范

项目		操作规程		评分等级				扣分
		操作流程	沟通指导	A	B	C	D	
素质要求（3分）		着装整洁,热情大方,符合护士形象		3	2	1	0.5	
操作前准备(10分)	自身准备	洗手,戴口罩		2	1.5	1	0	
	核对医嘱	核对医嘱		2	1.5	1	0	
	用物准备	治疗盘、一件式造口灌洗套件（内含灌注袋、锥形灌洗头、袖状引流袋、夹子、腰带）、液状石蜡、温水1000mL（温度为38～40℃）、清洁手套2双、纱布数块、尿垫、贴造口袋用物1套、便盆、卫生纸、输液架及污物桶	您好！我是您的责任护士XX,请问您叫什么名字？让我核对一下您的手腕带好吗？	4	3	2	1	
		检查物品的质量和有效期	您感觉怎么样,有什么不舒服吗？为了促进肠蠕动,养成定时排便的习惯,需要给您进行造口灌洗,就是用温水由造口慢慢灌入,灌洗的时候可能会有些难受,请您配合一下好吗？我先检查一下您的造口情况。	2	1.5	1	0	
操作过程（71分）	核对患者	将用物放于治疗车上并推至患者床边,确认患者身份（刷PDA）		3	2	1	0	
	评估环境	室温适宜,关闭门窗,拉床帘		3	2	1	0	
	解释评估	向患者解释操作目的、方法,指导配合事项		2	1.5	1	0.5	
		评估造口周围红肿出血等情况		2	1.5	1	0.5	
	患者体位	协助患者取坐位或造口侧卧位		3	2	1	0	
	垫巾	戴手套,将尿垫铺于同侧腰臀部,将污物桶放于易取处		3	2	1	0	
	取下造口袋	暴露患者造口,取下原造口袋;清洁造口周围皮肤及造口,脱下手套	现在给您取下造口袋。	5	4	3	2	
	排气	将灌洗袋挂于输液架上,使液面距肛门45～60cm		5	4	3	2	
	安装袖状引流袋	袖状引流袋用腰带固定于造口处,将远端开口置于便盆内,排气,夹紧调节器						
	探查结肠	操作者戴手套,示指涂少量液状石蜡,缓慢插入造口内,探明结肠走向	我用手指探查一下肠管,请放松。	5	4	3	2	
	插管冲洗	在锥形灌洗头涂少许液状石蜡,缓慢插入造口中,开放调节器	现在开始给您灌洗了。	4	3	2	1	
		控制流速和灌洗量:灌洗流速50mL/min左右,灌洗量500～1000mL		4	3	2	1	

续表

项目		操作规程		评分等级				扣分
		操作流程	沟通指导	A	B	C	D	
操作过程（71分）	观察	观察患者耐受情况,如有便意,嘱患者深呼吸,适当放低灌洗袋,减慢速度	您觉得还好吗?如有便意可以做深呼吸,如感到其他不舒服请及时告诉我。	5	4	3	2	
	异常情况处理	如发现患者出现面色苍白、出冷汗、心悸、气急、脉速、腹痛等情况,应立即停止灌洗,并报告医师		5	4	3	2	
	拔出肛管	灌洗完毕,先关紧调节器,停留3～5min,再拔出锥形灌洗头	为了促进排便,请您在病房内走动(或在床上进行翻身运动)20min。	5	4	3	2	
	协助排便	妥善固定袖式引流袋,指导患者活动20min,协助排便,去除袖状引流袋		5	4	3	2	
	更换造口袋	清洁造口及周围皮肤;脱手套;按要求装上造口袋	灌洗好了,现在给您装上造口袋好吗?	6	5	4	3	
	整理用物	整理患者衣服及床单位,协助其取舒适卧位,备好便盆;酌情拉上床栏;开窗通风		3	2	1	0.5	
	指导要点	观察排出液;有不适情况及时报告	XX,请您卧床休息,注意观察排出液的量、颜色及性状,如果有不适情况请及时按床头铃。谢谢您的配合,请您好好休息,我过一会再来看您。	3	2	1	0.5	
操作后处理（6分）	用物处置	规范处理用物,洗手		3	2	1	0.5	
	记录	记录灌洗时间及量、灌洗次数、排出物性质及量;患者反应;造口及周围皮肤情况		3	2	1	0.5	
综合评价（5分）	操作流程	操作熟练、流畅;患者安全、舒适		3	2	1	0.5	
	人文关怀	礼仪规范,沟通自然,体现人文关怀		2	1.5	1	0.5	
理论问答（5分）		1. 结肠造口灌洗的目的、适应证 2. 结肠造口灌洗的并发症		5	4	3	2	
考核者提醒事项								
考核人签名			考核日期	年　　　月　　　日				

结肠造口灌洗相关知识

知识点	主要内容
目的	1. 促进造口形成正常的排便规律。 2. 刺激肠蠕动和治疗便秘。 3. 结肠给药，手术、肠道检查的准备。
适应证	结肠造口术后、肠功能恢复的患者。
相关理论	1. 灌洗液的温度约为38～40℃。 2. 压力不宜过大，灌洗袋的液面距离肠造口的高度约为45～60cm。不管患者是取坐位还是立位，一般灌洗袋底端与患者肩部平齐即可。 3. 一般控制流速在60mL/min左右。成人灌洗量一般为600～1000mL。 4. 灌洗完后固定灌洗圆锥头，停留3～5min，目的是使水分充分进入肠腔，预防灌洗液逆流。 5. 粪便排出过程需要20～30min。经过约15min后，大部分排泄物已经排出，灌洗者可将袖袋尾端扎紧，在室内行走，再过10～15min后粪便才能被排泄干净。 6. 若灌洗间隔时间内无排便，则造口仅覆盖纱布即可。
注意事项	1. 护士执行灌洗前需要经过医生或造口治疗师的评估确认后才能尝试，经过造口治疗师或护士的培训后方可自行独立操作；患者在家自行操作应与造口师或护士保持联系，及时咨询、解决灌洗过程中存在的问题。 2. 每次灌洗要在当天同样时间的前/后1h进行。 3. 第1次灌洗时，在造口治疗师/护士的指导下，用示指探查肠造口的方向。 4. 若灌洗过程中患者出现面色苍白、出冷汗或剧烈腹痛，则应立即停止灌洗。 5. 若灌水后无粪便排出，则停止灌洗，贴上造口袋等下次灌洗时再进行。 6. 大约6周内，每次灌洗后患者仍需佩戴合适的造口袋，预防在灌洗间隔时间内有粪便排出。 7. 将灌洗器材清洗后置于阴凉处，使其自然干燥。若有残留污物或水分，灌洗圆锥头、集水袋的连接导管等会发霉、变黑。 8. 对于有结肠持续性病变、广泛憩室炎、放射性结肠炎及结肠炎的患者，灌洗会增加肠穿孔的危险；化疗期间，患者结肠脆性增加，灌洗会增加肠穿孔的危险；盆腔或腹部放射治疗期间极易引起肠穿孔。此外，全身系统疾病（如关节炎、帕金森或瘫痪），潜在液体过多并发症如（心脏或肾脏疾病），预后对差或临终患者不能灌洗。
操作风险及防范	1. 肠道感染 （1）发生原因：没有严格执行无菌技术操作（如没戴手套或手套被污染、灌肠袋被污染、灌肠溶液被污染），灌洗器未排气，各种导致肠道黏膜损伤的原因等，严重时均可引起感染。 （2）临床表现：腹痛，大便次数增多，大便的量、颜色、性状有所改变。 （3）预防及处理： ①灌肠时应做到一人一液一管，一次性使用。 ②尽量避免多次、重复插管，避免管路堵塞。 ③如已发生感染，根据大便培养结果，遵医嘱选择合适的抗生素。 2. 肠道损伤（黏膜损伤、出血、肠穿孔） （1）发生原因： ①患者原有消化性溃疡。肠道黏膜有炎性水肿及炎性渗出，黏膜相对脆弱，易损伤。 ②如动作粗暴、插管次数过多、过深等。 ③灌洗锥管质地坚硬、粗糙及外径过大。 ④患者烦躁不安、不合作。 ⑤灌肠速度过快，压力过大。 ⑥肠道肿瘤破裂穿孔，尤其是放疗、化疗期间。

续表

知识点	主要内容
操作风险及防范	（2）临床表现:造口黏膜破溃、出血,造口周围组织疼痛;排便带血丝、血凝块;肠穿孔者在灌肠过程中突然觉得腹胀、腹痛,查体腹部压痛或反跳痛;腹部B超检查可发现腹腔积液。 （3）预防及处理: ①全面评估患者身心状况,询问有无禁忌证。 ②加强心理护理,解除患者的顾虑及恐惧心理,使之接受并配合操作。 ③选择粗细合适、质地软的灌洗锥管。 ④插管前必须用液状石蜡润滑灌洗锥头,插管动作要轻柔,操作应顺应肠道解剖结构,忌强行插入,不要来回及反复插管。 ⑤插管时嘱患者张口深、慢呼吸,以便于插入。 ⑥插入深度要适宜,缓慢将灌洗锥管全部插入,如遇阻力,及时停止。灌洗袋的液面距离肠造口的高度约为45～60cm,速度不宜过快。 ⑦发生肠道出血时,应根据病情使用相应的止血药物或进行局部治疗。 ⑧若患者发生肠穿孔、肠破裂,立即转外科行手术治疗。 3.虚脱 （1）发生原因:腹泻,肠痉挛,肠绞痛。 （2）临床表现:患者突然感恶心、头晕、面色苍白、全身出冷汗甚至晕厥。 （3）预防及处理: ①灌肠液温度应稍高于体温,约为38～40℃。 ②灌肠速度应根据患者身体状况、耐受力来调节至合适的流速。 ③一旦发生虚脱应立即停止灌洗,平卧休息。 4.造口周围皮肤擦伤 （1）发生原因:粗暴操作,大便浸渍造口周围皮肤。 （2）临床表现:造口周围皮肤破溃、红肿。 （3）预防及处理: ①保持患者造口周围局部清洁、干燥。 ②使用灌洗装置时,不可以硬塞、硬拉,必要时在造口边缘垫以软纸、布垫或撒滑石粉。 ③皮肤破溃时可用造口护肤粉或皮肤保护膜等。 ④用外科无菌换药法处理伤口。

更换普通引流袋操作规程及考核评分表

病区/科室：　　　　　　　　　姓名：　　　　　　　　　得分：

考核要点：	评判标准：
1. 无菌操作 2. 消毒方法与导管固定 3. 引流液的观察及记录 4. 健康教育	A. 操作流畅;动作符合规范 B. 操作流畅;部分动作不规范 C. 操作不流畅;部分动作不规范 D. 未完成程序;动作不符合规范

项目		操作规程		评分等级				扣分
		操作流程	沟通指导	A	B	C	D	
素质要求（3分）		着装整洁,热情大方,符合护士形象		3	2	1	0.5	
操作前准备(7分)	自身准备	洗手,戴口罩		2	1.5	1	0	
	用物准备	治疗盘、治疗巾、碘伏棉签、弯盘2个（内有纱布1块、镊子1把）、一次性引流袋、血管钳及污物桶	您好，我是您的责任护士XXX，请问您叫什么名字？让我核对一下您的手腕带好吗？	3	2	1	0.5	
		检查物品的质量及有效期		2	1.5	1	0	
操作过程（75分）	核对患者	将用物放于治疗车上并推至患者床边,确认患者身份（刷PDA）		3	2	1	0	
	解释	向患者解释操作目的,取得配合	您现在感觉怎么样,伤口还疼吗？为了预防感染,现在为您更换引流袋,请您配合一下,好吗？	3	2	1	0	
	评估	询问了解病情,评估引流情况		2	1.5	1	0.5	
		室温适宜,拉上床帘,关好门窗		2	1.5	1	0.5	
	卧位	取合适体位（平卧位或低半卧位）,患侧手置于枕边或胸前		3	2	1	0.5	
	戴手套	戴手套		2	1.5	1	0.5	
	检查伤口	暴露伤口及引流管,检查敷料、引流口周围皮肤情况,检查胸（腹）部体征、管道标识	感觉冷吗？请让我检查一下您的伤口情况。	5	4	3	2	
	准备引流袋	打开引流袋外包装,检查引流袋有无破损及管道有无扭曲,拧紧塞子,挂于床沿		5	4	3	2	
	垫巾	将治疗巾（或引流袋外包装）垫于引流管衔接处下方		3	2	1	0.5	
	挤压夹管	自上而下挤压引流管,用血管钳夹住引流管尾端上3～6cm处		5	4	3	2	
	消毒	方法:取第1根碘伏棉签围绕接口处环形消毒1圈,再以接口为起点向上纵形消毒2.5cm,第2根碘伏棉签再围绕接口处环形消毒1圈,向下纵形消毒2.5cm		5	4	3	2	
		夹取弯盘中的纱布,包裹连接处,脱开引流袋与引流管,上提引流袋管路后夹于手部		5	4	3	2	
		取第3根碘伏棉签消毒引流管横截面		5	4	3	2	
	连接	连接无菌引流袋,将换下的引流袋头端套上盖子,反折于床垫下		5	4	3	2	
	挤压引流管	松血管钳,挤压引流管,观察是否通畅		5	4	3	2	
	放置引流袋	引流袋位置低于切口平面,必要时用别针固定引流管,管路标识清楚		4	3	2	1	

续表

项目	操作规程		沟通指导	评分等级				扣分
	操作流程			A	B	C	D	
	观察	观察引流液的颜色、量及性状	XXX,引流袋已经更换好了。卧床时,最好抬高床头或取半卧位,这样有利于引流。平时注意避免管路受压、扭曲或脱出;起床活动时,引流袋位置必须低于伤口,以避免引流液回流;如果出现伤口疼痛、渗液或其他异常情况,请及时按床头铃。您好好休息,我一会再来看您,谢谢您的配合!	5	4	3	2	
	安置患者	脱手套,整理床单位,协助患者取舒适卧位,酌情拉上床栏		3	2	1	0.5	
	指导要点	半卧位的意义;活动时的注意事项;不适反应的报告		5	4	3	2	
操作后处理(5分)	用物处置	规范处理用物,洗手		2	1.5	1	0.5	
	记录	记录引流液的色、量、性状及引流伤口敷料情况		3	2	1	0.5	
综合评价(5分)	操作流程	操作熟练、流畅;遵守无菌技术原则		3	2	1	0.5	
	人文关怀	礼仪规范,沟通自然,体现人文关怀		2	1.5	1	0.5	
理论问答(5分)	1. 普通引流管的护理要点 2. 如何判断存在出血征象			5	4	3	2	
考核者提醒事项								
考核人签名			考核日期	年 月 日				

普通引流管护理相关知识点

知识点	主要内容
目的	1. 防止发生逆行感染。 2. 保证引流的有效性。 3. 观察引流液的量、颜色、性质。
适应证	置普通引流管的患者。
相关理论	本书所介绍的普通引流管包括腹腔引流管、T管、经皮肝穿刺胆管引流管（PTCD）等。 1. 腹腔引流管 （1）观察要点：观察引流液颜色、性质，发现引流量突然减少或增多、颜色性状改变或患者出现腹胀、发热、生命体征改变等异常情况应立即报告医生（如腹腔引流管引流出血性液体超过100mL/h，持续3h以上，并伴有心率增快、血压波动时，提示腹腔活动性内出血；如引流出胆汁样液体，提示有胆瘘）。 （2）拔管指征：引流时间根据手术种类、患者病情及个体差异而定。一般引流液量减少（少于50mL/d），颜色由鲜红转为淡红或转清即可拔除引流管。 2. T管 （1）观察要点：观察并记录胆汁的颜色、量及性状，正常成人每日分泌胆汁800～1200mL，呈黄绿色、清亮、无沉渣且有一定黏性。术后24h内引流量约为300～500mL，恢复饮食后可增至每日600～700mL，以后逐渐减少至每日300mL左右。如胆汁过多，提示胆管下端有梗阻可能；如胆汁浑浊，应考虑结石残留或胆管炎未被控制。胆管内出血，则表现为T管引流出血性胆汁或鲜血，粪便呈柏油样，可伴有心率增快、血压下降等休克表现，应及时报告医生处理。 （2）拔管指征：若T管引流出的胆汁色泽正常，且引流量逐渐减少，则可在术后10～14d，试行夹管1～2d，夹管期间注意观察病情，若无发热、腹痛、黄疸等症状，可经T管做胆管造影，造影后持续引流24h以上。若胆管通畅，无结石或其他病变，则再次夹闭T管24～48h。患者无不适可拔管。拔管后，残留窦道用凡士林纱布填塞，1～2d内可自行闭合。若造影发现有结石残留，则需保留T管6周以上，再做取石或其他处理。 3. PTCD （1）名词解释：PTCD是指在X线电视或超声监视下，经皮肤穿刺将导管送入肝胆管内，注入造影剂使肝内外胆管迅速显影，并在扩张的肝内胆管留置导管进行减压引流。可用于术前减轻黄疸，对不能手术的梗阻性黄疸患者也可作为永久性的治疗。 （2）观察要点：PTCD术后注意观察有无血性胆汁流出。术后1～2d，胆汁呈浑浊墨绿色；以后逐渐呈清黄色或黄绿色。若胆汁引流量突然减少，应检查引流管是否脱出，并通知医生。严密观察生命体征、腹部体征，及早发现和处理出血、胆汁性腹膜炎等并发症。观察和记录引流液的颜色、量及性状。 （3）拔管指征：引流时间根据患者病情及置管目的而定，一般总胆红素下降至100μmol/L以下，可试行夹管。如患者无腹痛、腹胀，无发热及黄疸加重等情况，则可考虑拔管。
注意事项	1. 严格执行无菌操作技术，保持引流管通畅。 2. 妥善固定，操作时防止牵拉，以防引流管脱落。 3. 保持引流口周围皮肤清洁，必要时局部涂氧化锌软膏，防止引流液浸渍引起局部皮肤破溃和感染。 4. 观察记录引流液的颜色、量及性状。
操作风险及防范	1. 引流管堵塞 （1）发生原因：引流管固定不当，管道折断扭曲或引流管移位；未按要求定时挤压引流管；引流液黏稠或有较多血凝块。 （2）临床表现：引流管液体引流不畅或没有液体引流出。

续表

知识点	主要内容
操作风险及防范	（3）预防及处理： ①妥善固定，保持引流通畅，避免引流管折叠、扭曲，定时挤压引流管。 ②密切观察并准确记录单位时间内引流液的量、颜色、性质及有无血凝块等。 ③发现引流不畅，应查找原因，检查引流管有无移位、扭曲及血凝块堵塞。若疑有堵塞，可反复挤压引流管，挤压时避免牵拉。 ④必要时通知医生，做出相应处理。 2. 管道滑脱 （1）发生原因：固定不当；患者活动过度；操作欠熟练，动作粗暴，牵拉引流管；巡查不及时、不仔细。 （2）临床表现：引流管不慎自皮肤伤口处滑脱或自接口处脱开。 （3）预防及处理： ①对患者及家属做好宣教工作，避免剧烈活动和牵拉引流管。 ②妥善固定引流管，衔接紧密，预留一定的活动度。 ③操作仔细，动作轻、稳，避免牵拉引流管。 ④定时巡查，观察引流管固定及引流情况。 ⑤若发生管道自皮肤伤口处滑脱，安慰患者，敷料覆盖伤口，通知医生做进一步处理。 ⑥若引流管与引流袋在接口处脱开，用血管钳夹闭后，严格行无菌消毒，更换引流袋。 3. 感染 （1）发生原因：引流袋固定位置高于伤口，导致引流液逆流，引起感染；未严格执行无菌操作技术；未按要求换药及更换引流袋；患者抵抗力低下；引流管周围皮肤长时间被引流液浸渍。 （2）临床表现：引流管周围皮肤出现红、肿、热、痛，局部皮肤破溃和感染；严重者可出现全身感染症状。 （3）预防及处理： ①严格执行无菌操作技术，按要求每周至少更换引流袋1～2次，必要时每日更换。 ②保持引流袋位置低于引流部位。 ③观察患者体温变化及引流情况，伤口渗血、渗液明显时，及时给予换药处理。 ④加强营养，增强抵抗力，出现感染征象时遵医嘱予以抗生素治疗。

更换造口袋操作规程及考核评分表

病区/科室： 姓名： 得分：

考核要点：	评判标准：
1. 造口及排泄物的评估 2. 造口袋的测量与修剪 3. 取下与安装造口袋的方法 4. 造口异常情况的处理	A. 操作流畅；动作符合规范 B. 操作流畅；部分动作不规范 C. 操作不流畅；部分动作不规范 D. 未完成程序；动作不符合规范

项目		操作规程		评分等级				扣分
		操作流程	沟通指导	A	B	C	D	
素质要求 （3分）		着装整洁，热情大方，符合护士形象	您好！我是您的责任护士XX，请问您叫什么名字？让我核对一下您的手腕带好吗？	3	2	1	0.5	
操作前准备（12分）	自身准备	洗手，戴口罩		3	2	1	0	
	核对医嘱	核对医嘱		3	2	1	0	
	用物	治疗盘、造口袋（根据患者造口情况选择）、手套、小脸盆（内盛温水）、小毛巾、纸巾、造口尺、剪刀、棉棒、弯盘、垃圾桶、尿垫，根据需要备护肤粉、皮肤保护膜、防漏膏等	您感觉怎么样，有什么不舒服吗？为了减少皮肤破损和感染发生概率，造口袋一般在3~7d需更换1次。现在换个新的造口袋好吗？您也可以学习一下更换造口袋的方法。	4	3	2	1	
		检查物品的质量和有效期		2	1.5	1	0	
操作过程（69分）	核对患者	将用物放于治疗车上并推至患者床边，确认患者身份（刷PDA）		3	2	1	0	
	解释	向患者解释操作目的，取得配合		3	2	1	0	
	评估	评估患者身体状况、造口袋型号、造口袋有无渗漏；造口袋自护情况		4	3	2	1	
	卧位	拉床帘，患者取半卧位或平卧位，暴露造口处，将尿垫铺于腰臀部，放置弯盘	我先看一下您的造口情况。给您垫上尿垫。	3	2	1	0	
	观察	戴手套，观察排泄物的性状及量等		5	4	3	2	
	脱下造口袋	一件式：一只手轻轻固定皮肤，另一只手由上向下轻柔摘下旧袋底盘；两件式：一只手固定底盘，另一只手解开锁扣，向上向外提起造口袋，同时将其拉离底盘，取下造口袋，用纸巾擦拭造口周围的排泄物，再一只手轻轻固定皮肤，另一只手由上向下摘下底盘	先给您把旧的袋子拿下来，可能会有点痛，请您配合一下，我会尽量轻一点的。	5	4	3	2	
		对折造口袋底盘，放入垃圾桶；脱手套		2	1.5	1	0.5	
	检查	检查造口黏膜颜色、造口周围皮肤情况、造口底盘腐蚀情况		5	4	3	2	
	清洁	用纸巾由外到内清除造口排出物，再以温水棉球清洁皮肤；要轻拍造口黏膜，勿用力擦拭，以免黏膜出血；让皮肤充分干燥		5	4	3	2	
	处理异常情况	如有皮肤破损或炎症，使用护肤粉直接喷洒于造口周围皮肤上，再用棉棒扫除多余的粉末，留下薄薄一层，或使用皮肤保护膜；若造口偏小，可戴手套，手指涂液状石蜡进行扩张	您的造口周围的皮肤有点破损（感染），给您喷上保护粉以保护皮肤。	5	4	3	2	

续表

项目	操作规程		沟通指导	评分等级				扣分
	操作流程			A	B	C	D	
操作过程（69分）	准备新袋	重新戴手套（或用速干手消毒液洗手），用造口尺测量造口大小、形状，并作记号	我现在给您测量一下您的造口尺寸。	4	3	2	1	
		修剪底盘，一般比测量的造口尺寸大1～2mm		4	3	2	1	
	安装新袋	撕去底盘粘贴面上的保护纸，由下而上粘贴造口袋底盘（一件式造口袋一次性粘贴即可），扣上造口袋，且方向正确	现在要安装新造口袋了。	5	4	3	2	
		排尽造口袋内空气，用夹子夹紧袋尾部		3	2	1	0.5	
	标记加固	在造口袋的右下角注明更换时间，并用手由内而外，由上至下按顺时针方向按压底盘，使其粘贴紧密、牢固		5	4	3	2	
	整理	整理患者衣服、床单位，患者取舒适卧位，酌情拉上床栏	造口袋已经给您换好了，谢谢您的配合！	3	2	1	0.5	
	指导要点	造口周围皮肤、排泄物的观察；示范咳嗽时按压腹部的方法；饮食与定时排便习惯的养成；示范更换造口袋的方法	XXX，平时注意观察造口周围皮肤有无红、肿、痛情况，排泄物的性状与量；均衡饮食，保证营养，避免食用产气食物；养成定时排便的习惯；如有剧烈咳嗽，用双手按压腹部，防止造口疝的发生。如果有不适情况，请及时按床头铃。您好好休息，我过一会再来看您。	5	4	3	2	
操作后处理（6分）	用物处置	规范处理用物，洗手		2	1.5	1	0.5	
	记录	记录造口处及周围皮肤的异常情况；排泄物的性状、颜色、量和气味，患者的反应及适应情况		4	3	2	1	
综合评价（5分）	操作流程	操作熟练、流畅；患者安全、舒适		2	1.5	1	0	
	人文关怀	礼仪规范，沟通自然，体现人文关怀		3	2	1	0	
理论问答（5分）		1. 更换造口袋的目的和适应证 2. 更换造口袋的注意事项 3. 造口近期并发症有哪些，如何预防与处理		5	4	3	2	
考核者提醒事项								
考核人签名			考核日期	年		月	日	

更换造口袋相关知识

知识点	主要内容
目的	1. 保持造口周围皮肤清洁,避免排出物的刺激。 2. 预防造口堵塞,提供合适的方法收集造口患者的大小便。 3. 评估造口活力,评估造口和周边皮肤情况,及时发现和解决问题。
适应证	各类肠造口、泌尿造口的患者。
相关理论	1. 肠造口的评估及观察内容 (1)造口的位置:可在左下腹、左上腹、右下腹、右上腹和脐部等部位。 (2)造口的类型:常见类型有结肠造口、回肠造口等。 (3)造口的形式:有单腔造口、袢式造口、双口式造口和分离造口等。 (4)造口的活力:根据造口的颜色和外形来判断,正常的造口黏膜颜色为鲜红或粉红色,平滑且湿润。造口黏膜暗红或淡紫色常提示缺血;外观局部或完全变黑,提示肠管缺血坏死。 (5)造口水肿是术后正常现象,一般于3周内逐渐消退。 (6)造口的高度:理想的高度为2～3cm;造口过于平坦或回缩容易发生渗漏和造口周围皮炎。 (7)造口的形状及大小:可为圆形、椭圆形或不规则形。观察大小时需测量造口长度、宽度和突出的高度。 (8)造口的功能:回肠造口多在术后2～3d有水样粪便排出,结肠造口通常在术后3～4d开始恢复肠功能,先排气后排便。 (9)造口黏膜与皮肤缝合位置有无分离、感染及缝线过敏;造口周围皮肤有无发红、破损等。 2. 肠造口的并发症 (1)造口周围皮炎:为造口手术后最常见的问题,分为刺激性皮炎、过敏性皮炎及机械性损伤。 (2)造口出血:为较轻微的早期并发症,常发生在术后72h内。 (3)造口缺血坏死:是肠造口手术后最严重的并发症,往往发生在手术后24～48h内,外观局部或完全变成紫黑色,及时处理可恢复正常。如继续恶化,最后可导致完全坏死。 (4)造口皮肤黏膜分离:常见原因为造口局部缺血坏死和肠造口黏膜缝线脱落。根据分离部分的深度选择相应伤口敷料填塞。 (5)造口回缩:常见于术后腹部肿胀,需要严密观察,评估回缩程度,并及时处理。 (6)造口狭窄:可见于手术后早期或晚期。表现为:造口皮肤开口细小,难以看见黏膜;或造口皮肤开口正常但指检时肠管周围组织紧缩,手指难以进入。 (7)造口脱垂:是指肠管由造口内向外突出,长度可由数厘米至10～20cm。 (8)造口旁疝:与肠造口有关的腹壁疝,是一部分肠管经由筋膜缺口穿出至皮下组织,患者有局部坠胀不适感。 3. 结肠造口护理须知 (1)对于升结肠及横结肠造口而言,粪便会呈水状或糊状,故可用开口袋,以便将排泄物倒出及清洗造口袋。 (2)降结肠和乙状结肠造口所排出的粪便为固体状,可选用闭口袋。 (3)腹泻:腹泻原因很多,可能由于食物刺激或吃不洁的食物所致,故应请医生诊治。 (4)便秘:降结肠及乙状结肠造口的患者容易发生便秘的情况,应多饮水,多吃新鲜蔬菜、水果及粗纤维食物,预防便秘。 (5)气体:造口也像肛门一样,会排气,造口袋会胀起。排气多者可采用含碳片的造口袋。 (6)臭味:结肠造口排出的粪便会有强烈气味。通常密封的造口袋不会有臭味漏出,只有在更换造口袋时才会有气味。患者只需在换袋时开窗便可。某些食物会加重排泄物的气味,如洋葱、蒜蓉、芦笋、卷心菜、鸡蛋、咖喱等。

续表

知识点	主要内容
相关理论	（7）饮食：若无其他疾病，无须限制饮食。但粗纤维食物及水分对排便会很有帮助，应鼓励患者多吃。 4. 回肠造口护理须知 （1）宜用开口袋：回肠造口因粪便不经结肠，故排出的粪便呈水状或糊状，应采用开放式造口袋，以方便将稀粪倒出。 （2）选择在排泄物较少时更换造口袋。一般于饭前或饭后2～4h更换，造口底盘约5d更换1次。 （3）食物：尝试新的食物时，应少量，并观察患者是否出现不适。减少粗纤维食物或易造成阻塞的食物的摄入量，如蘑菇、玉米等。食物必须嚼烂，以免引起肠梗阻。 （4）水：每天至少喝2000mL的水，预防体液不足，摄入的液体中需增加钾、钠等离子。患者若出现造口排出大量水样便、尿量减少并呈深黄色，出现身体虚脱、心跳加快、口干等症状时，应及时就医。 （5）腹泻：回肠造口因所排出的粪便为水样或糊状，故难以察觉是否腹泻，但若患者有腹痛，排出的粪便没有残渣且每天多于1000mL时，便要请医生诊治。 （6）气体：回肠造口也会有气体，可选择含碳片的造口袋。 （7）药物：某些坚硬的或有胶囊包裹的药物（如避孕药）可能不会被吸收而由回肠造口处排出，一般的抗生素或某些抗胃酸药物会引起腹泻或便秘，故不可随意服用。
注意事项	1. 造口的黏膜富有毛细血管，在清洁过程中避免擦洗造口黏膜。如果造口渗血，只需用清洁的餐巾纸或者毛巾轻轻按压渗血部位几秒钟即可。 2. 造口袋的使用时间：不同材质的底盘，其使用时间亦不同，通常为3～7d，更换造口袋的时间尽量选择在清晨未饮水时，但如果发现造口袋不能有效粘贴或者底盘下面有渗漏时，应该马上更换造口袋。 3. 如果发现造口周围皮肤有出血、破损或者溃疡现象，应该及时到造口门诊就诊。若造口小动脉出血（形成小血柱喷出），应该马上用清洁毛巾压迫出血处，并立即到医院就诊。 4. 为防止造口旁疝形成，造口患者应于术后6个月内避免提2.5kg以上的重物，6个月以后避免做增加腹压的活动。 5. 饮食没有绝对禁忌的食物，饮水量建议每天8杯水。腹泻时多饮水，避免高纤维素食物的摄入；便秘时，多饮水，增加纤维素摄入。回肠造口要避免一次摄入过多的纤维素食物。
操作风险及防范	1. 造口出血、损伤 （1）发生原因： ①清洁造口的纸或毛巾过于粗糙。 ②清洁方法不当，手势过重。 ③造口底盘开口过小。 ④术中缝扎不彻底导致小动脉出血。 ⑤门脉高压、肝硬化患者造口周围静脉扩张，导致出血。 （2）临床表现：根据出血程度不同，其临床表现也不同。 ①毛细血管出血表现为肠黏膜渗血。 ②静脉出血表现为出血处渗血不止，源源不断，色暗红。 ③动脉出血表现为喷射状出血，色鲜红。 （3）预防及处理： ①选择柔软、无刺激性的清洁用品。 ②清洁手势轻柔，造口黏膜处以轻拍方式清洁。 ③造口底盘开口裁剪合适，且底盘修剪要平滑，避免毛糙。 ④门脉高压、肝硬化患者造口周围静脉扩张时需特别注意。

续表

知识点	主要内容
操作风险及防范	⑤肠黏膜渗血,可用棉球或干净的纸或毛巾轻轻按压数分钟即可。 ⑥动静脉出血,看清出血处并予以按压,报告主管医生,再行进一步处置。 2.造口周围皮炎 (1)发生原因: ①造口底盘开口过大,不能有效保护造口周围皮肤。 ②更换造口袋时,手法粗暴。 ③更换造口袋不及时或过频。 ④造口回缩或造口位于皮肤皱褶处。 ⑤患者对造口用具过敏。 ⑥局部皮肤感染。 (2)临床表现:造口周围皮肤有红、肿、热、痛伴发痒,皮肤表面有出血或溃疡。造口底盘不能有效粘贴,导致排泄物外漏,或造口底盘脱落。 (3)预防及处理: ①择期造口手术患者术前做造口定位,以避开皮肤皱褶、凹陷及皮炎部位。 ②根据造口类型选择合适的造口用品。 ③造口底盘开口大小裁剪合适,比造口处大1～2mm。 ④操作过程动作轻柔。 ⑤如为粪水性皮炎,选择合适造口袋,局部皮肤予造口护肤粉或使用皮肤保护膜。 ⑥如为机械性损伤引起的皮炎,手法宜轻柔,更换频率合适。 ⑦如为对造口用具过敏,则更换不同厂家的产品。

氧气雾化吸入操作规程及考核评分表

病区／科室：　　　　　　　　姓名：　　　　　　　　得分：

考核要点：	评判标准：
1. 雾化药液的配置 2. 氧流量的调节与面罩的佩戴 3. 用药和健康指导	A. 操作流畅；动作符合规范 B. 操作流畅；部分动作不规范 C. 操作不流畅；部分动作不规范 D. 未完成程序；动作不符合规范

项目	操作规程		沟通指导	评分等级				扣分
	操作流程			A	B	C	D	
素质要求（3分）	着装整洁,热情大方,符合护士形象			3	2	1	0.5	
操作前准备（25分）	环境准备	环境清洁		2	1.5	1	0	
	自身准备	洗手,戴口罩		2	1.5	1	0	
	核对医嘱	核对医嘱		2	1.5	1	0	
	物品准备	氧气装置、消毒棉签、砂轮、药液、生理盐水或注射用水、一次性注射器、一次性雾化器(每日更换)、垫巾、锐器盒、污物桶	您好,我是您的责任护士XXX,请问您叫什么名字? 请让我核对一下您的手腕带好吗?	3	2	1	0.5	
		检查物品质量及有效期		2	1.5	1	0	
	配置药液	查对药物名称、浓度、剂量、有效期,检查药物质量		4	3	2	1	
		按医嘱稀释或溶解药液至5mL		5	4	3	2	
		检查并打开一次性雾化器,将雾化液注入雾化器内		5	4	3	2	
操作过程（58分）	核对患者	将用物放于治疗车上并推至患者床边,确认患者身份(刷PDA)	您感觉怎么样? 咳嗽、咳痰情况好一点了吗? 请让我听一下您的呼吸音。因为您目前痰液比较黏稠,现在需要给您做雾化吸入,促进排痰。请问您有药物过敏史吗?	3	2	1	0	
	解释	向患者解释,取得患者合作,询问过敏史		3	2	1	0	
	评估	评估患者病情、咳痰能力、痰液颜色及量、肺部呼吸音等		5	4	3	2	
	患者卧位	取合适体位(如无禁忌证取半卧位),颌下垫巾		3	2	1	0.5	
	连接	安装氧气装置,将雾化器的接气口与氧气装置连接		5	4	3	2	
	调节氧流量	调节氧流量至6～8L/min		5	4	3	2	
	戴面罩	药雾形成后,用面罩罩住患者口鼻	为了提高雾化效果,请您用嘴深而慢地吸气,用鼻呼气。时间需要10～20min。	5	4	3	2	
	指导呼吸	指导患者用嘴深而慢地吸气,用鼻呼气		5	4	3	2	
	雾化时间	雾化时间为10～20min		5	4	3	2	
	观察处理	观察病情(面色、呼吸及咳嗽情况)及治疗效果,必要时予以翻身、拍背,协助排痰		5	4	3	2	
	停止	雾化结束,取下面罩,关闭氧气		4	3	2	1	
	清洁	清洁鼻面部,协助患者漱口		4	3	2	1	

续表

项目	操作规程		沟通指导	评分等级				扣分
	操作流程			A	B	C	D	
操作过程（58分）	安置患者	整理床单位，协助患者取舒适体位，酌情拉上床栏	XXX，我教您一种咳痰的方法：取坐位，深呼吸数次，深吸一口气，且屏气3~5s，身体前倾，做2~3次短促有力的咳嗽。您练习一下试试。现在您好好休息，如有不适情况请及时按床头铃，我过一会再来看您，谢谢您的配合！	2	1.5	1	0.5	
	指导要点	指导有效咳嗽、咳痰		4	3	2	1	
操作后处理（4分）	用物处置	规范处理用物，洗手		2	1.5	1	0.5	
	记录	酌情记录痰液的颜色、量、性状及肺部体征等情况		2	1.5	1	0.5	
综合评价（5分）	操作流程	操作熟练、流畅；患者舒适、安全		3	2	1	0.5	
	人文关怀	礼仪规范，沟通自然，体现人文关怀		2	1.5	1	0.5	
理论问答（5分）	1. 雾化吸入的目的2. 常用雾化吸入的方法及其优缺点			5	4	3	2	
考核者提醒事项								
考核人签名			考核日期	年		月		日

超声雾化吸入操作规程及考核评分表

病区/科室：　　　　　　　姓名：　　　　　　　得分：

考核要点：
1. 超声雾化器的使用方法
2. 雾化药液的配置
3. 超声雾化量的调节
4. 用药和健康指导

评判标准：
A. 操作流畅；动作符合规范
B. 操作流畅；部分动作不规范
C. 操作不流畅；部分动作不规范
D. 未完成程序；动作不符合规范

项目		操作规程		评分等级				扣分
		操作流程	沟通指导	A	B	C	D	
素质要求（3分）		着装整洁，热情大方，符合护士形象		3	2	1	0.5	
操作前准备（32分）	环境准备	环境清洁		2	1.5	1	0	
	自身准备	洗手，戴口罩		2	1.5	1	0	
	核对医嘱	核对医嘱		2	1.5	1	0	
	物品准备	超声雾化器、注射盘、药液、冷蒸馏水、生理盐水或注射用水、消毒棉签、砂轮、一次性注射器、螺纹管及面罩（一人一换）、水温计、锐器盒、污物桶		4	3	2	1	
		检查物品的质量及有效期	您好，我是您的责任护士XXX，请问您叫什么名字？请让我核对一下您的手腕带好吗？	2	1.5	1	0	
	配置药液	查对药物名称、浓度、剂量及有效期，检查药物质量		2	1.5	1	0.5	
		加冷蒸馏水于水槽内（约250mL）		3	2	1	0	
		按医嘱稀释或溶解药液至30～50mL		5	4	3	2	
		将雾化液注入雾化灌内（水槽及雾化灌忌加温水或热水）		5	4	3	2	
		连接雾化螺纹管及面罩		5	4	3	2	
操作过程（51分）	核对患者	将用物放于治疗车上并推至患者床边，确认患者身份（刷PDA）	您感觉怎么样？咳嗽、咳痰情况好点了吗？请让我听一下您的呼吸音。因为您的痰液比较黏稠，需要通过这个机器给您做雾化吸入，促进痰液咳出。请问您有药物过敏史吗？	3	2	1	0.5	
	解释	向患者解释操作目的、方法，取得配合		2	1.5	1	0.5	
	评估	评估患者病情、咳痰能力、痰液的颜色及量、肺部呼吸音等		3	2	1	0.5	
	开机预热	妥善放置超声雾化器，接通电源，打开电源开关，预热3～5min		5	4	3	2	
	体位	取合适体位（如无禁忌则取半卧位），颌下垫巾		3	2	1	0.5	
	设置	设置定时开关（一般每次设定时间为15～20min），调节雾量，药液呈雾状喷出	为了提高雾化效果，请用嘴深而慢地吸气，用鼻呼气，时间为10～20min。	5	4	3	2	
	戴面罩	将面罩罩住口鼻或口含嘴放入患者口中		4	3	2	1	
	指导呼吸	指导患者按正确方法吸入（用口吸气、鼻呼气的方法进行深呼吸）		5	4	3	2	
	水温	水槽内水量不足或水温超过50℃，应关机，更换或加入冷蒸馏水		4	3	2	1	
	观察处理	患者咳痰情况、痰液的颜色和量、肺部呼吸音等，必要时予翻身、拍背，并协助排痰	您吸入药液后有什么不舒服吗？	5	4	3	2	

续表

项目	操作规程		评分等级				扣分
	操作流程	沟通指导	A	B	C	D	
操作过程（51分）	停止雾化 雾化结束,取下面罩(口含嘴),按顺序关闭开关(先关雾化开关,再关电源开关)		4	3	2	1	
	清洁 清洁鼻面部,协助患者漱口,撤去治疗巾		2	1.5	1	0.5	
	安置患者 整理床单位,协助患者取舒适体位,酌情拉上床栏	×××,我教您一种咳痰的方法:取坐位,深呼吸数次,深吸一口气,屏气3～5s,身体前倾,进行2～3次短促有力的咳嗽。您练习一下试试。现在您好好休息,如有不适情况请及时按床头铃,我过一会再来看您,谢谢您的配合。	2	1.5	1	0.5	
	指导要点 指导有效咳嗽、咳痰		4	3	2	1	
操作后整理(4分)	用物处置 规范处理用物(浸泡消毒口含嘴、雾化灌、螺纹管),洗手		2	1.5	1	0.5	
	记录 酌情记录痰液的颜色、量、性状及肺部体征等情况		2	1.5	1	0.5	
综合评价（5分）	操作流程 操作熟练、流畅;患者舒适、安全		3	2	1	0.5	
	人文关怀 礼仪规范,沟通自然,体现人文关怀		2	1.5	1	0.5	
理论问答（5分）	1.雾化吸入的目的 2.常用雾化吸入的方法及其优缺点		5	4	3	2	
考核者提醒事项							
考核人签名		考核日期	年 月 日				

141

雾化吸入技术相关知识

知识点	主要内容
目的	1. 湿化呼吸道。 2. 稀释和松解黏稠的分泌物。 3. 解除支气管痉挛。 4. 减轻呼吸道炎症反应,预防和控制呼吸道感染。
适应证	1. 气管内插管或气管切开术后者。 2. 上呼吸道急性炎症者。 3. 肺气肿、肺源性心脏病(简称肺心病)合并感染所致痰液黏稠,排痰困难者,或有支气管痉挛呼吸困难者。 4. 支气管扩张症、感染、肺脓肿等痰液黏稠不易咳出者。 5. 支气管哮喘急性发作者。 6. 支气管麻醉,如支气管镜检术前麻醉者。 7. 作为抗过敏或脱敏疗法的一种途径,吸入抗过敏药物或接种疫苗。
禁忌证	1. 急性肺水肿。 2. 自发性气胸及肺大泡患者慎用。 3. 支气管哮喘患者不提倡用超声雾化治疗,因颗粒过小,较多雾点易进入肺泡,过饱和的雾液可引起支气管痉挛而使哮喘症状加重。
相关理论	1. 雾化常用药物 (1)控制呼吸道感染,消除炎症:常用抗生素,如庆大霉素、卡那霉素。 (2)解除支气管痉挛:常用氨茶碱、沙丁胺醇等。 (3)稀释痰液,帮助祛痰:常用α-糜蛋白酶等。 (4)减轻呼吸道黏膜水肿:常用地塞米松等。 2. 药量 雾化液每次新鲜配制。氧气雾化时,将药液稀释至5mL;超声雾化时,将药液稀释至30～50mL。 3. 呼吸方式 雾化时,患者用嘴进行慢而深的吸气,在吸气末稍停片刻,用鼻呼气,这样会使雾滴吸入并到达深呼吸道。 4. 时间 通常每次吸入10～20min,每日2～3次,一个疗程1～2周。
注意事项	1. 超声雾化吸入时,水槽内应保持足够的水量,水温不宜超过50℃。注意保护药杯及水槽底部的晶体换能器,在操作及清洗过程中,动作要轻,防止损坏。 2. 氧气雾化吸入时,湿化瓶内勿盛水,以免使药液稀释影响疗效。 3. 严格遵守消毒隔离制度,避免交叉感染。雾化器应专人专用,每日更换。超声雾化部件应一用一消毒,不使用时,整个系统内不应有液体存留,以免细菌滋生。雾化液应使用无菌溶液。 4. 注意观察药物吸收后引起的不良作用或毒性反应,如异丙肾上腺素易引起心律失常等;若长期使用生理盐水雾化吸入,会因吸收过多的钠而诱发或加重心衰;局部吸入的药物若与全身治疗使用同类药物,易致使毒性叠加而造成严重后果。

知识点	主要内容
操作风险及防范	1. 气道阻塞 （1）发生原因：干结的分泌物经湿化后膨胀，支气管完全被堵塞。 （2）临床表现：雾化吸入过程中出现胸闷、呼吸困难、无法平卧，口唇、颜面发绀，表情痛苦，甚至烦躁、出汗、心律失常等，主要见于体质虚弱的患者，以老年人及婴幼儿较为多见。 （3）预防及处理： ①对痰多而黏稠的患者，指导其进行有效咳嗽、咳痰，尽量将痰液咳出后再行吸入。 ②雾化时取坐位或半卧位。 ③雾量不宜过大，减少吸入时间及吸入量。 ④吸入过程中指导患者进行深而慢的呼吸，避免发生呛咳。 ⑤对高危患者，床边备好吸引器，加强观察。 ⑥出现异常，立即停止雾化吸入，加大吸氧量，协助患者侧卧并予以叩肺处理，鼓励咳痰，必要时予以负压吸痰，遵医嘱用药。 2. 支气管痉挛 （1）发生原因： ①患者对所吸入的某种药物发生过敏反应。 ②原有哮喘的患者吸入低温气体诱发支气管痉挛。 ③湿化过度，引起黏膜水肿和气道狭窄，使气道阻力增加，诱发支气管痉挛。 ④处于哮喘持续状态的患者因吸入的超声雾化气体氧含量较低，易诱发病情加重。 （2）临床表现：雾化吸入过程中或吸入停止时，短时间内患者出现喘息或喘息加重，伴口唇、颜面发绀，双肺听诊有哮鸣音。 （3）预防及处理： ①行雾化吸入之前，询问患者有无药物过敏史。 ②正确使用雾化器，合理设置雾量的大小。 ③指导患者掌握好吸入方法，均匀而有效地进行雾化治疗。 ④对处于哮喘持续状态的患者，湿化吸入雾量不宜过大，雾化的时间不宜过长，以5min 为宜；雾化液的温度不宜太低。 ⑤严密观察病情变化，一旦发生哮喘应立即停止雾化，予以半坐卧位并予高流量吸氧；有痰液堵塞者，立即清理，保持呼吸道通畅，遵医嘱用药。 ⑥经上述处理，病情不能缓解或缺氧严重者，应予气管插管，人工通气。

第四章　医护配合穿刺技术

胸腔穿刺操作规程及考核评分表

病区/科室：　　　　　　　　　姓名：　　　　　　　　　得分：

考核要点：	评判标准：
1. 胸腔穿刺前准备 2. 体位与穿刺部位的选择 3. 医护配合 4. 相关事项的告知与指导	A. 操作流畅;动作符合规范 B. 操作流畅;部分动作不规范 C. 操作不流畅;部分动作不规范 D. 未完成程序;动作不符合规范

项目	操作规程		评分等级				扣分
	操作流程	沟通指导	A	B	C	D	
素质要求 （3分）	着装整洁,热情大方,符合职业形象		3	2	1	0.5	
操作前准备（16分）	自身准备 洗手,戴口罩、帽子（按手术要求）		2	1.5	1	0	
	环境准备 环境清洁,室温适宜	您好！我是您的责任护士XXX,请问您叫什么名字？让我核对一下您的手腕带好吗？	2	1.5	1	0	
	核对查阅 核对医嘱		2	1.5	1	0	
	查阅出凝血功能、胸水超声或胸片检查结果;查看患者知情同意情况		3	2	1	0	
	用物准备 治疗盘、胸腔穿刺包（胸腔穿刺针、洞巾、血管钳、纱布、50mL注射器）、2%利多卡因5mL、5mL注射器、无菌手套、2%氯己定（5%碘伏）、棉球、无菌敷贴、标本容器（贴上标签）、污物桶,根据需要准备引流装置	您感觉怎么样,有什么不舒服吗？因……原因需给您做胸腔穿刺,穿刺前会注射局麻药物,您不要紧张。以前用过麻醉药吗？	4	3	2	1	
	检查物品的质量及有效期		3	2	1	0	
操作过程（66分）	核对患者 将用物放于治疗车上并推至患者床边,确认患者身份（刷PDA）	让我先检查一下穿刺部位,测量一下血压、脉搏。	3	2	1	0	
	解释 向患者解释操作目的,取得配合		3	2	1	0	
	评估 评估病情,测量血压、脉搏;拉上床帘,检查穿刺点皮肤有无异常		5	3	1	0.5	
	摆放体位 坐位:面向椅背,双手平放椅背上	现在我要给您摆体位,需要您的配合,请您按我说的这样坐（躺）,您觉得可以吗？	5	4	3	2	
	仰卧位或侧卧位:举起上臂,床头抬高（适用于无法耐受坐位的患者）		5	4	3	2	
	选择穿刺部位 液胸穿刺点:患侧肩胛线或腋后线第7～8肋间隙或腋前线第5肋间隙 气胸穿刺点:患侧锁骨中线第2肋间隙或腋前线4～5肋间隙 （必要时结合X线及超声波检查定位）		5	4	3	2	
	打开穿刺包 助手打开胸腔穿刺包,布置无菌区,放入所需无菌物品,倒消毒液	给你打麻醉药了,会有点痛或者酸酸胀胀的感觉,等一会就不痛了。	5	4	3	2	
	消毒铺巾 以穿刺部位为中心消毒皮肤至少2遍,消毒范围直径至少为15cm;戴无菌手套;铺洞巾		5	4	3	2	
	局部麻醉 与助手核对并抽取2%利多卡因,行局部麻醉,检查麻醉效果	准备给您穿刺了,这样感觉痛吗？穿刺的时候请您尽量不要咳嗽和移动身体,如果有不适的情况请告诉我们。	5	4	3	2	
	穿刺 检查穿刺针并夹闭尾端,一只手固定穿刺部位皮肤,一只手持穿刺针沿下位肋骨上缘缓缓刺入,感觉有突空感时连接50mL注射器		5	4	3	2	

续表

项目	操作规程		评分等级				扣分
	操作流程	沟通指导	A	B	C	D	
操作过程（66分）	抽取液（气）体	助手松开血管钳并固定穿刺针,操作者抽取胸腔积液或气体,抽满后用血管钳夹闭橡胶管,取下注射器,将抽出液注入容器中,以此重复（首次排液不超过700mL,排气不超过1000mL,以后每次抽吸量不超过1000mL）		5	4	3	2	
	观察	询问患者主观感受,观察患者面色、脉搏等的变化	您现在感觉怎么样?	5	4	3	2	
	留取标本	按要求留取标本		3	2	1	0.5	
	拔针包扎	拔出穿刺针,再次消毒皮肤,覆盖无菌纱布,稍用力按压片刻,用敷贴固定	XXX,穿刺结束了,等一下穿刺的地方会有点痛,但不会有太大的影响。24h内请不要洗澡,以免感染。平时按教您的方法多做深呼吸,以促进肺膨胀。如有不适情况请及时按床头铃,谢谢您的配合! 您好好休息,我过一会再来看您。	5	4	3	2	
	安置患者	整理床单位,协助患者取舒适体位,酌情拉上床栏		3	2	1	0.5	
	指导要点	穿刺点的保护;深呼吸方法		4	3	2	1	
操作后处理（5分）	用物处置	规范处理用物,洗手;标本及时送检		2	1.5	1	0.5	
	记录	记录穿刺时间、抽取液（气）量及液体性状,患者反应,及穿刺部位有无出血、渗液、皮下气肿等		3	2	1	0.5	
综合评价（5分）	操作流程	操作与配合熟练、流畅;遵守无菌技术原则		3	2	1	0.5	
	人文关怀	礼仪规范,沟通自然,体现人文关怀		2	2	1	0.5	
理论问答（5分）	1. 胸腔穿刺的目的、适应证和禁忌证 2. 胸腔穿刺的注意事项 3. 常见并发症及其预防与处理			5	4	3	2	
考核者提醒事项							
考核人签名		考核日期		年	月		日	

胸腔穿刺技术相关知识

知识点	主要内容
目的	通过胸腔穿刺抽取积液或积气,从而达到诊断或治疗的目的。
适应证	1. 胸腔积液性质不明者,抽取积液检查,协助病因诊断。 2. 胸腔内大量积液或气胸者,排除积液或积气,以缓解压迫症状,避免胸膜粘连增厚。 3. 脓胸需行抽脓灌洗治疗,或恶性胸腔积液需行胸腔内注入药物者。
禁忌证	多脏器功能衰竭者禁忌胸膜腔穿刺;出血性疾病及体质衰竭、病情危重、难以耐受操作者应慎重。

相关理论

1. 漏出液与渗出液的区别

项目	漏出液	渗出液
原因	非炎症所致	炎症、肿瘤、化学或物理刺激
外观	透明清亮,静置不凝	颜色不一、黄色、血性、脓性或乳糜性
比密	<1.015	>1.018
凝固性	不易凝固	易凝固
黏蛋白定性	阴性	阳性
蛋白质定量(g/L)	<30	>30
葡萄糖定量(mmol/L)	与血糖相近	低于血糖
细胞总数($\times 10^6$/L)	<100	>500
细胞分类	以淋巴细胞为主,偶见间皮细胞	中性粒细胞增多主要见于化脓性或结核性积液早期;淋巴细胞增多主要见于结核性或癌性积液
细菌;肿瘤细胞	无	可有
胸水/血清蛋白比值	<0.5	>0.5
乳酸脱氢酶(U/L)	<200	>200
胸水/血清LDH比值	<0.6	>0.5

2. 气胸的临床类型及其特点

(1)闭合性气胸:胸膜破裂口较小,随肺萎缩而闭合,空气不再继续进入胸膜腔。胸膜腔内压接近或略超过大气压,视气体量多少而定。抽气后压力下降而不复升,表明其破裂口已不再漏气。

(2)开放性气胸:胸膜腔通过胸壁伤口或软组织缺损处与外界大气相通,外界空气可随呼吸自由进出胸膜腔。当胸壁缺损较大时,胸膜腔内压几乎等于大气压,患侧肺将完全萎陷。因双侧胸膜腔内压力不平衡,可出现纵隔扑动,最终导致呼吸循环功能障碍。

(3)张力性气胸:由气管、支气管或肺损伤裂口与胸膜腔相通,且形成活瓣,在吸气时外界空气进入胸膜腔,而呼气时裂口活瓣关闭,导致气体不能排出,使胸膜腔内压力逐步增高直至高于大气压。胸膜腔内压力升高使患侧肺严重萎陷,纵隔明显向健侧移位,使健侧肺受压,导致严重呼吸循环功能障碍。同时胸膜腔内的气体进入纵隔及颈、面、胸部的皮下软组织,形成纵隔气肿、皮下气肿。

3. 胸腔穿刺定位:可根据临床诊断和胸部X线、B超检查结果定位。

(1)引流积气:前胸壁锁骨中线第2肋间隙。

(2)引流积液:腋中线或腋后线第6或7肋间隙。

(3)引流脓液:选择脓液积聚的最低位置。

续表

知识点	主要内容
注意事项	1. 操作前应向患者说明穿刺目的,消除顾虑。 2. 操作中应密切观察患者反应,注意询问患者有无异常感觉,如有任何不适,应减慢或立即停止抽吸。一次抽液不应过多、过快,防止抽吸过多、过快使胸腔内压骤然下降,发生复张后肺水肿或循环障碍、纵隔移位等意外。首次排液量不超过700mL,抽气量不宜超过1000mL,以后每次不超过1000mL;若为诊断性抽液,抽液量在50～100mL即可;若为脓胸,每次应尽量抽尽。 3. 严格执行无菌操作技术,操作中要始终保持胸膜负压,防止空气进入胸腔。 4. 避免在第9肋间隙以下部位穿刺,以免穿透膈肌损伤腹腔脏器。
并发症及预防处理要点	1. 胸膜反应 (1)发生原因:患者存在紧张和恐惧心理;胸腔穿刺所致的反射性迷走神经功能亢进;患者体质虚弱;麻醉效果欠佳或患者疼痛阈值较低。 (2)临床表现:患者突然感觉头晕,出现面色苍白、四肢发凉、出汗、心悸、脉细、胸部压迫感或剧痛、昏厥等反应。 (3)预防及处理: ①详细了解病情,评估患者耐受情况。 ②耐心讲解操作目的、方法及配合过程,消除紧张情绪。 ③体位舒适,确认麻醉有效,控制抽液速度及量。 ④抽吸过程中加强观察,若出现胸膜反应,应立即停止抽液,使患者平卧,密切观察血压、脉搏,必要时按医嘱皮下注射0.1%肾上腺素0.3～0.5mL,并进行其他对症处理。 2. 血胸 (1)发生原因:多由刺破肋间动静脉所致。 (2)临床表现:少量血胸无明显症状;中到大量血胸时,可表现为胸闷气促、面色苍白、脉搏细速、四肢湿冷及血压下降;后期并发感染时,可出现高热、寒战、出汗及疲乏等症状。 (3)预防及处理: ①定位准确,操作谨慎。 ②如发现胸腔出血,立即停止抽液,安置患侧卧位。 ③密切观察患者血压、脉搏及SpO_2。 ④对少量血胸,可待其自行吸收;对中大量血胸,必要时可行胸腔闭式引流,及时补充血容量;对进行性血胸者,应立即开胸探查、止血。 3. 气胸 (1)发生原因:操作过程中未及时夹闭穿刺针上的皮管;穿刺时穿破脏层胸膜;穿刺后未及时封闭穿刺部位所致。 (2)临床表现:轻者胸闷、胸痛,重者呼吸困难。患侧胸部饱满,叩诊呈鼓音,听诊呼吸音减弱或消失,气管向健侧移位。 (3)预防及处理: ①操作熟练,掌握穿刺深度。 ②操作过程中及时夹闭皮管,避免空气进入,若因未夹紧皮管而漏入空气,应尽量抽出,并于穿刺后及时封闭穿刺点。 ③指导患者正确配合,避免因咳嗽、体位改变导致穿刺针移位。 ④加强观察,出现胸闷、胸痛等症状应及时复查胸片,按气胸量加以处理。 4. 穿刺口出血 (1)发生原因:穿刺时刺破皮下毛细血管所致;患者凝血功能差或使用抗凝药物。 (2)临床表现:穿刺处渗血。 (3)预防及处理: ①严格掌握适应证。 ②用消毒棉球按压止血。

续表

知识点	主要内容
并发症及预防处理要点	5. 复张性肺水肿 （1）发生原因：抽液过快、过多，肺组织快速复张引起单侧肺水肿。大多数复张性肺水肿发生于肺复张后即刻或1h内，一般不超过24h。 （2）临床表现：患者出现不同程度的低氧血症和低血压，表现为剧烈咳嗽、呼吸困难、胸痛、烦躁、心悸等，继而出现咳大量白色或粉红色泡沫痰，有时伴发热、恶心及呕吐，甚至出现休克及昏迷。 （3）预防及处理： ①抽液、抽气速度不宜过快。 ②抽液量首次不超过700mL，抽气量不宜超过1000mL，以后每次不超过1000mL。 ③一旦发生肺水肿，积极采取措施纠正低氧血症，稳定血流动力学，必要时给予机械通气。

腹腔穿刺操作规程及考核评分表

病区 / 科室：　　　　　　　　姓名：　　　　　　　　得分：

考核要点：	评判标准：
1. 腹腔穿刺前准备 2. 体位与穿刺部位的选择 3. 医护配合 4. 相关事项的告知与指导	A. 操作流畅；动作符合规范 B. 操作流畅；部分动作不规范 C. 操作不流畅；部分动作不规范 D. 未完成程序；动作不符合规范

项目		操作规程		评分等级				扣分
		操作流程	沟通指导	A	B	C	D	
素质要求 （3分）		着装整洁，热情大方，符合职业形象		3	2	1	0.5	
操作前准备（15分）	自身准备	洗手，戴口罩、帽子（按手术要求）	您好！我是您的责任护士XXX，请问您叫什么名字？让我核对一下您的手腕带好吗？	2	1.5	1	0	
	环境准备	环境清洁，室温适宜		2	1.5	1	0	
	核对查阅	核对医嘱		2	1.5	1	0	
		查阅出凝血功能、腹水超声结果；查看患者知情同意情况		3	2	1	0	
	用物准备	治疗盘、无菌手套、腹腔穿刺包（内含洞巾、20mL或50mL注射器、穿刺针、弯盘、血管钳、棉球、纱布）、5mL注射器、2%利多卡因5mL、2%氯己定（5%碘伏）治疗巾、标本容器（贴上标签）、无菌敷贴、污物桶，根据需要准备引流装置、腹带	根据B超和腹部检查情况，您腹腔内有积液，需要进行腹腔穿刺。穿刺前会注射局麻药物，您不要紧张。以前用过麻醉药吗？	4	3	2	1	
		检查物品的质量和有效期		2	1.5	1	0	
操作过程（67分）	核对患者	将用物放于治疗车上并推至患者床边，确认患者身份（刷PDA）	您感觉肚子胀痛吗？请让我检查一下您的腹部情况。再测下您体重、腹围、血压和脉搏。	3	2	1	0	
	解释	向患者解释操作目的，取得配合		3	2	1	0	
	评估	评估病情：询问腹痛、腹胀情况；测体重、腹围，测血压、脉搏；检查腹部体征等		4	3	2	1	
	摆放体位	协助患者排空膀胱，取合适体位（坐位、平卧位、半卧位、稍左侧卧位），其背部用枕头支托	我协助您排尿好吗？请您配合取XXX卧位，这样感觉舒适吗？	5	4	3	2	
	选择穿刺部位	左下腹部脐与髂前上棘连线中外1/3交点处；或脐与耻骨联合中点上1cm，偏左或偏右1.5cm处；或侧卧位脐水平线与腋前线或腋中线的交点；或行B超定位。注意避开疤痕、感染部位		5	4	3	2	
	垫巾	暴露患者腹部，垫治疗巾于腰腹部，注意保暖		2	1.5	1	0.5	
	打开穿刺包	助手打开腹腔穿刺包，布置无菌区，放入所需无菌物品，倒消毒液		5	4	3	2	
	消毒铺巾	以穿刺部位为中心消毒皮肤至少2遍，消毒直径至少为15cm；戴无菌手套；铺洞巾	现在消毒皮肤，会有点凉。	5	4	3	2	

续表

项目	操作规程		沟通指导	评分等级				扣分
		操作流程		A	B	C	D	
操作过程（67分）	局部麻醉	与助手核对并抽取2%利多卡因，行局部麻醉，检查麻醉效果	开始注射麻醉药了，会有点疼。	5	4	3	2	
	穿刺	检查穿刺针并夹闭尾端，左手固定穿刺部位皮肤，右手持针经麻醉处逐步刺入腹壁，待感到针尖抵抗突然消失时，表明针尖已穿过腹膜壁层，即可连接注射器抽取腹水	要进行穿刺了，刚才打麻醉药的地方还痛吗？请您不要紧张，暂时不要动，一会就好。如有不适就告诉我们。	5	4	3	2	
	抽取液/气体	助手松开血管钳并固定穿刺针，操作者抽取腹腔积液，抽满后用血管钳夹闭橡胶管，取下注射器，将抽出液注入容器中，以此重复（肝硬化患者一次放腹水量不超过3000mL）		5	4	3	2	
	观察	观察抽出液体的颜色、性质及患者反应		5	4	3	2	
	留取标本	按要求留取标本	XXX，穿刺结束了，请保持半卧位休息，有利于呼吸和避免炎症扩散；24h内请不要洗澡，以免局部感染；不要自行取下腹带。如有不适情况请及时按床头铃，谢谢您的配合！您休息一下，过一会我再来看您。	3	2	1	0.5	
	拔针包扎	拔出穿刺针，再次消毒皮肤，覆盖无菌纱布，稍用力按压片刻，用敷贴固定，酌情腹带包扎		5	4	3	2	
	安置患者	整理床单位，协助患者取半卧位，酌情拉上床栏		3	2	1	0.5	
	指导要点	卧位；穿刺点保护		4	3	2	1	
操作后处理（5分）	用物处置	规范处理用物，洗手；标本及时送检		2	1.5	1	0.5	
	记录	记录：穿刺放液时间、放液量及性质；患者反应及生命体征；伤口渗血、渗液情况；腹围、体重等		3	2	1	0.5	
综合评价（5分）	操作流程	操作与配合熟练、流畅；遵守无菌技术原则		3	2	1	0.5	
	人文关怀	礼仪规范，沟通自然，体现人文关怀		2	1.5	1	0.5	
理论问答（5分）		1. 腹腔穿刺的适应证及禁忌证 2. 腹腔穿刺后观察要点		5	4	3	2	
考核者提醒事项								
考核人签名			考核日期	年	月	日		

腹腔穿刺技术相关知识

知识点	主要内容
目的	1. 明确腹腔积液的性质,找出病原,协助诊断。 2. 适量地抽出腹水,以减轻患者腹腔内的压力,缓解腹胀、胸闷、气急及呼吸困难等症状,减小静脉回流阻力,改善血液循环。 3. 向腹膜腔内注入药物。 4. 施行腹水浓缩回输术。 5. 诊断性(如腹部创伤时)或治疗性(如重症急性胰腺炎时)腹腔灌洗。
适应证	1. 腹水原因不明或疑有内出血者。 2. 大量腹水引起难以忍受的呼吸困难及腹胀者。 3. 需腹腔内注药或腹水浓缩回输者。
禁忌证	1. 有肝性脑病先兆者,禁忌腹腔穿刺放腹水。 2. 确诊有粘连型结核性腹膜炎、包虫病及卵巢肿瘤者。 3. 躁动、不能合作者。 4. 有明显出血倾向者。 5. 妊娠中后期者。 6. 肠麻痹、腹部胀气明显者。 7. 膀胱充盈,未行导尿者。 8. 用一般方法即可明确诊断者。
相关理论	1. 漏出液与渗出液的区别:见胸腔穿刺技术相关知识。 2. 腹腔穿刺定位:左下腹部脐与髂前上棘连线中外1/3交点处;或脐与耻骨联合中点上1cm,偏左或偏右1.5cm处;或侧卧位脐水平线与腋前线或腋中线的交点;或行B超定位。注意避开疤痕、感染部位。
注意事项	1. 腹腔穿刺前须告知患者排尿,排空膀胱,以防穿刺时损伤充盈膀胱。 2. 术中密切观察患者,如有头晕、心悸、恶心、气短、脉搏增快及面色苍白等症状,应立即停止操作,并进行适当处理。 3. 放液不宜过快、过多,放液过程中要注意腹水的颜色变化。 4. 术后嘱患者平卧,并使穿刺孔位于上方以免腹水继续漏出。若遇穿刺孔仍有腹水渗漏,可用蝶形胶布或火棉胶粘贴。大量放液后,需束以腹带,以防腹压骤降及内脏血管扩张引起血压下降或休克。 5. 注意无菌操作,以防腹腔感染。 6. 放液前后均应测量腹围、脉搏、血压,并检查腹部体征,以视察病情变化。 7. 做诊断性穿刺时,应立即送验腹腔积液,行常规、生化、细菌培养和脱落细胞检查。
操作风险及防范	1. 穿刺点出血或血肿 (1)发生原因:穿刺时刺破皮下血管;患者凝血功能不佳。 (2)临床表现:穿刺点渗血不止或出现血肿。 (3)预防及处理: ①术前查患者凝血功能,如有异常,暂不穿刺。 ②操作者动作规范、轻柔,熟悉穿刺点,避开腹部血管。 ③局部压迫止血,适当使用止血药。 2. 腹腔脏器受损伤 (1)发生原因:操作不当;在膀胱充盈、腹腔内脏器移位的情况下穿刺;患者躁动不安等。 (2)临床表现:空腔脏器损伤时,出现腹膜刺激征表现;实质性脏器损伤时,出现失血性表现、腹痛。 (3)预防及处理: ①操作者熟练掌握穿刺技术。 ②严格掌握禁忌证,术前排空膀胱。

续表

知识点	主要内容
操作风险及防范	③条件许可时,在B超引导下进行穿刺。 ④一旦发生脏器损伤,按外科对症处理。 3.腹膜反应、休克 (1)发生原因:患者情绪较为紧张、恐惧;腹腔穿刺所致的反射性迷走神经功能亢进;大量放腹水,导致腹压骤然降低,引起内脏血管扩张。 (2)临床表现:患者突然感觉头晕、面色苍白、四肢发凉、出汗、心悸、脉细及血压下降,甚至出现休克症状。 (3)预防及处理: ①评估患者耐受情况,耐心讲解操作目的、方法及配合过程,消除紧张情绪。 ②控制抽液速度及量,一次放液量一般不超过3000mL,术后予以腹带包扎。 ③放液过程中加强观察,若出现腹膜反应,应立即停止抽液,使患者平卧,密切观察血压、脉搏,必要时按医嘱行皮下注射0.1%肾上腺素0.3～0.5mL,并进行其他对症处理。

骨髓穿刺操作规程及考核评分表

病区 / 科室：　　　　　　　　　　姓名：　　　　　　　　　得分：

考核要点：	评判标准：
1. 骨髓穿刺前准备	A. 操作流畅；动作符合规范
2. 体位与穿刺部位的选择	B. 操作流畅；部分动作不规范
3. 医护配合	C. 操作不流畅；部分动作不规范
4. 相关事项的告知与指导	D. 未完成程序；动作不符合规范

项目		操作规程		评分等级				扣分
		操作流程	沟通指导	A	B	C	D	
素质要求 （3分）		着装整洁,热情大方,符合职业形象		3	2	1	0.5	
操作前准备（16分）	自身准备	洗手,戴口罩、帽子（按手术要求）		2	1.5	1	0	
	环境准备	环境清洁,室温适宜		2	1.5	1	0	
	核对查阅	核对医嘱	您好！我是您的责任护士XXX,请问您叫什么名字？让我核对一下您的手腕带好吗？	2	1.5	1	0	
		查阅出凝血时间、血小板计数及有无出血性疾病;查看患者知情同意情况		3	2	1	0	
	用物准备	治疗盘、骨髓穿刺包（内放骨髓穿刺针、10mL注射器、穿刺针、洞巾、纱布、棉球）、2%利多卡因5mL、2mL注射器、无菌手套、2%氯己定（5%碘伏）、无菌敷贴、培养基、载玻片5~6片、标本盒、骨髓检查申请单及污物桶	您感觉怎么样,有什么不舒服吗？因……原因,您需要做骨髓穿刺检查,穿刺前会注射局麻药物,您不要紧张。以前用过麻醉药吗？	4	3	2	1	
		检查物品的质量和有效期		3	2	1	0	
操作过程（66分）	核对患者	将用物放于治疗车上并推至患者床边,确认患者身份（刷PDA）		3	2	1	0.5	
	解释	向患者解释操作目的,取得配合		3	2	1	0.5	
	评估	评估身体状况,有无出血性疾病,有无骨髓穿刺经历	您有过出血不止的情况吗？以前有没有做过骨髓穿刺？请让我检查一下您的皮肤情况。	3	2	1	0.5	
		拉上床帘,检查穿刺点局部有无皮疹、破损及红肿等		2	1.5	1	0.5	
	穿刺部位与体位	根据穿刺部位摆放合适体位:胸骨——仰卧位,背后垫枕头;髂前上棘——仰卧位;髂后上棘——侧卧位或俯卧位;棘突——坐位,尽量弯腰,头俯屈于胸前		5	4	3	2	
	打开穿刺包	助手打开骨髓穿刺包,布置无菌区,将无菌物品放入无菌区,倒消毒液		4	3	2	1	
	消毒铺巾	以穿刺部位为中心消毒皮肤至少2遍,消毒直径至少为15cm;戴无菌手套,铺洞巾	先给您消毒,会有点凉。	5	4	3	2	
	麻醉	与助手核对并抽取2%利多卡因,行局部麻醉,检查麻醉效果	给你打麻醉药了,稍稍有点痛,可能会有点酸胀的感觉,请忍耐一下,一会儿就好。	5	4	3	2	
	玻片准备	助手准备5~6片载玻片,用铅笔注明病区、床号及姓名,依次在治疗车上排好		5	4	3	2	

续表

项目	操作规程		评分等级				扣分
	操作流程	沟通指导	A	B	C	D	
操作过程 （66分）	穿刺	检查穿刺针，将骨髓穿刺针固定器固定在一定长度，右手持针向骨面垂直刺入，当针尖接触骨质后，左右旋转穿刺针，缓缓刺入骨髓腔，拔出针芯，接上干燥的10mL或20mL注射器，用适当力量抽取0.1～0.2mL骨髓液滴于载玻片上（如需做细菌培养,再抽取1～2mL）	准备给您穿刺了，刚才打麻醉药的地方还痛吗？请您不要害怕，暂时不要动，一会就好。如果有什么不舒服请告诉我们,也可以做一下深呼吸。	6	5	4	3	
	推片	行骨髓液推片，将推好片的骨髓标本依次放入标本盒		5	4	3	2	
	观察	询问患者主观感受,观察患者面色等变化	您现在有什么不舒服吗？	5	4	3	2	
	拔针	抽吸完毕，重新插入针芯，用无菌纱布置于针孔处，拔出穿刺针，按压数分钟后敷贴固定	穿刺已经完成了,谢谢您的配合! 麻醉药失效后的一段时间,穿刺的地方会有点痛。	5	4	3	2	
	送检	将骨髓标本及时送检		3	2	1	0	
	安置患者	整理床单位,取舒适卧位,酌情拉上床栏		3	2	1	0.5	
	指导要点	休息与活动；穿刺点的保护；不适情况的报告	XXX, 现在请卧床休息, 避免剧烈活动; 注意局部保护, 48～72h内不要弄湿敷料,以免感染。如果有不适情况请及时按床头铃,我过一会再来看您。	4	3	2	1	
操作后处理（5分）	用物处置	规范处理用物,洗手		2	1.5	1	0.5	
	记录	穿刺时间、部位;患者反应;局部出血情况等		3	2	1	0.5	
综合评价（5分）	操作流程	操作与配合熟练、流畅;患者安全;遵守无菌技术原则		3	2	1	0.5	
	人文关怀	礼仪规范,沟通自然,体现人文关怀		2	1.5	1	0.5	
理论问答（5分）	1. 骨髓穿刺的目的、适应证、禁忌证 2. 骨髓穿刺的注意事项 3. 常见并发症的预防与处理		5	4	3	2	
考核者提醒事项							
考核人签名		考核日期	年　　月　　日				

骨髓穿刺技术相关知识

知识点	主要内容
目的	为各种贫血、造血系统肿瘤、血小板或粒细胞减少症、疟疾或黑热病的诊断提供依据。
适应证	1. 诊断各种白血病。 2. 诊断缺铁性贫血、溶血性贫血、再生障碍性贫血、恶性组织细胞病等血液病。 3. 诊断部分恶性肿瘤,如多发性骨髓瘤、淋巴瘤、骨髓转移瘤等。 4. 寄生虫病的检查,如找疟原虫、黑热病病原体等。
禁忌证	血友病等出血性疾病。
相关理论	1. 骨髓穿刺部位:髂前上棘穿刺点、髂后上棘穿刺点、胸骨穿刺点、腰椎棘突穿刺点。 2. 抽取骨髓液量的要求:细胞、形态学检查为0.1~0.2mL;细菌检查为1~2mL。 3. 急性白血病骨髓象:增生明显活跃或极度活跃,以原始、幼稚细胞为主,而较成熟中间阶段的细胞缺如,并残留少量的成熟细胞,形成"裂孔"现象。若原始细胞占全部骨髓有核细胞的30%以上,则可做出急性白血病的诊断。此外,正常的巨核细胞和幼红细胞减少。少数患者骨髓呈增生低下。奥尔小体仅见于急性非淋巴细胞白血病,有独立诊断意义。
注意事项	1. 穿刺前给患者做好思想工作,说明穿刺的必要性和安全性,以解除患者紧张、恐惧的心理。 2. 对于初诊患者,骨髓穿刺检查要在治疗前进行。 3. 骨髓穿刺过程中严格遵守无菌操作技术,防止骨髓感染。 4. 对于有出血倾向的患者,穿刺点压迫时间需延长,以免术后出血不止,如果有渗血,应立即更换无菌敷料,压迫伤口直到无渗血为止。 5. 保护穿刺处,指导患者在48~72h内不要弄湿穿刺处。卧床休息,避免剧烈运动,防止伤口感染。
操作风险及防范	1. 局部出血 (1)发生原因:患者凝血功能障碍;血小板计数低;压迫不当。 (2)临床表现:穿刺点局部渗血或血肿。 (3)预防及处理: ①有出血倾向者操作时需特别注意。 ②穿刺点压迫部位手法正确,力度、时间合适。 2. 局部感染 (1)发生原因:无菌操作不严格,患者抵抗力低下。 (2)临床表现:穿刺点局部红、肿、热、痛,严重时伴有全身症状(如畏寒、发热),骨髓培养结果为阳性。 (3)预防及处理: ①骨髓穿刺过程中严格遵守无菌操作技术,防止骨髓感染。 ②对抵抗力低下者,鼓励进食,加强营养,增强抵抗力。 ③一旦发生感染,局部严格消毒,及时更换敷贴,必要时使用抗生素。 3. 干抽 (1)发生原因:骨髓纤维化,骨髓增生极度活跃,增生极度低下,毛细胞白血病,定位不准,技术不娴熟等。 (2)临床表现:骨髓穿刺抽不到骨髓液。 (3)预防及处理: ①对于骨髓穿刺干抽的患者,最好用粗针、抽吸力大的大号注射器套在穿刺针管上抽取骨髓液。 ②更换穿刺部位,再次穿刺。

腰椎穿刺操作规程及考核评分表

病区 / 科室：　　　　　　　　姓名：　　　　　　　　得分：

| 考核要点：
1. 腰椎穿刺前准备
2. 体位与穿刺部位的选择
3. 医护配合
4. 相关事项的告知与指导 | | | 评判标准：
A. 操作流畅；动作符合规范
B. 操作流畅；部分动作不规范
C. 操作不流畅；部分动作不规范
D. 未完成程序；动作不符合规范 | | | | | |

项目	操作规程			评分等级				扣分
	操作流程		沟通指导	A	B	C	D	
素质要求 （3分）	着装整洁，热情大方，符合职业形象			3	2	1	0.5	
操作前准备（16分）	自身准备	洗手，戴口罩、帽子（按手术要求）		2	1.5	1	0	
	环境准备	环境清洁，室温适宜		2	1.5	1	0	
	核对查阅	核对医嘱	您好！我是您的责任护士XXX，请问您叫什么名字？让我核对一下您的手腕带好吗？	2	1.5	1	0	
		查阅出凝血时间、血小板计数及有无禁忌疾病；查看患者知情同意情况		3	2	1	0	
	用物准备	治疗盘、无菌手套、腰椎穿刺包（腰椎穿刺针、测压管、三通管、5mL注射器、7号针头、血管钳2把、弯盘2只、洞巾、纱布、棉球）、无菌试管（贴上标签）、2%利多卡因5mL、砂轮、2%氯己定（5%碘伏）、治疗巾、无菌敷贴、污物桶，根据需要准备引流装置		5	4	3	2	
		检查物品的质量和有效期	您感觉怎么样，有什么不舒服吗？您因……原因，要进行腰椎穿刺。穿刺前会注射局麻药物，您不要紧张。以前用过麻醉药吗？让我先检查一下穿刺部位，测量一下血压、脉搏。	2	1.5	1	0	
操作过程 （66分）	核对患者	将用物放于治疗车上并推至患者床边，确认患者身份（刷PDA）		3	2	1	0	
	解释	向患者解释操作目的，取得配合		3	2	1	0	
	评估	评估身体状况：询问有无头痛、恶心，既往有无腰椎穿刺史；测量生命体征		2	1.5	1	0.5	
		拉上床帘，检查穿刺点局部有无皮疹、破损、红肿等		2	1.5	1	0.5	
	摆放体位	协助患者排尿，取去枕侧卧位，背齐床沿，屈颈抱膝，使脊柱尽量前屈，呈虾米状，暴露患者背部（注意保暖），将治疗巾垫于患者腰腹部下面	穿刺后需要绝对卧床休息，我协助您解一下小便好吗？我帮您摆好体位，请您配合。已经摆好了，不要移动，保持这样的体位。	5	4	3	2	
	选择穿刺部位	第3～4腰椎棘突间隙或第4～5腰椎棘突间隙		5	4	3	2	
	打开穿刺包	助手打开腰椎穿刺包，布置无菌区，放入所需无菌物品，倒消毒液		4	3	2	1	
	消毒铺巾	以穿刺部位为中心消毒皮肤至少2遍，消毒直径至少为15cm；戴无菌手套；铺洞巾	给您打麻醉药了，稍稍有点痛，可能会有点酸胀的感觉，请您忍耐一下，一会就好。	5	4	3	2	
	局部麻醉	与助手核对并抽取2%利多卡因，行局部麻醉处理，检查麻醉效果		5	4	3	2	

续表

项目	操作规程		评分等级				扣分
	操作流程	沟通指导	A	B	C	D	
操作过程（66分）	穿刺：将腰椎穿刺针（套上针芯，针尖斜面向上）沿腰椎间隙垂直进针，推进4～6cm（儿童2～3cm）或感阻力突然降低时，提示针尖已进入蛛网膜下腔，拔出针芯，让脑脊液自动滴出	准备给您穿刺了，刚才打麻醉药的地方还痛吗？请不要紧张，身体不要动，过一会就好。如果有什么不舒服请告诉我们。	6	5	4	3	
	测压：连接测压管，让患者放松身体，缓慢伸直头及下肢，脑脊液在压力管内随呼吸轻微波动，上升至一定高度后停止上升，此时的数值为颅内压值	现在要测脑脊液压力，需要您配合放松身体，慢慢地将头和下肢伸直，腰部不要移动，不要咳嗽。	6	5	4	3	
	观察：询问患者主观感受，观察患者面色、呼吸等变化		5	4	3	2	
	留取标本：按要求留取标本		3	2	1	0.5	
	拔针包扎：插回针芯，拔出穿刺针，再次消毒皮肤，覆盖无菌纱布，稍用力按压片刻，用敷贴固定	您有没有头痛、恶心的感觉？	5	4	3	2	
	安置患者：整理床单位，协助患者取去枕平卧位，酌情约束、拉上床栏		3	2	1	0.5	
	指导要点：卧位；穿刺点的保护；不适情况的报告	XXX，穿刺已经结束了，谢谢您的配合！请您去枕平卧休息4～6h，不要抬高头部。穿刺部位保持清洁干燥，以免局部感染。如有头痛、恶心、发热等不适请及时按床头铃。请您好好休息，我过一会再来看您。	4	3	2	1	
操作后处理（5分）	用物处置：规范处理用物，洗手		2	1.5	1	0.5	
	记录：穿刺时间和脑脊液的量、颜色、性状、压力值；患者反应；穿刺部位有无渗血、渗液		3	2	1	0.5	
综合评价（5分）	操作流程：操作与配合熟练、流畅；患者安全；遵守无菌技术原则		3	2	1	0.5	
	人文关怀：礼仪规范，护患沟通自然，体现人文关怀		2	2	1	0.5	
理论问答（5分）	1. 腰椎穿刺的适应证及禁忌证 2. 腰椎穿刺术后的护理要点 3. 腰椎穿刺后常见的并发症及处理		5	4	3	2	
考核者提醒事项							
考核人签名		考核日期	年　　月　　日				

腰椎穿刺技术相关知识

知识点	主要内容
目的	1. 检查脑脊液的性质,有助于脑膜炎、脑炎、脑血管病变、脑瘤等神经系统疾病的诊断。 2. 鞘内注射药物。 3. 测定颅内压力和了解蛛网膜下腔是否阻塞。
适应证	1. 诊断性穿刺 (1)脑血管病。 (2)中枢神经系统炎症。 (3)脑肿瘤。 (4)脊髓病变。 (5)脑脊液循环障碍。 2. 治疗性穿刺 (1)缓解症状和促进恢复:对颅内出血性疾病、炎症性病变和颅脑手术后的患者,通过腰椎穿刺引流出炎性或血性脑脊液。 (2)鞘内注射药物。
禁忌证	1. 颅内病变伴有颅内高压、脑疝先兆者。 2. 可疑颅内占位病变。 3. 休克等危重患者。 4. 穿刺部位有炎症。 5. 有严重凝血功能障碍的患者,如血友病患者等。
相关理论	1. 脑脊液压力:正常成人为70～200mmH$_2$O;儿童为50～100mmH$_2$O;新生儿为30～80mmH$_2$O。 2. 脑脊液检查 正常脑脊液外观:无色透明。 (1)颜色观察: ①红色:常见于蛛网膜下腔出血、脑出血、硬膜下血肿者。如腰椎穿刺时观察到脑脊液颜色由红色转为无色时,提示为穿刺后损伤出血。 ②黄色:见于陈旧性蛛网膜下腔出血及脑出血、化脓性脑膜炎、脑梗死、黄疸、心功能不全等。 ③乳白色:见于化脓性脑膜炎。 ④微绿色:见于铜绿假单胞菌性脑膜炎、甲型链球菌性脑膜炎。 ⑤褐色或黑色:见于中枢神经系统的黑色素瘤、黑色素肉瘤等。 (2)透明度观察: ①微混:见于乙型脑炎、脊髓灰质炎及脑脓肿未破裂者。 ②混浊:见于化脓性脑膜炎、结核性脑膜炎者等。 ③毛玻璃状:见于结核性脑膜炎、病毒性脑膜炎者等。 ④凝块:见于神经梅毒、化脓性脑膜炎、脊髓灰质炎者等。 ⑤薄膜:见于结核性脑膜炎者等。 (3)细胞计数: ①正常:成人为(0～8)×10^6/L;儿童为(0～15)×10^6/L;新生儿为(0～30)×10^6/L。 ②细胞数明显升高(>200×10^6/L):见于化脓性脑膜炎、流行性脑脊髓炎者。 ③中度升高(<200×10^6/L):见于结核性脑膜炎者。 ④正常或轻度升高:浆液性脑膜炎、流行性脑炎(病毒性脑炎)、脑水肿等。 (4)蛋白定量试验: ①正常:阴性。 ②脑脊液蛋白增高(++以上):见于化脓性、结核性脑膜炎等。 ③轻度升高(+～++):见于脊髓灰质炎、乙型脑炎。

知识点	主要内容
相关理论	（5）葡萄糖半定量试验：正常1～5管或2～5管阳性。脑脊液葡萄糖升高见于饱餐或静脉注射葡萄糖后、血性脑脊液、糖尿病或中毒等；葡萄糖降低见于急性化脓性脑膜炎、结核性脑膜炎、霉菌性脑膜炎、脑瘤等。
注意事项	1. 严格掌握禁忌证，凡疑有颅内压增高者必须先做眼底检查，如有明显视盘水肿或有脑疝先兆者，禁忌腰椎穿刺。 2. 穿刺时，患者若出现呼吸、脉搏、面色异常等症状，则应立即停止操作，并做相应处理。 3. 鞘内给药时，应先放出等量脑脊液，再行等量转换后注入药液。 4. 穿刺后指导患者去枕平卧4～6h，告知卧床期间不可抬高头部。 5. 观察患者有无头痛、腰背痛、脑疝及感染等穿刺后并发症。 6. 保持穿刺部位敷料干燥，观察有无渗液、渗血，24h内不宜沐浴。
操作风险及防范	1. 低颅压综合征 （1）发生原因：多因穿刺针过粗，穿刺技术不熟练或术后起床过早所致，使脑脊液自脊膜穿刺孔外流。 （2）临床表现：坐起后头痛加剧，严重者伴有恶心、呕吐或眩晕、昏厥；平卧位或头低位时，头痛等症状可减轻或缓解。少数尚可出现意识障碍、精神症状、脑膜刺激征等表现，约持续一至数日。 （3）预防及处理： ①使用细针穿刺。 ②术后去枕平卧（最好俯卧）4～6h，并多饮开水（忌喝糖水、浓茶）可预防。 ③若已发生，嘱除以上两条外，酌情静滴5%葡萄糖氯化钠液500～1000mL，1～2次/d。 ④在椎管内或硬脊膜外注入生理盐水20～30mL，消除硬脊膜外间隙的负压以阻止脑脊液继续流出。 2. 脑疝形成 （1）发生原因： ①当颅内压增高时，腰椎穿刺放液过多、过快。 ②使用粗针。 （2）临床表现：出现剧烈头痛、喷射性呕吐，甚至意识丧失，瞳孔散大。 （3）预防及处理： ①掌握穿刺适应证，选择细针穿刺，缓慢放出脑脊液。 ②根据病情可在穿刺前快速输入20%甘露醇等脱水剂。 ③密切观察患者意识、瞳孔及生命体征变化，及时发现脑疝征象。 ④出现脑疝症状时，立即予甘露醇等脱水药物，必要时可自脑室穿刺放液。 3. 原有脊髓、脊神经根症状突然加重（多见于脊髓压迫症） （1）发生原因：因腰椎穿刺放液后压力改变，致椎管内脊髓、神经根、脑脊液和病变之间的压力平衡改变。 （2）临床表现：可使根性疼痛、截瘫及大小便障碍等症状加重，在高颈段脊髓出现压迫症，可发生呼吸困难与骤停。 （3）预防与处理： ①严格掌握禁忌证。 ②可向椎管内注入生理盐水30～50mL。

膀胱穿刺造瘘操作规程及考核评分表

病区 / 科室：　　　　　　　　姓名：　　　　　　　　得分：

考核要点：	评判标准：
1. 膀胱穿刺造瘘术前准备 2. 体位与穿刺部位的选择 3. 医护配合 4. 相关事项的告知与指导	A. 操作流畅；动作符合规范 B. 操作流畅；部分动作不规范 C. 操作不流畅；部分动作不规范 D. 未完成程序；动作不符合规范

项目		操作规程		评分等级				扣分
		操作流程	沟通指导	A	B	C	D	
素质要求 （3分）		着装整洁,热情大方,符合职业形象		3	2	1	0.5	
操作前准备（15分）	自身 准备	洗手,戴口罩、帽子（按手术要求）		3	2	1	0	
	核对 查阅	核对医嘱	您好！我是您的 责任护士XXX， 请问您叫什么名 字？让我核对一 下您的手腕带好 吗？	2	1.5	1	0	
		查阅出凝血功能、血小板计数等检查结 果；查看知情同意书		3	2	1	0	
	用物 准备	治疗盘、无菌手套、一次性膀胱穿刺套管 针、清创缝合包（内含洞巾、手术刀、手术 缝针、丝线、弯盘、血管钳、棉球、纱布)、 5mL注射器、2%利多卡因5mL、2%氯 己定（5%碘伏）、一次性引流袋、导管标 识、胶布、备皮刀、一次性中单及污物桶, 根据需要备标本容器	为了解决您的排 尿问题，需要进 行膀胱穿刺造瘘 以引流尿液；穿 刺前会注射局麻 药物，您不要紧 张。以前用过麻 醉药吗？	5	4	3	2	
		检查物品的质量和有效期		2	1.5	1	0	
操作过程（67分）	核对 患者	将用物放于治疗车上并推至患者床边, 确认患者身份（刷PDA）		3	2	1	0	
	解释	向患者解释操作的目的,取得配合	您现在感觉小腹 胀吗？我检查一 下，看看尿液多 不多好吗？给您 测量一下血压、 脉搏。	3	2	1	0	
	评估	评估病情,测量血压、脉搏；拉上床帘,评 估膀胱有无充盈（膀胱底部在耻骨联合上 2横指以上）,穿刺部位有无疤痕、感染等		5	4	3	2	
	备皮	会阴部备皮,清洗外阴		4	3	2	1	
	患者 卧位	取平卧位,暴露下腹部,一次性中单垫于 臀部,注意保暖	为了便于操作和 预防感染，需要 给您剃除会阴 部毛发，请您配 合一下。这样冷 吗？	5	4	3	2	
	选择穿 刺部位	耻骨联合上2横指处,必要时结合超声检 查定位		5	4	3	2	
	打开 穿刺包	助手打开清创缝合包,布置无菌区,放入 所需无菌物品,倒消毒液		5	4	3	2	
	消毒 铺巾	以穿刺部位为中心消毒皮肤至少2遍,消毒 直径至少为15cm；戴无菌手套；铺洞巾	现在消毒皮肤, 会有点凉。	5	4	3	2	
	局部 麻醉	与助手核对并抽取2%利多卡因,行局部 麻醉,检查麻醉效果	开始注射麻醉药 了，会有点疼，请 忍耐一下。这里 还痛吗？	5	4	3	2	
	穿刺	于穿刺部位作1.0～1.5cm的皮肤切口,将 一次性膀胱穿刺套管针通过皮肤切口, 垂直方向刺入,当达腹直肌前鞘或腹白 线有阻力感时,稍加压力,遇落空感即表 明已进入膀胱,拔出套管针芯,可见尿液 流出,再将套管向内送入约3cm	要进行穿刺了， 请您不要紧张， 暂时不要动，一 会就好。如有不 适就告诉我们。	6	5	4	3	

续表

项目	操作规程		沟通指导	评分等级				扣分
	操作流程			A	B	C	D	
操作过程（67分）	固定引流	丝线缝合使导管固定于皮肤上或用纱布、胶布固定；连接引流袋，必要时连接三通管及膀胱冲洗液；粘贴导管标识	已经穿刺成功并固定好了，感觉怎么样？	5	4	3	2	
	观察	尿液的颜色、量、性状；患者的反应、血压、脉搏；伤口渗血、渗液情况		5	4	3	2	
	留取标本	按要求留取标本	XXX，为了保持引流通畅，请您注意避免导管受压、扭曲；活动时勿牵拉导管，以免滑出，起床时引流袋位置应至少低于穿刺点30cm；为了训练膀胱功能，我们会定时夹闭与开放导管；平时多饮水。如有伤口渗血、渗液或其他不适情况及时按床头铃，谢谢您的配合！您好好休息，我过一会再来看您。	3	2	1	0.5	
	安置患者	整理床单位，协助患者取舒适体位，酌情拉上床栏		3	2	1	0.5	
	指导要点	活动时的注意事项；膀胱功能锻炼；不适情况的报告		5	4	3	2	
操作后处理（5分）	用物处置	规范处理用物，洗手		2	1.5	1	0.5	
	记录	记录穿刺引流时间、引流量及性质，患者反应，伤口渗血、渗液情况等		3	2	1	0.5	
综合评价（5分）	操作流程	操作与配合熟练、流畅；遵守无菌技术原则		3	2	1	0.5	
	人文关怀	礼仪规范，沟通自然，体现人文关怀		2	1.5	1	0.5	
理论问答（5分）	1. 膀胱造瘘的适应证 2. 膀胱造瘘与引流的注意事项 3. 膀胱造瘘的风险及防范			5	4	3	2	
考核者提醒事项								
考核人签名			考核日期	年 月 日				

膀胱穿刺造瘘技术相关知识

知识点	主要内容
目的	实现尿流改道,以解除急性尿路梗阻,消除慢性尿路梗阻对上尿路的不利影响,或下尿路手术后确保创口愈合。
适应证	1. 暂时性膀胱造瘘术的适应证 (1)急性尿潴留患者,无法从尿道插入导尿管,如前列腺增生、尿道狭窄等。 (2)阴茎、尿道损伤者。 (3)泌尿道手术后患者,确保尿路愈合,如尿道整形、吻合等。 (4)尿路有严重感染的患者,如化脓性前列腺炎、前列腺周围脓肿等。 2. 永久性膀胱造瘘术的适应证 (1)神经源性膀胱功能障碍,不能长期留置导尿或留置导尿反复感染者。 (2)下尿路梗阻伴尿潴留,不能耐受手术者。 (3)尿道肿瘤行下尿路切除术者。
禁忌证	1. 膀胱空虚,术前无法使之充盈。 2. 有下腹部及盆腔手术史,穿刺膀胱估计有损伤腹腔脏器的危险。 3. 膀胱内充满血块或黏稠脓液,穿刺造瘘管周径小,不能有效引流。 4. 出血性疾病。 5. 膀胱挛缩。 6. 过于肥胖,腹壁太厚。
相关理论	1. 膀胱造瘘的概念 因尿道梗阻或其他原因,在耻骨上作膀胱造瘘术,使尿液被引流到体外,用以暂时性或永久性尿流改道。 2. 膀胱内压与容量 (1)正常情况下膀胱受副交感神经的紧张性冲动的影响处于轻度收缩状态,其内压经常保持在0.98MPa。 (2)由于膀胱平滑肌具有较大的伸展性,故在尿量开始增加时,膀胱内压无明显升高。当膀胱充盈时(成人尿量增加至400~500mL、儿童尿量增加至50~200mL时),膀胱内压才超过0.98MPa而明显升高,并出现尿意。 (3)当尿量增加至700mL,膀胱内压随之升高至3.43MPa时,膀胱逼尿肌便出现节律性收缩,但还可有意识地控制排尿。当膀胱内压达到6.86MPa以上时,便出现明显的痛感,产生强烈的尿意。 3. 膀胱穿刺造瘘定位 耻骨联合上方2横指处,必要时行超声定位。
注意事项	1. 膀胱穿刺造瘘术必须在膀胱充盈状态下进行,即触诊或叩诊膀胱底部应在耻骨联合上2横指以上,叩出浊音,必要时予以B超辅助。 2. 操作过程应严格遵守无菌操作技术。 3. 穿刺点切忌过高,以免误刺入腹腔。 4. 对过分充盈的膀胱,抽吸尿液宜缓慢。以免膀胱内压快速下降而致膀胱内出血或诱发出血性休克。 5. 膀胱造瘘管可以在10d左右拔除,拔除前先进行夹管试验,待排尿通畅2~3d后方可拔除。长期留置膀胱造瘘管应适时夹管,间歇引流尿液,以训练膀胱的排尿、储尿功能,避免发生膀胱肌无力。 6. 膀胱穿刺造瘘术后行持久性引流,首次更换时间为术后3周,此后应每4~6周更换一次造瘘管,保持尿液引流通畅,以免引起感染或继发性结石。

续表

知识点	主要内容
操作风险及防范	1. 穿刺后出血 （1）发生原因：因穿刺针损伤膀胱前静脉或膀胱壁血管所致。 （2）临床表现：一般较轻，多可自行消失；血尿（排除膀胱内出血）。 （3）预防及处理： ①熟练掌握操作技术。 ②有出血性疾病时禁忌穿刺。 ③术后注意观察尿液改变情况。 ④如少量出血不需特殊处理，注意保持引流通畅。 ⑤如出血量较多，则需进行膀胱冲洗，根据颜色调节冲洗速度，适当给予止血药，注意观察生命体征。 ⑥若有严重的血尿，必要时行手术处理。 2. 膀胱内出血 （1）发生原因：大量放尿，膀胱内突然减压使黏膜急剧充血、出血而发生血尿。 （2）临床表现：肉眼血尿或镜下血尿。 （3）预防及处理： ①一次性不宜放出过多尿液，一般控制在400～500mL 为宜。 ②镜下血尿一般不需特殊处理，如血尿较为严重，可适当使用止血药。 3. 尿外渗 （1）发生原因： ①造瘘管型号不合适。 ②造瘘管因血块、脓块阻塞或引流管位置不当、过深、过浅所致。 ③因术后膀胱痉挛致膀胱内压力过大所致。 （2）临床表现：尿液从导管周围溢出。 （3）预防及处理： ①选择适当大小的造瘘管。 ②保持造瘘管通畅，必要时予以冲洗。 ③调整造瘘管位置，必要时可更换导管，严重时可行负压吸引。 4. 膀胱痉挛和膀胱刺激症状 （1）发生原因：因膀胱内炎症或造瘘管刺激膀胱三角区、膀胱底部，导致膀胱经常处于收缩状态。 （2）临床表现：表现为阴茎头和尿道外口反射痛、尿频、尿急及耻骨上区疼痛。 （3）预防及护理： ①必要时调整造瘘管位置。 ②定期更换造瘘管。 ③予以膀胱内注入普鲁卡因，低压冲洗膀胱，给予肌注山莨菪碱、口服托特罗定等解痉剂。

脑室穿刺引流操作规程及考核评分表

病区 / 科室：　　　　　　　姓名：　　　　　　　　得分：

考核要点：	评判标准：
1. 脑室穿刺引流前准备 2. 体位与穿刺部位的选择 3. 医护配合 4. 相关事项的告知与指导	A. 配合操作流畅；动作符合规范 B. 配合操作流畅；部分动作不规范 C. 配合操作不流畅；部分动作不规范 D. 未完成程序；动作不符合规范

项目	操作规程		沟通指导	评分等级				扣分
	操作流程			A	B	C	D	
素质要求 （3分）	着装整洁，热情大方，符合职业形象			3	2	1	0.5	
操作前准备 （17分）	自身 准备	洗手，戴口罩、帽子（按手术要求）		2	1.5	1	0	
	环境 准备	环境清洁，室温适宜		2	1.5	1	0	
	核对 查阅	核对医嘱		2	1.5	1	0	
		查阅颅脑影像检查结果；有无禁忌证；查看患者知情同意情况		3	2	1	0	
	环境 准备	环境清洁，室温适宜	您好！我是您的责任护士XXX，请问您叫什么名字？让我核对一下您的手腕带好吗？	2	1.5	1	0	
	用物 准备	治疗盘、无菌手套、脑室穿刺包（颅骨钻、血管钳、弯盘、洞巾、纱布、棉球）、脑室引流套管针、5mL注射器2副、2%利多卡因5mL、砂轮、2%氯己定（5%碘伏）、无菌敷贴、一次性引流袋、治疗巾、导管标识及污物桶，酌情准备无菌试管（贴上标签）、冲洗及颅内压监测设备		4	3	2	1	
		检查物品的质量及有效期	您感觉怎么样，有没有头痛、恶心？因……原因，您需要脑室穿刺引流，就是在头部钻孔放置引流管。穿刺前会注射局麻药物，您不要紧张。以前用过麻醉药吗？	2	1.5	1	0	
操作过程 （65分）	核对 患者	将用物放于治疗车上并推至患者床边，确认患者身份（刷PDA）		3	2	1	0	
	解释	向患者（家属）解释操作目的，取得配合		3	2	1	0	
	评估	询问病情，询问有无头痛、恶心、呕吐等，监测生命体征		2	1.5	1	0	
		评估穿刺部位头皮是否完整，剃除头发，清洁手术部位	这个操作需要剃去头发，您同意吗？请让我检查一下您的头部。体位摆好了，请您不要移动头部。	3	2	1	0	
	患者 卧位	取仰卧位，头下铺治疗巾（必要时双手固定患者头部，防止头部摆动；对意识不清者或小儿，予以约束）		4	3	2	1	
	选择穿 刺部位	前额部，发际上旁开2cm，矢状线旁开2cm（以侧脑室额角穿刺为例）		4	3	2	1	
	打开 穿刺包	助手打开脑室穿刺包，布置无菌区，放入所需无菌物品，倒消毒液	消毒一下皮肤，会有点凉。	4	3	2	1	
	消毒 铺巾	以穿刺部位为中心消毒皮肤至少2遍，消毒直径至少为15cm；戴无菌手套；铺洞巾	给您打麻醉药了，稍稍有点痛，请忍耐一下，过一会就好。这里还痛吗？	5	4	3	2	
	局部 麻醉	与助手核对并抽取2%利多卡因，行局部麻醉处理，检查麻醉效果		5	4	3	2	

续表

项目	操作规程		评分等级				扣分
	操作流程	沟通指导	A	B	C	D	
操作过程（65分）	穿刺：颅骨钻孔后置入脑室套管针，深度为3～5cm，拔出针芯，见脑脊液流出，表明穿刺成功	准备给您穿刺了，请不要紧张，头部不要动，过一会就好。如果有什么不舒服请告诉我们。	6	5	4	3	
	测压：根据需要测定颅内压，并留取标本		3	2	1	0.5	
	引流：连接一次性引流袋，引流袋悬挂高度高于穿刺点10～15cm，敷贴固定于穿刺处		4	3	2	1	
	控制引流速度和量：根据医嘱，每日引流量不超过500mL		4	3	2	1	
	观察：观察患者神志、瞳孔、呼吸、血压及脉搏；有无头痛、呕吐；引流液的颜色、量及性状；穿刺点有无渗血、渗液等情况	XXX，有什么不舒服吗？	5	4	3	2	
	导管标识：妥善固定引流管，做好导管标识		3	2	1	0.5	
	安置患者：整理床单位，协助患者取合适体位，拉上床栏（如有精神症状、躁动的患者，适当约束）	XXX，这根引流管很重要，不要自行拔除；在留置期间，您需要卧床休息，避免头部活动幅度过大，以免引流管被牵拉、扭曲、受压或者滑脱；不能随意移动引流袋位置；伤口及敷料要保持清洁，不可抓挠。如果有不适请及时按床头铃。谢谢您的配合，请您好好休息，我过一会再来看您。	3	2	1	0.5	
	指导要点：卧位与活动；避免管路滑脱的注意事项；穿刺处的保护；不适情况的报告		4	3	2	1	
操作后处理（5分）	用物处置：规范处理用物，洗手		2	1.5	1	0.5	
	记录：穿刺时间和脑脊液的量、颜色、性状及压力值；患者神志、瞳孔及生命体征变化，有无头痛、呕吐；穿刺部位有无渗血、渗液等		3	2	1	0.5	
综合评价（5分）	操作流程：操作配合熟练、流畅；遵守无菌技术原则		3	2	1	0.5	
	人文关怀：礼仪规范，沟通自然，体现人文关怀		2	2	1	0.5	
理论问答（5分）	1. 脑室穿刺引流的目的、适应证及禁忌证 2. 脑室引流术后的观察要点 3. 脑室引流速度及量 4. 脑室穿刺引流的并发症及处理		5	4	3	2	
考核者提醒事项							
考核人签名		考核日期	年		月		日

脑室穿刺引流技术相关知识

知识点	主要内容
目的	1. 在紧急状况下，迅速降低因脑室系统阻塞(积血、积水)和各种原因所致的急性颅内压增高甚至脑疝者的颅内压力，以抢救生命。 2. 监测颅内压，可直接、客观、及时地反映颅内压变化情况。 3. 引流血性或炎性脑脊液，以促进患者康复。
适应证	1. 肿瘤或其他颅内病变引起的脑积水。 2. 自发性或外伤性脑室内出血，或脑内血肿破入脑室系统。 3. 后颅凹手术前，为防止在切开后颅凹硬脑膜后小脑急性膨出，造成脑组织裂伤和继发性脑干损伤;在术后，持续引流出血性脑脊液，以避免脑室系统梗阻，并可以调整颅内压力。 4. 开颅术中和术后行颅内压监测。
禁忌证	1. 穿刺部位有明显感染者。 2. 有明显出血倾向者。 3. 脑室狭小者。 4. 弥漫性脑肿胀或脑水肿者。
相关理论	1. 脑室穿刺引流的部位 ①额入法:穿刺侧脑室前角，比较常用。 ②枕入法:穿刺侧脑室三角区。 ③侧入法:穿刺侧脑室下角或三角区。 ④经眶穿刺法:穿刺侧脑室前角底部。 小儿采用经前囟侧角脑室穿刺，一般不置管。 2. 拔管指征 一般放置3～4d，不超过7d，以免引起感染。拔管前行头颅CT检查，并试行抬高引流袋或夹管24h，以了解脑脊液循环是否通畅，若出现头痛、呕吐等颅内压增高症状，立即放低引流袋或开放夹闭的引流管，并告知医生。拔管前先夹闭引流管，以免液体出现逆流。拔管后加压包扎伤口，严密观察有无意识、瞳孔等变化。 3. 脑室穿刺引流并发症 脑室、硬脑膜下或硬脑膜外出血;急性脑水肿及颅内压突然增高;视力突然减退甚至失明;局部或颅内感染。
注意事项	1. 穿刺过程中，患者若有躁动或不配合时，遵医嘱使用镇静药，以防止脑组织损伤。 2. 观察患者的意识及生命体征，一旦发生变化，及时通知医生紧急处理。 3. 对于需持续引流的患者，应协助医生固定引流袋(瓶)，使引流袋(瓶)入口处高于侧脑室(外耳道)平面10～15cm，以维持正常的颅内压。 4. 保持引流管通畅，若有阻塞，应找出原因并及时处理。 5. 观察并记录脑脊液的颜色、量及性状;控制引流速度和量，切忌引流过多、过快，每日引流量不超过500mL。 6. 保持穿刺部位敷料干燥，严格执行无菌操作技术;保持引流系统的密闭性，防止逆行感染。
操作风险及防范	1. 脑室、硬膜下或硬膜外出血 (1)发生原因:未掌握适应证及穿刺部位;操作技术不熟练。 (2)临床表现:根据出血程度，患者可出现头痛、呕吐症状，可有意识及生命体征改变，引流或持续引流出血性脑脊液。 (3)预防及处理: ①严格掌握适应证，正确选择穿刺部位。 ②熟练掌握穿刺技术，掌握穿刺点和方向，穿刺时不宜过急、过深，以免损伤脑干或脉络丛而引起出血。 ③需改变方向时，应将脑室穿刺针或导管拔出后重新穿刺，不可在脑内转换方向，以免损伤脑组织。

续表

知识点	主要内容
操作风险及防范	④进入脑室后放出脑脊液速度要慢,以防减压太快引起出血。 ⑤操作过程中需加强观察,病情变化需及时处理。 2. 引流不畅 (1)发生原因:引流管扭曲、折叠、脱出或堵塞等。 (2)临床表现:头痛、呕吐等颅内高压症状,穿刺处敷料渗液,引流管中可见絮状物或血凝块等。 (3)预防及处理: ①检查引流管有无扭曲、折叠。 ②检查引流管连接处有无脱出及敷料渗液情况。 ③定时挤压引流管,防止絮状物及血凝块堵塞。 ④若出现堵塞,通知医生冲洗(尿激酶)。 3. 引流过多或过少 (1)发生原因: ①引流袋悬挂的高度过低或过高。 ②引流速度过快或过慢。 (2)临床表现:出现颅内低压或颅内高压的表现,主诉头痛等。 (3)预防及处理: ①及时调整引流袋的高度。 ②密切监测引流液的引流速度, 24h 控制在400~500mL。 3. 感染 (1)发生原因:操作中没有严格执行无菌操作技术。 (2)临床表现:出现发热等不适症状。 (3)预防与处理: ①严格执行无菌操作技术。 ②搬动患者时,先夹闭开关再搬动,防止引流液逆流。 ③定期进行脑脊液培养。

第五章　生活护理与理疗技术

铺备用床操作规程及考核评分表

病区 / 科室：　　　　　　　　姓名：　　　　　　　　得分：

<table>
<tr>
<td colspan="2">考核要点：
1. 符合节力原则
2. 铺床程序与熟练程度
3. 床铺平整与美观度</td>
<td colspan="7">评判标准：
A. 操作流畅；动作符合规范
B. 操作流畅；部分动作不规范
C. 操作不流畅；部分动作不规范
D. 未完成程序；动作不符合规范</td>
</tr>
<tr>
<td rowspan="2">项目</td>
<td colspan="2">操作规程</td>
<td colspan="4">评分等级</td>
<td rowspan="2">扣分</td>
</tr>
<tr>
<td>操作流程</td>
<td>沟通指导</td>
<td>A</td>
<td>B</td>
<td>C</td>
<td>D</td>
</tr>
<tr>
<td>素质要求
（3分）</td>
<td colspan="2">着装整洁，热情大方，符合护士形象</td>
<td>3</td>
<td>2</td>
<td>1</td>
<td>0.5</td>
<td></td>
</tr>
<tr>
<td rowspan="4">操作前准
备（17分）</td>
<td>自身
准备</td>
<td>洗手，戴口罩</td>
<td rowspan="4">XXX，您好！我
们现在要整理这
张床铺，会有点
灰尘扬起，请您
把水杯、食物都
盖上，好吗？谢
谢您的配合！</td>
<td>5</td>
<td>4</td>
<td>3</td>
<td>2</td>
<td></td>
</tr>
<tr>
<td>环境
准备</td>
<td>与同病室患者做好沟通，避开进餐或治疗时间</td>
<td>5</td>
<td>4</td>
<td>3</td>
<td>2</td>
<td></td>
</tr>
<tr>
<td rowspan="2">用物
准备</td>
<td>物品：铺床车、床褥、床单、被套、棉胎或毛毯、枕套、枕芯</td>
<td>4</td>
<td>3</td>
<td>2</td>
<td>1</td>
<td></td>
</tr>
<tr>
<td>摆放：将用物按使用先后顺序摆放</td>
<td>3</td>
<td>2</td>
<td>1</td>
<td>0</td>
<td></td>
</tr>
<tr>
<td rowspan="11">操作过程
（65分）</td>
<td rowspan="3">铺床前
准备</td>
<td>移桌椅：推车至床尾，移开床旁桌、椅</td>
<td></td>
<td>4</td>
<td>3</td>
<td>2</td>
<td>1</td>
<td></td>
</tr>
<tr>
<td>检查：床铺有无固定，床垫是否破损或不平，如有破损更换床垫</td>
<td></td>
<td>5</td>
<td>4</td>
<td>3</td>
<td>2</td>
<td></td>
</tr>
<tr>
<td>翻转床垫：必要时翻转床垫</td>
<td></td>
<td>3</td>
<td>2</td>
<td>1</td>
<td>0</td>
<td></td>
</tr>
<tr>
<td>节力
原则</td>
<td>铺床时，两脚分开，稍屈膝，确保身体平稳</td>
<td></td>
<td>5</td>
<td>4</td>
<td>3</td>
<td>2</td>
<td></td>
</tr>
<tr>
<td rowspan="3">铺床单</td>
<td>展开床单：取折叠好的床单放于床的正中处，中线与床中线对齐，分别向床头、床尾及两边展开</td>
<td></td>
<td>5</td>
<td>4</td>
<td>3</td>
<td>2</td>
<td></td>
</tr>
<tr>
<td>铺近侧：先铺近侧床头，再铺近侧床尾，一手将床头的床垫托起，一手伸过床头中线，将床单包塞于床垫下，再提起床单边缘，呈斜角或直角塞入床垫，然后将中部床单拉平拉紧塞入床垫</td>
<td></td>
<td>6</td>
<td>5</td>
<td>4</td>
<td>3</td>
<td></td>
</tr>
<tr>
<td>铺对侧：转至对侧，以同法铺妥床单</td>
<td></td>
<td>6</td>
<td>5</td>
<td>4</td>
<td>3</td>
<td></td>
</tr>
<tr>
<td rowspan="3">套被套</td>
<td>展开被套：取折叠好的被套放在床中间，中线与床中线对齐，正面向外，开口端朝床尾，分别向床头、床尾及两边展开。开口端的上层向上翻转约1/3</td>
<td></td>
<td>5</td>
<td>4</td>
<td>3</td>
<td>2</td>
<td></td>
</tr>
<tr>
<td>铺好棉胎：将叠成"S"形的棉胎置于被套开口处，底边与被套开口边平齐，将棉胎上缘中点拉至被套封口处，并将棉胎向两边展开，与被套齐平，逐层拉平，尾端系带，避免头端空虚、尾端棉胎外露</td>
<td></td>
<td>6</td>
<td>5</td>
<td>4</td>
<td>3</td>
<td></td>
</tr>
<tr>
<td>折好被筒：盖被上缘与床头平齐，两侧向内折与床沿平齐，铺成被筒，尾端向内折叠于床尾上与床尾平齐或塞于床垫下</td>
<td></td>
<td>6</td>
<td>5</td>
<td>4</td>
<td>3</td>
<td></td>
</tr>
</table>

续表

项目	操作规程		沟通指导	评分等级				扣分
		操作流程		A	B	C	D	
操作过程（65分）	套枕套	套枕芯:将枕套套于枕芯上,四角充实平整		5	4	3	2	
		放枕头:拍松枕芯,平放于床头,枕套开口处背门		5	4	3	2	
	桌椅归位	移回桌椅,摆正床铺,与其他床单位整齐统一		4	3	2	1	
操作后处理（5分）	用物处置	规范处理用物,洗手		5	4	3	2	
综合评价（5分）	操作流程	操作熟练、流畅,符合节力原则		3	2	1	0.5	
	人文关怀	礼仪规范,沟通自然,体现人文关怀		2	1.5	1	0.5	
理论问答（5分）	1. 铺备用床的目的 2. 如何遵守节力原则			5	4	3	2	
考核者提醒事项								
考核人签名			考核日期	年　　　月　　　日				

铺麻醉床操作规程及考核评分表

病区/科室：　　　　　　　　姓名：　　　　　　　　得分：

考核要点： 1. 符合节力原则 2. 铺床程序与熟练程度 3. 床铺平整与美观度 4. 全麻护理盘准备			评判标准： A. 操作流畅；动作符合规范 B. 操作流畅；部分动作不规范 C. 操作不流畅；部分动作不规范 D. 未完成程序；动作不符合规范					
项目	操作规程			评分等级				扣分
	操作流程	沟通指导	A	B	C	D		
素质要求 （3分）	着装整洁，热情大方，符合护士形象		3	2	1	0.5		
操作前准备（20分）	评估	评估患者的手术方式、部位及麻醉方法		4	3	2	1	
	环境准备	与同病室患者做好沟通，避开进餐或治疗时间	XXX，您好！邻床患者今天去手术了。我们要为这位患者更换被服，会有点灰尘扬起，请您把水杯、食物都盖上好吗？谢谢您的配合！	4	3	2	1	
	自身准备	洗手，戴口罩		4	3	2	1	
	用物准备	物品：铺床车、床单、一次性中单2张、被套、枕套、麻醉护理盘（根据麻醉方式准备相应物品），必要时准备急救物品和相关仪器		5	4	3	2	
	检查	将铺床用物按使用先后顺序摆放；检查物品的质量及仪器的性能		3	2	1	0.5	
操作过程 （62分）	铺床前准备	移桌椅：推车至床尾，移开床旁桌、椅		2	1.5	1	0	
		检查：检查床铺是否固定		2	1.5	1	0	
		撤单：将床上原有各单全部撤下置于污衣袋内，洗手		5	4	3	2	
		翻转床垫：检查床垫是否有破损或不平，必要时翻转床垫		2	1.5	1	0.5	
	节力原则	铺床时，两脚分开，稍屈膝，确保身体平稳		5	4	3	2	
	铺近侧床单	展开床单：取折叠好的床单放于床的正中处，中线与床中线对齐，分别向床头、床尾及两边展开		3	2	1	0.5	
		铺单方法：先铺近侧床头，再铺近侧床尾，一只手将床头的床垫托起，另一只手伸过床头中线，将床单包塞于床垫下，再提起床单边缘，呈斜角或直角塞入床垫，然后将中部床单拉平、拉紧塞入床垫下		5	4	3	2	
	铺近侧中单	取一张中单，中线与床中线对齐，上端距床头50cm；再取一张中单铺于床头，上端与床头平齐，中线与床中线对齐，下端压在中部中单之上，下垂边缘部分一并塞于床垫下（对下肢手术者，可将头端中单铺于床尾；对非全麻手术者，只在床中部铺中单即可）		4	3	2	1	
	铺对侧床单	转至对侧，以同法铺妥床单		5	4	3	2	

续表

项目		操作规程		评分等级				扣分
		操作流程	沟通指导	A	B	C	D	
操作过程（62分）	铺对侧中单	以同法铺妥中单		4	3	2	1	
	套被套	展开被套:取折叠好的被套放在床中间,中线与床中线对齐,正面向外,开口端朝床尾,分别向床头、床尾及两边展开,开口端的上层向上翻转约1/3		3	2	1	0.5	
		铺好棉胎:将叠成"S"形的棉胎置于被套开口处,底边与被套开口边平齐,将棉胎上缘中点拉至被套封口处,并将棉胎向两边展开,与被套齐平,逐层拉平,尾端系带(避免头端空虚,尾端棉胎外露)		4	3	2	1	
		折好被筒:盖被上缘与床头平齐,两侧向内折与床沿平齐,铺成被筒,尾端向内折叠与床尾平齐,将盖被纵向折叠于一侧床边,开口处向门		5	4	3	2	
	套枕套	套枕芯:将枕套套于枕芯上,四角充实平整		3	2	1	0.5	
		放枕头:拍松枕芯,横立放于床头,枕套开口处背门		3	2	1	0.5	
	桌椅归位	移回桌椅,摆正床铺,与其他床单位整齐统一		2	1.5	1	0.5	
	麻醉盘放置	麻醉护理盘放于床旁桌上,其他用物放置妥当		5	4	3	2	
操作后处理（5分）	用物处置	规范处理用物,洗手		5	4	3	2	
综合评价（5分）	操作流程	操作熟练、流畅;符合节力原则		3	2	1	0.5	
	人文关怀	礼仪规范,沟通自然,体现人文关怀		2	1.5	1	0.5	
理论问答（5分）		1. 铺麻醉床的目的 2. 如何遵守节力原则 3. 全麻护理盘内一般放置哪些物品		5	4	3	2	
考核者提醒事项								
考核人签名			考核日期	年		月	日	

卧床患者更换床单操作规程及考核评分表

病区 / 科室：　　　　　　　　　　姓名：　　　　　　　　　　得分：

考核要点：	评判标准：
1. 患者的安全与舒适,保护患者隐私 2. 病情及皮肤的观察 3. 更换被服的方法 4. 导管固定、保持引流通畅	A. 操作流畅;动作符合规范 B. 操作流畅;部分动作不规范 C. 操作不流畅;部分动作不规范 D. 未完成程序;动作不符合规范

项目		操作规程		评分等级				扣分
		操作流程	沟通指导	A	B	C	D	
素质要求 （3分）		着装整洁,热情大方,符合护士形象		3	2	1	0.5	
操作前准备（9分）	自身准备	洗手、戴口罩	您好,我是您的责任护士XXX,请问您叫什么名字? 让我核对一下您的手腕带好吗?	3	2	1	0	
	用物准备	物品：铺床车、床单、一次性中单、被套、枕套、衣裤1套、床刷及湿巾套、便盆		3	2	1	0.5	
		摆放：将用物按使用先后顺序摆放		3	2	1	0	
操作过程 （76分）	核对患者	将护理车推至患者床边,确认患者身份（刷PDA）	您感觉怎么样? 让我检查一下您的伤口（引流管）,为了使您更舒适地休息,现在为您更换一下被服好吗? 您现在需要解大小便吗?	2	1.5	1	0	
	评估	患者病情、意识、自理能力、合作程度、有无引流管、伤口、有无大小便失禁,询问是否需要使用便盆		3	2	1	0.5	
	解释	向患者解释,取得配合		3	2	1	0	
	环境准备	与同病室患者做好沟通, 避开进餐或治疗时间。 评估环境（室内温度为24℃±2℃）,关门窗,拉上床帘		3	2	1	0.5	
	移桌椅	移开床旁桌、椅,松开床尾盖被	XX,您好! 我现在要为邻床患者更换被服,可能会影响到您休息,请谅解,谢谢您的配合!	2	1.5	1	0	
	患者准备	妥善固定或保护引流管、输液通路,摇平床头和床尾		3	2	1	0.5	
	翻身	确保将对侧床栏拉上, 放下近侧床栏。一手托起患者头部,移枕至床对侧,将患者手放于胸前,下肢微曲,协助患者翻身至对侧,背向操作者。注意安全	我先整理这一侧的床铺。请您配合我翻身,面向对侧,您可以抓稳床栏。有什么不舒服请及时告诉我。	3	2	1	0.5	
	观察	观察患者的皮肤情况。操作中随时观察患者的面色、脉搏及呼吸情况		3	2	1	0.5	
	铺近侧床单、中单	松床单中单：松开近侧床单、中单,分别向上卷紧塞于患者身下		2	1.5	1	0.5	
		清扫床铺：用裹湿巾的床刷自床头向床尾扫净床褥上的碎屑		2	1.5	1	0.5	
		展开床单：取清洁床单的中线与床中线对齐,展开近侧半幅,对侧半幅由远侧向近侧卷至中线,再塞于患者身下		3	2	1	0.5	
		铺近侧床单：先铺近侧床头,再铺近侧床尾,一只手将床头的床垫托起,另一只手伸过床头中线,将床单包塞于床垫下,再提起床单边缘,呈斜角或直角塞入床垫下,然后将中部床单拉平、拉紧塞入床垫		3	2	1	0.5	

项目	操作规程			评分等级				扣分
	操作流程		沟通指导	A	B	C	D	
操作过程（76分）	铺近侧床单、中单	铺近侧中单：取中单中线与床中线对齐，展开近侧半幅，远侧半幅由远向近卷至中线，再塞于患者身下，近侧下垂边缘塞于床垫下	这边已经整理好了，请您翻向我这边。您感觉怎么样，能再坚持一下吗？我们很快就好了。	3	2	1	0.5	
	翻身	移枕头至近侧，协助患者翻身面向操作者，拉上近侧床栏。观察并询问患者有无不适		3	2	1	0.5	
	铺对侧床单、中单	操作者转至对侧，按同法操作。将污中单取下扔至黄色垃圾桶内；然后将污床单由床头卷至床尾，扔至污衣袋内	床单换好了，可以躺平了，需要更换衣裤吗？接下来给您换被套。	8	7	6	5	
	患者卧位	协助患者取平卧位；需要时协助更换衣裤		2	1.5	1	0	
	更换被套	折棉胎：展开棉被，解开系带，将棉胎在污被套内折成"S"形		3	2	1	0	
		展开被套：将清洁被套正面朝外铺于盖被上，打开下部1/3		3	2	1	0	
		套入棉胎：取出污被套内的棉胎放于清洁被套内将棉胎上缘中点拉至被套封口处，并将棉胎向两边展开，与被套齐平，逐层拉平，尾端系带。注意避免头端空虚、尾端棉胎外露		5	4	3	2	
	整理	撤去污被套，并将其扔至污衣袋内；整理好衣裤；将盖被折成被筒后，为患者盖好	再给您换一下枕套，请抬一下头。这样的体位舒适吗？	4	3	2	1	
	更换枕套	一只手托起患者头部，另一只手移出枕头，在床尾处取下污枕套扔至污衣袋内，套上清洁枕套，四角充实；拍松枕芯，将枕头放于患者头下，开口处背门		5	4	3	2	
	桌椅归位	移回桌椅，摆正床铺，与其他床单位整齐统一	XXX，我们会每2小时协助您翻身的，您平时也要经常翻身活动；保持床铺平整干燥，以预防压疮的发生，如床铺潮湿、卧位不舒适等情况请及时按床头铃。您好好休息，我过一会再来看您，谢谢您的配合！	2	1.5	1	0.5	
	安置患者	根据病情和患者需求取舒适卧位，妥善固定各导管；拉上床栏		3	2	1	0.5	
	指导要点	翻身；自我预防压疮的方法		3	2	1	0.5	
操作后处理（2分）	用物处置	规范处理用物，洗手		2	1.5	1	0.5	
综合评价（5分）	操作流程	操作熟练、流畅；患者安全、舒适		3	2	1	0.5	
	人文关怀	礼仪规范，沟通自然，体现人文关怀		2	1.5	1	0.5	

续表

项目	操作规程		评分等级				扣分
	操作流程	沟通指导	A	B	C	D	
理论问答 （5分）	1. 卧位患者更换床单的目的和注意事项 2. 为有引流管、牵引等的特殊患者更换床单时应注意什么 3. 压疮分级		5	4	3	2	
考核者 提醒事项							
考核人 签名		考核日期		年 月 日			

床单位准备相关知识

知识点	主要内容
目的	1. 备用床 （1）保持病室整洁、舒适、美观。 （2）准备迎接新患者。 2. 麻醉床 （1）便于接受和护理手术后患者。 （2）使患者感受到安全、舒适,预防并发症。 （3）保护被褥不被污染,便于更换。 3. 卧床患者更换床单法 （1）保持患者的清洁,使患者舒适;保持病室整洁美观。 （2）观察病情,协助患者变换卧位,预防压疮及坠积性肺炎发生。
相关理论	1. 注意节力原则,避免损伤与疲劳 （1）身体尽量靠近病床,两腿分开稍屈膝,两脚前后或左右分开,以扩大支撑面,降低重心,增加稳定性。 （2）应用臂力,减少腕部用力,并保持手和臂的协调、连续。 （3）铺好一侧,再铺另一侧;先铺床头,后铺床尾,再铺中部,以减少来回走动。 （4）翻转床垫及协助患者翻身时,应借助患者自身重量以节省体力,避免扭伤。 2. 麻醉护理盘(根据需要准备) （1）治疗巾内置开口器、压舌板、拉舌钳、牙垫、治疗碗、止血钳、纱布、短镊、输氧管及吸痰管。 （2）治疗巾外置听诊器、手电筒、胶布、护理记录单及笔。 （3）必要时备胃肠减压器、吸引器及热水袋等。
注意事项	1. 患者进餐或接受治疗时暂停铺床。 2. 符合铺床实用、耐用、舒适及安全的原则。 3. 注意省时、节力。 4. 麻醉床用物准备齐全,使患者能及时得到抢救和护理。 5. 注意患者安全,防止导管滑脱、坠床等意外情况的发生;注意保暖。 6. 随时观察病情变化,与患者进行有效的沟通。 7. 为有引流管、牵引等特殊患者更换床单时的注意点 （1）对有各种导管或输液装置者,应先将导管安置妥当,再予翻身更换床单,更换时注意避免牵拉导管,安置好患者卧位后仔细检查,保持导管通畅。 （2）对颈椎或颅骨牵引的患者,翻身更换时不可放松牵引,并使头、颈、躯干保持在同一水平位翻动,及时更换床单,安置好卧位后检查牵引方向、位置以及牵引力是否正确。
操作风险及防范	坠床 （1）发生原因:未使用床栏,卧位不安全。 （2）临床表现:坠床导致的各种皮肤擦伤、软组织损伤,严重者发生骨折。 （3）预防及处理: ①评估患者的病情、意识及有无躁动不安,做好安全防护。 ②评估病床是否高度适中,有无床栏,床刹是否固定。 ③患者翻身至对侧更换床单时,必须使用床栏或有专人保护,并采用稳定性卧位。

续表

知识点	主要内容
操作风险及防范	④一旦发生坠床,立即协助患者返回床上,测血压、脉搏及呼吸(必要时就地测量评估、抢救),注意搬运方法。 ⑤检查患者意识状况及损伤情况(出血、骨折、脱位),必要时行X线、CT检查。 ⑥正确、及时执行医嘱,对症处理。 ⑦填写意外事件报告表与不良事件报告表。护士长组织科室人员讨论分析坠床的原因、护理缺陷及改进措施。

气垫床使用操作规程及考核评分表

病区 / 科室：　　　　　　　　姓名：　　　　　　　　得分：

考核要点：	评判标准：
1. 气垫床使用方法 2. 快速放气阀使用方法（CPR 时） 3. 患者的舒适与安全	A. 操作流畅;动作符合规范 B. 操作流畅;部分动作不规范 C. 操作不流畅;部分动作不规范 D. 未完成程序;动作不符合规范

项目	操作规程			评分等级				扣分
	操作流程		沟通指导	A	B	C	D	
素质要求 （3分）	着装整洁,热情大方,符合护士形象		您好！我是您的责任护士XXX,请问您叫什么名字？让我核对一下您的手腕带好吗？	3	2	1	0.5	
操作前准备（15分）	自身准备	洗手,戴口罩		3	2	1	0	
	核对医嘱	核对医嘱		3	2	1	0	
	用物准备	气垫床、泵	您感觉怎么样？由于您长期卧床,局部皮肤长期受压,容易发生压疮,您需使用气垫床,它能促进血液循环,有效改善组织缺血、缺氧情况,防止压疮的发生。	4	3	2	1	
		检查气垫床有无破损漏气,各部分衔接是否完好		5	4	3	2	
操作过程（66分）	核对患者	将用物放于治疗车上并推至患者床边,确认患者身份（刷PDA）		4	3	2	1	
	解释	向患者解释操作目的,取得配合		5	4	3	2	
	评估	评估患者的病情、全身皮肤情况及合作程度		5	4	3	2	
		评估各管路及静脉通路,合理安置好管路		5	4	3	2	
	垫入气垫床	方法一:由4人采取床单法将患者抬离床面,注意动作协调、安全;另2人将气垫床由床尾拉至床头、与床头平齐,将患者和承托患者的大单轻轻放下	现在将气垫放入床铺,请您配合一下好吗？如有不适就告诉我。	8	7	6	5	
		方法二:以更换床单法置入气垫						
	整理床单位	必要时更换床单,协助患者取舒适体位	您觉得这样舒适吗？	6	5	4	3	
	启动气垫床	连接电源,打开开关;根据需要调节充气按钮（要求气垫床软硬度适宜）		6	5	4	3	
	观察使用情况	注意观察气垫是否正常工作,有无漏气;了解患者舒适度	XXX,为了更好地预防压疮,我们会定时为您翻身;保持床铺平整干燥,以预防压疮发生,如有床铺潮湿、卧位不舒适等情况请及时按床头铃。谢谢您的配合,请您好好休息,我过一会再来看您。	6	5	4	3	
	快速放气阀的使用	如紧急情况需行心肺复苏,快速向外拉下有CPR 字样的黄色吊牌,先撤掉床内胸腔部位的气体（正常使用时需将CPR 塞子封闭,使气体不外漏）		6	5	4	3	
	安置患者	整理床单位,取舒适体位,拉上床栏		4	3	2	1	
	指导要点	活动与体位;安全事项		5	4	3	2	
	停用气垫床	1. 拔下电源 2. 分离气泵和气垫 3. 排空气垫内气体 4. 以撤床单法撤除气垫 5. 清洁消毒（消毒液擦拭）	XXX,您好！根据您的活动能力和皮肤情况,现在可以撤除气垫床了,请您配合一下好吗？	6	5	4	3	

续表

项目	操作规程		沟通指导	评分等级				扣分
	操作流程			A	B	C	D	
操作后处理(6分)	用物处置	规范处理用物,洗手		3	2	1	0	
	记录	患者活动与皮肤情况;使用气垫床的起讫时间		3	2	1	0	
综合评价(5分)	操作流程	操作熟练、流畅;患者安全、舒适		3	2	1	0.5	
	人文关怀	礼仪规范,沟通自然,体现人文关怀		2	1.5	1	0.5	
理论问答(5分)	1.气垫床的功能 2.快速放气阀的作用 3.压疮的分期 4.压疮的预防措施			5	4	3	2	
考核者提醒事项								
考核人签名			考核日期	年　　月　　日				

气垫床使用技术相关知识

知识点	主要内容
目的	通过气柱的定时充气或放气使患者身体的着床部位不断变化,达到避免局部长期受压的目的,从而降低压疮的发生率。
适应证	1. 长期卧床者,如昏迷、偏瘫及截瘫患者。 2. 病情危重、大面积烧伤、多发伤及术后患者。 3. 年老体弱、肿瘤晚期、消瘦及其他无法自行翻身的患者。
禁忌证	1. 烧伤创面渗出多,感染严重,脓性分泌物多。 2. 实施暴露疗法,需要保持全身创面干燥的患者。 3. 伴有脊柱损伤的患者。
注意事项	1. 铺设时气垫床放置平整, 将装有管状气垫的一面向上放置,同时应将进气口放在患者的脚端,以尽量减少气流噪声对患者的影响。 2. 充气量宜适中,一般以80%的满盈为宜,切勿过度充气,以免发生爆裂,亦不可突然、猛烈地坐到充满气的气垫床, 以免发生炸裂。使用时在上层铺一张棉质床单,患者不能直接睡在上面。 3. 使用及存放时应轻拿轻放,防止尖锐物刺伤气囊。 4. 在使用过程中应注意气垫床的清洁卫生,用中性洗涤剂清洗表面,注意防酸、防碱。 5. 气垫应避免长时间暴露在日光中, 以减缓气垫的老化速度;在移动、保养、维修气垫床时应先切断电源。 6. 不能完全依赖气垫床的防压疮功能,还需要定时为患者翻身及检查皮肤。

口腔护理操作规程及考核评分表

病区/科室：　　　　　　　　姓名：　　　　　　　　得分：

| 考核要点：
1. 漱口液的选择
2. 口腔评估的观察要点
3. 口腔护理的擦洗顺序 | | | 评判标准：
A. 操作流畅；动作符合规范
B. 操作流畅；部分动作不规范
C. 操作不流畅；部分动作不规范
D. 未完成程序；动作不符合规范 | | | | | |

项目	操作规程			评分等级				扣分
		操作流程	沟通指导	A	B	C	D	
素质要求 （3分）	着装整洁，热情大方，符合护士形象			3	2	1	0.5	
操作前准备（15分）	自身准备	洗手，戴口罩		3	2	1	0	
	核对医嘱	核对医嘱		3	2	1	0	
	物品准备	治疗盘、弯盘、弯血管钳、镊子、压舌板（必要时备开口器）、吸水管、治疗巾、漱口液、棉球、液状液状石蜡、手电筒、温开水、棉签及污物桶	您好，我是您的责任护士XXX，请问您叫什么名字？让我核对一下您的手腕带好吗？	3	2	1	0.5	
		检查物品的质量及有效期		2	1.5	1	0	
	选择漱口液	根据病情选择合适的漱口液，并将棉球浸湿		4	3	2	1	
操作过程（70分）	核对患者	将用物放于治疗车上并推至患者床边，确认患者身份（刷PDA）	您感觉怎么样？现在要给您做口腔护理，以清洁口腔，预防感染，这样您感觉也会舒服一点。请问您有假牙（义齿）吗？	3	2	1	0.5	
	解释	向患者解释操作目的，取得配合		3	2	1	0.5	
	评估	评估病情、意识及配合程度，有无活动性义齿，牙齿有无松动		5	4	3	2	
	卧位	取合适体位，头偏向一侧，垫治疗巾		3	2	1	0.5	
	湿润口唇	将弯盘置于口角旁，湿润口唇		3	2	1	0.5	
	检查口腔	取电筒和压舌板检查口腔黏膜、舌苔变化	请张口，给您检查一下口腔。	4	3	2	1	
	漱口	用温开水或漱口液漱口（昏迷患者禁忌漱口）	请漱漱口，不要咽下去，漱完吐到弯盘中。	4	3	2	1	
	清点棉球	清点棉球数量		3	2	1	0	
	清洁口腔	擦洗方法：用弯血管钳夹取棉球（或用海绵棒）蘸取漱口水，挤干，一颗棉球限用一次（海绵棒根据清洁情况更换）	接下来清洁牙齿，请将上下牙齿咬合住。	5	4	3	2	
		擦洗顺序：依次由臼齿向门齿进行擦洗，先左侧牙齿外侧面、右侧牙齿外侧面，再左上内侧面、左上咬合面、左下内侧面、左下咬合面、左侧颊部，同法擦洗右侧，最后擦洗舌面、舌苔及硬腭部		5	4	3	2	
		动作轻柔，避免损伤口腔黏膜		4	3	2	1	
		清洁度：口腔清洁无异味		5	4	3	2	
	漱口	擦洗完毕，再次协助患者漱口	再漱一下口。	4	3	2	1	

续表

项目	操作规程		评分等级				扣分
	操作流程	沟通指导	A	B	C	D	
操作过程（70分）	检查口腔 再次检查口腔,拭去口角处水渍	请张口,我再检查一下。	5	4	3	2	
	口腔疾患处理 对有溃疡者局部酌情涂药, 对口唇干裂者涂以液状石蜡	您的口腔内有溃疡, 我现在给您上药。您嘴唇比较干,涂点液状石蜡。	5	4	3	2	
	清点棉球 清点棉球数量		3	2	1	0	
	安置患者 撤去用物,整理床单位,协助患者取舒适体位,酌情拉上床栏		3	2	1	0.5	
	指导要点 保持口腔清洁;预防感染	XXX,如果身体情况许可,您平时也可自己漱漱口,嘴唇涂点润唇膏。如有不适请及时按床头铃,现在您好好休息,我过一会再来看您,谢谢您的配合!	3	2	1	0.5	
操作后处理（2分）	用物处置 规范处理用物,洗手		2	1.5	1	0.5	
综合评价（5分）	操作流程 操作熟练、流畅;患者安全、舒适		3	2	1	0.5	
	人文关怀 礼仪规范,沟通自然,体现人文关怀		2	1.5	1	0.5	
理论问答（5分）	1. 口腔护理的目的 2. 漱口液的选择 3. 昏迷患者口腔护理的注意事项		5	4	3	2	
考核者提醒事项							
考核人签名		考核日期	年	月		日	

口腔护理技术相关知识

知识点	主要内容
目的	1. 保持口腔清洁、湿润,预防口腔感染等并发症。 2. 预防或减轻口腔异味,清除牙垢,增进食欲,确保患者舒适。 3. 评估口腔内的变化(如黏膜、舌苔及牙龈等),提供患者病情动态变化的信息。
适应证	高热、昏迷、危重、禁食、鼻饲、口腔疾患、术后及生活不能自理的患者。
相关理论	常用口腔护理液的名称、浓度及作用 常用口腔护理液表

常用口腔护理液的名称、浓度及作用

溶液名称	浓度	作用及适用范围
生理盐水	0.9%	清洁口腔,预防感染
复方硼酸溶液(朵贝氏液)		轻度抑菌、除臭
过氧化氢溶液	1%～3%	防腐、防臭,适用于口腔感染有溃烂、坏死组织者
碳酸氢钠溶液	1%～4%	属碱性溶液,适用于真菌感染
氯己定溶液(氯己定)	0.01%	清洁口腔,广谱抗菌
呋喃西林	0.02%	清洁口腔,广谱抗菌
醋酸溶液	0.1%	适用于铜绿假单胞菌感染
硼酸溶液	2%～3%	酸性防腐溶液,有抑制细菌的作用
甲硝唑溶液	0.08%	适用于厌氧菌感染

知识点	主要内容
注意事项	1. 操作时,动作轻柔,避免弯钳触及牙龈及口腔黏膜。 2. 昏迷患者禁止漱口,以免引起误吸。 3. 对昏迷或意识模糊的患者,棉球不能过湿,以不挤出液体为宜,防止水分过多造成误吸,操作中注意夹紧棉球,防止将其遗留在口腔内。 4. 使用开口器时需从磨牙处放入。 5. 对有活动性义齿的患者,需协助清洗义齿。 6. 传染病患者的用物需按消毒隔离原则进行。
操作风险及防范	1. 窒息 (1)发生原因: ①为昏迷患者行口腔护理时,将棉球遗留在口腔,导致窒息。 ②操作前未将义齿取出,操作时义齿脱落,严重者造成窒息。 ③患者因烦躁或主观原因不配合操作,棉球掉入气管或支气管,造成窒息。 (2)临床表现:起病急,轻者呼吸困难、缺氧、面色发绀,重者出现面色苍白、四肢厥冷、大小便失禁、鼻出血、抽搐、昏迷甚至呼吸停止。 (3)预防和处理: ①操作前后清点棉球的数量,每次擦洗时只能夹取一个棉球。 ②对于清醒患者询问有无义齿;对昏迷患者,操作前仔细检查牙齿有无松、脱,义齿是否活动等。如有活动性义齿,操作前取下并存放于有标记的冷水杯中。 ③对于兴奋、躁动的患者尽量在其较安静的情况下进行口腔护理,操作时取坐位;对昏迷、吞咽功能障碍的患者,应采取侧卧位,棉球不宜过湿。夹取棉球最好使用血管钳(不易松脱)。 ④若患者出现窒息,应及时处理,迅速有效地清除吸入的异物,及时解除呼吸道阻塞。立即从患者口腔中抠出或用血管钳取出异物,这是最迅速有效的方法;使用Heimmlich手法清除异物;利用吸引器负压吸出阻塞的痰液或液体物质;在纤维支气管镜下取出异物。 ⑤若异物已进入气管,出现呛咳或呼吸受阻,先用粗针头在环状软骨下1～2cm处刺入气管,必要时行气管切开术解除呼吸困难症状。

知识点	主要内容
操作风险 及防范	2. 吸入性肺炎 （1）发生原因：多发生于意识障碍患者。口腔护理的清洗液和口腔内分泌物易误入气管，成为肺炎的主要原因。 （2）临床表现：有发热、咳嗽、咳痰、气促、胸痛等，叩诊呈浊音，听诊肺部有湿啰音，胸部X线检查可见斑片状阴影。 （3）预防和处理： ①为昏迷患者进行口腔护理时，患者取仰卧位，将头偏向一侧，防止液体流入呼吸道。 ②进行口腔护理的棉球要拧干，不应过湿；昏迷患者不可漱口，以免引起误吸。 ③对已出现肺炎的患者，必须根据病情选择合适的抗生素积极抗感染治疗，并结合相应的临床表现对症处理。 3. 口腔黏膜损伤 （1）发生原因： ①擦洗动作粗暴，止血钳夹碰口腔黏膜及牙龈。 ②为昏迷且牙关紧闭者进行口腔护理时，使用开口器协助张口的方法欠正确或力量不当，造成口腔黏膜损伤。 ③漱口液温度过高，造成口腔黏膜损伤。 （2）临床表现：口腔黏膜充血、出血、水肿、炎症及溃疡形成，严重者出现出血、脱皮及坏死组织脱落。患者感口腔疼痛。 （3）预防和处理： ①动作要轻柔，避免血管钳或棉签的尖部与患者的口腔黏膜直接接触。 ②正确使用开口器，应从臼齿处放入，不可使用暴力使其张口。 ③选择温度适宜的漱口液，加强对口腔黏膜的观察。 ④对发生口腔黏膜损伤者，应用朵贝尔氏液。 ⑤若有口腔溃疡疼痛，溃疡面用西瓜霜喷敷或锡类散吹敷，必要时用2%利多卡因喷雾止痛或将氯己定漱口液用注射器直接喷于溃疡面。

经口腔气管插管患者口腔护理操作规程及考核评分表

病区／科室：　　　　　　　姓名：　　　　　　　得分：

考核要点 1. 操作前患者评估 2. 双人配合方法 3. 口腔护理液的选择 4. 误吸的预防			评判标准： A. 操作流畅;动作符合规范 B. 操作流畅;部分动作不规范 C. 操作不流畅;部分动作不规范 D. 未完成程序;动作不符合规范					

项目	操作规程		评分等级				扣分
	操作流程	沟通指导	A	B	C	D	
素质要求 （3分）	着装整洁,热情大方,符合护士形象		3	2	1	0.5	
操作前准备（10分）	自身准备	洗手,戴口罩		2	1.5	1	0	
	核对医嘱	核对医嘱	您好！我是您的责任护士XXX,您因气管插管说话不方便,我们的对话您可用摇头或点头的方式示意,您觉得好吗？您叫XXX对吗？让我核对一下您的手腕带。	2	1.5	1	0	
	物品准备	弯盘2只(内盛棉球数颗或海绵棒)、弯血管钳、镊子、压舌板、纱布、液状石蜡、一次性冲洗器、吸痰管、吸引器、外用生理盐水、手套、牙垫、寸带、布胶、剪刀、听诊器、气囊压力监测表及手电筒,必要时备开口器		3	2	1	0.5	
		根据患者情况选择合适的漱口液		3	2	1	0	
操作过程（73分）	核对患者	将用物放于治疗车上并推至患者床边,确认患者身份(刷PDA)	您目前自己不能刷牙,口腔不舒服吧！为了改善您口腔的舒适度,防止口腔感染,我们帮您清洗一下口腔好吗？清洗时请您配合一下。	2	1.5	1	0	
	解释	向患者解释操作目的,取得配合		2	1.5	1	0	
	评估	评估患者病情、意识及合作程度		2	1.5	1	0	
		评估患者口腔黏膜情况、牙齿有无松动;检查气管插管深度及固定是否妥当;检查气囊压力,确认气道封闭良好		4	3	2	1	
	吸痰	口腔护理前吸尽气管及口腔内的分泌物		3	2	1	0	
	摆放体位	患者头偏向操作者一侧,病情允许时将床头抬高30°,铺治疗巾,将弯盘放于合适位置,清点棉球数量,倒入漱口液	请您把头向我这里偏一点。	5	4	3	2	
	解除固定	操作者与助手分别站在患者两侧,助手左手托住患者下颌,并以此为支点,拇指、示指固定气管插管和牙垫,操作者去掉固定的寸带和胶布,将牙垫送至患者一侧磨牙,并将气管插管轻轻偏向牙垫		5	4	3	2	
	口腔检查	用压舌板轻压舌面,持手电筒观察口腔黏膜情况	现在给您擦洗牙齿和口腔,请张嘴,如果感觉恶心,您可以深呼吸,同时以手势示意,我们会尽量轻柔一点。	3	2	1	0.5	
	口腔擦洗	擦洗方法:助手扶气管插管及牙垫,操作者用弯血管钳夹取棉球(或海绵棒)蘸取漱口水,挤干,按顺序擦洗,每次一颗棉球(海绵棒根据清洁情况更换)		5	4	3	2	
		擦洗顺序:依次擦洗牙齿的外侧面、上内侧面、上咬合面、下内侧面、下咬合面,由内至外擦洗颊部、舌面、舌下及硬腭部		5	4	3	2	

续表

项目	操作规程		沟通指导	评分等级				扣分
		操作流程		A	B	C	D	
操作过程（73分）	口腔擦洗	将气管插管及牙垫移至另一侧,同法进行对侧口腔擦洗		5	4	3	2	
	口腔冲洗	助手一手固定导管,一手抽吸20mL漱口液,从不同方向冲洗牙面、颊部、硬腭及舌面,操作者拿吸痰管连接负压吸引管将口腔内液体吸出,边冲边吸引,直至冲洗液澄清为止,将口腔内液体吸净	现在给您冲洗口腔,您放松,一会就好。	5	4	3	2	
		将气管插管及牙垫移至另一侧,同法进行对侧口腔冲洗		5	4	3	2	
	观察	操作过程中观察患者反应及生命体征变化,观察口腔是否清洁干净,口唇干燥者可用液状石蜡或唇膏外涂	您有没有觉得不舒服?	5	4	3	2	
	清点	用干棉球将口腔剩余的水沾干,清点棉球数量		3	2	1	0	
	固定插管	擦干净面部的水、污渍,确认气管插管深度,更换牙垫,按要求固定气管插管,再次测量气管导管外露长度及气囊压力	口腔护理已经做好,感觉舒服一点了吗? 现在给您把管子固定好。	5	4	3	2	
	肺部检查	听诊双肺呼吸音是否对称	听诊一下肺部情况。	3	2	1	0	
	安置患者	整理床单位,协助患者床头抬高30°～45°,拉上床栏		3	2	1	0.5	
	指导要点	预防拔管的注意事项	您口腔内插着的管子非常重要,千万不要自行拔出,如果有任何不适可以提示我,我会帮助您的,我就在您的身边,谢谢您的配合。	3	2	1	0.5	
操作后处理(4分)	用物处置	规范处理用物,洗手		2	1.5	1	0.5	
	记录	记录口腔黏膜情况及气管插管深度、气囊压力、肺部呼吸音等		2	1.5	1	0.5	
综合评价（5分）	操作流程	操作熟练、流畅;患者舒适、安全		3	2	1	0.5	
	人文关怀	礼仪规范,沟通自然,体现人文关怀		2	1.5	1	0.5	
理论问答（5分）	1.气管插管口腔护理的注意事项2.气管插管口腔护理并发症的预防及处理			5	4	3	2	
考核者提醒事项								
考核人签名			考核日期	年		月	日	

经口腔气管插管患者口腔护理技术相关知识

知识点	主要内容
目的	保持气管插管患者口腔清洁、湿润,预防口腔感染和机械性肺炎(VAP)的发生
适应证	气管插管患者口腔黏膜干燥,口咽部分泌物过多,口腔内有碎屑、牙菌斑形成,固定用物有污染。
相关理论	1. 口腔护理液的选择 (1)生理盐水、西吡氯铵漱口液:清洁口腔。 (2)0.02% 呋喃西林:广谱抗菌。 (3)3% 过氧化氢溶液:防腐、防臭。 (4)4% 碳酸氢钠:真菌感染。 (5)0.08% 甲硝唑:厌氧菌感染。 (6)0.1% 醋酸:铜绿假单胞菌。 (7)聚维酮碘:杀菌。 (8)0.05% 碘伏:消退牙龈肿胀,促进溃疡愈合。 2. 口腔护理前的评估 (1)患者病情。 (2)神志、合作程度。 (3)气管导管深度及固定的方法。 (4)气囊压力。 (5)牙垫、寸带及胶布污染情况。 (6)观察口腔黏膜完整性、颜色情况及有无松动牙齿。 3. 口腔护理的方法 (1)擦洗法。 (2)冲洗。 (3)擦洗+冲洗法。 4. 口腔护理过程中常见状况及处理 (1)恶心、呕吐:动作轻柔,鼓励清醒患者做深呼吸。 (2)口腔黏膜疼痛:动作轻柔,用2% 利多卡因10mL+生理盐水20mL 置于喷雾器,对口腔溃疡表面进行喷雾达到止痛效果。
注意事项	1. 口腔护理前,气囊一定要充盈,防止口腔分泌物流入下呼吸道造成VAP 发生。 2. 操作时至少有2 名护士共同完成,协助者一定要固定好气管插管。 3. 操作前后要观测气管插管深度和外露长度,避免移位和脱出。 4. 在病情允许的情况下,将床头抬高30°,头偏向一侧。若有活动性义齿者,用黑色外科缝线固定并将线尾端置于口腔外。 5. 在操作过程中,严密观察患者的呼吸、面色及氧饱和度情况,注意有无呛咳、呕吐,异常时应立即停止操作。 6. 动作轻柔,减少呕吐、疼痛的刺激。 7. 操作前后认真清点棉球数量,禁止漱口。 8. 操作完后擦干净颜面部,牙垫位置放置适宜,避免压迫、摩擦口腔黏膜,寸带松紧度适宜。 9. 操作过程中严格执行消毒隔离制度,避免交叉感染。
操作风险及防范	1. 误吸及吸入性肺炎 (1)发生原因:气囊充气不足、床头未抬高、棉球过湿及漱口液未被吸尽。 (2)临床表现:呛咳、氧饱和度下降及呼吸困难。 (3)预防及处理: ①操作前、中、后评估气管插管的位置。 ②使用气囊压力检测仪,操作前检查导管气囊的充盈度,确保封闭良好。

知识点	主要内容
操作风险及防范	③病情允许,操作前抬高床头。 ④操作前先吸净痰液,操作后注意听诊呼吸音。 ⑤棉球避免过湿,冲洗口腔时边冲边洗,确保冲洗液不进入气道。 2. 口腔黏膜损伤 (1)发生原因:动作粗暴,不够轻柔。 (2)临床表现:口腔或牙龈出血。 (3)预防及处理: ①动作轻柔,血管钳尖端不可暴露于棉球外。 ②注意观察口腔黏膜情况。 ③若有出血者可用无菌棉球或吸收性明胶海绵压迫止血,肾上腺素稀释液或云南白药局部外用止血;对口腔溃疡者,可用锡类散或西瓜霜喷雾外用;对口唇干燥开裂者,可用液状石蜡或唇膏外涂。

会阴护理操作规程及考核评分表

病区／科室：　　　　　　　姓名：　　　　　　　得分：

考核要点： 1. 会阴擦洗顺序 2. 带有留置导尿管的会阴消毒方法 3. 隐私保护与保暖	评判标准： A. 操作流畅；动作符合规范 B. 操作流畅；部分动作不规范 C. 操作不流畅；部分动作不规范 D. 未完成程序；动作不符合规范

项目	操作规程		沟通指导	评分等级				扣分
	操作流程			A	B	C	D	
素质要求 （3分）	着装整洁，热情大方，符合护士形象			3	2	1	0.5	
操作前准备（9分）	自身准备	洗手，戴口罩		2	1	0.5	0	
	物品准备	①会阴擦洗：浴巾、毛巾、脸盆、温水（50～52℃） ②会阴冲洗：浴巾、大量杯、大镊子、大棉球数颗及温水（50～52℃） ③会阴消毒：无菌治疗碗一套、镊子、0.5%聚维酮碘及棉球 ④其他：一次性手套、防水治疗垫、卫生纸、便盆及污物桶	您好，我是您的责任护士XXX，请问您叫什么名字？让我核对一下您的手腕带好吗？	5	4	3	2	
		检查物品的质量和有效期	今天感觉还好吗？有没有不舒服？为预防感染，需要给您做会阴护理。请您放松，不要紧张，如有不舒服请告诉我。	2	1	0.5	0	
操作过程（73分）	核对患者	将用物放于治疗车上并推至患者床边，确认患者身份（刷PDA）		2	1.5	1	0	
	解释	向患者解释操作目的，取得配合		3	2	1	0	
	评估	询问患者身体状况，拉上床帘，评估会阴部皮肤及清洁程度		3	2	1	0.5	
	卧位	松床尾，协助患者取仰卧位，屈膝，两腿略外展（注意保暖）	请您取仰卧位，膝盖屈起来，两腿分开。请您再抬一下臀部，给您垫上尿垫。您觉得冷吗？	4	3	2	1	
	垫巾	臀下垫防水治疗垫		3	2	1	0	
	戴手套	戴一次性手套		2	1	0.5	0	
	会阴擦洗	脸盆内放入温水，备于床旁，毛巾浸湿后挤干		5	4	3	2	
		擦洗大腿内侧1/3及腹股沟处		5	4	3	2	
		擦洗阴唇部位：左手轻轻合上阴唇部位，右手擦洗阴唇外的黏膜部分，顺序为从上到下		5	4	3	2	
		擦洗尿道口和阴道口部位：左手分开阴唇，暴露尿道口和阴道口，从上到下，彻底擦净阴唇、阴蒂和阴道口周围，最后擦净肛门		5	4	3	2	
		如行会阴冲洗，先将便盆放于橡胶单上，用温水边冲边擦		5	4	3	2	
	会阴消毒	会阴消毒：夹取消毒棉球，由内向外、自上而下擦洗会阴，先清洁尿道口周围，后清洁肛门（如有伤口者，以伤口为中心，向外消毒）	现在给您消毒，会有点凉，一会儿就好。	6	5	4	3	

续表

项目	操作规程		评分等级				扣分
	操作流程	沟通指导	A	B	C	D	
操作过程（73分）	会阴消毒：导尿管消毒：留置导尿管者，用消毒棉球由尿道口向远端尿管擦洗至少5cm		5	4	3	2	
	要求：每次擦洗限用一颗消毒棉球，直至擦洗干净		5	4	3	2	
	观察处理：观察会阴部皮肤黏膜情况，正确处理皮肤疾患	消毒好了，您这样的卧位舒服吗？为了您的安全，给您拉上床栏。	5	4	3	2	
	安置患者：脱手套，整理床单位，协助患者取舒适卧位，酌情拉上床栏		5	4	3	2	
	指导要点：根据疾病给予相应指导	为了早日康复，您需要……现在您好好休息，我过一会来看您，谢谢您的配合。	5	4	3	2	
操作后整理（5分）	用物处置：规范处理用物，洗手		5	4	3	2	
综合评价（5分）	操作流程：操作熟练、流畅；患者舒适		3	2	1	0.5	
	人文关怀：礼仪规范，沟通自然，体现人文关怀		2	1.5	1	0.5	
理论问答（5分）	1.会阴护理的目的及观察要点 2.会阴擦洗顺序		5	4	3	2	
考核人提醒事项							
考核人签名		考核日期	年　　月　　日				

会阴护理技术相关知识

知识点	主要内容
目的	保持会阴清洁,增进患者舒适,预防和减少感染的发生。
适应证	留置导尿管、尿失禁及生活不能自理者。
注意事项	1.注意保暖和遮挡,保护隐私,避免受凉。 2.擦洗方向为从污染最小的部位至污染最大的部位,防止细菌向尿道口传播,每擦洗一处,更换毛巾的不同部位。 3.留置导尿患者分泌物较多的,将纱布系于尿管近尿道口处,加强观察和记录。 4.男性患者的包皮和冠状沟易留有污垢,应注意擦拭干净。
操作风险及防范	受凉 (1)发生原因:环境温度过低;操作过程中未注意保暖。 (2)临床表现:患者出现畏寒、发冷,体温升高。 (3)预防及处理: ①调节合适的室温,操作过程中注意保暖,避免患者受凉。 ②熟练掌握操作技术,避免时间过长。 ③操作中及操作后均应注意观察患者反应。 ④若患者出现咳嗽、发热等受凉症状时应及时向医生汇报,并对症处理。

更换压疮敷贴操作规程及考核评分表

病区／科室：　　　　　　　　姓名：　　　　　　　　得分：

考核要点：	评判标准：
1.压疮分期评估 2.敷料的选择和粘贴 3.清洗伤口方法	A.操作流畅;动作符合规范 B.操作流畅;部分动作不规范 C.操作不流畅;部分动作不规范 D.未完成程序;动作不符合规范

项目		操作规程		评分等级				扣分
		操作流程	沟通指导	A	B	C	D	
素质要求 （3分）		着装整洁,热情大方,符合护士形象		3	2	1	0.5	
操作前准备（14分）	自身准备	洗手,戴口罩	您好！我是您的责任护士XXX,请问您叫什么名字？让我核对一下您的手腕带好吗？	3	2	1	0	
	核对医嘱	核对医嘱		3	2	1	0	
	用物准备	压疮贴膜、换药碗、生理盐水棉球、无菌纱布、备用的敷料、清洁手套2副、必要时备无菌手套、一次性中单、消毒液、5～10mL注射器、污物桶等		4	3	2	1	
		检查物品的质量和有效期		4	3	2	1	
操作过程（67分）	核对患者	将用物放于治疗车上并推至患者床边,确认患者身份（刷PDA）	您感觉怎么样,创口还疼吗？为了促进创口愈合,要为您换药。	3	2	1	0	
	解释	向患者解释操作目的,取得配合		3	2	1	0	
	评估	评估患者病情、配合能力		3	2	1	0	
	患者卧位	拉上床帘,根据压疮部位,为患者取舒适体位	请您配合我翻一下身好吗？这样的体位舒适吗？	3	2	1	0	
	移除贴膜	戴手套,一只手固定皮肤,另一只手撕除贴膜（若贴膜粘连伤口,用生理盐水湿润后再去除）	让我检查一下创口好吗？先给您移去贴膜,可能会有点疼,请您忍耐一下。	6	5	4	3	
	观察	观察取下的贴膜,评估伤口的渗液性质、量、颜色、气味以及伤口的外观、有无坏死组织、肉芽组织生长是否良好等,评估压疮的分期		6	5	4	3	
	清洗伤口	更换手套,用镊子夹生理盐水棉球由内往外做环形清洗,清洗范围包括伤口及伤口周围5cm（若有腔洞或潜行的伤口,则可以使用注射器抽取生理盐水清洗伤口）。如果是伤口感染,根据医嘱或细菌培养结果,选择合适的杀菌清洗液,然后使用生理盐水冲洗伤口,再用无菌干纱布擦干伤口表面的清洗液	您的创口恢复得……我给您清洗一下创口,请您忍耐一下。	10	8	6	4	
	清创	酌情按清创法清除坏死组织		10	8	6	4	
	选择敷料	根据创面的情况选择贴膜种类、尺寸（贴膜应大于创面）;必要时修剪贴膜		6	5	4	3	
	更换敷料	撕开保护纸,将贴膜覆盖在伤口上,除去无接触保护膜,由一边向另一边轻压贴膜,盖住伤口,注意无张力粘贴		10	8	6	4	

续表

项目	操作规程		沟通指导	评分等级				扣分
	操作流程			A	B	C	D	
操作过程（67分）	安置患者	整理床单位,安置合适的体位,酌情拉上床栏	XXX,贴膜已经换好了,现在您的创口……您平时还需加强营养,多吃……尽量避免创口部位受压、受潮,也不要抓挠创口。我们隔2h会来帮您翻身。如敷料脱落或有不适情况请及时按床头铃,谢谢您的配合!请您好好休息,我过一会再来看您。	3	2	1	0	
	指导要点	视病情给予营养指导;卧位与翻身活动方法		4	3	2	1	
操作后处理(6分)	用物处置	规范处理用物,洗手		3	2	1	0.5	
	记录	记录压疮的分期、创面的大小、渗液情况等		3	2	1	0.5	
综合评价（5分）	操作流程	操作熟练、流畅;创口处理恰当,贴膜平整		3	2	1	0.5	
	人文关怀	礼仪规范,沟通自然,体现人文关怀		2	1.5	1	0.5	
理论问答（5分）	1. 压疮的定义和分期 2. 压疮的预防 3. 常用敷料的适应证			5	4	3	2	
考核者提醒事项								
考核人签名			考核日期	年		月		日

更换压疮敷贴相关知识

知识点	主要内容
目的	1. 观察评估伤口的愈合程度及有无感染。 2. 清理伤口,去除伤口创面的坏死组织和分泌物,保持伤口引流通畅;减少细菌的繁殖、毒素分解产物的吸收和分泌物的刺激,使炎症局限化,为伤口的愈合创造有利条件。 3. 维持适当湿润的伤口愈合环境,从而加快伤口的愈合。 4. 更换敷料,增加患者舒适感。
适应证	1. 水胶体敷料 适用于:表浅和部分皮层损伤的伤口;Ⅱ～Ⅲ期的压疮;少到中量渗液的伤口;可作为外用敷料使用。 2. 泡沫敷料 密封或半密封,既是内敷料,也是外敷料。适用于:中到大量渗液的伤口;肉芽形成或过长的伤口;上皮增生的伤口;Ⅱ～Ⅲ期的压疮;引流管周围渗液。 3. 藻酸盐敷料 分为片状和条状,条状可填塞腔隙。适用于:高渗出性伤口;Ⅱ～Ⅲ期的压疮;下肢静脉性溃疡;糖尿病足溃疡;供皮区伤口;癌症伤口、瘘管等。 4. 银离子敷料 主要用于感染伤口。 5. 水凝胶 主要用于有黄色或黑色坏死、结痂或渗液少的伤口,用于清创。
禁忌证	皮肤脆薄者慎用水胶体敷料。
相关理论	1. 压疮定义 压疮是皮肤或潜在组织由于压力、复合剪切力或摩擦力而导致的损伤,常发生在骨隆突处的局限性损伤。 2. 压疮分期 (1)可疑深部组织损伤:由于压力或剪切力造成皮下软组织损伤引起的局部皮肤颜色的改变(如变紫、变红),但皮肤完整。 (2)Ⅰ期:皮肤完整、发红,与周围组织界限清楚,压之不褪色,常局限于骨凸处。 (3)Ⅱ期:部分表皮缺损,皮肤表浅溃疡,基底红,无结痂,也可为完整或破溃的血清性水泡。 (4)Ⅲ期:全层皮肤缺失,但肌肉、肌腱和骨骼尚未暴露,可有结痂、皮下隧道。 (5)Ⅳ期:全层皮肤缺失,伴有肌肉、肌腱和骨骼的暴露,常有结痂和皮下隧道。 (6)不能分期:全层皮肤缺失但溃疡基底部覆有腐痂和(或)痂皮。 3. 常用的评估工具 (1) Norton scale:诺顿评估表。 (2) Braden scale:Braden 评估表(临床常用)。 (3) Waterlow scaIe:Waterlow 评估表。 (4) Anderson scale:安德森评估表。 (5) Jackson scale:杰克逊评估表。 (6) Cubbin scale:卡宾评估表。 Braden 评分法:是目前用来预测压疮的最常用的方法之一。最低分为6分,最高分为23分。分值越低,表明压疮的危险性越高。评分≤18分,被认为具有一定危险性;评分≤12分,属于高危患者,应采取相应措施预防压疮。

知识点	主要内容			
	Braden 评分法			

评分内容	1 分	2 分	3 分	4 分
感觉:对压迫部位不适的感受能力	完全丧失	严重丧失	轻度丧失	未受损害
湿度:皮肤暴露于潮湿的程度	持续潮湿	非常潮湿	偶尔潮湿	很少潮湿
活动性:身体活动的程度	卧床不起	局限于椅子上	偶尔步行	经常步行
移动能力:改变和控制身体的能力	完全不能	严重限制	轻度限制	不受限制
营养:通常摄食状况	恶劣	不足	适当	良好
摩擦力和剪切力	有	潜在	无	
总分				

相关理论

Braden 量表的评估周期:
①入院、转科时立即进行(所有患者都需要评估)。
②评分≤12 分,每天评估;13～18 分,每周评估;病情变化时随时评估。
③评分≤12 分,上报高危压疮。
4. 压疮的预防措施
(1)翻身与减压:通常1～2h 翻身1 次;使用有减压能力的特制床垫或坐垫,防止患者压疮处或骨突处直接受压。应密切观察其皮肤的改变,并及时记录翻身情况。
(2)避免出现剪切力,半卧位最好不要超过30°,若病情需要取半卧位,臀下给予必要的支撑。
(3)减轻摩擦力:保持床单位清洁、干燥和无屑。
(4)营养支持。
(5)失禁管理:大小便失禁将导致或加重压疮,采取措施避免局部浸渍,并加强皮肤保护。
(6)皮肤护理:每日擦身,失禁后及时清洗。
(7)健康教育。
5. 清洗伤口要求
(1)创面的清洗宜用生理盐水。
(2)消毒剂应慎用,因为消毒剂虽然有杀菌效果,但是对新生的细胞也有毒性作用。
(3)清洗伤口最好采用冲洗方式,以避免棉球或棉签上的棉絮落在伤口的基部组织而影响伤口愈合;若无法采用冲洗方式,则必须将棉球或棉签完全浸湿后再进行清洗消毒。
(4)对局部感染伤口,可使用局部抗生素。
(5)根据压疮的具体情况制订换药的频率。
(6)有坏死组织的压疮,应该彻底清洗,并通过酶或机械性方法进行清创。
6. 敷料选择的原则
保持压疮组织的潮湿环境和周围完好皮肤的干燥。
7. 不同敷料的优缺点
(1)水胶体敷料
优点:
①保持伤口湿润,创造低氧、微酸的环境,加速伤口愈合。
②具有自溶性清创作用。
③吸收少到中量的渗液。
④不需要外用敷料。
⑤防水、防菌和保温,可以在压力下使用。

知识点	主要内容
相关理论	⑥形成凝胶,保护暴露的神经末梢,减轻疼痛,不会造成再次机械性损伤。 缺点: ①不能用于渗液多的伤口。 ②不能用于周围皮肤脆薄或感染的伤口。 ③吸收渗液的胶容易与感染混淆。 ④不主张用于骨、肌腱暴露的伤口。 ⑤不主张用于深部潜行伤口。 （2）泡沫敷料 优点: ①表面半透膜的阻隔性能,可防止异物侵入,预防感染。 ②使用方便,顺应性好,可整块取出,可裁剪。 ③具有快速而强大的渗液吸收能力,可减少伤口浸渍。 ④保持伤口湿润,促进伤口愈合;自溶性清创。 ⑤缓冲外界压力。 ⑥预防肉芽过长。 缺点: ①对干的伤口不能促进自溶性清创。 ②无黏性,需要外敷料固定。 ③不用于焦痂伤口。 ④不透明,不宜用于需严密观察的伤口或皮肤。 （3）藻酸盐敷料 优点: ①促进血液凝固,有止血作用。 ②高吸收性,吸收自身重量的17～20倍的渗液。 ③促进自溶性清创,制造湿性愈合环境。 ④顺应伤口的轮廓。 ⑤纤维生物降解,无毒。 ⑥无创性取出敷料。 缺点: ①需要外敷料固定。 ②不适合干的伤口和有焦痂的伤口。 ③对少量渗液的伤口可用密封敷料保湿和固定。 （4）银离子敷料 优点: ①释放银离子杀菌,控制局部感染,加速伤口愈合。 ②广谱杀菌,无耐药性产生。 ③大量吸收渗液,减少伤口浸渍。 缺点: ①不能用在良好生长的肉芽伤口上。 ②会有轻微伤口着色现象,可用生理盐水清除。 （5）水凝胶 优点: ①可对伤口进行自溶性清创。 ②保持伤口湿润,促进自体溶解。 ③无黏性,容易清除。

续表

知识点	主要内容
相关理论	④无形胶可填充腔隙。 ⑤有柔和性,能减轻疼痛。 ⑥有少到中量的吸收能力。 缺点: ①不能阻碍细菌入侵。 ②可浸渍伤口周围的皮肤。 ③会很快变干。 ④需要外敷料。 ⑤不主张用于渗液多的伤口和感染伤口。
注意事项	1. 不得按摩骨突压红的部位。 2. 不得使用气圈类的装置。 3. 维持足够的水分摄入。 4. 避免使用消毒液消毒创面,只需用生理盐水冲洗或擦净即可。 5. 翻身侧卧时采取侧卧30°体位,这样受压部位的压力仅为体重的1/2。 6. 避免使用烤灯,会使局部皮肤干燥,导致组织代谢及需氧量增加,造成细胞缺血甚至坏死。 7. 贴敷料时应先贴中间部位,再向四周平展开,切忌过度牵拉。 8. 除敷料时应避免90°撕拽,可采用0°方法,即对角线轻轻牵拉,从周边向中间慢慢去除。
操作风险及防范	疼痛性晕厥 (1)发生原因:由于疼痛引起迷走神经兴奋性增高,使心排出量减少,血管扩张,造成暂时性低血压,导致脑供血不足而引起晕厥。 (2)临床表现:患者情绪紧张,面色苍白、出汗、恶心、血压降低及意识丧失。 (3)预防及处理: ①评估伤口情况,判断换药时是否有疼痛加重的可能性,并做好解释。 ②换药时动作宜轻柔。 ③鼓励患者表达疼痛的感受,做深呼吸,与患者交谈,转移其注意力。 ④发生晕厥,则让患者平卧于通风处,抬高下肢,饮含糖开水或注射葡萄糖溶液,即可恢复正常。

床上洗头操作规程及考核评分表

病区 / 科室：　　　　　　　　姓名：　　　　　　　　得分：

考核要点：	评判标准：
1. 洗头前准备 2. 洗头的顺序、方法 3. 患者的舒适度、头发清洁度	A. 操作流畅；动作符合规范 B. 操作流畅；部分动作不规范 C. 操作不流畅；部分动作不规范 D. 未完成程序；动作不符合规范

项目		操作规程		评分等级				扣分
		操作流程	沟通指导	A	B	C	D	
素质要求 （3分）		着装整洁，热情大方，符合护士形象		3	2	1	0.5	
操作前准备（10分）	自身准备	洗手		2	1.5	1	0	
	物品准备	洗头机、防水垫、毛巾2块、洗发液、梳子、别针或夹子、吹风机、干棉球、纱布或眼罩、皮筋及污物桶	您好，我是您的责任护士XXX，请问您叫什么名字？让我核对一下您的手腕带好吗？	4	3	2	1	
		往洗头机里放入需要用的水，连接电源烧水至合适水温（40～45℃）		4	3	2	1	
操作过程（75分）	核对患者	将洗头机推至患者床边，确认患者身份（刷PDA）		3	2	1	0	
	评估	评估病情、意识、配合程度，头发卫生及头皮状况，协助排便	今天身体感觉怎么样？您现在自己洗头比较困难，头发有点脏了，我给您洗一下头，这样会舒服一点，您觉得好吗？您需要先解个小便吗？	3	2	1	0.5	
	解释	向患者解释操作目的，取得配合		3	2	1	0	
	调节室温	评估环境（温度应控制在24℃±2℃），关门窗		3	2	1	0.5	
	放置用物	根据环境，移开床旁桌椅，移床并固定床刹，取下床头板，置洗头机于合适位置		5	4	3	2	
	患者体位	取平卧位，移去枕头，妥善固定各种管道，保护好伤口		5	4	3	2	
	垫防水垫	松开衣领向内反折，将防水垫垫于头颈肩部，小毛巾围于颈部，用别针固定	我先给您做一下准备工作。	5	4	3	2	
	保护眼耳	用棉球塞耳，嘱患者闭眼或用纱布遮眼	为了防止水进入耳朵和眼睛，请您闭眼，我帮您用棉球塞住耳道。	5	4	3	2	
	放置洗头盆	将头部放在洗头盆的中间突出处，整理排水管，保持通畅，下接污水桶		5	4	3	2	
	洗发	顺序：松发→梳顺→试水温→湿发→涂擦洗发液→揉搓→温水冲净	水温合适吗？如果有不舒服请告诉我。	5	4	3	2	
		方法：用指腹揉搓头发和头皮，动作轻柔，患者感到舒适		5	4	3	2	
		清洁度：头皮发丝清洁，洗发液冲洗干净		5	4	3	2	
	观察	洗头过程中，应随时询问患者感受，观察患者面色及病情	您感觉舒服吗？	5	4	3	2	
	撤去用物	用颈部毛巾包住头发，移去洗头机，擦净面部，除去棉球、纱布，擦干头发	我帮您把头发吹干。	5	4	3	2	
	吹干头发	吹干并梳理头发		5	4	3	2	

续表

项目	操作规程		操作规程	沟通指导	评分等级				扣分
			操作流程		A	B	C	D	
操作过程 （75分）	安置 患者		整理床单位,协助患者取舒适体位,酌情拉上床栏	XXX,我们会协助您定时清洗梳理头发,这样既美观又促进头皮血液循环,有利于康复。如有不适请及时按床头铃,现在您先好好休息,我过一会再来看您。	5	4	3	2	
	指导 要点		保持头发清洁整齐的意义		3	2	1	0.5	
操作后整理（2分）	用物 处置		规范处理用物,洗手		2	1.5	1	0.5	
综合评价 （5分）	操作 流程		操作熟练、流畅;患者安全、舒适		3	2	1	0.5	
	人文 关怀		礼仪规范,沟通自然,体现人文关怀		2	1.5	1	0.5	
理论问答 （5分）	1. 床上洗头的禁忌证 2. 床上洗头的注意事项				5	4	3	2	
考核者 提醒事项									
考核人 签名				考核日期	年		月	日	

床上洗头技术相关知识

知识点	主要内容
目的	1. 维护头发整齐清洁,增进美观,促进舒适及维护自尊。 2. 去除头皮屑及污物,防止头发损伤,减少头发异味及感染的机会。 3. 刺激局部的血液循环,促进头发的代谢和健康。
适应证	所有病情稳定,头部无伤口,有头发清洁需求的患者。
禁忌证	病情不稳定及头部有伤口的患者。
注意事项	1. 注意保暖,观察病情变化,有异常的患者应及时处理。 2. 操作中保持患者体位舒适,保护伤口及各种管路,用眼罩或纱布盖于眼部,将不吸水棉球塞入耳道,防止水流入耳、眼。 3. 用指腹揉搓头皮和头发,避免用指甲进行抓洗。 4. 应用洗头车时,须按使用说明书或指导手册操作。
操作风险及防范	1. 受凉 (1)发生原因:操作过程中未注意保暖,未及时吹干头发。 (2)临床表现:患者出现畏寒、发冷,体温升高。 (3)预防及处理: ①操作过程中注意保暖,避免受凉。 ②洗头结束时应及时擦干或吹干头发。 ③在洗发过程及洗发结束时,均应注意观察患者反应。 ④出现咳嗽、发热等受凉症状时,应及时向医生汇报,并予以对症处理。 2. 患者不耐受 (1)发生原因:体质虚弱,病情尚未稳定;操作时间过长;体位不耐受。 (2)临床表现:出现面色苍白、出冷汗现象;有头晕、心慌等不适主诉,甚至出现生命体征改变。 (3)预防及处理: ①充分评估患者的病情及耐受情况。 ②给予安置舒适的体位。 ③操作熟练,掌握操作时间,在洗发过程中应密切观察患者反应,并询问其主诉。 ④若患者出现面色苍白、出冷汗、主诉不适等现象,应立即停止操作,建议患者取平卧位,通知医生进一步处理,并做好观察记录。

床上擦浴操作规程及考核评分表

病区 / 科室：　　　　　　　　　　姓名：　　　　　　　　　　得分：

| 考核要点：
1. 擦浴前准备
2. 擦浴时穿脱衣服的顺序
3. 擦浴的顺序
4. 患者的舒适度与保暖 | | | 评判标准：
A. 操作流畅；动作符合规范
B. 操作流畅；部分动作不规范
C. 操作不流畅；部分动作不规范
D. 未完成程序；动作不符合规范 | | | | | |

项目	操作规程			评分等级				扣分
	操作流程		沟通指导	A	B	C	D	
素质要求 （3分）	着装整洁,热情大方,符合护士形象			3	2	1	0.5	
操作前准备（10分）	自身准备	洗手	您好,我是您的责任护士XXX,请问您叫什么名字? 让我核对一下您的手腕带好吗?	2	1.5	1	0	
	物品准备	蒸汽毛巾车、毛巾钳、毛巾数块、毛巾回收桶、干燥大浴巾、浴皂、清洁衣裤及手套,必要时备润肤露、被服		4	3	2	1	
		检查蒸汽毛巾车性能		4	3	2	1	
操作过程 （75分）	核对患者	推蒸汽毛巾车及用物至患者床边,确认患者身份(刷PDA)		2	1.5	1	0	
	评估	评估患者的病情、意识、配合程度、皮肤情况,按需要协助其大小便	您身体感觉怎么样? 我现在要给您擦身以清洁皮肤,这样您会感觉舒服一点。您需要排便吗?	3	2	1	0.5	
	解释	向患者解释操作目的,取得配合		2	1.5	1	0	
	调节室温	评估环境(温度应控制在24℃±2℃),关门窗,拉上床帘,取平卧位,松床尾		3	2	1	0.5	
	铺大浴巾	铺大浴巾于擦洗部位处		3	2	1	0.5	
	取蒸汽毛巾	戴手套,钳取蒸汽毛巾,检查温度是否适宜(50~52℃)		3	2	1	0.5	
	擦洗顺序	洗脸颈:手套式持巾,擦洗顺序为眼睛(内眦→外眦)→额→鼻翼→脸颊、人中→耳后→下颌→颈部,擦净为止	我先给您洗脸,感觉烫吗?	5	4	3	2	
		脱衣服:先脱近侧,后脱对侧(如有肢体损伤或偏瘫则应先脱健侧后脱患侧)	现在要给您擦洗上身,需要脱一下衣服。擦洗时如您感觉到冷或有什么不舒服就请告诉我。	5	4	3	2	
		擦洗上肢:用湿毛巾擦洗(根据需要使用浴皂),一只手托住患者的肘部及前臂,另一只手由远心端向近心端擦洗,擦净用大浴巾擦干;同法擦洗对侧		6	5	4	3	
		擦洗胸腹:依次擦洗胸、腹,脐周处须按顺时针方向擦洗,注意擦净腋窝、脐部、女性患者乳房下等皱褶部位		6	5	4	3	
		擦洗背部:协助患者取侧卧位,背向护士(确保对侧床栏拉上),检查背部及尾骶部皮肤,依次擦洗后颈部、背及臀部	要擦背了,我帮您翻个身,请背部朝向我。	6	5	4	3	
		穿衣:擦干后协助患者穿衣,先穿对侧,后穿近侧(有肢体损伤或偏瘫患者则应先穿患侧后穿健侧)	上身擦好了,给您穿上衣服。	5	4	3	2	

续表

项目	操作规程		评分等级				扣分
	操作流程	沟通指导	A	B	C	D	
操作过程（75分）	擦洗顺序：擦洗下肢：协助患者取平卧位，脱下裤子，擦洗下肢、会阴部（由耻骨联合向肛门方向擦洗）	现在要擦下身了，请脱一下裤子好吗？	6	5	4	3	
	擦洗顺序：擦洗双足：检查患者足部皮肤情况，擦净足部（或酌情浸泡洗足），协助其穿好裤子	擦好了，帮您把裤子穿上吧。	5	4	3	2	
	擦洗要求：适时更换毛巾，动作轻柔，注意保暖，保护伤口和各种管路		4	3	2	1	
	观察：擦浴过程中应随时询问患者感受，观察患者面色及病情	您感觉怎么样？舒服吗？	5	4	3	2	
	安置患者：整理床单位，必要时更换床单，协助患者取合适体位，酌情拉上床栏	XXX，平时注意皮肤清洁，需要时我们会帮您擦身，这样可以增加您的舒适度，促进血液循环，预防皮肤并发症。现在您先好好休息，如有不适请及时按床头铃，谢谢您的配合！	3	2	1	0.5	
	指导要点：皮肤清洁的意义		3	2	1	0.5	
操作后整理（2分）	用物处置：规范处理用物，洗手		2	1.5	1	0.5	
综合评价（5分）	操作流程：操作熟练、流畅；患者安全、舒适		3	2	1	0.5	
	人文关怀：礼仪规范，沟通自然，体现人文关怀		2	1.5	1	0.5	
理论问答（5分）	1. 床上擦浴的禁忌证 2. 床上擦浴的注意事项		5	4	3	2	
考核者提醒事项							
考核人签名		考核日期	年　　　月　　　日				

床上擦浴技术相关知识

知识点	主要内容
目的	1. 清洁皮肤,预防皮肤感染。 2. 促进皮肤血液循环,增强排泄功能,预防压疮等并发症。 3. 活动肢体,防止肌肉挛缩和关节僵硬等并发症。 4. 满足患者对舒适和清洁的需求。 5. 观察和了解患者的一般情况。
适应证	病情稳定、生活不能自理的患者。
禁忌证	病情随时可能发生变化、需要抢救的患者。
注意事项	1. 饭后不宜马上擦浴,以免影响消化器官的正常功能。 2. 尽量减少翻身和暴露,动作敏捷,以免患者受凉。 3. 注意洗净耳后、耳廓、乳房下皱褶、腋窝、指间、脐部及腹股沟、会阴、趾间等部位,动作轻柔,不宜过重。 4. 擦洗过程中注意保暖,保护隐私。 5. 根据情况更换热水、脸盆及毛巾。 6. 保护伤口和管路,避免伤口受压、管路打折扭曲。 7. 擦洗过程中注意观察病情,若出现寒战、面色苍白等情况应立即停止擦洗,给予适当处理,注意与患者沟通。 8. 擦洗时注意观察皮肤及全身情况。 9. 脱衣服时注意先脱近侧或健侧的衣袖;穿衣服时注意先穿远侧或患侧或者是输液侧衣袖。 10. 翻身注意事项 (1)翻身时注意动作轻柔,避免拖拉,以免擦伤皮肤。 (2)注意节力原则。 (3)翻身前应妥善固定各种导管,避免导管脱落或扭曲、受压。 (4)为手术后患者翻身时,应先检查敷料是否脱落,若分泌物浸湿敷料,应先更换后再行翻身;行颅脑手术患者,一般只能卧于健侧或平卧;行颈椎和颅骨牵引的患者,翻身时不可放松牵引;对石膏固定或伤口较大的患者,翻身后应将患处置于适当位置。 (5)协助脊椎受伤或脊椎手术后的患者翻身时应采用轴线翻身,避免翻身引起脊柱错位而损伤脊髓。 (6)翻身间隔时间应视病情及局部受压情况而定。
操作风险及防范	1. 受凉 (1)发生原因:环境温度过低;操作过程中未注意保暖;未及时擦干皮肤。 (2)临床表现:畏寒、发冷及体温升高。 (3)预防及处理: ①调节合适的室温及水温,操作过程中注意保暖,及时擦干皮肤,避免受凉。 ②操作熟练,避免擦浴时间过长。 ③操作中及操作后均应注意观察患者的反应。 ④出现咳嗽、发热等受凉症状时,应及时向医生汇报,并对症处理。 2. 患者不耐受 (1)发生原因:体质虚弱,病情尚未稳定;操作时间过长;体位不耐受。 (2)临床表现:出现面色苍白、出冷汗,有头晕、心慌等不适主诉,甚至出现生命体征改变。 (3)预防及处理: ①充分评估患者的病情及耐受情况。 ②给予舒适的体位。 ③操作熟练,掌握操作时间,操作过程中应密切观察患者的反应,询问其主诉内容。 ④患者出现面色苍白、出冷汗、主诉不适时,应立即停止操作,取平卧位,观察患者生命体征,并通知医生做进一步处理。

知识点	主要内容
操作风险及防范	3.导管滑脱 （1）发生原因:操作前未妥善固定各管路;操作过程中疏忽大意,改变体位时不慎将管路拔出;患者不配合。 （2）临床表现:管道脱开或滑出,有渗血、渗液或引流液流出。 （3）预防及处理: ①操作前评估患者各管路情况并进行妥善固定。 ②向患者及家属解释操作目的及配合事项,必要时应开展适当约束。 ③操作过程中,尤其是在改变体位时应注意各管路的固定,避免牵拉。 ④操作过程中随时观察管路情况,并及时予以处理。 ⑤发生管道自皮肤伤口处滑脱的现象时,用敷料覆盖伤口（如胸管滑脱应立即用手捏紧伤口周围皮肤）,安慰患者,通知医生做进一步处理。若引流管与引流袋接口处脱开,用血管钳夹闭后,严格行无菌消毒,并更换引流袋。若动静脉通路滑脱,应立即按压穿刺部位直至不出血为止,消毒后用无菌敷贴粘贴,根据情况做进一步处理。

酒精擦浴操作规程及考核评分表

病区/科室：　　　　　　　　　　姓名：　　　　　　　　　　得分：

<table>
<tr><td colspan="3">考核要点：
1.酒精擦浴前准备与患者病情评估
2.酒精擦浴的方法及擦洗顺序
3.患者的舒适度</td><td colspan="6">评判标准：
A.操作流畅;动作符合规范
B.操作流畅;部分动作不规范
C.操作不流畅;部分动作不规范
D.未完成程序;动作不符合规范</td></tr>
<tr><td rowspan="2">项目</td><td colspan="3" rowspan="2" style="text-align:center">操作规程</td><td colspan="4">评分等级</td><td rowspan="2">扣分</td></tr>
<tr><td>A</td><td>B</td><td>C</td><td>D</td></tr>
<tr><td colspan="2">素质要求
（3分）</td><td>着装整洁,热情大方,符合护士形象</td><td></td><td>3</td><td>2</td><td>1</td><td>0.5</td><td></td></tr>
<tr><td rowspan="2">操作前准备（7分）</td><td>自身准备</td><td>洗手,戴口罩</td><td rowspan="2">您好,我是您的责任护士XXX,请问您叫什么名字? 让我核对一下您的手腕带好吗?</td><td>2</td><td>1.5</td><td>1</td><td>0</td><td></td></tr>
<tr><td>物品准备</td><td>治疗盘、体温计、治疗碗(内盛25%～30%乙醇)、大小毛巾各1块、冰袋及布套、热水袋及布套、清洁衣裤,必要时备被服、便盆等</td><td>5</td><td>4</td><td>3</td><td>2</td><td></td></tr>
<tr><td rowspan="14">操作过程
（75分）</td><td>核对患者</td><td>将用物放于治疗车上并推至患者床边,确认患者身份(刷PDA)</td><td>您好,我是您的责任护士XXX,请问您叫什么名字? 让我核对一下您的手腕带好吗?</td><td>3</td><td>2</td><td>1</td><td>0</td><td></td></tr>
<tr><td>评估</td><td>评估患者身体状况,测量体温,检查皮肤情况;询问酒精过敏史</td><td rowspan="3">您感觉怎么样? 让我再测量一下您的体温。因您体温较高,您需要进行酒精擦浴以降低体温。以前有酒精过敏史吗? 您需要先解个小便吗?</td><td>4</td><td>3</td><td>2</td><td>1</td><td></td></tr>
<tr><td>解释</td><td>向患者解释操作目的,取得配合</td><td>3</td><td>2</td><td>1</td><td>0</td><td></td></tr>
<tr><td>环境准备</td><td>评估环境(温度应控制在24℃±2℃),关门窗,拉上床帘,松床尾</td><td>5</td><td>4</td><td>3</td><td>2</td><td></td></tr>
<tr><td>置冰袋热水袋</td><td>将冰袋置于患者头顶部,将热水袋置于足底部</td><td></td><td>5</td><td>4</td><td>3</td><td>2</td><td></td></tr>
<tr><td>铺大毛巾</td><td>协助患者脱去上衣,在擦拭部位下垫大毛巾</td><td rowspan="2">先给您擦上身,需要您脱一下衣服,好吗? 在擦浴过程中如您感觉到冷或有什么不舒服就请告诉我。</td><td>3</td><td>2</td><td>1</td><td>0</td><td></td></tr>
<tr><td>擦浴方法</td><td>将小毛巾浸入酒精内,拧至半干,缠于手上呈手套状,以离心方向边擦边按摩,重复数次,擦拭完毕后用大毛巾擦干皮肤;注意保护伤口和各种管路</td><td>6</td><td>5</td><td>4</td><td>3</td><td></td></tr>
<tr><td rowspan="4">擦浴顺序</td><td>双上肢:患者取仰卧位。擦洗顺序:①近侧颈部→手臂外侧→手背;②腋下→手臂内侧→手心
用大毛巾擦干皮肤,同法擦洗另一侧手臂</td><td></td><td>6</td><td>5</td><td>4</td><td>3</td><td></td></tr>
<tr><td>腰背部:患者取侧卧位,露出背部,从颈部向下擦拭全背,用大毛巾擦干,并更换上衣</td><td>现在要给您擦背部,帮您翻个身,背部朝向我这边,好吗? 上身已经擦好了,帮您把衣服穿上。</td><td>6</td><td>5</td><td>4</td><td>3</td><td></td></tr>
<tr><td>双下肢:协助患者取仰卧位,脱去近侧裤腿,暴露下肢。擦洗顺序:①髂骨→腿外侧→足背;②腹股沟→腿内侧→内踝;③臀下→大腿后侧→腘窝→足跟
同法擦拭对侧,擦拭完毕后,擦干皮肤,并更换裤子</td><td>要擦腿部了,脱一下裤子好吗? 擦好了,帮您穿上裤子。</td><td>6</td><td>5</td><td>4</td><td>3</td><td></td></tr>
<tr><td>观察</td><td>擦浴过程中随时询问患者感受,观察患者面色及病情</td><td>现在感觉怎么样?</td><td>5</td><td>4</td><td>3</td><td>2</td><td></td></tr>
</table>

续表

项目	操作规程		评分等级				扣分
	操作流程	沟通指导	A	B	C	D	
操作过程（75分）	**擦拭时间** 每侧（四肢、腰背部）各3min，全过程不超过20min	XXX，现在您感觉还好吗？过一会可能会有出汗情况，请多饮水。过半小时后我会再来给您测量体温。现在请您好好休息，不要紧张，如有不适请及时按床头铃，我会经常来看您的。	5	4	3	2	
	取下热水袋 盖好盖被，取下热水袋，撤去用物		5	4	3	2	
	安置患者 整理床单位，协助患者取舒适体位，酌情拉上床栏		3	2	1	0.5	
	指导要点 酒精擦浴后反应；测量体温的时间及注意事项		5	4	3	2	
	测量体温 擦浴后30min测量体温，若体温低于39℃，则取下头部冰袋		5	4	3	2	
操作后整理（5分）	**用物处置** 规范处理用物，洗手	感觉好点了吗？您现在的体温是XX℃。	2	1.5	1	0.5	
	记录 记录擦浴时间、患者反应及降温前后的体温情况		3	2	1	0.5	
综合评价（5分）	**操作流程** 操作熟练、流畅；患者安全、舒适		3	2	1	0.5	
	人文关怀 礼仪规范，沟通自然，体现人文关怀		2	1.5	1	0.5	
理论问答（5分）	1.酒精擦浴的适应证、禁忌部位 2.酒精擦浴的注意事项		5	4	3	2	
考核者提醒事项							
考核人签名		考核日期	年		月		日

酒精擦浴技术相关知识

知识点	主要内容
目的	全身用冷,为高热患者降温。
适应证	无酒精过敏的高热患者。
禁忌证	酒精过敏患者禁用;对冷敏感、有心脏病、昏迷、感觉异常及体质虚弱者均应慎用。
相关理论	1. 酒精擦浴的原理:利用酒精的挥发作用及刺激皮肤血管的扩张作用,达到散热降温的目的。 2. 头部置冰袋,足底置热水袋的作用:头部放冰袋,以助降温;足底放热水袋,使患者感觉舒适,促进下肢血管扩张,利于散热。
注意事项	1. 酒精擦浴全程应控制在20min内。 2. 腋窝、肘窝、腹股沟、腘窝等有大血管经过的浅表处,应多擦拭,以促进散热。 3. 禁止擦拭胸前区、腹部及足底,这些部位对冷刺激敏感,会引起不良反应。 4. 擦拭过程中应随时观察患者病情变化,一旦出现寒战、面色苍白、脉搏变化、呼吸异常等情况,应立即停止擦浴,并给予相应处理。 5. 操作后30min测量体温变化情况并记录。
操作风险及防范	1. 寒战 (1)发生原因:擦拭时间过长或暴露过多;在胸前区、腹部、足底等部位进行擦拭。 (2)临床表现:寒战、面色苍白、脉搏变化、呼吸异常等。 (3)预防及处理: ①评估患者的病情及耐受情况、禁忌证。 ②擦拭时避开胸前区、腹部、足底、后颈部等对冷刺激比较敏感的部位。 ③擦拭过程中注意密切观察患者的反应,及时发现异常。 ④注意掌握擦拭时间,擦浴过程中注意不要全部裸露,宜擦拭某处暴露某处。 ⑤若出现寒战、脉快或呼吸异常等情况,应立即停止擦浴,注意保暖,并迅速通知医生,给予相应处理。 2. 急性酒精中毒 (1)发生原因:酒精浓度过高;擦拭时间过长。 (2)临床表现:烦躁不安、面色潮红、频繁呕吐、呼吸极度困难等。 (3)预防及处理: ①操作前确认患者无酒精过敏史。 ②选择浓度为25%～35%的酒精擦浴。 ③擦浴时间应控制在20min内。 ④擦拭过程中密切观察患者反应。 ⑤如出现急性酒精中毒,应立即停止擦浴,并通知医生,给予对症处理。

冰敷降温操作规程及考核评分表

病区 / 科室：　　　　　　　　姓名：　　　　　　　　得分：

| 考核要点：
1. 冰敷前准备
2. 冰敷部位的选择
3. 观察效果与反应 | | | 评判标准：
A. 操作流畅；动作符合规范
B. 操作流畅；部分动作不规范
C. 操作不流畅；部分动作不规范
D. 未完成程序；动作不符合规范 | | | | | |

项目	操作规程			评分等级				扣分
	操作流程		沟通指导	A	B	C	D	
素质要求 （3分）	着装整洁,热情大方,符合护士形象			3	2	1	0.5	
操作前准备（16分）	自身准备	洗手		3	2	1	0	
	核对医嘱	核对医嘱	您好，我是您的责任护士XXX，请问您叫什么名字？让我核对一下您的手腕带好吗？	2	1.5	1	0	
	物品准备	冰袋(帽)或化学制冷袋、干燥布套、冰块、热水袋及布套、体温计；冰帽降温时另备中单、治疗巾、海绵衬垫及小枕垫、水桶		5	4	3	2	
		检查冰袋(帽)的完整性,将冰块去棱角后装入冰袋(帽)约1/2到2/3满,排气并夹紧袋口并擦干,倒提以检查有无漏水情况,并将其装入布套	感觉怎么样？因为您的体温比较高，需要用冰袋(帽)给您降温，使用时可能会觉得有点凉，如果感觉不舒服，请及时告诉我好吗？	6	5	4	3	
操作过程（61分）	核对患者	将用物放于治疗车上并推至患者床边,确认患者身份(刷PDA)		5	4	3	2	
	解释	向患者解释使用冰袋(帽)的目的,取得配合		5	4	3	2	
	评估	评估病情、意识及配合程度；测量体温		5	4	3	2	
		检查皮肤及末梢循环情况	我检查一下您的皮肤好吗？	5	4	3	2	
	放置冰袋（帽）	冰袋：置于前额、头顶部或体表大血管经过处,如颈部两侧、腋窝、腹股沟等部位,避开患者的枕后、耳廓、心前区、腹部、阴囊及足底等部位	请您躺好，冰袋(帽)要放于XX处，请您配合一下。这样放着舒服吗？	10	8	6	4	
		冰帽：去枕,将中单铺于患者头下,将治疗巾铺于冰帽内,将患者头部置于冰帽内,垫海绵衬垫于患者两耳廓及后颈部；将小枕垫放于肩下,排水管置于水桶内						
	置热水袋	将热水袋放置于足底,促进下肢血管扩张,利于散热	热水袋放在您的足底部，它可增加您的舒适度，也能增加降温效果。	6	5	4	3	
	观察	每30分钟测量一次体温,当体温降至38℃以下时,取下冰袋(用于局部治疗,使用时间不超过30min)		5	4	3	2	
		随时观察用冷效果及反应,监测患者生命体征,防止冻伤		5	4	3	2	
		观察冰块是否融化、冰袋有无破损、漏水,及时给予更换(冰帽在使用过程中应及时添加冰块)		5	4	3	2	

续表

项目		操作规程		评分等级				扣分
		操作流程	沟通指导	A	B	C	D	
操作过程（61分）	安置患者	整理床单位，协助患者取舒适体位，酌情拉上床栏	*XXX，请您不要移动或取下冰袋（帽），每隔30min我会给您测量一次体温，体温恢复到38℃以下会停止使用冰袋（帽）。如您感到寒冷、局部麻木、疼痛或有其他不舒服请及时按床头铃，我会经常来看您，请您好好休息，谢谢您的配合！*	5	4	3	2	
	指导安慰	冰敷的时间、部位；不适感觉的报告；心理安慰		5	4	3	2	
操作后整理（10分）	用物处置	使用完毕后撤去冰袋（帽），排空、倒挂晾干，吹入少量空气，夹紧袋口，布套洗净后备用，洗手		5	4	3	2	
	记录	冰敷起止时间；患者主诉、生命体征、皮肤及末梢情况等		5	4	3	2	
综合评价（5分）	操作流程	操作熟练、流畅；患者安全、舒适		3	2	1	0.5	
	人文关怀	礼仪规范，沟通自然，体现人文关怀		2	1.5	1	0.5	
理论回答（5分）		1. 冰敷的禁忌证和禁忌部位 2. 冰敷的并发症及预防 3. 冰帽降温时的体温测量和控制要求		5	4	3	2	
考核者提醒事项								
考核人签名			考核日期	年		月		日

冰敷技术相关知识

知识点	主要内容
目的	1. 降低体温。 2. 减轻局部充血或出血。 3. 控制炎症扩散。 4. 减轻组织肿胀和疼痛。
适应证	1. 高热、中暑。 2. 局部软组织损伤初期、扁桃体摘除术后、鼻出血等。 3. 炎症早期。 4. 急性损伤初期、牙痛、烫伤等。
禁忌证	1. 血液循环障碍。 2. 慢性炎症或深部化脓性病灶。 3. 组织损伤、破裂或开放性伤口处。 4. 对冷过敏。 5. 慎用冷疗法的情况:心脏病、昏迷、感觉异常及体质虚弱等。 6. 禁忌部位:(1)枕后、耳廓、阴囊处:易引起冻伤。(2)心前区:易引起反射性心率减慢、心律失常。(3)腹部:易引起腹痛、腹泻。(4)足底:可引起反射性冠状动脉收缩。
相关理论	1. 冷疗的作用机制 (1)冷直接与皮肤接触,通过传导与蒸发的物理作用,使体温降低;头部降温,可降低脑细胞的代谢,提高脑组织对缺氧的耐受性,从而减少脑细胞损害。 (2)冷疗使局部血管收缩,毛细血管通透性降低,并减轻局部充血;冷疗可使血流减慢,从而使血液的黏稠度增加,有利于血液凝固从而控制出血。 (3)冷疗可使局部血管收缩,血流减少,细胞的新陈代谢和细菌的活力降低,进而限制炎症的扩散。 (4)冷疗可抑制细胞的活动,减慢神经冲动的传导,降低神经末梢的敏感性从而减轻疼痛;冷疗可使血管收缩,导致毛细血管的通透性降低,渗出液减少,从而减轻因组织肿胀压迫神经末梢所引起的疼痛。 2. 冷疗法种类 (1)可分为局部冷疗法和全身冷疗法。 (2)局部冷疗法包括使用冰袋、冰囊、冰帽、冰槽、冷湿敷法和化学制冷袋。 (3)全身冷疗法包括温水擦浴、酒精擦浴、冰盐水灌肠、冰毯机使用等。
注意事项	1. 随时观察、检查冰袋(帽)有无漏水,是否夹紧。冰块融化后应及时更换或添加,保持布套干燥。 2. 观察用冷部位的局部情况及皮肤色泽,防止冻伤。倾听患者主诉,如有异常情况应立即停止用冷。 3. 若用于治疗,冰敷时间不超过30min,以防继发性效应影响治疗效果;若用于降温,应于30min后测量体温,当体温降至38℃以下时,须取下冰袋。 4. 测量体温时不宜测量腋下温度。 5. 使用冰帽时,每30分钟测量一次体温,保持肛温在33℃左右,不得低于30℃,以防发生室颤等并发症。
操作风险及防范	1. 局部冻伤 (1)发生原因: ① 末梢循环不良,低温下维持血供的小动脉容易发生痉挛,造成局部组织缺血、坏死。 ② 冰袋温度低,持续冰敷时间过长,会使局部营养、生理功能及细胞代谢均发生障碍,严重者会发生组织坏死。多见于老年和幼儿等感觉迟钝患者及昏迷患者。 (2)临床表现:局部皮肤颜色变青紫,感觉麻木,局部僵硬、变黑,甚至出现组织坏死。

续表

知识点	主要内容
操作风险及防范	（3）预防及处理： ①控制时间：用于治疗，不超过30min，间隔60min后再次使用。 ②冰袋外加布套，保持布套干燥。 ③经常巡视，观察冷敷局部皮肤情况并听取患者主诉，若发现异常，应及时处理，以防止组织坏死。 ④严格掌握适应证，对过敏或末梢血管功能有异常（如雷诺氏病）者，应禁止使用冷敷。冷敷部位一般选择在前额、颈、腋窝、腹股沟等，避开枕后、耳廓、阴囊等容易冻伤处。一旦发现局部冻伤，应立即停止冷敷，轻者给予保暖可逐渐恢复，重者应按医嘱开展对症治疗。 2. 全身反应 （1）发生原因：冰敷温度过低，持续时间过长，多见于年老体弱患者及婴幼儿。 （2）临床表现：寒战、面色苍白及体温降低。 （3）预防及处理： ①定时观察并询问冷敷患者，如有不适应及时处理。 ②一旦出现全身反应，应立即停止冷敷，并给予保暖等处理措施。 ③对感染性休克、末梢循环不良患者，应禁止使用冷敷，尤其对老幼患者更应谨慎。 3. 局部压疮 （1）发生原因：冰块、冰袋硬度高，有棱角，与体表接触面积少且当受压时间过长时，可引起局部压疮，尤其容易发生在翻身或活动时不慎将冰块、冰袋压在身体下时的情况。 （2）临床表现：局部疼痛不适。 （3）预防及处理： ①加强巡视和观察，加强宣教，注意避免将冰块、冰袋压在身体下，必要时可将冰袋吊起以减轻压力，但其底部应接触所敷部位，以免影响效果。 ②经常更换冰敷部位。 ③改用化学冰袋或盐水冰袋。 4. 化学制冷袋药液外渗损伤皮肤 （1）发生原因：化学制冷袋出现药液外渗。 （2）临床表现：皮肤潮红或形成水疱。 （3）预防及处理： ①使用前应确保制冷袋完好无渗漏。 ②使用过程中应注意观察，如有渗漏须及时更换。 ③皮肤潮红处用食醋外敷；出现水疱者在行局部消毒后，用无菌注射器抽出渗出液，加盖无菌纱块或按外科换药方式予以处理。

冰毯降温操作规程及考核评分表

病区 / 科室：　　　　　　　　　　姓名：　　　　　　　　　　得分：

考核要点：	评判标准：
1. 冰毯机使用前准备	A. 操作流畅；动作符合规范
2. 毯面和传感器的放置	B. 操作流畅；部分动作不规范
3. 冰毯机温度的设置	C. 操作不流畅；部分动作不规范
4. 观察效果与反应	D. 未完成程序；动作不符合规范

项目	操作规程		评分等级				扣分
	操作流程	沟通指导	A	B	C	D	
素质要求（3分）	着装整洁,热情大方,符合护士形象		3	2	1	0.5	
操作前准备（20分）	自身准备 洗手		3	2	1	0	
	核对医嘱 核对医嘱		3	2	1	0	
	用物准备 冰毯主机、毯面、传感器探头、电源线、布中单及纯净水	您好！我是您的责任护士XXX,请问您叫什么名字？让我核对一下您的手腕带好吗？	3	2	1	0.5	
	向冰毯机加水：向加水口内注入纯净水至指定的水位线		5	4	3	2	
	连接检查性能 连接电源线、连接主机与毯面、连接传感器探头；检查水箱、冰毯是否漏水；打开电源开关、冰毯开关（左和右），检查并测试冰毯机及探头性能（注意保护）	您感觉怎么样,有什么不舒服吗？您因高烧不退,需给您使用冰毯来降温,请不要紧张,这是一个没有创伤的操作。您对冷敏感吗？我先检查一下您的皮肤,请您配合一下。	6	5	4	3	
操作过程（61分）	核对患者 携用物至患者床边,确认患者身份（刷PDA）		3	2	1	0	
	解释 向患者解释操作目的,取得配合		4	3	2	1	
	评估 询问是否属于冷过敏体质,并测量体温,检查患者皮肤情况及末梢循环状况		5	4	3	2	
	患者体位 取平卧位,拉上床帘		3	2	1	0	
	放置冰毯机 放置冰毯机于床边,主机背面与物体间距必须大于20cm,插上电源	我把冰毯放在您的背下,请您配合一下。放好了,这样好吗？	4	3	2	1	
	放置冰毯面 协助患者左右翻身,以更换床单法置入冰毯,将毯子平铺在病床患者背部位置（肩部到臀部）,冰毯上面铺上中单,必要时在尾骶部予以泡沫贴保护		6	5	4	3	
	插入探头 传感器探头的测体温端应套上薄膜行润滑处理后插入患者肛门4~6cm	现在要把这个探头插入肛门,请您配合一下。	6	5	4	3	
	开机 打开电源开关,根据需要打开左侧和（或）右侧冰毯开关		4	3	2	1	
	设定 降温预目标：发热患者设在37~38℃（肛温）；亚低温疗法患者设在33~34℃		5	4	3	2	
	水温：一般设置在10~18℃,开毯时不低于18℃,以后根据体温变化情况进行调整,应不低于10℃；行亚低温疗法的水温应设置在4~10℃		5	4	3	2	

续表

项目	操作规程		沟通指导	评分等级				扣分
	操作流程			A	B	C	D	
操作过程（61分）	观察	患者反应:每隔0.5~1.0小时观察体温变化;有无寒战、面色苍白、呼吸、脉搏、血压变化。必要时遵医嘱使用冬眠药物	开始降温了,如感到很凉或不舒服请及时告诉我们。	5	4	3	2	
		冰毯机工作情况,管路连接是否紧密,有无漏水,毯面是否平整		2	1.5	1	0	
	安置患者	整理患者衣服、床单位,取舒适体位,拉上床栏		4	3	2	1	
	指导安慰	使用时的注意事项;不适情况的报告;心理安慰	XXX,这个仪器降温效果还是比较好的,也是安全的,我们会随时观察您的体温变化,并做出相应处理,请放心。在机器使用过程中,请勿自行操作和调节机器温度,以免出现意外;谢谢您的配合,请您好好休息,过会儿我再来看您。	5	4	3	2	
操作后处理(6分)	用物处置	规范处理用物,洗手		2	1.5	1	0.5	
	记录	冰毯开始使用时间、设置温度值;患者主诉、生命体征、皮肤及末梢情况等;加强交接班		4	3	2	1	
综合评价（5分）	操作流程	操作熟练、流畅;患者安全、舒适		3	2	1	0.5	
	人文关怀	礼仪规范,沟通自然,体现人文关怀		2	1.5	1	0.5	
理论问答（5分）	1.冰毯机的工作原理、目的及适应证 2.使用冰毯时的观察要点 3.冰毯机使用过程中的注意事项			5	4	3	2	
考核者提醒事项								
考核人签名			考核日期	年 月 日				

冰毯降温技术相关知识

知识点	主要内容
目的	广泛用于颅脑疾病术前、术后的亚低温及各种类型的顽固性高热不退患者的全身降温治疗。
适应证	1. 单纯降温法适用于高热及其他降温效果不佳的患者。 2. 亚低温治疗适用于重型颅脑损伤的患者。
禁忌证	1. 已处于全身衰退期。 2. 合并有低血压、休克尚未纠正者。 3. 凝血功能障碍者。 4. 年老且伴有严重心肺功能不良者。
相关理论	1. 工作原理 医用冰毯全身降温仪（简称冰毯机）的降温法原理实际上是利用半导体的制冷原理，将水箱内蒸馏水冷却。然后通过主机工作与冰毯内的水进行循环交换，促使毯面接触皮肤进行散热，从而达到降温目的。 2. 影响冷疗的因素 方式、时间、温度、面积、部位及个体差异。 3. 体温、水温设定 体温设定范围为30～38.5℃；水温设定范围为4～20℃。 选择水温控制模式：水温设置在10～18℃，开毯时不低于18℃；半小时后观察体温波动和机体反应，当体温下降值＞0.5℃，维持原水温；如果患者体温不降或下降值＜0.5℃，即将水温下调2℃，即为16℃，最低水温不小于10℃，直到体温降至37℃左右为止。 选择体温控制模式降温：将发热患者降温的预期目标设为37～38℃（肛温），控温机即自动不断地以患者体温和预期体温之间调整毯温，使患者体温降至预期目标。 4. 缺水报警识别及处理 识别：三套温控器均关闭，显示黑屏，蜂鸣器鸣响，水位计的液面远远低于标线，表示水箱缺水。 处理：立即关掉操作面板上的开关，再关掉总电源开关，并拔掉电源线插头，将水箱加水至水位计的标线。 5. 传感器插头拔出报警识别及处理 识别：体温表显示"S.Err"，蜂鸣器鸣响，提示相应侧传感器插头已从插孔拔出。 处理：立即关掉同侧开关，将传感器插头重新插进其插孔。打开开关，恢复正常运行。
注意事项	1. 病室保持清洁、干燥、通风良好，温湿度要适中；温度在10～30℃为宜，湿度应小于80%。 2. 机器放置平稳，搬运时尽量避免震动。背侧通风孔与物体间距必须大于20cm。 3. 使用前检查水箱和冰毯是否漏水，水箱内水量是否适宜。补充水时一定要在停机情况下进行。 4. 使用冰毯前，先评估患者皮肤情况，询问患者是否属于冷过敏体质等。 5. 使用冰毯时，不要触及颈部，以免因副交感神经兴奋而引起心跳过缓。毯面保持平整，毯上铺单层吸水性强的床单，床单一旦浸湿，应及时更换。及时擦干冰毯周围凝聚的水珠，防止漏电发生。毯子应避免接触锐利的物体。 6. 使用冰毯降温过程中应每0.5～1小时测量一次患者体温、心率、呼吸及血压变化。给患者定时翻身擦背，以每小时翻身1次为宜，避免低温下皮肤受压，引起局部循环不良，发生压疮。 7. 密切观察患者病情，若患者出现寒战、面色苍白或呼吸、脉搏、血压变化及皮肤青紫等情况时，应立即停止使用。患者出现寒战时，可遵医嘱加用药物，防止肌肉收缩影响降温效果，对清醒患者不宜将温度调得过低。 8. 当患者伤口部位处于毯子范围内时，须采取必要措施防止冷凝水或损坏的毯子漏出液弄湿敷料，进而引起伤口感染。

续表

知识点	主要内容
操作风险及防范	1.无效降温 (1)发生原因: ①毯面未与患者直接接触。 ②传感器探头半滑出或全滑出。 ③操作错误。 (2)临床表现:患者体温未见下降或升高。 (3)预防及处理: ①确保毯面与患者直接接触。 ②经常检查传感器位置,确保位置妥当。 ③掌握冰毯操作规程。 2.局部冻伤 (1)发生原因:末梢循环状态不良,水温设置过低,患者感觉迟钝。 (2)临床表现:局部皮肤颜色变青紫,感觉麻木,局部僵硬、变黑,甚至出现组织坏死。 (3)预防及处理: ①冰毯上添加布中单,并保持干燥。 ②经常巡视,观察局部皮肤情况,听取患者主诉,及时发现异常,并及时处理,以防组织坏死。 ③严格掌握适应证,对过敏或末梢血管功能有异常(如雷诺氏病)者,应禁止使用冰毯。 ④对容易发生冻伤处,如阴囊、尾骶部骨突处等,应给予棉垫、泡沫贴实施保护。 ⑤一旦发现局部冻伤,立即停止使用冰毯,轻者予以保暖可使冻伤组织逐渐恢复,重者按医嘱对症治疗。

徒手肺部叩打操作规程及考核评分表

病区 / 科室：   姓名：   得分：

考核要点：	评判标准：
1. 叩肺时机 2. 叩肺部位、方法 3. 健康指导 4. 患者的舒适度	A. 操作流畅；动作符合规范 B. 操作流畅；部分动作不规范 C. 操作不流畅；部分动作不规范 D. 未完成程序；动作不符合规范

项目		操作规程		评分等级				扣分
		操作流程	沟通指导	A	B	C	D	
素质要求 （3分）		着装整洁,热情大方,符合护士形象	您好！我是您的责任护士XXX,请问您叫什么名字？让我看一下您的手腕带好吗？	3	2	1	0.5	
操作前准备（7分）	自身准备	洗手,戴口罩		3	2	1	0	
	用物准备	听诊器、卫生纸、垃圾袋,必要时准备吸引设备及简易呼吸囊		4	3	2	1	
操作过程 （74分）	核对患者	将用物放于治疗车上并推至患者床边,确认患者身份（刷PDA）	您感觉怎么样,痰容易咳出来吗？让我听一下您的呼吸音,了解痰液积聚的部位。	3	2	1	0.5	
	评估	评估患者病情、意识状态、合作能力、咳痰能力及生命体征		3	2	1	0.5	
		听诊双肺呼吸音,判断痰液积聚部位（注意保暖）		4	3	2	1	
		评估进餐时间（餐后2h至餐前30min为宜）	您肺里的痰比较多,我帮您拍拍背,这样有助于您咳痰,好吗？拍背时如果感觉到疼痛、胸闷或其他不舒服请及时告诉我。	2	1.5	1	0.5	
	解释	对患者及家属解释操作目的,取得配合		4	3	2	1	
	患者体位	取合适体位,一般为坐位或侧卧位,用单层病服覆盖叩击部位		4	3	2	1	
	物品放置	将卫生纸、垃圾袋放于合适位置		3	2	1	0	
	叩肺	手势:五指并拢将手固定成背隆掌空状,可单手或双手交替叩击	XXX,肺叩好了,接下来需要您自己咳痰,我给您示范一下有效咳嗽、咳痰的方法,您跟我一起做,方法如下:身体微微向前倾,缓慢深呼吸数次,屏气,用力地咳嗽2~3次,缩唇缓慢呼气。接下来您练习2~3次。您做得很好,以后就按这样做!	5	4	3	2	
		用力:放松腕、肘及肩部,利用腕部力量叩击		5	4	3	2	
		方向:从肺底由下向上、由外向内		6	5	4	3	
		速度:快速有节奏地叩击,约为120~180次/min		5	4	3	2	
		时间:根据痰液积聚部位,每肺叶叩打1~3min		5	4	3	2	
		部位:肺区,避开乳房、心脏和骨突处（脊柱、胸骨、肩胛骨）,避免在肋骨以下的部位、裸露的皮肤上叩打		6	5	4	3	
	协助咳痰	指导并协助患者深呼吸、有效咳嗽及咳痰,必要时予以吸痰		6	5	4	3	
	清理痰液	协助清理痰液,给予漱口,擦净口鼻处		3	2	1	0.5	
	听诊	听诊呼吸音变化		3	2	1	0.5	
	安置患者	整理床单位,协助患者取舒适卧位,酌情拉上床栏		3	2	1	0.5	

续表

项目	操作规程			评分等级				扣分
	操作流程		沟通指导	A	B	C	D	
操作过程（74分）	指导要点	活动、深呼吸、有效咳嗽的意义	XXX，您平时要多做深呼吸和咳嗽，多翻翻身，做一些床上活动（根据病情），这样有利于排痰和肺扩张。如有不舒服请随时按床头铃，您好好休息，我也会经常来看您的，谢谢您的配合。	4	3	2	1	
操作后处理（6分）	用物处置	规范处理用物，洗手		3	2	1	0.5	
	记录	记录痰液性状、颜色、量及双肺呼吸音等		3	2	1	0.5	
综合评价（5分）	操作流程	操作熟练、流畅；患者安全、舒适		3	2	1	0.5	
	人文关怀	礼仪规范，沟通自然，体现人文关怀		2	1.5	1	0.5	
理论问答（5分）	1. 叩肺的适应证、禁忌证 2. 叩肺的注意事项			5	4	3	2	
考核者提醒事项								
考核人签名			考核日期	年		月		日

徒手肺部叩击技术相关知识

知识点	主要内容
目的	促进气管分泌物排出,维持气管通畅,改善缺氧状况,预防并发症的发生。
适应证	1. 有潜在发生呼吸道并发症危险的卧床患者。 2. 大手术术后预防呼吸道并发症。 3. 改善呼吸功能。
禁忌证	1. 未经引流治疗的气胸。 2. 胸部骨折、多发性肋骨骨折;有病理性骨折史。 3. 咯血、活动性出血患者。 4. 肺水肿、肺栓塞和肺结核。 5. 主动脉夹层动脉瘤。 6. 不稳定的头颅、脊髓损伤等。 7. 严重癫痫。 8. 大血管吻合术后一周内。 9. 生命体征不稳定者。
相关理论	1. 肺部叩击原理 借助叩击所产生的振动和重力作用, 使滞留在气管的分泌物松动, 并移行到中心气道,最后通过咳嗽排出体外。 2. 叩击时间的选择 在餐后2h至餐前30min完成,饮水30min之后进行。肺部叩击时间一般为5～15min/次。 3. 禁忌肺叩击的部位 (1)脊柱、胸骨、肩胛骨、切口上和胸腔引流管处。 (2)肾区、肝区、脾区、心脏及女性乳房部位。 (2)不要直接在裸露的皮肤上叩击,以单层薄布覆盖,避开衣服拉链、纽扣处。 4. 叩击方法 五指并拢将手固定成背隆掌空状,可单手或双手交替叩击;叩击时放松腕、肘及肩部,利用腕部力量叩击;叩击方向从肺底由下向上、由外向内;快速有节奏地叩击,频率为120～180次/min,每一侧肺叶叩击1～3min。
注意事项	1. 根据患者的体型、营养状况及耐受能力,合理选择叩击方式、时间和频率。 2. 叩肺过程中应注意观察患者的面色并聆听其主诉,有监护的患者要注意SpO_2、心率及心律、血压变化。 3. 注意保护胸腹部伤口,因伤口或引流管难以忍受者,必要时于操作前遵医嘱给予止痛药。 4. 治疗顺序建议先进行雾化吸入以稀释痰液后再进行叩肺治疗,利于痰液咳出。 5. 经常变换体位,定期翻身。
操作风险及防范	1. 低氧血症 (1)发生原因: ①松动的痰液进入中心气道,患者无力咳痰导致痰液阻塞气道。 ②叩击方法不当导致支气管痉挛、肺部出血。 (2)临床表现:患者出现呼吸窘迫或血氧饱和度下降、咯血等症状。 (3)预防及处理: ①掌握叩肺的适应证。 ②评估患者的全身情况,指导患者正确配合。 ③正确掌握叩肺手法。 ④叩肺过程中严密观察病情变化。 ⑤若痰液无法自行咳出,应使用雾化吸入或负压吸痰;症状严重者,若出现低氧血症应立即停止叩击;合理使用氧疗。

小脑电刺激仪（中频治疗仪）使用操作规程及考核评分表

病区/科室：　　　　　　　　姓名：　　　　　　　　　得分：

<table>
<tr><td colspan="2">考核要点：
1.小脑电刺激仪（中频治疗仪）操作程序、方法
2.患者评估
3.患者的舒适与安全
4.康复训练指导</td><td colspan="6">评判标准：
A.操作流畅；动作符合规范
B.操作流畅；部分动作不规范
C.操作不流畅；部分动作不规范
D.未完成程序；动作不符合规范</td></tr>
<tr><td rowspan="2">项目</td><td colspan="2">操作规程</td><td rowspan="2">沟通指导</td><td colspan="4">评分等级</td><td rowspan="2">扣分</td></tr>
<tr><td colspan="2">操作流程</td><td>A</td><td>B</td><td>C</td><td>D</td></tr>
<tr><td colspan="2">素质要求
（3分）</td><td>着装整洁，热情大方，符合护士形象</td><td></td><td>3</td><td>2</td><td>1</td><td>0.5</td><td></td></tr>
<tr><td rowspan="5">操作前准备（15分）</td><td>自身
准备</td><td>洗手</td><td rowspan="3">您好！我是您的责任护士XXX，请问您叫什么名字？让我核对一下您的手腕带好吗？</td><td>2</td><td>1.5</td><td>1</td><td>0</td><td></td></tr>
<tr><td rowspan="2">核对
查阅</td><td>核对医嘱</td><td>2</td><td>1.5</td><td>1</td><td>0</td><td></td></tr>
<tr><td>查阅病史：如有无安装起搏器、颅内血管植入金属支架；有无颅内感染、肿瘤、活动性结核、怀孕、严重心脏病、精神病等。查阅出凝血情况、生命体征</td><td>4</td><td>3</td><td>2</td><td>1</td><td></td></tr>
<tr><td rowspan="2">用物
准备</td><td>小脑电刺激仪或中频治疗仪、一次性治疗电极片及清洁皮肤用物</td><td rowspan="2">您感觉怎么样，有什么不舒服吗？因……原因需给您进行小脑电刺激（中频）治疗，在治疗过程中请您配合一下好吗？</td><td>3</td><td>2</td><td>1</td><td>0.5</td><td></td></tr>
<tr><td>接通电源，打开电源开关，检查仪器性能是否良好</td><td>4</td><td>3</td><td>2</td><td>1</td><td></td></tr>
<tr><td rowspan="11">操作过程（67分）</td><td>核对
患者</td><td>将用物放于治疗车上并推至患者床边，确认患者身份（刷PDA）</td><td>3</td><td>2</td><td>1</td><td>0</td><td></td></tr>
<tr><td>解释</td><td>向患者解释操作目的，取得配合</td><td>4</td><td>3</td><td>2</td><td>1</td><td></td></tr>
<tr><td rowspan="2">评估</td><td>询问：有无对电极片过敏的反应、出血情况、发热等</td><td rowspan="2">请问您对电极片过敏吗？最近有发烧、出血吗？让我看一下您这里的皮肤情况好吗？</td><td>4</td><td>3</td><td>2</td><td>1</td><td></td></tr>
<tr><td>检查：患者精神症状；治疗部位有无皮肤破损、感染及出血倾向；有无使用高频设备等</td><td>4</td><td>3</td><td>2</td><td>1</td><td></td></tr>
<tr><td>准备
治疗仪</td><td>连接电源，打开开关，再次检查仪器性能是否良好</td><td></td><td>5</td><td>4</td><td>3</td><td>2</td><td></td></tr>
<tr><td>患者
准备</td><td>拉上床帘，协助患者取合适体位，暴露电极粘贴部位，取下金属饰物如手表、发夹和首饰</td><td>请取下金属饰物，我帮您取XX体位，因要贴电极片，衣服需稍拉开一点。</td><td>5</td><td>4</td><td>3</td><td>2</td><td></td></tr>
<tr><td>粘贴
电极片</td><td>根据患者需要清洁治疗部位，贴上一次性治疗电极片</td><td rowspan="2">给您贴电极片，会有点凉。</td><td>6</td><td>5</td><td>4</td><td>3</td><td></td></tr>
<tr><td>连接</td><td>连接输出导线与电极片，并确认导线是否连接紧密</td><td>5</td><td>4</td><td>3</td><td>2</td><td></td></tr>
<tr><td>设置
处方</td><td>根据患者情况选择合适的治疗处方，治疗时间一般为20～30min</td><td rowspan="3">治疗需要20～30min，在治疗时请勿翻身、移动治疗仪及牵拉治疗线。</td><td>5</td><td>4</td><td>3</td><td>2</td><td></td></tr>
<tr><td>启动</td><td>按启动键</td><td>4</td><td>3</td><td>2</td><td>1</td><td></td></tr>
<tr><td>设置
强度</td><td>根据说明书结合患者耐受性设置刺激强度，首次强度不宜设置过大</td><td>5</td><td>4</td><td>3</td><td>2</td><td></td></tr>
</table>

续表

项目		操作规程		评分等级				扣分
		操作流程	沟通指导	A	B	C	D	
操作过程（67分）	设置强度	询问患者的感觉，治疗中可根据患者耐受情况逐渐增加电流强度	有麻和刺激的感觉吗？这属于正常现象，不要害怕。如出现刺痛、不能耐受等情况，请及时告诉我们，我们会根据您的耐受情况调节强度。	5	4	3	2	
	治疗结束	关闭电源开关，取下电极片，检查并清洁皮肤		5	4	3	2	
	安置患者	整理床单位，取舒适体位，拉上床栏		3	2	1	0.5	
	指导要点	根据患者病情需要进行相应的康复指导，防范跌倒的注意事项		4	3	2	1	
操作后处理（5分）	用物处置	规范处理用物，洗手	治疗结束了，有什么不舒适吗？让我再看一下您的皮肤。	2	1.5	1	0.5	
	记录	记录治疗时间、强度及患者反应		3	2	1	0.5	
综合评价（5分）	操作流程	操作熟练、流畅；患者安全、舒适	XXX，因为您运动功能尚未完全恢复，要坚持康复训练，同时要注意防范跌倒……如有不适请及时按床头铃；谢谢您的配合，您好好休息，我过一会我再来看您。	3	2	1	0.5	
	人文关怀	礼仪规范，沟通自然，体现人文关怀		2	1.5	1	0.5	
理论问答（5分）		1. 小脑电刺激（中频治疗）的目的、适应证和禁忌证 2. 小脑电刺激（中频治疗）操作时的注意事项 3. 小脑电刺激（中频治疗）的操作风险及预防与处理		5	4	3	2	
考核者提醒事项								
考核人签名			考核日期	年		月	日	

慢性小脑电刺激仪使用相关知识

知识点	主要内容
目的	1. 扩张脑血管,缓解脑组织缺血缺氧,改善脑微循环。 2. 激发大脑条件性中枢神经保护机制。
适应证	1. 脑梗死各期,脑出血恢复期。 2. 脑外伤及恢复期偏头痛。 3. 脑供血不足(颈椎病导致椎动脉供血不足等)、偏头痛。 4. 认知功能障碍、老年痴呆症及抑郁症。 5. 眼底动脉缺血、眼疲劳。 6. 小儿脑瘫等。 7. 失眠。
禁忌证	1. 有出血倾向的患者,如脑出血急性期、凝血机制障碍等。 2. 严重心脏病或带有心脏起搏器的患者。 3. 有颅内感染或颅内肿瘤患者和颅内血管金属支架植入者。 4. 对电极片有严重或持续性过敏反应者。 5. 生命体征不稳定者。 6. 治疗部位皮肤破损、感染者。 7. 恶病质、活动性肺结核、肿瘤患者,孕妇、发热患者及严重精神病患者。
相关理论	1. 治疗原理 采用生物信息模拟技术及计算机软件技术合成脉冲组合波形,通过粘贴于两耳侧乳突的电极贴片,无创地将组合波形引入小脑顶核,对人的脑部进行电刺激治疗,扩张大脑血管,改善脑微循环,其机理是脑内固有的神经传导通路受到特定的电刺激,会影响脑循环和脑血管自动调节功能,提高脑血流(rCBF)。 2. 其主要功能 显著增加脑部血流量,保护神经细胞,促进神经功能恢复;稳定大脑细胞膜的电兴奋性。
注意事项	1. 设备需由专业人员操作,治疗时告知患者及家人不能自行调节参数。 2. 治疗前检查仪器,确认性能良好,各导线连接紧密。 3. 治疗中避免翻身、牵拉输出导线或移动治疗仪器等。 4. 避免仪器在有发射电磁干扰的设备附近使用。 5. 治疗结束后检查局部皮肤情况,以便及时处理。 6. 避免与高频手术设备同时连接到同一个患者同时使用,这两种设备同时使用可能会引起电极粘帖处组织烧伤,并可能损坏设备。
操作风险及防范	见"中频治疗仪"相关内容

中频治疗仪使用相关知识

知识点	主要内容
目的	1. 消炎、消肿及镇痛。 2. 促进血液循环和淋巴回流。 3. 松解粘连组织、软化疤痕。 4. 锻炼骨骼肌、提高平滑肌张力。 5. 调节自主神经功能。
适应证	1. 扭伤、挫伤。 2. 腰肌劳损、腰椎间盘突出。 3. 肩关节周围炎、类风湿关节炎、风湿性关节炎、肱骨外上髁炎、变性关节病及腱鞘炎。 4. 胃下垂、胃肠功能紊乱及便秘。 5. 坐骨神经痛、神经炎、神经根炎、周围神经损伤及神经性头痛。 6. 附件炎、盆腔炎。
禁忌证	1. 肿瘤患者。 2. 行起搏器治疗的术后患者。 3. 局部皮肤有感染和破损者。
相关理论	1. 中频电疗法（Medium frequency electrotherapy） 中频电疗法是指应用频率为1000～100000Hz的脉冲电流治疗疾病的方法。临床常用的有干扰电疗法、调制中频电疗和等幅正弦中频（音频）电疗法三种。 2. 中频电流的特点 （1）双向无电解作用，电极可以大为简化，中频电疗时即使应用比较薄的衬垫也不会损伤皮肤。 （2）能克服组织电阻，其与低频电疗相比，能作用到更深的组织。 （3）兴奋神经肌肉组织，中频对自主神经、内脏功能的调节作用优于低频，作用较深。 （4）镇痛和促进血液循环。
注意事项	1. 治疗前告知患者治疗感受，避免患者紧张。 2. 治疗前检查仪器，确认性能良好及导线连接紧密。 3. 调节治疗剂量，首次治疗剂量不宜过大，以患者耐受为宜。 4. 治疗中避免翻身、牵拉输出导线或是移动治疗仪器等。告知患者及家人不能自行调节参数。 5. 治疗期间做好巡视，观察不良反应，及时调节剂量。 6. 治疗结束，检查局部皮肤情况，酌情及时处理。
操作风险及防范	1. 电灼伤 （1）发生原因：一次性电极片未与皮肤充分均匀接触，治疗剂量过大，患者感觉障碍。 （2）临床表现：治疗部位局部出现皮肤红斑、水疱，水疱破后引起局部皮肤溃烂。 （3）预防及处理： ①使用前检查仪器性能。 ②电极片粘贴平整，治疗剂量调节适宜，首次剂量不宜过大。 ③加强巡视观察，根据患者情况调节剂量。 ④电灼伤发生时立即采取冰敷以降低皮肤的温度。 ⑤根据电灼伤的程度，涂烫伤膏等药物，严重者换药处理。

气压泵使用操作规程及考核评分表

病区 / 科室： 姓名： 得分：

考核要点：			评判标准：				
1. 气压泵使用操作程序与方法 2. 患者评估 3. 患者的舒适与安全 4. 康复指导			A. 操作流畅；动作符合规范 B. 操作流畅；部分动作不规范 C. 操作不流畅；部分动作不规范 D. 未完成程序；动作不符合规范				

项目	操作规程			评分等级				扣分
		操作流程	沟通指导	A	B	C	D	
素质要求（3分）		着装整洁，热情大方，符合护士形象		3	2	1	0.5	
操作前准备（17分）	自身准备	洗手	您好！我是您的责任护士XXX，请问您叫什么名字？让我看一下您的手腕带好吗？	3	2	1	0	
	核对查阅	核对医嘱		3	2	1	0	
		查阅相关化验结果；查阅病史了解患者有无下肢静脉血栓或在6个月内是否已有类似症状的病史；有无出血倾向；治疗侧肢体有无急性炎症或化脓性炎症、损伤等	您感觉怎么样？为了预防下肢血栓的形成……需给您进行气压治疗，就是用这个套筒套在下肢，然后充入气体。开始时会有一种紧缩感，您慢慢就会适应了。	5	4	3	2	
	用物准备	气压泵治疗仪、病号服及袜子(患者自备)		3	2	1	0.5	
		检查仪器性能		3	2	1	0	
操作过程（65分）	核对患者	将用物放于治疗车上并推至患者床边，确认患者身份(刷PDA)		3	2	1	0	
	解释	向患者解释操作目的，取得配合		4	3	2	1	
	评估	询问患者身体状况，检查治疗侧肢体皮肤有无皮疹、炎症、局部肿胀、疼痛等征象	请问您最近有无下肢胀痛、发热、容易出血、皮炎等情况。让我检查一下您的下肢和皮肤情况好吗？	5	4	3	2	
	患者体位	拉上床帘，确认或协助患者穿上病号服、袜子，取仰卧位		5	4	3	2	
	连接电源	接通电源，打开开关，再次检查仪器显示是否良好		5	4	3	2	
	连接充气管	将充气管一头连接对应颜色腿套上的气囊充气孔，另一头连接主机上的空气槽	已经帮您穿上裤子、袜子了，您觉得这样舒适吗？	6	5	4	3	
	套腿套	将患者下肢套入腿套内，拉上拉链(防止衣物被卡住，扩展性拉链适用于肢体较粗的患者)		6	5	4	3	
	设置参数	结合说明书根据患者病情调整合适的模式、压力，治疗时间控制在30min内	给您穿上这个腿套，请您配合一下。	7	6	5	4	
	启动	按下启动键，确认仪器工作正常	现在开始治疗了，您感觉下肢胀吗？有无疼痛感？如出现不舒服，请及时告诉我，我会根据您的感觉将压力调到适当的强度。在治疗时请勿翻身和移动下肢。	5	4	3	2	
	观察	治疗过程中，注意观察患者的肤色变化情况，并询问患者的感觉，根据情况及时调整压力强度		5	4	3	2	
	结束	治疗结束，气囊放气，完全放气后取下腿套，关闭电源开关，拔下插头		5	4	3	2	
	安置患者	整理床单位，检查患者下肢皮肤情况，取舒适体位，拉上床栏		4	3	2	1	

续表

项目	操作规程		评分等级				扣分
	操作流程	沟通指导	A	B	C	D	
操作过程 （65分）	指导 要点 活动与卧位肢体的摆放；饮食、戒烟等事项	XXX，治疗结束了，平时要注意适当运动，避免长时间久坐或长距离行走；卧床时适当抬高患肢（20～30cm）；宜采取低脂、高纤维饮食，保持大便通畅，避免用力排便；不要抽烟，您清楚了吗？如果有不适请及时按床头铃。您好好休息，我过一会再来看您。	5	4	3	2	
操作后处置（5分）	用物 处置 规范处理用物，洗手		2	1.5	1	0.5	
	记录 记录治疗时间、压力强度及患者反应		3	2	1	0.5	
综合评价 （5分）	操作 流程 操作熟练、流畅；患者安全、舒适		3	2	1	0.5	
	人文 关怀 礼仪规范，护患沟通自然，体现人文关怀		2	1.5	1	0.5	
理论问答 （5分）	1. 气压泵治疗的目的、适应证、禁忌证 2. 气压泵操作使用时的注意事项 3. 常见并发症及预防与处理措施		5	4	3	2	
考核者 提醒事项							
考核人 签名		考核日期	年		月		日

气压泵使用相关知识

知识点	主要内容
目的	1. 消除肢体肿胀;减轻疼痛。 2. 促进淋巴和静脉血液的回流;改善微循环;减轻水肿。
适应证	1. 预防深静脉血栓。 2. 静脉功能不全、静脉曲张。 3. 淋巴水肿。 4. 骨折、软组织损伤及股骨头坏死。 5. 下肢溃疡。 6. 间歇性跛行。 7. 糖尿病足。 8. 动脉硬化所致缺血性疾病。 9. 骨科、普外、脑瘫等术后康复。 10. 神经损伤、长期卧床及老年人患者的康复。
禁忌证	1. 急性炎症性皮肤病、丹毒。 2. 深部血栓性静脉炎。 3. 急性静脉血栓。 4. 心功能不全、肺水肿。 5. 不稳定性高血压。 6. 有出血倾向者。
注意事项	1. 治疗前检查仪器,确认性能良好后才能使用。 2. 连接充气管和充气孔时必须根据两者的颜色进行连接,并检查连接是否紧密。 3. 检查患肢有无出血,若有出血伤口则应暂缓治疗;检查有无溃疡或压疮,如有应加以隔离保护后再进行治疗。 4. 对老年、血管弹性差的患者,压力值应从小开始,逐步增加,直到耐受为止。 5. 治疗时间应控制在30min 内,两次治疗的间隔时间应该大于3h。 6. 治疗时告知患者及家人不能自行调节参数。 7. 治疗过程中应注意患者有无不适反应,并询问感觉,根据情况及时调节压力。治疗结束后,及时拔出电源插头。
操作风险及防范	1. 肺栓塞 (1)发生原因:下肢静脉血栓脱落引起。 (2)临床表现:不明原因的呼吸困难、胸痛、晕厥、烦躁不安,严重者出现濒死感等。 (3)预防及处理: ①严格掌握适应证,疑有下肢静脉血栓者严禁使用。 ②如患者出现胸痛、呼吸困难、憋喘、出汗和烦躁不安时,立即报告医生,安慰患者,嘱其不要深呼吸和强烈咳嗽,予以吸氧,监测并记录生命体征,迅速建立两条静脉通道,配合医生抢救,定时复查动脉血气及心电图。 ③绝对卧床休息,防止因活动致静脉血栓脱落而再次发生肺栓塞。

第二篇
危急重症救护技术

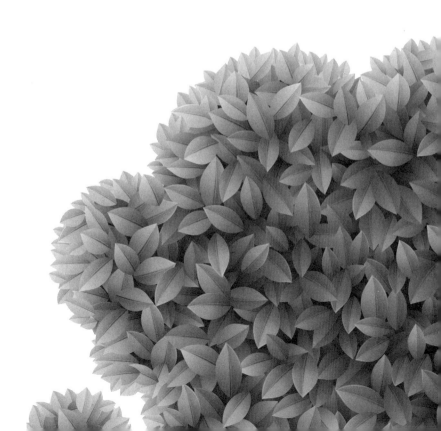

第一章　常用急救技术

单人徒手成人心肺复苏操作规程及考核评分表

病区／科室：　　　　　　　　姓名：　　　　　　　　得分：

考核要点：	评判标准：
1. 识别心肺复苏指征 2. 心肺复苏流程 3. 胸外按压频率、深度 4. 开放气道及人工呼吸方法 5. 复苏效果评估	A. 操作流畅；动作符合规范 B. 操作流畅；部分动作不规范 C. 操作不流畅；部分动作不规范 D. 未完成程序；动作不符合规范

项目		操作规程		评分等级				扣分
		操作流程	沟通指导	A	B	C	D	
素质要求 （3分）		着装整洁，热情大方，符合护士形象		3	2	1	0.5	
评估 （13分）	评估 环境	环顾四周，判断现场环境是否安全	报告：环境安全。	2	1.5	1	0	
	记录 时间	记录抢救开始时间	报告：X点X分。	1	0	0	0	
	评估 反应	凑近患者耳旁（双侧）大声呼唤并轻拍其 双肩	XX，您怎么啦？	3	2	1	0.5	
	呼救	立即呼救，并按床头信号铃，请求身边的 人帮助	呼救：快来人，X 床XX患者需要抢 救，快叫医生，带 上抢救车和除颤 仪。					
	评估 呼吸、 脉搏	方法：用2～3根手指找到气管，向近侧滑 到气管与胸锁乳突肌之间的沟内，触摸 颈动脉搏动；同时注视胸腹部运动（非专 业人员可只评估呼吸）		3	2	1	0.5	
		时间：5～10s，不超过10s		2	1.5	1	0.5	
操作过程 （69分）	摆放 体位	取复苏体位，解开衣扣裤带，评估患者是 否置于硬质平面（酌情拉上床帘）		3	2	1	0.5	
	程序 正确	按C—A—B程序，立即行胸外心脏按压		5	4	3	0	
	胸外 按压	定位：胸部中央，胸骨下半段		4	3	2	1	
		姿势：操作者位于患者一侧胸旁，双腿分 开与肩齐平，保持肘关节伸直，一只手掌 根紧贴胸部正中，另一只手掌根部重叠 放于其手背上，十指交叉，指端上翘		3	2	1	0.5	
		操作要领：操作者两臂伸直，利用自身重 量向下按压胸骨，放松时要让胸廓完全 复原，避免倚靠在患者胸上，压与放的比 例为1：1		3	2	1	0.5	
		频率：100～120次/min，连续不中断 （30次/15～18s）		5	4	3	2	
		深度：至少5cm，但不超过6cm		5	4	3	2	
		按压/通气比例为30：2		5	4	3	2	
	打开 气道	检查气道：必要时用手指深入口腔清除 异物		3	2	1	0	
		检查颈部：有无受损		2	1.5	1	0	

续表

项目	操作规程			评分等级				扣分
	操作流程		沟通指导	A	B	C	D	
操作过程（69分）	打开气道	打开气道:仰头抬颏法,操作者用一只手的示指和中指轻抬其下颌骨部位,另一只手压前额,使头后仰,保持气道打开位置(颈椎损伤患者采用下颌前推法,用示、中、无名指勾住下颌关节,双手将下颌往前、往上提拉,不能抬颈)		5	4	3	2	
	人工呼吸	方法:捏住其鼻腔,将嘴唇紧贴着患者嘴唇吹气直至胸廓上升,无漏气(如有条件可采用口对面罩或简易呼吸器进行人工呼吸)		5	4	3	2	
		观察:吹气后松鼻、离唇,观察胸部情况		4	3	2	1	
		时间频率要求:吹气2次,每次吹气时间≥1s,频率为10～12次/min(建立高级气道者为10次/min)		5	4	3	2	
	复苏后评估	评估时机:完成5个循环后评估	报告:血压、心率、呼吸频率及氧饱和度的具体指标。	2	1.5	1	0	
		有效指征:大动脉有搏动;自主呼吸恢复;瞳孔由大变小;唇、面及甲床转红润,皮肤温暖;收缩压>60mmHg;意识好转		5	4	3	2	
	记录时间	看表并记录复苏成功时间	报告:X时X分复苏成功。	1	0	0	0	
	安置患者	整理衣服,安置合适卧位,整理床单位,拉上床栏	XXX,现在情况好多了,您不要担心,我们就在您身边,有什么不舒服随时告诉我们,我们会全力帮助您的。	2	1.5	1	0.5	
	安慰指导	安慰患者,嘱绝对卧床休息		2	1.5	1	0.5	
操作后处理(2分)	记录	洗手,正确记录抢救经过		2	1.5	1	0.5	
综合评价（8分）	质量控制	按压中断时间控制在10s以内,按压操作在整个心肺复苏过程中至少占比60%		3	2	1	0.5	
	操作流程	体现急救意识,动作熟练流畅		3	2	1	0.5	
	人文关怀	尊重患者,保护隐私,复苏成功后尝试与患者沟通,语言自然亲切,体现人文关怀		2	1.5	1	0.5	
理论问答（5分）		1. 2015心肺复苏指南有哪些改变 2. 何谓高质量的心肺复苏 3. 哪些情况会导致心搏骤停 4. 2015心血管急救成人生存链		5	4	3	2	
备注		吹气、按压有效	吹气、按压指示灯无效一次扣0.5分(在总得分中扣除)					
考核者提醒事项								
考核人签名			考核日期		年		月	日

心肺复苏技术相关知识

知识点	主要内容
目的	尽快建立和恢复患者的循环和呼吸功能,保护中枢神经系统。
适应证	心脏病突发、溺水、窒息或其他意外事件造成的心搏、呼吸骤停患者。
相关理论	1. 高质量的CPR (1)在识别心搏骤停后10s内开始按压。 (2)用力按压,快速按压:以100~120次/min的速率实施胸外按压;成年人按压幅度至少为5cm,但不超过6cm;儿童与婴儿的按压幅度则至少是胸廓前后径的1/3。 (3)每次按压后,让胸壁完全回弹。 (4)按压过程中尽量减少中断(将中断时间控制在10s以内)。 (5)给予有效的人工呼吸,使胸廓隆起。 (6)避免过度通气。 2. 开放气道的方法 仰头提颏法:使用最多的方法,一只手置于前额,使头部后仰,另一只手的手指置于颏骨附近的下颌下方,提起下颌,使颏骨上抬。 推举下颌法:怀疑有头部或颈部损伤时用此法打开气道,可以减少颈部和脊椎移动,方法是将双手分别置于患者头部两侧,操作者双肘置于患者仰卧的平面上,手指置于患者的下颌角下方并用双手提起下颌,使下颌前移,若患者双唇紧闭,用拇指推开下唇,使嘴巴张开。 3. 2015心血管急救成人生存链 院内心搏骤停 (1)心搏骤停前疾病的监测、预防和治疗。 (2)立即识别心搏骤停并启动应急反应系统。 (3)尽早实施着重于胸外按压的心肺复苏。 (4)快速除颤。 (5)心搏骤停后多学科治疗。 院外心搏骤停 (1)立即识别心搏骤停并启动应急反应系统。 (2)尽早实施着重于胸外按压的心肺复苏。 (3)使用AED进行快速除颤。 (4)有效的高级生命支持。 (5)心搏骤停后多学科治疗。 4. 基础生命支持(BLS) (1)胸外按压。 (2)打开气道。 (3)人工呼吸。 (4)除颤。 5. 心跳骤停的心电图类型 心室颤动、心脏停搏、心电机械分离。 6. 引起心搏骤停的病因 (1)心脏病。 (2)意外事件:电击伤、严重创伤、溺水及窒息。 (3)麻醉及手术意外。 (4)电解质紊乱:高钾、低钾及严重酸中毒。 (5)药物中毒。 7. 心肺复苏有效的指征 (1)扪到大动脉搏动,收缩压>8kPa(60mmHg)。 (2)改善或出现自主呼吸。 (3)口唇、甲床和皮肤色泽转红,肢端皮肤转暖。

续表

知识点	主要内容
相关理论	（4）瞳孔缩小。（瞳孔检查方法：站于患者正前方,用拇指和示指瓣开眼睑,观察瞳孔大小;使用聚光手电筒,由患者眼外侧处移向瞳孔,观察瞳孔变化） （5）活动、睫毛反射与对光反射出现,甚至出现手脚抽动、肌张力增高。
注意事项	1. 在识别心脏停搏后10s 内开始按压。 2. 用力按压、快速按压。 3. 每次按压后保证胸壁完全回弹。 4. 努力使胸外按压的中断时间<10s:10s 内完成呼吸的评估和脉搏检查;10s 内完成2 次人工呼吸;尽量在10s 内完成除颤或建立人工气道。 5. 给予有效的人工呼吸,使胸廓隆起,但要避免过度通气。 6. 若患者没有人工气道,吹气时稍停按压,若患者插有人工气道,吹气时可不暂停按压。 7. 除颤后立即从胸外按压开始继续CPR,在使用AED 时,即使提示不建议电击,也应立即继续胸外按压。
操作风险及防范	1. 肋骨骨折 （1）发生原因: ①胸外心脏按压时,用力过大或用力不当,如冲击式猛压;按压位置不当,用力方向与胸壁不垂直,按压动作呈摇摆样,松开按压时双手离开胸壁等,均可引起肋骨骨折。 ②患者本身年龄较大伴有骨质疏松,肋骨弹性减弱。 （2）临床表现: ①局部疼痛是肋骨骨折最明显的症状,且随咳嗽、深呼吸或身体转动等运动而加重。 ②胸壁血肿。 ③胸壁塌陷。 ④多根肋骨骨折时出现连枷胸,常伴有严重的呼吸困难及低氧血症。 ⑤按压胸骨或肋骨的非骨折部位（胸廓挤压试验）而出现骨折处疼痛（间接压痛）,或直接按压肋骨骨折处出现直接压痛阳性或可同时听到骨擦音,且手感觉到骨摩擦感和肋骨异常幅度。 ⑥在X 线胸片上大都能够显示肋骨骨折。 （3）预防及处理: ①按压部位准确。 ②按压姿势正确。 ③按压力度适宜;对年老体弱、骨质疏松的患者应适当调节按压力度。 ④单处肋骨骨折的治疗原则是止痛、固定和预防肺部感染。 ⑤对于多根多处肋骨骨折（连枷胸）,可采用厚敷料固定包扎、胸壁牵引固定、手术内固定及呼吸内固定法（应用控制性机械通气来消除反常呼吸运动）。 2. 损伤性血、气胸 （1）发生原因:在行胸外心脏按压时,因用力过大、过猛或用力不当,导致肋骨骨折,骨折端刺破胸膜腔,形成气胸;若骨折端刺破胸部血管,则引起血胸。 （2）临床表现:气胸主要表现为胸闷、气促、呼吸困难等不适,体检可见伤侧胸部隆起,气管向健侧移位,呼吸运动和语颤减弱,叩诊呈过度回响或鼓音,听诊呼吸音减弱或消失;伴有血胸时,少量出血多无明显症状,中等量以上的血胸可表现为失血性休克及呼吸循环功能紊乱的症状,如面色苍白、口渴、血压下降、脉搏细速、呼吸急促、发绀、贫血等。 （3）预防及处理: ①注意按压部位、姿势及力度,防止肋骨骨折的发生。 ②若为闭合性气胸:气体量少时无须特殊处理;气体量较多时可每日或隔日行胸腔穿刺排气。

续表

知识点	主要内容
操作风险及防范	③若为张力性气胸:可行胸腔闭式引流。 ④密切观察病情变化,吸氧,必要时行机械辅助通气。但需注意,气胸患者行机械通气必须常规进行闭式胸腔引流。 ⑤血气胸在肺复张后出血多能自行缓解,若继续出血不止,除抽气排液和行适当的输血治疗外,应做好手术前准备。 3. 心脏创伤 (1)发生原因:胸外心脏按压时,前下胸壁直接受压力撞击,可在心脏接受压力的部位或其对侧产生创伤,一般伤情较轻,多为心脏挫伤。 (2)临床表现:心脏轻度挫伤可不呈现出临床症状,较重者出现心前区疼痛,可伴有心悸、呼吸困难,偶可闻及心包摩擦音。心电图可无改变或出现各种类型心律失常。实验室检查可有心肌酶增高。 (3)预防及处理: ①注意按压部位、姿势及力度。 ②尽快纠正缺血、缺氧情况。 ③卧床休息,开展心电监护。 ④如有心律失常,给予相应的抗心律失常药物治疗,纠正低血钾。 ⑤有充血性心力衰竭者,应给予洋地黄类药物。 4. 栓塞 (1)发生原因:在行胸外心脏按压发生肋软骨分离和肋骨骨折时,骨髓内脂肪滴可进入体循环血管导致栓塞。 (2)临床表现:潜伏期约为12~36h或更长。在潜伏期内患者可无症状。以后突然出现呼吸困难,心动过速、发热(体温可达39℃以上)、发绀、烦躁不安、易激动、谵妄,继之昏迷。体检可见上胸部、腋窝及颈部有瘀斑,甚至也见于结膜及眼底视网膜。胸片显示正常,或有弥漫性小片状密度增高阴影,也有线样纹理增多,上述阴影似从肺门处向外辐射。 (3)预防及处理: ①按压部位、姿势及力度恰当,防止发生肋骨骨折。 ②发生栓塞后,最重要的是吸氧,一般吸氧浓度达50%以上。必要时做气管插管,并行呼气末正压呼吸(PEEP)通气给氧。 ③应用肾上腺皮质激素,首选甲泼尼龙,剂量为30mg/kg,应于8h内静脉滴入。及时使用激素可防止低氧血症、凝血机制异常及血小板下降。 ④必要时进行抗凝治疗。

心脏电除颤操作规程及考核评分表

病区/科室：　　　　　　　　　姓名：　　　　　　　　　得分：

考核要点：	评判标准：
1. 除颤仪自检	A. 操作流畅；动作符合规范
2. 除颤指征与时机掌握	B. 操作流畅；部分动作不规范
3. 除颤操作步骤	C. 操作不流畅；部分动作不规范
4. 除颤能量的选择、电极板放置	D. 未完成程序；动作不符合规范
5. 复苏指征评估	

项目	操作规程		沟通指导	评分等级				扣分
		操作流程		A	B	C	D	
素质要求（3分）	着装整洁，热情大方，符合护士形象			3	2	1	0.5	
操作前准备（8分）	自身准备	洗手		2	1.5	1	0	
	用物准备	除颤仪、纱布、导电膏、电极片、心电图纸及垃圾桶		2	1.5	1	0.5	
	仪器检测	检查除颤仪性能：自检流程正确，并能正确阅读自检报告的各个项目		4	3	2	1	
评估及启动BLS（14分）	判断环境记时	环顾四周，判断现场环境安全，记录抢救时间	报告：环境安全，现在是X点X分。	2	1.5	1	0	
	评估	评估患者反应：触摸大动脉搏动，同时观察患者有无呼吸（5～10s）	XX，您怎么啦？	3	2	1	0	
	呼救	大声呼叫帮助	呼救：快来人，X床XX患者抢救，请带上除颤仪。请求帮助：快帮我去叫医生护士来X床，抢救患者。	2	1.5	1	0	
	摆放体位	取复苏体位，解开衣扣裤带，评估患者是否置于硬质平面（酌情拉上床帘）		2	1.5	1	0.5	
	CPR	进行心肺复苏，等待除颤仪到位		3	2	1	0	
	换人CPR	除颤仪到位，换人继续CPR，减少按压中断时间		2	1.5	1	0	
操作过程（60分）	评估除颤区	检查患者除颤区皮肤的完整性，有无监测电极连接，有无起搏器，并清洁、擦干皮肤，去除金属物	报告：换人继续CPR。报告：除颤区皮肤完整干燥，无植入性器材。	4	3	2	1	
	开机确认	打开除颤仪，确认非同步状态；确认电极板导联，以便无心电监护的患者通过除颤仪显示屏快速查看心律		4	3	2	1	
	分析心律	电极板放于除颤区，通过除颤仪显示屏快速查看心律（有心电监护的患者观察心电示波屏查看心律），确认患者需要除颤	报告：心律为室颤/室扑/无脉室速。					
	抹导电膏	正确涂抹导电膏于电极板上，或胸部除颤区放置盐水纱布		4	3	2	1	
	选择能量	选择合适的能量（成人单相波为360J，双向波为150～200J）	报告：选择能量XX焦耳。	5	4	3	2	
	充电	按"充电"按钮充电						
	放置电极板	电极板位置安放正确（心尖：左侧腋中线第五肋间；胸骨：右侧锁骨中线第二肋间）		5	4	3	2	
		电极板接触皮肤后左右旋转抹匀导电膏，避免两电极板之间有导电膏相连		3	2	1	0	

续表

项目		操作规程		评分等级				扣分
		操作流程	沟通指导	A	B	C	D	
操作过程（60分）	清场	环视四周,确保无人接触患者,同时操作者身体离开患者床单位	大声提醒:充电完成,准备除颤,所有人员都离开病床。					
	放电	用力按压电极板(11~14kg),电阻指示灯显示良好(绿色)		4	3	2	1	
		双手同时按"放电"按钮,直至放电结束		4	3	2	1	
	时间要求	电击前后的胸外按压中断时间控制在10s以内		4	3	2	1	
	立即CPR	除颤结束,移开电极板,立即进行5个循环CPR(2min)	报告:心律、心率、血压、呼吸频率、氧饱和度的具体指标。	3	2	1	0	
	复苏后评估	复苏评估:评估心电图、大动脉搏动、意识、瞳孔、口唇面色、指端皮肤及血压等		4	3	2	1	
	记录时间	看表并记录复苏成功时间	报告:X时X分复苏成功。	1	0.5	0	0	
	安慰指导	意识恢复者嘱绝对卧床休息,心理安慰	XX,现在感觉怎么样? 您不要担心,现在情况好多了,我们就在您身边,有什么不舒服随时告诉我们。我们会全力帮助您的。请您绝对卧床休息。	2	1.5	1	0.5	
	安置患者	除颤成功,清洁皮肤,妥善安置患者,整理床单位,拉上床栏		2	1.5	1	0.5	
操作后处理(5分)	用物处置	除颤完毕,关闭除颤器电源,将电极板擦干净,充电备用,洗手		2	1.5	1	0.5	
	记录	记录抢救经过,在除颤打印纸上注明床号、姓名,放入病历中		3	2	1	0.5	
综合评价（5分）	操作流程	动作熟练,抢救迅速		3	2	1	0.5	
	人文关怀	尊重患者,保护隐私,复苏成功后尝试与患者沟通,语言自然亲切,体现人文关怀		2	1.5	1	0.5	
理论回答（5分）		1.非同步直流电除颤的适应证 2.除颤的能量选择 3.除颤的注意事项 4.复苏成功判断指征 5.室颤的心电图表现		5	4	3	2	
考核者提醒事项								
考核人签名			考核日期	年 月 日				

心脏电除颤技术相关知识

知识点	主要内容
目的	纠正患者心律失常,抢救生命。
适应证	1. 非同步电复律 心室颤动(VF)、心室扑动、无脉性室速(VT)。 2. 同步电复律 心房扑动和心房颤动伴血流动力学障碍者;室上性心动过速、室性心动过速、预激综合征伴快速心律失常者;经药物及其他方法治疗无效或有严重血流动力学障碍者。
禁忌证	同步电复律: 1. 洋地黄中毒所致的各种心律失常。 2. 低血钾患者。 3. 对奎尼丁和胺碘酮过敏或不能耐受者。 4. 心脏明显扩大、联合瓣膜病变者。 5. 慢性房颤,病史超过5年者。 6. 高度房室传导阻滞和病态窦房结综合征患者。 7. 心力衰竭未控制、风湿性疾病活动期者。 8. 年龄过大、体质衰弱、肺部严重畸形导致无法放置电极板者。 9. 近期有栓塞史。 10. 已用大量抑制性抗心律失常药物者。
相关理论	1. 除颤的原理 用高功率与短时限的电脉冲通过胸壁或直接通过心脏,在短时间内使全部心肌纤维同时除极,中断折返通路,消除异位兴奋灶,使窦房结重新控制心律,转复为正常的窦性心律。 2. 早期除颤的理由 (1)心脏骤停最常见的心律失常是心室颤动。 (2)治疗室颤最有效的方法是电除颤。 (3)未行转复室颤数分钟内就可能转为心脏停搏。 (4)随着时间的延长,成功除颤的可能性迅速下降。 (5)CPR技术可为心脏和大脑提供少量血流但不能直接恢复规则的心律。 3. 先给予电击与先给予心肺复苏 当可以立即取得除颤仪时,对于有目击的成人心搏骤停,应尽快使用除颤仪。若成人在未受监控的情况下发生心搏骤停,或不能立即取得除颤仪,则应该在他人前往获取以及准备除颤仪的时候开始心肺复苏,而且视患者情况,应在设备可供使用后尽快尝试除颤。 4.《2010AHA心肺复苏及心血管急救指南》在电除颤方面涉及的主要的问题及更改的总结 (1)为1至8岁儿童除颤,可以使用带有儿科剂量衰竭器的AED,若没有,可使用普通除颤仪。对于婴儿(1岁以下),婴儿首选手动除颤器,若没有,可使用带儿科剂量衰竭器的AED,若二者都没有,可使用普通AED。 (2)支持进行单次电击而不是连续电击除颤的建议,之后立即进行由胸外按压开始的CPR。 (3)检查心律:除颤后立即行CPR,切勿在此时检查心律或脉搏,CPR后2min检查心律,只有存在规则心律时才能进行脉搏检查,时间不应超过10s。 (4)当具备手动除颤器且实施人员有能力解读心律时,AHA不推荐继续使用AED,因使用AED进行心律分析和实施电击可能会延长胸外按压中断时间。 (5)能量选择:单相波为360J;双相波使用生产商建议的能量(直线双相波为120~200J,双相指数截断波为150~200J),若未知,则使用最大剂量。儿童除颤剂量可考虑使用的首剂量为2J/kg,对于后续电击,能量级别应至少为4J/kg,并可以考虑使用更高的能量级别,但不超过10J/kg或成人最大剂量。

续表

知识点	主要内容
注意事项	1. 清洁并擦干皮肤,不能使用酒精、含有苯基的酊剂或止汗剂。 2. 除颤时远离水及导电材料,注意让医务人员及家属远离患者的床单位。 3. 保证操作安全,远离高频电磁波,以免影响仪器正常使用。避免在有易燃性麻醉剂或高浓度氧的环境中使用。 4. 手持电极板时,两极不能相对,不能面向自己。 5. 电极板与胸壁紧密接触,除颤时掌握好手柄压力(11～14kg),除颤仪体外阻抗指示灯必须显示为绿色时方可放电,两电极板的间隔应>10cm,电极板避开疤痕、溃烂及伤口部位,避开内置式起搏器,若有电极片或药物贴片在除颤区,应及时移除并擦净。 6. 在电极板处涂导电糊或垫生理盐水纱布,注意不要涂到除颤手柄和手上,注意手的任何部位不得接触电极板,防止电击。导电物质宜选择导电膏,不得使用耦合剂替代,涂抹均匀,避免局部发生皮肤灼伤,两个电极板之间的皮肤上没有导电膏,否则会导致能量都作用于皮肤上,不仅会烧伤皮肤而且没有有效电流通过心脏。生理盐水纱布一般覆盖4～6层,以不滴水为宜。 7. 患者取右侧卧位时,胸骨(STERNUM)手柄应放置于左肩胛下与心脏同高处,心尖(APEX)手柄放置于心前区。 8. 若心电示波为细颤时,不能直接除颤,应静脉推注肾上腺素或利多卡因使细颤变粗颤后,再予以除颤。 9. 若遇小儿除颤时,可除去成人电极板,使用小儿电极板。 10. 操作后应保留并标记除颤时自动描记的心电图。 11. 使用后将电极板充分清洁,擦拭仪器时不要过湿;及时充电备用,定期充电并检查性能。 12. 若误充电须在除颤器上放电,不能空放电,两电极不能对击。
操作风险及防范	1. 皮肤灼伤 (1)发生原因:导电膏涂抹不均匀,电极板大小不合适,两电极之间有导电物质,电极板按压不紧或与皮肤接触不良。 (2)临床表现:电击部位皮肤出现红斑、水疱,也可呈块状、线形灼伤,水疱破后溃烂。 (3)预防及处理: ①除颤前检查并清洁除颤部位皮肤,保持皮肤干燥。 ②正确选择电极板大小。 ③电极板上均匀涂满导电糊或用4～6层生理盐水纱布包裹电极板,以保证电极板与皮肤接触良好,防止空气间隙使接触电阻增高而烧伤皮肤。 ④若已发生皮肤灼伤,应保持局部皮肤清洁干燥,避免皮肤擦伤,防止皮肤破损。根据皮肤灼伤程度按烧伤创面进行相应处理。 2. 栓塞 (1)发生原因:除颤易使心腔内新形成的栓子脱落,而造成栓塞。右心腔栓子脱落易造成肺循环栓塞,左心腔栓子脱落易造成体循环栓塞。一般在电除颤24～28h或2周内发生。 (2)临床表现: ①肺栓塞:呼吸困难、胸痛、晕厥、休克、咯血、发热,肺部听诊常可闻及细湿啰音、哮鸣音。 ②体循环栓塞:根据栓塞的部位不同可出现相应的临床表现,如脑栓塞表现为偏瘫、偏身麻木、讲话不清等。 (3)预防及处理: ①对怀疑心房有血栓者,遵医嘱在电除颤前后行抗凝治疗。

续表

知识点	主要内容
操作风险及防范	②严密观察病情变化,监测呼吸、心率、血压、心电图及血气的变化。 ③及时对症处理:给氧,抗休克,治疗心力衰竭,解除支气管平滑肌痉挛。 ④酌情溶栓及抗凝治疗,必要时行外科手术摘除栓子。 3. 心肌损伤 (1)发生原因:电流可引起组织损伤,除颤时电流经过心脏可引起心肌损伤,与电击能量过高、电击次数过多有关。 (2)临床表现:心电图上除出现ST-T波改变,血心肌酶升高或血压下降外,个别患者可出现病理性Q波。 (3)预防及处理: ①合理选择电击能量和次数,避免使用不必要的高能量。 ②宜选择适当大小的电极板,避免两电极距离过近。 ③轻者5～7d可恢复正常,无须特殊处理。 ④严密监测患者心电图、血压变化;遵医嘱检测心肌酶。 ⑤根据情况给予相应处理:血压持续降低,用升压药;适当给予营养心肌治疗。 4. 心律失常 (1)发生原因:与原有心脏疾病及电击后有关。 (2)临床表现:电除颤后可诱发各种类型的心律失常,常有房早、室早及交界性异搏出现,个别可有严重的窦性心动过缓或窦性停搏,偶有频繁的室性期前收缩、短阵室性心动过速发生,极少数患者出现严重的心律失常,如持续性室性心动过速、室扑及室颤,多于除颤后即刻出现,多数在几秒内即可恢复正常。 (3)预防及处理: ①同步电复律前按医嘱应用药物控制心率及预防心律失常复发。 ②同步电复律严格掌握适应证,尽可能选择低能量。 ③除颤时避开内置式起搏器,防止除颤造成其功能障碍。 ④严密观察患者病情变化,及时发现心律失常;监测血清电解质,特别注意血清钾浓度,防止血钾过高或过低再次导致心律失常。 ⑤根据心律失常的类型选择是否进行再次除颤及药物治疗:室性心律失常首选胺碘酮、利多卡因;尖端扭转型室速选用硫酸镁;室颤或无脉性室速需再次除颤,并使用胺碘酮;窦性心动过缓、窦性停搏、窦房传导阻滞或房室传导阻滞,且症状能自行恢复者可不做特殊处理,必要时可使用阿托品、异丙肾上腺素以提高心率,或安装临时心脏起搏器。 5. 急性肺水肿 (1)发生原因:电击后由于心脏功能失调,心排血量减少,除颤后1～3h可发生急性肺水肿。 (2)临床表现:患者突发严重的呼吸困难,呼吸频率达30～40次/min,端坐呼吸,伴咳嗽,咳白色或粉红色泡沫痰。患者烦躁不安,口唇发绀,大汗淋漓,心率增快,两肺布满湿啰音及哮鸣音。严重者可出现神志模糊,救治不及时常危及患者生命。 (3)预防及处理: ①同步电复律需严格掌握适应证,尽可能选择低能量。 ②严密观察病情变化,及时发现急性肺水肿。 ③保持静脉通路通畅,备好急救药品、物品。 ④一旦发生急性肺水肿,立即减慢或停止输液,取半坐卧位,两腿下垂;高流量给氧,酒精湿化;若使用呼吸机的患者,可适当增加PEEP;遵医嘱给予镇静、利尿、强心、扩血管等药物。

简易呼吸囊使用操作规程及考核评分表

病区/科室：　　　　　　　　姓名：　　　　　　　　得分：

考核要点： 1. 呼吸囊的检测方法及意义说明 2. 呼吸囊的使用指征评估 3. 正确开放气道 4. 呼吸囊使用方法、频率、潮气量，CE 手势正确 5. 复苏指征评估	评判标准： A. 操作流畅；动作符合规范 B. 操作流畅；部分动作不规范 C. 操作不流畅；部分动作不规范 D. 未完成程序；动作不符合规范

项目		操作规程		评分等级				扣分
		操作流程	沟通指导	A	B	C	D	
素质要求 （3分）		着装整洁，热情大方，符合护士形象		3	2	1	0.5	
操作前准备（8分）	自身准备	洗手		2	1.5	1	0	
	用物准备	氧气、流量表、合适的面罩和简易呼吸囊、连接管		3	2	1	0.5	
	功能检测	呼吸囊、呼吸活瓣、压力限制阀、储氧袋、面罩或气管插管接口和氧气接口等		3	2	1	0.5	
操作过程（74分）	评估环境	环顾四周，判断现场环境安全，记录抢救时间	报告：环境安全，现在是X点X分。	2	1.5	1	0.5	
	评估患者	评估患者意识、呼吸及大动脉搏动情况，确认是否有使用简易呼吸囊的指征	XX，您怎么了？	3	2	1	0.5	
	呼救	立即呼救，并按床头信号铃，请求身边的人帮助	呼救：快来人，X床XX 患者抢救，请求帮助；快帮我去叫医生护士来X床抢救患者。	2	1.5	1	0.5	
	摆放体位	取复苏体位，去枕，解开患者衣扣与裤带，暴露胸壁，放平肢体（酌情拉床帘）		3	2	1	0.5	
	清除异物	评估并清除口咽部分泌物和呕吐物		2	1.5	1	0	
	打开气道	仰头抬颏法：操作者用一只手的示指和中指轻抬其下颌骨部位，另一只手压前额，使头后仰，保持气道打开位置； 下颌前推法：用示、中、无名指勾住下颌关节，双手将下颌往前、往上提拉，不能抬颈（颈椎损伤患者采用）		5	4	3	2	
		必要时放置口咽通气道：顺插法或反转法放入		3	2	1	0	
	移床	拉床，固定床刹，放下床头板		3	2	1	0.5	
	连接氧气	连接面罩、呼吸囊及氧气		3	2	1	0.5	
		调节流量>10L/min（供氧浓度为60%~80%）		5	4	3	2	
	连接患者	用面罩罩住患者口鼻，方向正确		4	3	2	1	
		采取CE 手法按紧面罩使其不漏气，保持气道通畅		5	4	3	2	
	挤压球囊	用匀等的压力，单手挤压呼吸囊，待皮囊重新膨起后，开始下一次挤压		5	4	3	2	
		挤压频率为10~12 次/min，吸气项用时应>1s		5	4	3	2	

项目	操作规程		沟通指导	评分等级				扣分
	操作流程			A	B	C	D	
操作过程 （74分）	挤压球囊	潮气量正确，单手挤压400～600mL，1L简易呼吸器挤压1/2～2/3，2L简易呼吸器挤压1/3		5	4	3	2	
		确保每次挤压均出现胸廓隆起		5	4	3	2	
		有自主呼吸者，应尽量在患者吸气时挤压皮囊		2	1.5	1	0.5	
	复苏后评估	观察及评估患者：胸廓运动情况；面罩内有无雾气；皮肤、口唇颜色；胃部有无胀气；其他（如：SpO_2、心率、血压、呼吸音等）		5	4	3	2	
	记录时间	看表并记录复苏成功时间	报告：复苏成功时间	1	0.5	0	0	
	安慰指导	安慰患者及其家属，告知卧位、相关注意事项	XXX，现在感觉怎么样？您不要担心，现在情况好多了，但还需要绝对卧床休息。不用紧张，我们就在您身边，有什么不舒服随时告诉我们。现在有什么需要吗？我们会尽力帮助您的。	3	2	1	0.5	
	安置患者	整理床单位，妥善安置患者，拉上床栏		3	2	1	0.5	
操作后处理（5分）	用物处置	呼吸囊消毒处理		3	2	1	0.5	
	记录	洗手，记录抢救过程及患者反应		2	1.5	1	0.5	
综合评价（5分）	操作流程	动作熟练，抢救迅速		3	2	1	0.5	
	人文关怀	尊重患者，保护隐私，复苏成功后尝试与患者沟通，语言自然亲切，体现人文关怀		2	1.5	1	0.5	
理论问答（5分）	1. 简易呼吸囊的使用指征 2. 简易呼吸囊的挤压潮气量、容积及挤压频率 3. 开放气道的方法，怀疑有颈椎损伤如何开放气道 4. 简易呼吸囊的消毒方法			5	4	3	2	
考核者提醒事项								
考核人签名			考核日期	年 月 日				

简易呼吸囊使用相关知识

知识点	主要内容
目的	紧急开展人工通气,辅助患者呼吸,改善缺氧状态。
适应证	1.各种原因所致的呼吸停止或呼吸衰竭的抢救。 2.麻醉期间的呼吸管理。
禁忌证	1.中等以上活动性咯血。 2.颌面部外伤或严重骨折。 3.大量胸腔积液。 4.上呼吸道梗阻未解除者。
相关理论	1.检测时机 第1次使用时、清洗消毒后(或拆卸后重组)、每周1次(如没有经常使用)。 2.检测方法 (1)面罩检测:面罩弹性是否良好,充气面罩充盈是否合适(充盈2/3左右)。 (2)非充气面罩扣子是否衔接紧密,防止脱离漏气。 (3)单向阀(鸭嘴阀)检测:取下面罩,看鸭嘴阀是否安装正确、完整,挤压球体时,鸭嘴阀会张开。 (4)进气阀测试:关闭减压阀,将出气口用手堵住,挤压球体时,将会发觉球体不易被压下,如果发觉球体慢慢地向下漏气,请检查进气阀是否组装正确。 (5)减压阀(安全压力阀)测试:将呼吸器接头部分接上0~100cmH$_2$O压力表,以正常速度压下球体,成人压力表上显示60cmH$_2$O,儿童压力表显示40cmH$_2$O。(或采用简易方法检测:将减压阀打开,将出气口用手堵住,挤压球体时,气体会从减压阀排出,表明减压阀功能正常)。 (6)球体测试:无破损,挤压球体,将手松开,球体应快速自动弹回原状。 (7)储氧袋及储气阀测试:将呼吸球囊与储氧阀、储氧袋连接,连接氧气,使储氧袋膨胀,检查储氧袋有无破损漏气,压缩储氧袋气体自储氧阀溢出,挤压呼吸球囊,储氧袋会被压缩凹陷,同时因为外接气体,储氧袋会再度鼓起。 (8)整组检测:将呼吸囊各部件接好,在患者接头处接一呼吸袋(500~2500mL),调节氧流量至10L以上,将球体压下数次,呼吸袋应有起伏现象,并确定其回复速度及有无呼吸囊漏气现象,并确定阀门是否正常运作。 3.简易呼吸囊使用指征 (1)呼吸状态:呼吸浅促(成人>35~40次/min)、呼吸缓慢(成人<6~8次/min)或呼吸不规则或者是自主呼吸微弱、消失。 (2)缺氧表现:如发绀。 (3)SpO$_2$<90%,并呈急剧下降趋势。 (4)意识障碍。 4.频率和潮气量 成人挤压频率为10~12次/min(1次/5~6s),儿童为12~20次/min,有高级气道支持者为10次/min(1次/6s),潮气量大约为400~600mL,成人一般为8mL/kg,儿童为10mL/kg,维持胸廓抬起1s,吸气与呼气比为1:1.5~1:2,氧流量为10L/min以上。 5.避免过度通气理由 无论何种形式进行辅助通气,都必须注意避免过度通气(每分钟人工呼吸次数过多或每次给予的潮气量过大)。过度通气会增加胸廓内压,减少心脏的静脉血回流,降低心输出量。另外,还会导致胃胀气,并有可能导致呕吐和误吸胃内容物。 6.简易呼吸囊使用有效评估指征 胸廓起伏;面色、口唇是否红润;SpO$_2$是否改善;呼吸活瓣工作情况;呼气时透明面罩内有无雾气;听诊呼吸音;生命体征。

知识点	主要内容
相关理论	7. 简易呼吸囊消毒处理 （1）消毒时机:第1次使用时、不同对象使用时、同一患者使用超过48h。 （2）消毒方法: ①送供应室拆洗后用环氧乙烷或高压蒸汽灭菌。 ②拆洗各部件后浸泡消毒（1∶500 含氯消毒剂或2% 戊二醛）30min, 再彻底冲洗干净晾干后组装, 并测试功能。
注意事项	1. 挤压呼吸囊时, 压力不可过大, 1L 容量的简易呼吸器挤压1/2～2/3, 2L 容量的简易呼吸器挤压1/3, 不可时快时慢, 以免损伤肺组织, 造成呼吸中枢紊乱, 影响呼吸功能恢复。 2. 若患者尚有微弱呼吸, 应注意挤压频次与患者呼吸频率协调, 尽量在患者吸气时挤压球囊, 以免影响患者的自主呼吸。 3. 合适的面罩, 扣紧不漏气, 以便得到最佳使用效果。 4. 连接氧气时, 注意氧气管是否连接牢固, 氧流量＞10L/min, 未连接氧气时将储氧袋取下。
操作风险及防范	1. 急性胃扩张 （1）发生原因:挤压时气体通过食管进入胃内。 （2）临床表现:腹胀、上腹部或脐周隐痛, 恶心和持续性呕吐。严重者出现脱水、碱中毒, 并表现为烦躁不安、呼吸急促、手足抽搐、血压下降和休克, 体检时患者腹部膨隆, 叩诊呈鼓音。 （3）预防及处理: ①避免挤压频率过快、潮气量过大。 ②挤压时尽量与患者呼吸同步。 ③使用带有减压阀的呼吸球囊。 ④一旦发生, 予暂时禁食, 放置胃管进行胃肠减压, 纠正脱水、电解质紊乱和酸碱平衡失调。 2. 窒息 （1）发生原因:胃扩张导致胃内容物反流入气管。 （2）临床表现:呼吸困难、发绀。 （3）预防及处理: ①挤压前清除呼吸道分泌物。 ②避免引起急性胃扩张, 积极处理胃扩张。 ③及时吸痰。 ④一旦发生, 停止挤压, 立即吸引, 必要时行气管插管。 3. 气压伤 （1）发生原因: ①使用不带有减压阀的呼吸球囊或减压阀处于关闭状态, 造成压力过高, 引起肺泡和周围血管间隙的压力梯度增大, 导致肺泡破裂而发生压力性损伤。 ②通气容量过大所致的肺泡过度膨胀、破裂。 （2）临床表现:出现气胸、肺间质气肿、纵隔气肿、心包气肿、皮下气肿、空气栓塞等相应症状。

续表

知识点	主要内容
操作风险及防范	（3）预防及处理： ①避免挤压频率过快、潮气量过大。 ②挤压时尽量与患者呼吸同步。 ③使用带有减压阀的呼吸球囊。 ④定期检测呼吸囊,确保使用时减压阀处于打开状态。 ⑤延长呼气时间,必要时开展手术治疗。

气管切开吸痰操作规程及考核评分表

病区/科室：　　　　　　　　姓名：　　　　　　　　得分：

考核要点：	评判标准：
1. 叩肺方法	A. 操作流畅；动作符合规范
2. 插管与吸引方法	B. 操作流畅；部分动作不规范
3. 吸痰的负压调节、插管深度、吸引时间	C. 操作不流畅；部分动作不规范
4. 与患者的沟通和指导	D. 未完成程序；动作不符合规范

项目	操作规程		评分等级				扣分
	操作流程	沟通指导	A	B	C	D	
素质要求（3分）	着装整洁，热情大方，符合护士形象		3	2	1	0.5	
操作前准备（7分）	自身准备：洗手，戴口罩	您好！我是您的责任护士XXX，您因气管切开说话不方便，我们的对话您可用摇头或点头的方式示意，您觉得好吗？您叫XXX对吗？让我核对一下您的手腕带。	3	2	1	0	
	用物准备：治疗盘、听诊器、一次性治疗碗、一次性吸痰管（内含无菌手套）、外用无菌生理盐水、碘伏棉签、吸引装置一套、呋喃西林液及污物桶，必要时备简易呼吸器		2	1.5	1	0.5	
	检查物品质量及有效期		2	1.5	1	0	
操作过程（76分）	核对患者：将用物放于治疗车上并推至患者床边，确认患者身份（刷PDA）		2	1.5	1	0.5	
	评估：评估患者病情、意识状态、生命体征，听诊双肺呼吸音（注意保暖）	您感觉怎么样，是不是有点气急？让我听一下您的肺部情况，看是不是有痰。	3	2	1	0.5	
	酌情叩肺：拉上床帘，酌情予以肺部叩打（注意保暖，观察患者耐受程度）		5	4	3	2	
	患者体位：取合适体位		2	1.5	1	0.5	
	解释：向患者及家属解释，取得配合	您的痰比较多，我先给您拍背，这样有助于您将痰液咳出，好吗？现在用力咳嗽一下试试（肺部叩打后）。	2	1.5	1	0.5	
	调高氧流量：调高吸氧流量，调节时需移开吸氧装置（或呼吸囊加压给氧，使用呼吸机者可予以纯氧吸入）		3	2	1	0	
	调节负压：检查负压吸引器性能，调节吸引压力至0.02~0.04MPa		3	2	1	0	
	吸痰前准备：用速干手消毒剂洗手	因您咳痰较困难，需要吸痰，就是用吸痰管从气管将痰吸出，会有一点不适，我动作会尽量轻一点，您不要紧张，请您配合一下好吗？	1	0	0	0	
	检查一次性治疗碗，并用无菌技术打开		3	2	1	0.5	
	检查并倒无菌生理盐水于治疗碗，消毒瓶盖，注明开瓶日期及签名		4	3	2	1	
	检查一次性吸痰管，按要求打开吸痰管		3	2	1	0.5	
	连接吸痰管：戴无菌手套，连接吸痰管与吸引装置		3	2	1	0.5	
	试吸：打开吸引器，调节合适的吸引压力，试吸生理盐水，鼓励患者有效咳嗽	准备给您吸痰了，您先咳嗽一下好吗？	3	2	1	0.5	
	吸痰：移开氧气或呼吸机接口		2	1.5	1	0.5	
	深度：不带负压将吸痰管插入气管，至遇阻力或患者咳嗽时往外提出1cm，深度约为12.5cm，同时鼓励患者咳嗽		4	3	2	1	

续表

项目	操作规程		沟通指导	评分等级				扣分
	操作流程			A	B	C	D	
操作过程（76分）	吸痰	方法：左右旋转，自深部上提吸净痰液，吸引时应间歇使用负压，每次吸引均应更换吸痰管		4	3	2	1	
		时间：每次吸痰时间不超过15s，间隔时间至少为1min		4	3	2	1	
		观察：痰液量及性状、SpO_2、血压、心率情况		3	2	1	0	
	异常情况处理	患者出现氧饱和度下降或呼吸困难，立即停止吸引，必要时予以纯氧吸入		3	2	1	0	
	连接氧气	吸痰间隔或吸痰后立即连接氧气，继续给予高流量吸氧（或呼吸囊加压给氧呼吸，使用呼吸机者可予以纯氧吸入）						
	检查口腔	检查并吸除口鼻腔内痰液	请张开嘴，我看一下您口腔内有没有痰液。	2	1.5	1	0	
	关闭吸引器	冲洗管路，关闭吸引器，分离吸痰管，将手套反转包裹吸痰管，与治疗碗一起放入医疗垃圾桶中，洗手		4	3	2	1	
	吸痰后评估	评估呼吸、心率、血压及血氧饱和度，听诊双肺呼吸音	现在感觉有没有好一点，我再听一下您的肺部情况。听起来痰少多了。	3	2	1	0.5	
	调回氧流量	血氧饱和度恢复到正常水平后，调节氧流量至合理水平		2	1.5	1	0	
	安置患者	整理床单位，协助患者卧位，床头抬高30°～45°，拉上床栏		3	2	1	0.5	
	指导要点	深呼吸、有效咳嗽的方法；不适情况的报告	XXX，您平时多做深呼吸和咳嗽，这样对您的恢复有帮助，我上次教您的方法还记得吗？请您好好休息，有需要或不舒服请随时按床头铃，我也会经常来看您的，谢谢您的配合。	3	2	1	0.5	
操作后处理（4分）	用物处置	规范处理用物，洗手		2	1.5	1	0.5	
	记录	吸痰时间，痰液性状、量，生命体征、血氧饱和度变化及双肺呼吸音		2	1.5	1	0.5	
综合评价（5分）	操作流程	操作熟练、流畅；遵守无菌技术原则		3	2	1	0.5	
	人文关怀	礼仪规范，沟通自然，体现人文关怀		2	1.5	1	0.5	
理论回答（5分）	1. 吸痰指征 2. 吸痰的并发症及处理 3. 吸痰的注意事项			5	4	3	2	
考核者提醒事项								
考核人签名			考核日期	年	月		日	

口鼻吸痰操作规程及考核评分表

病区 / 科室：　　　　　　　　　　姓名：　　　　　　　　　　得分：

| 考核要点：
1. 吸痰指征的掌握
2. 插管与吸引方法
3. 吸痰的负压调节、插管深度、吸引时间
4. 与患者的沟通和指导 | | | 评判标准：
A. 操作流畅；动作符合规范
B. 操作流畅；部分动作不规范
C. 操作不流畅；部分动作不规范
D. 未完成程序；动作不符合规范 | | | | | |

项目	操作规程		评判等级				扣分
	操作流程	沟通指导	A	B	C	D	
素质要求 （3分）	着装整洁、热情大方、符合护士形象	您好，我是您的责任护士XXX，请让我看一下您的手腕带好吗？	3	2	1	0.5	
操作前准备（7分）	自身准备：洗手，戴口罩		3	2	1	0	
	用物准备：治疗盘、听诊器、一次性治疗碗、一次性吸痰管、外用生理盐水、碘伏棉签、吸引装置、呋喃西林液、纱布及污物桶，必要时备口咽通气管、压舌板、开口器及舌钳	您看上去有点气急，能自己咳出痰来吗？让我听一下您肺部的情况。	2	1.5	1	0.5	
	检查物品质量及有效期		2	1.5	1	0	
操作过程（76分）	核对患者：将用物放于治疗车上并推至患者床边，确认患者身份（刷PDA）		2	1.5	1	0	
	评估：评估患者病情、意识状态、生命体征、听诊双肺呼吸音6部位（注意保暖）	您的痰比较多，我先给您拍背，这样有助于您咳痰，好吗？您现在咳嗽一下。	3	2	1	0	
	酌情叩肺：拉上床帘，酌情予以肺部叩打（注意保暖，观察患者耐受程度）		5	4	3	2	
	患者体位：取合适体位，头偏向操作者一侧		2	1.5	1	0.5	
	解释：向患者及家属解释操作目的，取得配合	您咳痰较费力，我准备给您吸痰，需要您的配合，我会尽量轻一点以减轻您的不适。	2	1.5	1	0	
	检查口鼻：检查口鼻腔，取下活动义齿		2	1.5	1	0	
	调高氧流量：调高吸氧流量（调节时需移开吸氧装置）		3	2	1	0	
	调节负压：检查负压吸引器性能，调节吸引压力至0.02～0.04MPa	我先检查一下您的口鼻腔，有假牙（义齿）吗？	3	2	1	0	
	吸痰前准备：洗手		1	0	0	0	
	检查一次性治疗碗，按无菌要求打开		3	2	1	0.5	
	检查并倒无菌生理盐水于治疗碗，消毒瓶盖，注明开瓶日期并签名		3	2	1	0.5	
	检查一次性吸痰管，按无菌要求打开吸痰管		3	2	1	0.5	
	连接吸痰管：戴无菌手套，连接吸痰管与吸引装置		3	2	1	0.5	
	试吸：打开吸引器，调节合适的吸引压力，试吸生理盐水		3	2	1	0.5	
	吸痰：移开氧气		2	1.5	1	0.5	

续表

项目	操作规程		沟通指导	评判等级				扣分
		操作流程		A	B	C	D	
操作过程（76分）	吸痰	深度：吸痰管无负压状态轻轻插入，同时鼓励患者咳嗽；先吸尽鼻咽部及口咽部痰液，再更换吸痰管，并插入气管至一定深度：①鼻腔吸引插管深度为20~25cm；②口腔吸引从口角一侧放入吸痰管10~15cm，必要时使用口咽通气管	现在要给您吸痰了，您配合咳嗽一下好吗？	5	4	3	2	
		方法：左右旋转，自深部上提吸净痰液，吸引时需间歇使用负压		5	4	3	2	
		时间：每次吸引时间不超过15s，间隔时间为3~5min		4	3	2	1	
		观察：痰液情况、血氧饱和度及生命体征变化		2	1.5	1	0.5	
	连接氧气	吸痰后立即连接氧气，继续给予高流量吸氧		3	1.5	1	0.5	
	关闭吸引器	冲洗管路，关闭吸引器，分离吸痰管，将手套反转包裹吸痰管，与治疗碗一起放入医疗垃圾桶中		4	3	2	1	
	清洁口鼻	清洁鼻面部，洗手		2	1.5	1	0	
	吸痰后评估	评估患者反应、呼吸、心率、血压及血氧饱和度，听诊双肺呼吸音	现在感觉有没有好一点，我再听一下您的肺部情况。谢谢您的配合！	3	2	1	0.5	
	调回氧流量	血氧饱和度恢复到正常水平后，调节氧流量至合理水平		2	1.5	1	0	
	安置患者	整理床单位，协助患者取合适卧位，拉上床栏		3	2	1	0.5	
	指导要点	深呼吸、有效咳嗽；不适情况的报告	XXX，您痰还是比较多，当您自己无法将痰咳出并感到气急时请立即按床头铃呼叫。平时多做深呼吸和咳嗽，我上次教您的方法还记得吗？那好，请您好好休息，我过一会再来看您的。	3	2	1	0.5	
操作后处理（4分）	用物处置	规范处理用物，洗手		2	1.5	1	0.5	
	记录	吸痰时间，痰液性状、颜色、量，生命体征、血氧饱和度变化及双肺呼吸音		2	1.5	1	0.5	
综合评价（5分）	操作流程	操作熟练、流畅；遵守无菌技术原则		3	2	1	0.5	
	人文关怀	礼仪规范，沟通自然；体现人文关怀		2	1.5	1	0.5	
理论问答（5分）		1. 吸痰指征 2. 吸痰的并发症及处理 3. 吸痰的注意事项		5	4	3	2	
考核者提醒事项								
考核人签名			考核日期	年		月		日

吸痰技术相关知识

知识点	主要内容
目的	通过合适的负压将患者呼吸道内潴留的分泌物吸出,维持呼吸道通畅,改善通气,预防吸入性肺炎、肺不张、窒息等并发症。
适应证	1. 危重、年老、昏迷、麻醉后因咳嗽无力或咳嗽反射迟钝、会厌功能不全者。 2. 痰液黏稠,无力咳嗽、排痰致呼吸困难者。 3. 积痰位置较深,需要刺激咳嗽排痰者。 4. 建立人工气道,行机械通气治疗者。
禁忌证	相对禁忌证: 1. 声门、气管痉挛者。 2. 缺氧而未给氧者(确定缺氧是由于痰液堵塞气道所致者例外)。 3. 心血管急症者。
相关理论	1. 按需吸痰 (1)只有在患者呼吸道有分泌物积聚时或听见痰鸣音,肺部有湿啰音,呼吸音低,呼吸频率加快,或排痰不畅时需进行吸痰(有研究表明,气道内的分泌物8h内就会缓慢形成,按需吸痰的同时,若患者8h仍无吸痰指征应进行一次气道吸痰)。 (2)按需吸痰可以减少不必要的吸痰;减少黏膜损伤及患者痛苦;减轻吸痰导致的低氧血症;减轻护理工作。 2. 痰液黏稠度的判断 根据吸痰过程中痰液在吸痰管上的附着情况来判断: 1度:痰液如米汤或泡沫样,吸痰后吸痰管内壁无痰液滞留。 2度:痰外观较1度黏稠,吸痰后有少量痰液附着在吸痰管内壁,但容易被水冲净。 3度:痰外观明显黏稠,呈黄色,吸痰管常因负压过大而塌陷,吸痰管内壁滞留的痰液不易被水冲净。 3. 吸痰时机 (1)听诊肺部有痰鸣音或呼吸音减弱。 (2)血氧饱和度下降。 (3)使用呼吸机患者气道压力较前明显增高,出现咳嗽、高压报警、潮气量下降或呼吸机波形出现锯齿状等情况。 (4)体位改变前后。 (5)鼻饲前。 (6)雾化吸入后。 (7)患者烦躁不安、心率和呼吸加快。 (8)患者要求吸痰。 4. 呼吸音听诊顺序及部位 (1)听诊顺序一般从肺尖开始,自上而下、左右交替分别听诊前胸部、侧胸部和背部。听诊前胸部时,应沿锁骨中线和腋前线;听诊侧胸部时,应沿腋中线和腋后线;听诊背部时,应沿肩胛间区、肩胛线。 (2)在每一听诊部位至少听诊1~2个呼吸周期,必要时请患者做深呼吸。 (3)听诊部位: ①支气管呼吸音:喉部,胸骨上窝,背部第6、7颈椎及第1、2胸椎附近。 ②支气管肺泡呼吸音:胸骨两侧第1、2肋间,肩胛间区第3、4胸椎水平及肺尖前后部。 ③肺泡呼吸音:除支气管呼吸音和支气管肺泡呼吸音以外的部位均可闻及,其中以乳房、肩胛下部最强,其次为腋窝下部。 5. 吸痰的并发症 缺氧、窒息、肺不张、支气管痉挛、心律失常、气道黏膜损伤、颅内压增高、血流动力学改变及感染。

续表

知识点	主要内容
相关理论	6. 有效咳嗽方法 协助患者取合适体位,身体微向前倾,缓慢深呼吸数次后,深吸气至膈肌完全下降,屏气数秒后进行2～3声短促有力的咳嗽,缩唇将余气尽量呼出,循环做2～3次,休息或正常呼吸数分钟后可重复开始。
注意事项	1. 吸痰时观察患者生命体征、痰液情况、血氧饱和度及呼吸机参数变化。 2. 遵循无菌原则,应先吸气管内,再吸口鼻处。 3. 吸痰前整理呼吸机管路,倾倒冷凝水。 4. 掌握适宜的吸痰时间。 5. 操作轻柔、敏捷,禁忌将吸痰管上下提插,负压不可过大,插进吸痰管时不用负压,吸引时应采用间歇负压,边提边旋转吸引的方法。 6. 注意吸痰管插入是否顺利,遇有阻力时应分析原因,不得粗暴操作。 7. 选择型号适宜的吸痰管,吸痰管外径应≤气管插管内径的1/2。 8. 吸痰管、治疗碗每次于吸痰后更换,其余吸痰用物应每日更换1次,贮液瓶内的吸出液应及时倾倒(不超过瓶的2/3)。 9. 气管切开、气管插管患者保持床头抬高30°～45°。
操作风险及防范	1. 低氧血症 (1)发生原因: ①吸痰过程中供氧中断。 ②吸痰操作过程反复,刺激咽喉部引起咳嗽,致呼吸频率下降,引起缺氧。 ③吸痰前未将吸氧浓度提高。 ④吸痰时负压过高、时间过长、吸痰管外径过粗或置管过深。 ⑤使用呼吸机的患者,在吸痰过程中脱离呼吸机的时间过长。 (2)临床表现:呼吸加快、发绀、心率加快、血压升高、氧饱和度下降等,严重者可出现意识丧失、心跳减慢、血压下降、抽搐、张口呼吸,甚至呼吸停止,继而出现心搏停止,导致临床死亡。 (3)预防及处理: ①吸痰管口径的选择要适当。 ②吸痰过程中患者若有咳嗽,可暂停操作,让患者将深部痰液咳出后再继续吸痰。 ③使用呼吸机的患者,在吸痰过程中不宜使患者脱离呼吸机的时间过长,一般应少于15s。 ④吸痰前后给予高浓度氧,可给予100%纯氧2min,以提高血氧浓度。 ⑤吸痰时密切观察患者心率、心律、动脉血压和血氧饱和度的变化。 ⑥已经发生低氧血症者,立即停止吸引,加大吸氧流量或给予面罩加压吸氧,必要时进行机械通气。 2. 呼吸道黏膜损伤 (1)发生原因: ①吸痰管质量差,质地僵硬、粗糙、管径过大。 ②操作不当、缺乏技巧,例如动作粗暴、插管次数过多、插管过深、用力过猛、吸引时间过长、负压过大等。 ③鼻腔黏膜干燥;呼吸道黏膜有炎症水肿及炎性渗出。 ④患者烦躁不安、不合作。 (2)临床表现:气道黏膜受损可吸出血性痰;纤支镜检查可见受损处黏膜糜烂、充血肿胀、渗血甚至出血;口腔黏膜受损可见表皮破溃,甚至出血。 (3)预防及处理: ①选择型号适当、优质、前端钝圆有多个侧孔、后端有负压调节孔的吸痰管,吸引前先蘸无菌蒸馏水或生理盐水使其润滑。

续表

知识点	主要内容
操作风险及防范	②吸痰管的插入长度合适,不要用力过猛;禁止带负压插管;抽吸时,吸痰管必须旋转向外拉,严禁提插。 ③采用间歇吸引的方法,每次吸痰的时间不宜超过15s。每次吸痰前调节合适的吸引负压。 ④对于不合作的患儿,可告之家属吸痰的必要性,取得家长的合作,固定好患儿的头部,避免头部摇摆。对于烦躁不安和极度不合作者,吸痰前可酌情予以镇静。 ⑤发生气管黏膜损伤时,可用生理盐水加庆大霉素或阿米卡星等抗生素进行超声雾化吸入。 3.心律失常 (1)发生原因: ①吸痰管在气管导管内反复吸引时间过长,造成患者短暂性呼吸道不完全阻塞以及肺不张引起缺氧和二氧化碳蓄积。 ②吸痰管插入较深,反复刺激气管隆嵴引起迷走神经反射,严重时致呼吸、心搏骤停。 ③吸痰的刺激使儿茶酚胺释放增多或导管插入气管刺激其感受器所致。 ④各种导致低氧血症的原因,严重时均可引起心律失常甚至心搏骤停。 (2)临床表现:在吸痰过程中患者出现各种快速型或缓慢型心律失常。轻者可无症状,重者可影响血流动力学而致乏力、头晕等症状。原有心脏病者可因此诱发或加重心绞痛或心力衰竭。 (3)预防及处理: ①预防低氧血症。 ②若发生心律失常,立即停止吸引,退出吸痰管,并给予吸氧或加大吸氧浓度。 ③一旦发生心脏骤停,立即行CPR,进行抢救。

壁式给氧操作规程及考核评分表

病区 / 科室：　　　　　　　　姓名：　　　　　　　　得分：

考核要点：	评判标准：
1. 供氧流量表安装方法 2. 氧流量的调节 3. 导管的固定与患者舒适度 4. 沟通与指导	A. 操作流畅；动作符合规范 B. 操作流畅；部分动作不规范 C. 操作不流畅；部分动作不规范 D. 未完成程序；动作不符合规范

项目	操作规程		沟通指导	评分等级				扣分
		操作流程		A	B	C	D	
素质要求 （3分）	着装整洁，热情大方，符合护士形象			3	2	1	0.5	
操作前准备(13分)	自身准备	洗手，戴口罩		2	1.5	1	0	
	核对医嘱	核对医嘱		2	1.5	1	0	
	用物准备	治疗盘、中心供氧流量表、湿化瓶、一次性供氧管、弯盘（内放纱布）、棉签、试气杯、灭菌蒸馏水、吸氧卡、胶布及污物盒	您好，我是您的责任护士XXX，请问您叫什么名字？让我核对一下您的手腕带好吗？	3	2	1	0.5	
		检查一次性物品的质量及有效期；检查氧气表，关闭流量表开关		2	1.5	1	0.5	
	倒湿化水	按无菌操作原则向湿化瓶内倒入灭菌蒸馏水至约1/3～1/2满		4	3	2	1	
操作过程 （59分）	核对患者	将用物放于治疗车上并推至患者床边，确认患者身份（刷PDA）		3	2	1	0	
	解释	向患者解释操作目的，取得配合	您感觉气急吗？因为您有缺氧表现，现在要给您吸氧，以改善胸闷、气急的情况。	2	1.5	1	0	
	评估	评估病情、合作程度及缺氧状况（呼吸、血氧饱和度等）		4	3	2	1	
	患者卧位	取平卧位或半卧位		4	3	2	1	
	清洁鼻腔	清洁、湿润鼻腔；清洁气源接头内尘土（根据需要准备胶布）	现在要检查一下您的鼻腔。	4	3	2	1	
	装表	检查流量表开关，安装流量表，听到"咔嚓"声响，试拉，确认接头已锁紧	准备装表了，会有点声音，您不要紧张。	5	4	3	2	
	连接湿化瓶	连接湿化瓶		4	3	2	1	
	连接供氧管	检查并打开一次性供氧管，连接流量表		4	3	2	1	
	调节流量	打开流量表，调节至合适的氧流量（流量未调节前供氧管不得插入患者鼻腔）		5	4	3	2	
	试气	将鼻塞浸入试水杯中试气，检查供氧管是否通畅		4	3	2	1	
	连接患者	插入患者鼻腔（注意手法、深度、方向）		5	4	3	2	
	固定	双腔供氧管绕过双耳至颏下，松紧适宜（若为单腔供氧管，则1条用胶布交叉固定于鼻翼，另1条固定于面颊）	XXX，氧气给您吸上了，您觉得舒服点了吗？	5	4	3	2	

项目	操作规程		沟通指导	评分等级				扣分
	操作流程			A	B	C	D	
操作过程（59分）	记录吸氧卡	记录吸氧时间、流量并签名,挂于流量表上	为保证吸氧效果,您最好用鼻吸气、用嘴呼气的方式呼吸,多做深呼吸。请您不要自行调节和关闭氧气的流量开关,这里有用氧安全标识,一定要注意防火、防热、防油、防震,也请您和您的家人不要在病房抽烟。	3	2	1	0.5	
	安置患者	整理床单位,协助患者取合适体位,酌情拉上床栏		3	2	1	0.5	
	指导要点	呼吸方式;安全用氧		4	3	2	1	
停氧（10分）	用物准备	治疗盘、弯盘、纱布		1	0.5	0	0	
	核对评估	核对患者,评估病情及氧疗效果,向患者解释		2	1.5	1	0.5	
	步骤	将弯盘及纱布放置在患者面颊旁,用纱布裹住鼻塞取下,擦净面部,将弯盘放在治疗车下层,关闭流量表开关,拆卸氧气装置		3	2	1	0.5	
	记录	在吸氧卡上记录停氧时间	XXX,您感觉气急好点了吗? 根据监测指标和医嘱,可以停用氧气了,现在给您撤下鼻导管好吗?	2	1.5	1	0	
	指导	指导相关事项		2	1.5	1	0.5	
操作后处理(5分)	用物处置	规范处理用物,洗手		2	1.5	1	0.5	
	观察记录	记录吸氧时间、流量,心率、呼吸及血氧饱和度情况	您先休息,电铃在您的床头,如您感气急不适或有需要可以随时打铃。谢谢您的配合,我一会儿再来看您。	3	2	1	0.5	
综合评价（5分）	操作流程	操作熟练、流畅;患者舒适、安全		3	2	1	0.5	
	人文关怀	礼仪规范,沟通自然,体现人文关怀		2	1.5	1	0.5	
理论问答（5分）	1. 吸氧指征 2. 氧浓度的计算公式 3. 氧疗的副作用 4. 吸氧的注意事项			5	4	3	2	
考核者提醒事项								
考核人签名			考核日期	年　　月　　日				

吸氧技术相关知识

知识点	主要内容
目的	1. 纠正各种原因造成的缺氧状态,提高动脉血氧分压和动脉血氧饱和度,增加动脉血氧含量。 2. 促进组织新陈代谢,维持机体生命活动。
适应证	1. 肺活量减少,如哮喘、支气管炎或气胸等。 2. 心肺功能不全,如心力衰竭时出现的呼吸困难。 3. 各种中毒引起的呼吸困难者。 4. 昏迷患者,如脑血管意外或颅脑损伤患者。 5. 其他,如某些外科手术后患者,大出血休克、分娩时产程过长或胎儿心音不良等。

相关理论	1. 缺氧分类
	（1）低张性缺氧:主要特点为动脉血氧分压低,常见于高山病、慢性阻塞性肺部疾病及先天性心脏病等。
	（2）血液性缺氧:由血红蛋白数量减少或性质改变引起,常见于贫血、一氧化碳中毒及高血红蛋白血症等。
	（3）循环性缺氧:由于组织血流量减少使组织供氧量减少所致,常见于休克、心力衰竭、栓塞等。
	（4）组织性缺氧:由于组织细胞利用氧异常所致,常见于氰化物中毒、大量放射线照射等。在以上四类缺氧中,低张性缺氧(除动静脉分流外)氧疗效果最好,此外,氧疗对于心功能不全、心排出量严重下降、大量失血、严重贫血及一氧化碳中毒者也有一定治疗作用。
	2. 缺氧程度
	（1）轻度缺氧:$PaO_2 > 50mmHg$,$SaO_2 > 80\%$,无发绀。
	（2）中度缺氧:PaO_2为$30 \sim 50mmHg$,SaO_2为$60\% \sim 80\%$,有发绀、呼吸困难。
	（3）重度缺氧:$PaO_2 < 30mmHg$,$SaO_2 < 60\%$,显著发绀,呼吸极度困难,出现三凹征。
	3. 给氧标准
	（1）轻度缺氧:一般不需给氧,若患者出现呼吸困难,可给予低流量吸氧。
	（2）中度缺氧:需给氧。
	（3）重度缺氧:是给氧的绝对适应证。
	血气分析检查是监测用氧效果的客观指标,当患者$PaO_2 < 50mmHg$,均应给氧。慢性呼吸衰竭者,$PaO_2 < 60mmHg$是公认的氧疗指征。
	4. 给氧方法
	（1）鼻氧管和鼻塞法:是目前临床常用给氧方法,适用于长期吸氧的患者。
	（2）面罩法:需要有足够的氧流量,一般开放式面罩最低氧流量为6L/min,以避免重复吸气。适用于张口呼吸且病情较重的患者。
	（3）氧气头罩法:适用于小儿。
	（4）氧气枕法:适用于家庭氧疗、危重患者的抢救或转运途中,以枕代替氧气装置。
	5. 氧气浓度与流量换算公式
	（1）低浓度给氧:吸入氧浓度低于35%。
	（2）中浓度给氧:吸入氧浓度为35%～60%。
	（3）高浓度给氧:吸入氧浓度高于60%。
	（4）鼻氧管给氧浓度换算公式:吸氧浓度(%)＝21＋4×氧流量(L/min)
	（5）开放式面罩:氧流量5～6L/min≈吸氧浓度近似值40%
	     氧流量6～7L/min≈吸氧浓度近似值50%
	     氧流量7～8L/min≈吸氧浓度近似值60%

知识点	主要内容
相关理论	6.用氧观察要点 （1）缺氧症状有无改善：观察患者焦虑水平、皮肤颜色及呼吸、心率、血压情况、意识情况。若患者意识清醒、由烦躁不安变为安静、心率减慢、血压上升、呼吸平稳、皮肤红润温暖、发绀消失，说明缺氧改善。 （2）实验室检查：实验室检查指标可作为氧疗监护的客观指标，主要观察氧疗后PaO_2、$PaCO_2$、SaO_2 等。 （3）氧气装置有无漏气，管道是否通畅。 （4）有无出现氧疗的副作用。
注意事项	1.吸氧时先调节好氧流量再与患者连接，停氧时先取下鼻导管或面罩，再关闭氧流量表，中途改变流量时，应先分离或取下鼻氧管，调节好流量再接上。 2.注意用氧安全，在氧气装置上悬挂"四防"安全标识，切实做好防震、防火、防热及防油。氧气筒应放于阴凉处，周围严禁烟火及易燃物品，距明火至少5m，距暖气至少1m，氧气表及螺旋口勿上油，不用带油的手装卸。 3.氧气筒内的氧勿用尽，压力至少要保留0.5MPa（5kg/cm^2），以免灰尘进入筒内，再充气时引起爆炸。 4.对未用或已用尽的氧气筒应分别悬挂"空"或"满"的标志，既便于及时调换，也便于急用时搬运，提高抢救速度。 5.新生儿吸氧应严格控制用氧浓度（<40%）和用氧时间。对Ⅱ型呼吸衰竭患者应给予低浓度、低流量（1～2L/min）持续吸氧，维持PaO_2 在8MPa 即可。
操作风险及防范	1.无效吸氧 （1）发生原因：氧气装置漏气、供氧管路堵塞、供氧管路脱落、呼吸道分泌物堵塞、氧气流量或给氧方法与病情不符等。 （2）临床表现：呼吸费力、胸闷、烦躁、发绀、缺氧症状无改善，氧分压下降，伴有呼吸频率、节律、深浅度的改变。 （3）预防及处理： ①检查氧气装置、供氧压力、管道连接是否有漏气。 ②吸氧前检查氧气的通畅性，妥善固定，避免脱落、移位。 ③根据患者的病情调节氧流量，选择合适的给氧方法。 ④及时清除呼吸道分泌物，保持气道通畅。 ⑤密切观察缺氧症状有无改善，监测血氧饱和度。 ⑥一旦出现无效吸氧，立即查找原因，采取措施，恢复有效供氧。 2.气道黏膜干燥 （1）发生原因： ①氧气未经湿化或湿化瓶内湿化液不足导致氧气湿化不充分。 ②患者发热、呼吸急速或张口呼吸，导致体内水分蒸发过多。 ③吸氧流量过大，氧浓度>60%。 （2）临床表现：出现呼吸道刺激症状，如刺激性咳嗽，无痰或痰液黏稠、不易咳出；部分患者有鼻衄或痰中带血。 （3）预防及处理： ①及时补充氧气湿化瓶内的湿化液。 ②对发热患者，及时做好对症处理；对张口呼吸的患者，可用湿纱布覆盖口腔，定时更换。 ③根据患者缺氧情况调节氧流量。 ④加温、加湿吸氧装置，防止气道黏膜干燥。 ⑤对于气道黏膜干燥者，应给予雾化吸入。

续表

知识点	主要内容
操作风险及防范	3. 氧中毒 （1）发生原因：吸氧持续时间超过24h、氧浓度高于60%，高浓度氧进入人体后产生的过氧化氢、过氧化物基、羟基和单一态激发氧，导致细胞酶失活和核酸损害，从而使细胞死亡，最后导致肺实质的改变。 （2）临床表现：一般情况下连续吸纯氧6h，患者即可有胸骨后灼烧感、咳嗽、呕吐、烦躁不安、面色苍白及胸痛；吸纯氧1～4d后可发生进行性呼吸困难。有时可出现视力或精神障碍。 （3）预防与处理： ①严格掌握吸氧指征、停氧指征。选择恰当的给氧方式。 ②严格控制吸氧浓度，在常压下，吸入60%以下的氧是安全的。根据氧疗情况，及时调整吸氧流量、浓度和时间，避免长时间高流量吸氧。 ③对氧疗患者做好宣教，告诫患者在吸氧过程中勿自行随意调节氧流量。 ④吸氧过程中，动态观察氧疗效果，监测血气分析。一旦发现患者出现氧中毒，立即降低吸氧流量，并报告医生，对症处理。 4. 肺组织损伤 （1）发生原因：给患者进行氧疗时，在没有调节氧流量的情况下，直接与鼻导管连接进行吸氧，导致大量高压、高流量氧气在短时间内冲入肺组织所致。 （2）临床表现：呛咳、咳嗽，严重者产生气胸。 （3）预防及处理： ①在调节氧流量后，供氧管方可与患者连接。 ②停氧时，先取下供氧管，再关流量调节阀。 ③原面罩吸氧的患者在改用鼻导管吸氧时，要及时调整氧流量。

自动洗胃机洗胃操作规程及考核评分表

病区 / 科室：　　　　　　　　　　姓名：　　　　　　　　　　得分：

考核要点： 1. 洗胃前准备、洗胃液的选择 2. 自动洗胃机的安装、操作程序 3. 洗胃过程中的状况处理	评判标准： A. 操作流畅；动作符合规范 B. 操作流畅；部分动作不规范 C. 操作不流畅；部分动作不规范 D. 未完成程序；动作不符合规范

项目	操作规程		沟通指导	评分等级				扣分
	操作流程			A	B	C	D	
素质要求 （3分）	着装整洁，热情大方，符合护士形象			3	2	1	0.5	
操作前准备（12分）	自身准备	洗手，戴口罩		2	1.5	1	0	
	核对医嘱	核对医嘱		2	1.5	1	0	
	用物准备	自动洗胃机、有刻度的水桶2只（盛洗胃液和污水）、洗胃胃管、牙垫、50mL冲洗器、液状石蜡、纱布、治疗巾、橡皮布或围裙、水温计、手套、胶布、压舌板、弯盘、镊子及血管钳，必要时准备检验标本瓶，昏迷患者备张口器和拉舌钳	您好！我是您的责任护士XX，请问您叫什么名字？让我核对一下您的手腕带好吗？	3	2	1	0.5	
		检查物品的质量和有效期		2	1.5	1	0	
	洗胃液准备	根据毒物的性质选择合适的洗胃液10000～20000mL，温度为25～38℃，性质不明可选温开水或生理盐水	您感觉怎么样，有什么不舒服吗？请不要紧张，能告诉我您服用了什么东西？量有多少？是在什么时候服用的？	3	2	1	0.5	
操作过程（70分）	核对患者	将用物放于治疗车上并推至患者床边，确认患者身份（刷PDA）	为了排出有毒物质，减少毒素的吸收，需给您经鼻（口）腔插入胃管洗胃，过程会有些不适，请您配合，好吗？ 您有过口（鼻）腔手术或疾病情况吗？让我检查一下您的口（鼻）腔。	3	2	1	0	
	评估	评估患者病情、配合情况；了解并确认患者服用毒物的名称、剂量及时间等；评估患者口鼻腔皮肤及黏膜有无损伤、炎症或者其他情况		5	4	3	2	
	解释	向患者解释操作目的、方法，取得配合		3	2	1	0	
	检查	接电源，检查自动洗胃机性能		3	2	1	0	
	安装灌洗装置	将3根橡胶管分别和洗胃机的药管口、胃管口和污水口连接；将药管一端放入灌洗桶内（管口必须在液面下），污水管的另一端放入空塑料桶内，连接紧密以备用		5	4	3	2	
	摆放体位	患者取坐位或半坐位，中毒较重者取左侧卧位，胸前围围裙，弯盘置口角处，盛水桶放于床头下方	准备给您插管，可能会有一点恶心，我会尽量轻一点，以减轻您的不适。请做一下吞咽食物的动作，如感觉恶心，可以做一下深呼吸。	4	3	2	1	
	插洗胃管	同鼻饲术经口（鼻）腔插入胃管约55～60cm，证实胃管在胃内，用胶布固定		6	5	4	3	
	连接洗胃机	将患者的洗胃管与机器的胃管口连接		3	2	1	0.5	
	设置参数	调节药量流速（每次量为300～500mL）		4	3	2	1	

续表

项目	操作规程		评分等级				扣分
	操作流程	沟通指导	A	B	C	D	
操作过程（70分）	抽吸胃液	按"手吸"键吸出胃内容物，必要时送检	现在正在给您洗胃，您有特别不舒服时请举手示意。	4	3	2	1	
	反复洗胃	按"自动"键，反复冲洗直至洗出的液体澄清无味		4	3	2	1	
	观察	洗胃过程中观察患者的面色、脉搏、呼吸和血压的变化，洗出液体的色、量及性状，及时发现有无洗胃并发症的发生		3	2	1	0.5	
		洗胃机是否运行正常		3	2	1	0.5	
	异常情况处理	若患者出现腹痛，灌洗液呈血性或出现休克现象时，应立即停止洗胃，采取急救措施		3	2	1	0.5	
		若有食物堵塞管道，导致水流减慢、不流或发生故障，可交替按"手冲"和"手吸"键，重复冲吸数次，直到管路通畅，按"手吸"键吸出胃内残留液体后再按"自动"键恢复自动洗胃工作		3	2	1	0.5	
	停止洗胃	当洗出的液体澄清无味时，按"停机"键，机器停止工作		3	2	1	0.5	
	拔出胃管	反折胃管，迅速拔出，协助漱口，擦拭面部（或根据不同病情保留一定时间，以备必要时再次洗胃）	现在给您拔胃管，请您配合一下。	4	3	2	0	
	安置患者	整理床单位，协助患者取舒适体位，拉上床栏		3	2	1	0.5	
	指导要点	进食要求；心理支持	XXX，洗胃后请注意食用软质温和的食物，避免刺激性食物（特殊情况嘱患者禁食）。请不要紧张，我们就在您的身边。谢谢您的配合，您好好休息。	4	3	2	1	
操作后处理（5分）	用物处置	清洗、消毒各管腔，规范处理用物，洗手		2	1.5	1	0.5	
	记录	洗胃液的名称、量，吸出液体颜色和气味；患者反应、生命体征		3	2	1	0.5	
综合评价（5分）	操作流程	操作熟练、流畅；患者安全、舒适		3	2	1	0.5	
	人文关怀	礼仪规范，沟通自然，体现人文关怀		2	1.5	1	0.5	
理论问答（5分）		1. 洗胃的目的 2. 洗胃的禁忌证 3. 洗胃的并发症		5	4	3	2	
考核者提醒事项								
考核人签名			考核日期	年	月		日	

洗胃技术相关知识

知识点	主要内容
目的	1. 解毒。 2. 减轻胃黏膜水肿症状。 3. 手术或检查前准备。
适应证	1. 经口摄入非腐蚀性有毒物质。 2. 幽门梗阻患者。 3. 胃部检查或手术者。
禁忌证	1. 口服强酸、强碱等腐蚀性毒物者。 2. 上消化道溃疡、癌症患者及食管胃底静脉曲张者或近期有上消化道出血及胃穿孔者。 3. 食管、贲门狭窄或梗阻者。 4. 血小板减少、胸主动脉瘤、昏迷及严重心肺疾患者,慎洗胃。
相关理论	1. 洗胃时机 掌握总的原则且愈早愈好,尽快实施。一般原则为服毒后4~6h内洗胃效果最佳。但有些患者就诊时已超过6h,仍可考虑洗胃,以下因素可使毒物较长时间留在胃内:①患者胃肠功能差,使毒物滞留胃内时间长;②毒物吸收后再吸收;③毒物进入胃内较多;④有的毒物吸收慢,如毒物本身带有胶囊外壳等。 2. 常见毒物中毒的灌洗液和禁忌药物

毒物	解毒用灌洗液	禁忌药物
酸性物	牛奶、蛋清水	强酸
碱性物	食醋、蛋清水、植物油	强碱
氰化物	3% 过氧化氢、1:15000~1:20000 高锰酸钾、5% 硫代硫酸钠	
敌敌畏	2% 碳酸氢钠、温水洗胃, 50% 硫酸镁导泻	
1065、1059、4049（乐果）	温水或碱性溶液	高锰酸钾
敌百虫	温水、1:15000~1:20000 高锰酸钾	碱性药液
DDT（灭害灵）、666	温水、2% 碳酸氢钠洗胃, 50% 硫酸镁导泻	油性泻药
酚类	植物油催吐,温水洗胃,口服牛奶、蛋清保护胃黏膜, 50% 硫酸镁导泻	
巴比妥类(安眠药)	温水、1:15000~1:20000 高锰酸钾洗胃,硫酸钠导泻	
异烟肼(雷米封)	1:15000~1:20000 高锰酸钾洗胃,硫酸钠导泻	
灭鼠药—抗凝血素类(敌鼠钠等)	温水洗胃, 活性炭50~100g 吸附毒物,20%~30% 硫酸镁导泻	碳酸氢钠
灭鼠药—有机氟类（氟乙酰胺等）	催吐, 1:15000~1:20000 高锰酸钾洗胃,饮用食醋、蛋清、牛奶等	
灭鼠药—无机化合物类(磷化锌)	1:15000~1:20000 高锰酸钾、0.5% 硫酸铜洗胃; 0.5%~1% 硫酸铜溶液20~30mL / 次,每5~10 分钟口服1 次,连服数次,刺激催吐,硫酸钠导泻	蛋清、牛奶、油类或高脂食物,硫酸镁导泻
毒蕈、河豚、生物碱发芽马铃薯、敌杀死	1%~3% 鞣酸、1:15000~1:20000 高锰酸钾、10% 活性炭洗胃,硫酸镁导泻,温水或2%~4% 碳酸氢钠洗胃	

续表

知识点	主要内容
相关理论	注:①1605、1059、4049（乐果）等禁用高锰酸钾洗胃,否则可氧化成毒性更强的物质。②敌百虫禁用碱性药物,否则可分解出毒性更强的敌敌畏。
注意事项	1. 根据毒物性质选择拮抗性溶液洗胃,毒物性质不明时,可用温开水或等渗盐水洗胃。 2. 向胃内置入导管时,动作应轻柔、敏捷、熟练,并确认导管已进入胃内后开始灌洗,切忌将导管误入呼吸道而进行灌洗。置管时若出现剧咳、呼吸急促或发绀、挣扎,表明误入气管应迅速拔出重新插管。昏迷和插管时伴呕吐者易发生吸入性肺炎,应予以警惕。 3. 洗胃时每次灌注量不宜过多,电动洗胃机一般每次灌入300mL。若出现呕吐,进出量明显不平衡时,则应使用洗胃机的自动调节按钮使液量达到平衡,以防灌注量过大引起急性胃扩张甚至胃穿孔,一次灌注量过多还易造成过量毒物进入肠内,导致毒物吸收增多。 4. 凡呼吸停止、心脏停搏患者应先行心肺复苏,再行洗胃术。洗胃前应检查生命体征,若有缺氧或呼吸道分泌过多情况,应先吸出痰液,保持呼吸道通畅,再行洗胃术。 5. 在洗胃过程中护士不得离开患者,应随时观察患者生命体征的变化、洗出液体的量、色、气味等,若患者感觉腹痛、流出血性灌洗液或出现休克现象时,应立即停止洗胃。
并发症及预防处理要点	1. 窒息 （1）发生原因: ①插管时误入气管。 ②没有验证胃管是否进入胃内,盘在口中。 ③洗胃机向胃内进水时拔管,使液体进入气管。 ④洗胃液潴留于胃内,引发胃内容物反流,误入气管。 （2）临床表现:表现为突发面唇发绀、呼吸急促、血氧饱和度下降。 （3）预防及处理: ①选择合适的体位,使头偏向一侧。 ②胃管插入后验证是否在胃内,妥善固定。 ③胃管脱出或拔出时,应先关闭洗胃机或反折胃管外端。 ④备好氧气、吸引器、气管插管、呼吸机、心脏起搏等装置和设备。 ⑤严密观察患者面色、呼吸频率、节律及血氧饱和度,发现患者出现窒息症状,立即停止洗胃,清理呼吸道,及时报告医生,必要时进行心肺复苏抢救。 2. 出血 （1）发生原因:牙龈出血可能与牙垫过硬和使用开口器有关;鼻咽和食管出血可能与胃管太粗、动作粗暴有关;胃出血与未评估洗胃禁忌证和毒物刺激损伤胃黏膜及操作动作不正确有关。 （2）临床表现:洗出液带有血性。 （3）预防和处理: ①明确洗胃禁忌证,有严重胃溃疡、食管胃底静脉曲张、胃癌患者禁止洗胃。 ②对于牙关紧闭不合作者不宜粗暴地用开口器。 ③选择粗细合适、多裂孔的胃管,成人一般选择20~28号胃管,空腹服毒者稍细,餐后服毒者较粗。 ④对于清醒者需取得其配合,不可强行暴力插管。 ⑤插管时应充分润滑胃管,动作轻柔,切勿用力过猛,当遇见前面有阻力时轻轻转动胃管,或改变患者体位,或重新插管。 ⑥观察洗出液颜色、量、性状,观察生命体征特别是血压、脉搏,以及时发现上消化道出血症状。 ⑦若发现吸出液混有血液时,应暂停洗胃,并经胃管灌注胃黏膜保护剂、制酸剂和止血药;严重者立即拔出胃管,口服或静脉滴注止血药。大量出血时应及时输血,并补充血容量。

续表

知识点	主要内容
并发症及预防处理要点	3.急性胃扩张 （1）发生原因：由于洗胃方法不当,体位不正确,胃管盘曲且大量灌注,使水难以排出,不能保持出入液量平衡,导致急性胃扩张。 （2）临床表现：腹部饱胀,患者口鼻有大量液体涌出。 （3）预防及处理： ①采取正确的洗胃方法。 ②检查胃管是否盘曲。 ③保持出入液量平衡并准确记录。 ④观察患者腹部有无饱胀、患者有无液体自口、鼻腔流出及呕吐情况。 ⑤对于已发生急性胃扩张的患者,协助患者取半卧位,将头偏向一侧,并查找原因对症处理。若因洗胃管孔被食物残渣堵塞引起胃扩张,应更换洗胃管重新插入,将胃内容物吸出;若为洗胃过程中空气吸入胃内引起胃扩张则应用负压吸引装置将空气吸出。 4.水中毒、电解质紊乱 （1）发生原因：洗胃时大量胃液丢失;洗胃液一次性灌入过多,大量水分进入肠腔,经肠黏膜吸收,引起水中毒及电解质紊乱。 （2）临床表现：早期出现嗜睡或神志不清、躁动,甚至昏迷、抽搐。 （3）预防及处理： ①严格保持进出量平衡。 ②用温盐水代替温开水洗胃。 ③洗胃后查血电解质,若有丢失应及时补充。 ④注意观察有无循环负荷过重情况,如心率加快,呼吸急促等。 ⑤一旦出现水中毒应及时处理,轻者经进水处理后可自行恢复,重者应立即给予3%～5%的高渗氯化钠溶液进行静脉滴注,以及时纠正机体的低渗状态;若已出现脑水肿,及时应用甘露醇、地塞米松予以纠正。

第二章　医护配合急救技术

气管插管操作规程及考核评分表

病区 / 科室：　　　　　　　　姓名：　　　　　　　　得分：

考核要点：	评判标准：
1. 气管插管前准备	A. 操作流畅；动作符合规范
2. 患者评估	B. 操作流畅；部分动作不规范
3. 气管插管的操作方法及配合	C. 操作不流畅；部分动作不规范
4. 导管固定	D. 未完成程序；动作不符合规范

项目	操作规程		沟通指导	评分等级				扣分
	操作流程			A	B	C	D	
素质要求（3分）	着装整洁，热情大方，符合职业形象			3	2	1	0.5	
操作前准备（12分）	自身准备	洗手，戴口罩	您好！我是您的责任护士XX，请问您是叫XX吗？让我核对一下您的手腕带好吗（必要时询问家属）？	2	1.5	1	0	
	核对查看	核对医嘱，查看知情同意书		3	2	1	0	
	用物准备	喉镜、气管导管、导管芯、牙垫、手套、10mL注射器、胶布、听诊器、简易呼吸囊、吸氧装置、吸引装置、急救药物，必要时备呼吸机	因……原因要给您（他/她）进行气管插管，就是将导管经口（鼻）插入气管，以保证气道通畅，更好地辅助您的呼吸。请不要紧张，会由医生为您插管，请您配合。	4	3	2	1	
		检查物品的质量和有效期		3	2	1	0	
操作过程（70分）	核对患者	将用物放于治疗车上并推至患者床边，确认患者身份（刷PDA）		3	2	1	0	
	解释	向患者（家属）解释操作目的，取得配合		3	2	1	0	
	评估患者	评估患者呼吸状态、缺氧表现、SpO$_2$、意识，排除插管禁忌证（完全或部分气管横断、颈椎骨折、急性喉炎、喉头水肿、咽喉部烧灼伤、肿瘤压迫气管）		5	4	3	2	
	患者准备	患者取仰卧位，头向后仰颈上抬，清除口、鼻咽腔分泌物，除去义齿，用简易呼吸囊辅助呼吸，高浓度给氧2～3min	给您头往后仰一点，以便导管顺利插入。	5	4	3	2	
	喉镜导管准备	选择合适的喉镜安装，检查光源		3	2	1	0.5	
		选择合适的气管导管，检查气囊有无漏气，放入导管芯并塑形（导管芯前段比导管短2～3cm）		3	2	1	0.5	
	吸引准备	连接吸引器，调节负压至0.02～0.04MPa		3	2	1	0	
	置喉镜	操作者站立于患者头端。右手仰额举颌，使口、咽部和气管成一直线，右手辅助打开口腔，左手持喉镜自右口角放入口腔，将舌推向左方，缓慢向前推进，喉镜前端伸入舌根与会厌角内——会厌谷，将喉镜向上、向前提起，使会厌翘起，显露声门		7	6	5	4	
	清理呼吸道	根据需要使用吸引器或异物钳等设备清理呼吸道		3	2	1	0	

续表

项目	操作规程		评分等级				扣分
	操作流程	沟通指导	A	B	C	D	
操作过程（70分）	插管	操作者右手执气管导管后端，对着声门，以一旋转的力量轻轻经声门插入气管。导管过声门1cm左右时，协助护士拔除管芯，继续旋转插入（成人为3～4cm，小儿为2cm），退出喉镜，置入牙垫	医生：请您拔除管芯。	7	6	5	4	
		插管深度： ①成年男性：22～24cm； ②成年女性：20～22cm； ③儿童：12cm＋（年龄/2）		3	2	1	0	
	气囊充气	充气5～10mL（25～30cmH$_2$O）		5	4	3	2	
	确定导管位置	出气法：按压患者双侧胸部，听和看导管开口是否有温热气流呼出； 进气法：挤压复苏球囊，观察两侧胸廓是否抬起，同时听诊双肺呼吸音均匀一致，而上腹部无气过水声； 呼气末二氧化碳测定（金标准）		5	4	3	2	
	导管固定法	用两条胶布进行十字交叉，将导管固定于患者面颊部，衬带加固（或使用气管导管固定器）	XXX，这根导管很重要，关系到您的生命安全，请不要自行拔除。我就在您的身边，会全力帮助您的。请您不要担心。您因气管插管说话不方便，我们的对话您可用摇头或点头的方式示意，如有需要可以用这个示意铃，您觉得好吗？谢谢您的配合。	5	4	3	2	
	人工或机械通气	根据情况连接简易呼吸囊行人工呼吸或呼吸机行机械通气		3	2	1	0.5	
	安置患者	整理床单位，协助患者取合适体位（示意铃放合适位置），拉上床栏，必要时给予镇静或约束处理		3	2	1	0.5	
	指导要点	预防拔管的注意事项；心理安慰		4	3	2	1	
操作后处理（5分）	用物处置	对喉镜及管芯进行消毒处理，补充插管用物以备用		3	2	1	0.5	
	记录	记录病情和插管时间、深度及固定情况		2	1.5	1	0.5	
综合评价（5分）	操作流程	操作与配合熟练、流畅，患者安全		3	2	1	0.5	
	人文关怀	尊重患者，保护隐私，沟通自然，体现人文关怀		2	1.5	1	0.5	
理论问答（5分）		1.气管插管的适应证及相对禁忌证 2.插管的深度及确定在位的方法 3.气管插管的并发症		5	4	3	2	
考核者提醒事项							
考核人签名			考核日期	年　　月　　日			

气管插管技术相关知识

知识点	主要内容
目的	清除呼吸道分泌物或异物,解除上呼吸道阻塞,进行有效人工呼吸,增加肺泡通气量,减少气道阻力及死腔,为气道雾化或湿化提供条件。
适应证	1. 呼吸、心搏骤停行心肺脑复苏者。 2. 呼吸功能衰竭需行有创机械通气者。 3. 呼吸道分泌物不能自行咳出而需直接清除或吸出气管内痰液者。 4. 误吸患者需行插管吸引,必要时作肺泡冲洗术者。 5. 各种全麻手术。
相对禁忌证	1. 喉头水肿或黏膜下血肿、急性喉炎、插管创伤引起的严重出血等。 2. 颈椎骨折或脱位。 3. 肿瘤压迫或侵犯气管壁,插管可导致肿瘤破裂者。 4. 面部骨折。 5. 会厌炎。
相关理论	1. 气管导管的型号选择 (1)成人男性:7.0~8.5mmID(导管内径)。 (2)成人女性:6.5~7.5mmID。 (3)新生儿:2.5~3.0mmID。 (4)1岁以内:3.0~4.0mmID。 (5)1岁以上:内径(mm)=4+年龄(岁)/4。 2. 导管插入深度 (1)导管过声门1cm左右时拔除管芯,继续旋转插入:成人为3~4cm,小儿为2cm。 (2)成年女性插入深度为距门齿20~22cm左右。 (3)成年男性插入深度为距门齿22~24cm左右。 (4)儿童插入深度=12+年龄(岁)/2。 3. 确认插管位置正确的方法 (1)推荐将持续二氧化碳波形监测作为确定及监测气管内插管位置正确与否的最可靠方法。 (2)行X线检查,确定导管位置在气管隆嵴上2~4cm处。 (3)按压胸壁感觉导管口气流;挤压简易呼吸气囊,观察胸廓有无起伏,同时听双肺呼吸音是否对称。
注意事项	1. 插管时,尽量使喉部充分暴露,视野清楚,动作轻柔、准确,以防造成损伤。 2. 动作迅速,勿使缺氧时间过长而致心搏骤停。 3. 操作者熟悉插管技术,尽量减少胃扩张引起的误吸,30s内插管未成功者应先给予100%氧气吸入后再重新尝试。 4. 呼吸囊、负压吸引装置、呼吸机处于备用状态。 5. 导管插入深度合适,太浅易脱出,太深易插入右总支气管,造成仅单侧肺通气,影响通气效果。应妥善固定导管,每班记录导管置入长度。 6. 插入后检查双肺呼吸音是否对称。
操作风险及防范	1. 误入食管 (1)发生原因:反复多次插管;导管型号不合适;插管时视野不清,声门暴露不佳。 (2)临床表现:听诊呼吸音消失和呼出气体中无CO_2,施行控制呼吸时,胃区呈连续不断的隆起;脉搏、血氧饱和度骤降;全身发绀;患者在行正压通气时,胃区可听到气泡咕噜声。 (3)预防及处理: ①严禁暴力,防止反复多次插管,并充分给氧,保持呼吸道通畅,选择合适导管等。 ②在插管后可通过按压胸壁、挤压简易呼吸气囊、听肺部呼吸音等方法确定是否误入食管。 ③如果误入食管,需立即拔管,吸净口内分泌物后重新插管。

续表

知识点	主要内容
操作风险及防范	2.误入支气管 (1)发生原因:插入过深或插入后因未及时固定而移位所致。 (2)临床表现:听诊呼吸音消失且双肺不对称;脉搏、血氧饱和度上升不明显。 (3)预防及处理: ①在插管前评估患者支气管开口位置,选择大小、粗细合适的导管,插入后要及时固定,记录插管距门齿的距离,并固定牢固。 ②插管后评估双肺呼吸音,专人守护,密切观察呼吸频率、幅度、方式及呼吸音,并观察皮肤黏膜的颜色等,严格交接班。 ③如果误入支气管,应及时调整导管位置。 3.心律失常 (1)发生原因:镜片顶端导管刺激会厌,反射性地使迷走神经或交感神经兴奋所致。 (2)临床表现:各种心律失常的心电图表现,严重者出现心搏骤停。 (3)预防及处理: ①在不需紧急插管时,插管前可向咽部喷入少量麻药以减少或减轻对会厌的刺激。 ②严密观察病情变化,一旦发现异常应立即汇报,遵医嘱给予抗心律失常药物。 ③发现心搏骤停后,要立即行心肺复苏,同时要继续完成气管插管。 4.声门损伤 (1)发生原因:经喉插管需保留数天以上的患者,容易发生不同程度的黏膜损伤。多数患者可以恢复,仅极少数遗留永久性狭窄。 (2)临床表现:症状通常于拔管后1~2周出现。吸气困难是所有严重气道阻塞患者的主要症状。声门病变会引起声音改变。插管后所致的喉损伤和狭窄患者会有不同程度的嘶哑和失声。 (3)预防与处理: ①插管时不宜盲目粗暴操作,避免损伤,若病情允许,宜及早拔除导管,有条件者,尽量选用经鼻气管插管。 ②禁声:无论声带有无出血,治疗急性声嘶,禁声是必需的首要措施。 ③声带周围药物注射:抗生素、激素须注射于双侧声带旁,每日1次,连续3~5d。 ④药物超声雾化吸入。 ⑤使用激素、神经营养药物。 ⑥重度狭窄可威胁生命而需要急救处理,应立即吸入湿化氧气,使用可减轻炎症及水肿的药物。 ⑦声门下或气管狭窄可择期处理,包括定期扩张,激光切除,内置扩张支架,分期行成形气管重建、环形切除一期吻合术或永久性气管造口术。

有创机械通气操作规程及考核评分表

病区/科室：　　　　　　　　姓名：　　　　　　　　得分：

<table>
<tr><td colspan="3">考核要点：
1.呼吸机管路的连接方法
2.开机、关机的操作程序，自检的操作方法
3.常用通气模式及通气参数的设置，报警值的设置
4.呼吸机使用过程中的观察</td><td colspan="6">评判标准：
A.操作流畅；动作符合规范
B.操作流畅；部分动作不规范
C.操作不流畅；部分动作不规范
D.未完成程序；动作不符合规范</td></tr>
<tr><td rowspan="2">项目</td><td colspan="2">操作规程</td><td rowspan="2">沟通指导</td><td colspan="4">评分等级</td><td rowspan="2">扣分</td></tr>
<tr><td colspan="2">操作流程</td><td>A</td><td>B</td><td>C</td><td>D</td></tr>
<tr><td>素质要求
（3分）</td><td colspan="2">着装整洁，热情大方，符合护士形象</td><td rowspan="6">您好！我是您的责任护士XX，因为您气管插管（或气管切开）了，无法说话，那接下来您就用摇头或点头来示意。请问您是叫XX吗？让我核对一下您的手腕带好吗？</td><td>3</td><td>2</td><td>1</td><td>0.5</td><td></td></tr>
<tr><td rowspan="5">操作前准备（12分）</td><td>自身
准备</td><td>洗手，戴口罩</td><td>2</td><td>1.5</td><td>1</td><td>0</td><td></td></tr>
<tr><td rowspan="2">核对
查阅</td><td>核对医嘱</td><td>2</td><td>1.5</td><td>1</td><td>0</td><td></td></tr>
<tr><td>查阅呼吸系统疾病史、一般情况（如身高、体重）；血气分析结果；查看知情同意书</td><td>2</td><td>1.5</td><td>1</td><td>0</td><td></td></tr>
<tr><td rowspan="2">用物
准备</td><td>呼吸机、螺纹管、湿化器、纯化水、模拟肺、气囊测压仪、吸痰装置、听诊器、气道湿化标识牌、导管标识、输液器、碘棉签及垃圾桶</td><td>4</td><td>3</td><td>2</td><td>1</td><td></td></tr>
<tr><td>检查物品的质量和有效期</td><td rowspan="4">因……原因需给您行呼吸机辅助呼吸治疗，就是这个机器连接您的气管插管（或气管切开），以保证您的有效通气，也能避免XX引起的并发症。</td><td>2</td><td>1.5</td><td>1</td><td>0</td><td></td></tr>
<tr><td rowspan="18">操作过程
（70分）</td><td>核对
患者</td><td>携用物至患者床边，确认患者身份（刷PDA）</td><td>3</td><td>2</td><td>1</td><td>0</td><td></td></tr>
<tr><td>解释</td><td>向患者（家属）解释操作目的、方法，取得配合</td><td>3</td><td>2</td><td>1</td><td>0</td><td></td></tr>
<tr><td rowspan="2">评估</td><td>评估病情、意识状态及合作程度</td><td>3</td><td>2</td><td>1</td><td>0.5</td><td></td></tr>
<tr><td>检查气管导管的型号、插管深度及固定情况、听诊双肺呼吸音、测量气囊压力</td><td>3</td><td>2</td><td>1</td><td>0.5</td><td></td></tr>
<tr><td rowspan="3">开机
前准备</td><td>正确安装呼吸机管路并连接模拟肺，管路用专用支架固定</td><td rowspan="3">现在听一下您的呼吸音，检查一下气管导管的情况好吗？</td><td>5</td><td>4</td><td>3</td><td>2</td><td></td></tr>
<tr><td>按无菌操作要求打开纯化水，插入输液器，排气后连接湿化器口，打开输液器开关，加纯化水至水位线。挂上气道湿化标识牌，输液器两头贴上警示标识</td><td>5</td><td>4</td><td>3</td><td>2</td><td></td></tr>
<tr><td>正确连接呼吸机供氧及供气管道，连接呼吸机电源</td><td>5</td><td>4</td><td>3</td><td>0</td><td></td></tr>
<tr><td rowspan="2">开机
操作</td><td>打开呼吸机主机、气泵及湿化器电源</td><td>3</td><td>2</td><td>1</td><td>0</td><td></td></tr>
<tr><td>开机自检</td><td>2</td><td>1.5</td><td>1</td><td>0</td><td></td></tr>
<tr><td rowspan="2">参数
设置</td><td>根据患者的病情及医嘱设置呼吸机使用的模式、潮气量、呼吸频率、吸气氧浓度、触发灵敏度、呼气末正压（PEEP）、吸气流速、吸气时间等，以及各参数报警的上下限</td><td>5</td><td>4</td><td>3</td><td>2</td><td></td></tr>
<tr><td>设置湿化器的工作温度为37～39℃（不能设置温度的除外），打开湿化器开关</td><td>3</td><td>2</td><td>1</td><td>0.5</td><td></td></tr>
<tr><td rowspan="2">检查
测试</td><td>检查呼吸机各连接处是否漏气，工作是否正常，各指标显示状态</td><td>4</td><td>3</td><td>2</td><td>1</td><td></td></tr>
<tr><td>非紧急情况下，应使用模拟肺通气10～20min，确认呼吸机工作正常</td><td>2</td><td>1.5</td><td>1</td><td>0</td><td></td></tr>
</table>

续表

项目		操作规程		评分等级				扣分
		操作流程	沟通指导	A	B	C	D	
	连接患者	将呼吸机接头与患者的气管插管或气管切开相连	XXX，呼吸机已经检测完毕，一切正常，接下来就要将呼吸机和您的气管插管或气管切开相连接，希望您能好好配合呼吸机呼吸，如有不适随时提示我。	3	2	1	0.5	
	观察	监测生命体征，听诊呼吸音，观察呼吸机与患者的人机配合情况，做好呼吸机各项指标数值的监测与记录，及时排除各种报警		4	3	2	1	
		遵医嘱行辅助通气0.5～1h后复查血气，并根据血气结果调节各项参数		3	2	1	0	
		按需吸痰，吸痰时选择智能模式	XXX，在使用呼吸机期间，要保持床头抬高，可以预防吸入性肺炎（为了预防您在躁动不安时把呼吸机管道拔除，需要给您的肢体约束，我会定时给您放松的，希望您理解）。	3	2	1	0	
		根据痰液的量、性状及时调整湿化强度		2	1.5	1	0.5	
	安置患者	整理床单位，取合适体位，若无禁忌证将床头抬高30°～45°，拉上床栏（配合不佳、意识障碍患者，遵医嘱给予镇静药物治疗，必要时予以肢体约束）		5	4	3	2	
	指导要点	避免拔管的注意事项；沟通方法		4	3	2	1	
操作后处理（5分）	用物处置	规范处理用物，洗手	XXX，这些管道很重要，关系到您的生命安全，请不要自行拔除。我就在您的身边，会全力帮助您的。请您不要担心。您因气管插管说话不方便，我们的对话您可用摇头或点头的方式示意，如有需要可以用这个示意铃，您觉得好吗？谢谢您的配合。	2	1.5	1	0.5	
	记录	记录呼吸机使用时间、模式、参数、患者反应、生命体征、血气结果等		3	2	1	0.5	
综合评价（5分）	操作流程	操作熟练、流畅；患者安全、舒适		3	2	1	0.5	
	人文关怀	礼仪规范，沟通自然，体现人文关怀		2	1.5	1	0.5	
理论问答（5分）		1.有创机械通气的适应证、撤机指征 2.常用通气模式及初始参数的设置 3.有创机械通气的并发症 4.常见呼吸机报警的原因及处理方法		5	4	3	2	
考核者提醒事项								
考核人签名			考核日期	年		月		日

有创机械通气相关知识

知识点	主要内容
目的	1.改善肺泡通气,纠正急性呼吸性酸中毒。 2.纠正低氧血症,缓解组织缺氧症状。 3.缓解呼吸窘迫,降低呼吸功耗,逆转呼吸肌疲劳。 4.防止肺不张。 5.确保镇静和肌松药物的安全使用。 6.维持胸壁的稳定性。
适应证	适用于各种原因导致的通气和(或)换气功能障碍的患者。
相对禁忌证	机械通气无绝对禁忌证,存在下列相对禁忌证时,宜慎重使用: 1.气胸及纵隔气肿未行引流者。 2.肺大疱及肺囊肿者。 3.低血容量性休克未补充血容量者。 4.严重肺出血者。 5.气管–食管瘘者。
相关理论	1.呼吸机管路的正确连接 吸气过滤器—管道—湿化器—吸气管—积水杯—吸气管—三通接头—模拟肺—呼气管—积水杯—呼气管—呼气过滤器—呼吸机气体呼出端口(温度探头与患者三通接头的吸气端连接)。 2.开机顺序 空气压缩机—湿化器—主机,并进行机器自检(呼吸机的关机顺序与之相反,即先关主机—湿化器—空气压缩机,再关闭气源)。 3.常用通气模式 (1)间歇正压呼吸(IPPV):也称机械控制通气(CMV),呼吸机按预设参数送气,患者不能控制呼吸机的任何参数,全部呼吸做功由呼吸机承担。主要用于呼吸微弱和没有自主呼吸能力的患者;也可用于重度呼吸肌衰竭和心肺功能储备耗竭的患者。 (2)辅助控制通气(ACV):是辅助通气(AV)和控制通气(CV)两种模式的结合。触发时为辅助通气,没有触发时为控制通气。当患者无力触发或自主呼吸频率低于预设频率,呼吸机即以预设的潮气量及通气频率进行正压通气;当患者的吸气能触发呼吸机时,以高于预设的频率进行通气,常作为机械通气患者的初始模式。 (3)同步间歇指令通气(SIMV):是自主呼吸与控制通气相结合的呼吸模式,是指呼吸机以预设的频率向患者传送常规正压通气,在两次机械呼吸周期之间允许患者自主呼吸,用于长期带机患者的撤机处理。 (4)压力支持通气(PSV):是一种辅助通气方式,即在有自主呼吸的前提下,每次吸气都接受一定水平的压力支持,以辅助和增强患者的吸气深度和吸入气量,适用于有完整的呼吸驱动能力的患者处理。 (5)持续气道正压(CPAP):指在有自主呼吸的条件下,整个呼吸周期内均由呼吸机产生一定水平的正压,辅助患者的呼吸动作,改善呼吸功能的通气模式。用于通气功能正常的低氧血症患者,可防止气道和肺泡的萎陷,增加肺泡内压和功能残气量,增加氧合作用,改善肺顺应性,降低呼吸功耗。 (6)双相气道正压通气(BIPAP):是指给予吸气和呼气两种不同水平的气道正压,为高压力水平和低压力水平之间定时切换,每个压力水平均可独立调节,该模式允许患者在两种水平上呼吸,可与PSV合用以减少患者呼吸功。通气和换气障碍型呼吸衰竭兼可使用,主要应用于机械通气向完全自主呼吸过渡的撤机阶段。

知识点	主要内容
相关理论	4.机械通气参数的设定与调整 （1）潮气量：根据标准体重选择5～12mL/kg，并结合呼吸系统的顺应性、阻力进行调整，避免气道平台压超过30～35cmH$_2$O，最终应根据动脉血气分析进行调整。 （2）呼吸频率：根据每分钟通气量、目标PaCO$_2$水平进行选择。一般成人为12～20次/min，儿童为20～30次/min。 （3）吸气压力：使用压力控制模式时，在满足所需潮气量的前提下，吸气压力主要由呼吸系统的阻力及顺应性决定，一般成人预设为15～20cmH$_2$O，小儿为12～15cmH$_2$O，然后根据潮气量进行调节。 （4）吸气流速：初始设置为40～60L/min，后根据患者病情及监测指标变化进行调节。 （5）吸气时间或吸呼比：初始设置：吸气时间为0.8～1.2s或吸呼比（I：E）为1：1.5～1：2。后根据患者病情及监测指标变化进行调节。 （6）触发灵敏度：压力触发常为-0.5cmH$_2$O～-2.0cmH$_2$O，流速触发常为2～5L/min。后根据患者病情及监测指标变化进行调节。 （7）吸入氧浓度(FiO$_2$)：初始阶段可给高FiO$_2$以迅速纠正严重缺氧，以后酌情降低FiO$_2$至50%以下并设法维持SaO$_2$大于90%。 （8）呼气末正压（PEEP）：一般初始设在5cmH$_2$O，然后根据患者氧合情况、血气分析、P-V曲线的低拐点或内源性PEEP（PEEPi）调节。 5.报警参数的调节 不同的呼吸机报警参数不同，根据既要安全，又要安静的原则调节。 （1）压力报警：一般高压限设定在正常气道高压（峰压）上0.49～0.98MPa(5～10cmH$_2$O)，低压下限设定在能保持吸气的最低压力水平。 （2）FiO$_2$：一般可高于或低于实际设置FiO$_2$的10%～20%。 （3）潮气量：高水平报警设置与所设置TV和MV相同；低水平报警限以能维持患者生命的最低TV、MV水平为准。 （4）PEEP或CPAP报警：一般以所应用的PEEP或CPAP水平为准。 6.呼吸机常见报警原因及处理 （1）气道高压 ①原因：气道不通畅（呼吸对抗）、气管插管过深、插入右支气管、气管套管滑入皮下、人机对抗、咳嗽、肺顺应性低（急性呼吸窘迫综合征、肺水肿、肺纤维化）、限制性通气障碍（腹胀、气胸、纵隔气肿、胸腔积液）。 ②处理：听诊肺部呼吸音、痰鸣音；吸痰；拍胸片排除异常情况；检查气管套管位置；检查管道通畅度；适当调整呼吸机同步性；使用递减呼吸机同步性；使用递减流速波形；改用压控模式；使用支气管扩张剂；使用镇静剂。 （2）气道低压 ①原因：管道漏气、插管滑出、呼吸机参数设置不当。 ②处理：检查漏气情况；增加峰值流速或改压力控制模式；若自主呼吸好，改为PSV模式；增加潮气量；适当调整报警设置。 （3）低潮气量（通气不足） ①原因：潮气量设置过低、报警设置过高、自主呼吸模式下患者吸气力量较弱、模式设置不当、气量传感器故障。低呼气潮气量：管道漏气，其余同上。 ②处理：检查管路以明确是否漏气；若患者吸气力量不足可增加PSV压力或改A/C模式；根据患者体重设置合适的报警范围；用模拟肺检查呼吸机送气情况；用潮气量表示监测送气时潮气量以判断呼吸机潮气量传感器是否准确。

续表

知识点	主要内容
相关理论	（4）低分钟通气量（通气不足） ①原因：潮气量设置过低、通气频率设置过低、报警设置过高、自主呼吸模式下患者通气不足及管道漏气。 ②处理：排除管道漏气；增加辅助通气参数；若自主呼吸频率不快，可用MMV模式并设置合适的每分钟通气量；适当调整报警范围。 （5）高分钟通气量（过度通气） ①原因：患者紧张烦躁、有严重缺氧状况、呼吸机通气参数设置过高、误触发呼吸机导致高通气频率。 ②处理：排除机器原因，可使用镇静剂甚至肌松剂以防止患者过度通气；改善氧合情况，可增加氧浓度或加用PEEP；合理调整通气参数；若有误触发可降低触发灵敏度，关闭流速触发，检查呼气阀是否漏气。 （6）呼吸反比 ①原因：吸气时间过长（送气流速过低、潮气量过大、气道阻力高），呼气时间过短，呼吸频率过高。 ②处理：增加吸气流速；减少压控模式的吸气时间；改善气道的通畅度；降低呼吸频率；若需要反比通气可关闭反比通气报警。 （7）窒息 ①原因：自主呼吸过弱、患者出现呼吸暂停、气道漏气。 ②处理：提高触发灵敏度；增加通气频率；改A/C或SIMV模式；检查气道漏气情况。 7.呼吸机工作异常处理 立即脱离患者，改用简易呼吸囊过渡；用模拟肺检查呼吸机送气情况，可关闭机器再打开，观察故障是否依然存在；可做机器自检以判断故障原因。原则上可能有故障的呼吸机不能给患者使用；通知维修工程师。 8.撤机指征 （1）导致机械通气的病因好转或祛除。 （2）氧合指标：$PaO_2/FiO_2 > 150 \sim 200mmHg$，$PEEP \leqslant 5 \sim 8cmH_2O$，$FiO_2 \leqslant 40\% \sim 50\%$，$pH \geqslant 7.25$。COPD患者要求$pH > 7.30$，$PaO_2 \geqslant 60mmHg$，$FiO_2 \leqslant 40\%$。 （3）血流动力学稳定，没有心肌缺血动态变化，临床上没有显著的低血压[不需要血管活性药的治疗或只需要小剂量的血管活性药物，如多巴胺或多巴酚丁胺$< 5 \sim 10\mu g/(kg \cdot min)$]。 （4）有自主呼吸能力和较强的咳嗽能力。
注意事项	1.对清醒患者做好心理护理。 2.规范化护理操作，预防呼吸机相关肺炎（VAP）发生。 3.保持呼吸道的通畅，湿化气道，做好气囊护理。 4.严密观察病情，监测生命体征及呼吸机各项指标数值，根据病情及检验结果遵医嘱及时调整参数值。 5.合理调节报警值，出现问题报警时，需及时查找原因，去除报警。 6.定时评估呼吸机的使用情况。 7.注意口腔黏膜的皮肤情况，做好口腔护理。气管切开患者做好气管切开护理，气管切开内套管每班更换一次，规范消毒。
操作风险及防范	1.呼吸机相关肺损伤（包括气压伤、容积伤、萎陷伤和生物伤） （1）发生原因：气压伤是由于气道压力过高导致肺泡破裂；容积伤是指过大的吸气末容积对肺泡上皮和血管内皮的损伤；萎陷伤是指肺泡周期性开放和塌陷产生的剪切力引起的肺损伤；生物伤即以上机械及生物因素使肺泡上皮和血管内皮损伤，激活炎症反应导致的肺损伤。

续表

知识点	主要内容
操作风险 及防范	（2）临床表现:气压伤因程度不同表现为肺间质气肿、皮下气肿、纵隔气肿、心包积气、气胸等,一旦发生张力性气胸,可危及患者生命。容积伤的临床表现为气压伤和高通透性肺水肿。 （3）预防及处理: ①机械通气应避免高潮气量和高平台压,吸气末平台压不超过35cmH$_2$O,以避免气压伤、容积伤,同时设定合适的PEEP,以预防萎陷伤。 ②出现张力性气胸,应立即进行胸腔闭式引流。 2. 对心血管系统的影响 低血压与休克、心律失常。 （1）发生原因:机械通气使胸腔内压升高,导致静脉回流减少,心排出量降低,同时还可影响左右心室的功能,导致血压降低。心律失常发生原因与低血压休克、缺氧、酸中毒、碱中毒、电解质紊乱及烦躁等因素有关。 （2）临床表现:出现血压下降等循环不足的表现,心律失常以室性期前收缩和房性期前收缩为多见。 （3）预防及处理: ①根据病情合理调节呼吸机各参数。 ②积极治疗原发疾病,纠正低血压、低氧、酸碱失衡及电解质紊乱。 ③密切观察各项生命体征及检验结果,及时发现病情变化。 ④出现低血压、心律失常时,积极对症处理。 3. 呼吸机相关肺炎 （1）发生原因:与口咽部分泌物和胃肠内容物反流误吸有关。 （2）临床表现:体温>38℃或<36℃;外周血白细胞>10×10^9/L 或<4×10^9/L;支气管内出现脓性分泌物;X 线胸片可见(新)浸润性阴影。 （3）预防及处理: ①协助患者取半卧位,将床头抬高30°～45°。 ②避免镇静时间过长或程度过深。 ③避免口咽部和胃内容物反流入口腔引起误吸,实施肠内营养时,避免胃过度膨胀。 ④进行持续声门下吸引。 ⑤规范使用呼吸机管道,不同患者之间必须更换呼吸机管道,长期带机患者应定期更换;及时倾倒呼吸管路中的冷凝水。 ⑥严格遵守操作规范,做好手卫生。 ⑦做好口腔护理,尽早撤机。 ⑧遵医嘱合理使用抗生素。

无创机械通气操作规程及考核评分表

病区 / 科室：　　　　　　　　　姓名：　　　　　　　　　得分：

考核要点：	评判标准：
1. 无创呼吸机的管路连接 2. 无创呼吸机的参数设置 3. 无创呼吸机使用过程中的观察评估 4. 无创呼吸机使用过程中的状况处理	A. 操作流畅；动作符合规范 B. 操作流畅；部分动作不规范 C. 操作不流畅；部分动作不规范 D. 未完成程序；动作不符合规范

项目	操作规程		沟通指导	评分等级				扣分
		操作流程		A	B	C	D	
素质要求 （3分）	着装整洁，热情大方，符合护士形象			3	2	1	0.5	
操作前准备（12分）	自身准备	洗手，戴口罩	您好！我是您的责任护士XX，请问您叫什么名字？让我核对一下您的手腕带好吗？	2	1.5	1	0	
	核对查阅	核对医嘱		2	1.5	1	0	
		查阅呼吸系统疾病史、一般情况（如身高、体重）；血气分析结果；查看知情同意书		2	1.5	1	0	
	用物准备	无创呼吸机、呼吸机管道、湿化器、纯化水、模拟肺、面罩（鼻罩、鼻囊管、接口器）	您感觉怎么样，有什么不舒服吗？因……原因需给您使用无创呼吸机，以保证您的有效通气，使用时需要您配合仪器呼吸，请不要紧张好吗？让我听一下您的呼吸音。	4	3	2	1	
		检查物品的质量和有效期		2	1.5	1	0	
操作过程（70分）	核对患者	携用物至患者床边，确认患者身份（刷PDA）		3	2	1	0	
	解释	向患者解释操作目的，取得配合		3	2	1	0	
	评估	评估患者意识、鼻面部情况、生命体征、合作程度；听诊双肺呼吸音，评估上呼吸道通畅情况		5	4	3	2	
	呼吸机准备	组装湿化器，湿化罐内注入纯化水至标记线		5	4	3	2	
		按要求连接呼吸机管路		5	4	3	2	
		连接电源，连接气源		5	4	3	2	
	开机	打开压缩泵、主机及湿化器		3	2	1	0.5	
		呼吸机自检		3	2	1	0.5	
	参数设置	根据患者的病情及医嘱设置呼吸机使用的模式、呼吸频率、潮气量、吸气流速、吸气时间、吸呼比、触发灵敏度、氧浓度、呼气末正压（PEEP）及各参数的报警范围上下限	要给您接呼吸机了，请您配合呼吸机呼吸。吸气时请用鼻，尽量不要张口吸气，以免引起腹胀。	5	4	3	2	
		预设吸气气流温度为35～38℃		3	2	1	0	
	测试	检查呼吸机各连接处是否漏气，工作是否正常		4	3	2	1	
	患者体位	取坐位或卧位，头部抬高30°以上		3	2	1	0	
	连接患者	选择适合患者脸型的鼻（面）罩，将鼻（面）罩置于患者面部，佩戴头带，松紧度以能插入1～2个手指为宜	您现在感觉怎么样？呼吸费力吗？面罩会不会太紧？肚子胀不胀？	5	4	3	2	
	观察	观察意识、生命体征，并记录SpO_2、血气分析；人机配合情况、面罩漏气量		4	3	2	1	

续表

项目	操作规程			评分等级				扣分
	操作流程		沟通指导	A	B	C	D	
操作过程（70分）	观察	根据需要调整呼吸机参数，遵循由低到高、逐步调节的原则，逐步增加至合适的水平；必要时调整头带、面罩位置及固定带松紧度	XXX，能适应呼吸机呼吸吗？请不要随意取下鼻（面）罩，呕吐情况除外，摘下面罩的方法是……；请保持床头抬高的体位，以预防食物反流；可以多喝水，如有痰液请及时咳出；如有需要请及时按床头铃。我会经常来看您的，请您好好休息。	5	4	3	2	
		若病情出现恶化，应及时行气管插管		2	1.5	1	0	
	安置患者	整理床单位，协助患者取合适体位，拉上床栏		3	2	1	0.5	
	指导要点	体位要求；呼吸方式；排痰及紧急处置		4	3	2	1	
操作后处理（5分）	用物处置	规范处理用物，洗手		2	1.5	1	0.5	
	记录	记录呼吸机使用时间、模式、参数；患者反应、生命体征、血气分析结果等		3	2	1	0.5	
综合评价（5分）	操作流程	操作熟练、流畅；患者安全、舒适		3	2	1	0.5	
	人文关怀	礼仪规范，沟通自然，体现人文关怀		2	1.5	1	0.5	
理论问答（5分）	1. 无创呼吸机的参数初始设置 2. 无创呼吸机使用过程中出现哪些指征，提示应行气管插管 3. 无创呼吸机使用的并发症			5	4	3	2	
考核者提醒事项								
考核人签名			考核日期	年　　月　　日				

无创机械通气相关知识

知识点	主要内容
目的	1. 改善肺泡通气,纠正急性呼吸性酸中毒。 2. 纠正低氧血症,改善组织氧合情况。 3. 降低呼吸功耗,缓解呼吸肌疲劳。
适应证	无创正压通气(NPPV)主要适用于轻、中度呼吸衰竭的患者,下列情况均可使用: 1. 对于基本的诊断和病情的可逆性评价适合使用NPPV。 2. 有需要行辅助通气的指标,如中至重度的呼吸困难,表现为呼吸急促(COPD患者的呼吸频率>24次/min,充血性心力衰竭患者的呼吸频率>30次/min);动用辅助呼吸肌或胸腹矛盾运动;血气分析异常(pH<7.35,$PaCO_2$>45mmHg,或氧合指数<200mmHg)。 3. 排除有应用NPPV的禁忌证。
禁忌证	1. 心搏或呼吸停止。 2. 自主呼吸微弱、昏迷。 3. 误吸危险性高、不能清除口咽及上呼吸道分泌物及呼吸道保护能力差。 4. 未进行引流的气胸。 5. 颈部和面部创伤、烧伤及畸形。 6. 近期面部、颈部、口腔、咽喉、食管及胃部手术。 7. 上呼吸道梗阻。 8. 明显不合作或极度紧张者。 9. 严重低氧血症(PaO_2<45mmHg)、严重酸中毒(pH值≤7.20)。 10. 严重感染。 11. 排痰障碍。 12. 合并其他器官功能衰竭(血流动力学指标不稳定、不稳定的心律失常、消化道穿孔或大出血、严重脑部疾病等)。
相关理论	1. 动态决策NPPV的使用 (1)临床多采用"试验治疗–观察反应"的策略(动态决策),如果没有NPPV禁忌证的呼吸衰竭患者,先试用NPPV观察1~2h,根据治疗后的反应决定是否继续应用NPPV或改为有创通气。 (2)在动态决策实施过程中,若出现下列指征,应该及时行气管插管,以免延误救治时机: ①意识恶化或烦躁不安; ②不能清除分泌物; ③无法耐受连接方法; ④血流动力学指标不稳定; ⑤氧合功能恶化; ⑥CO_2潴留加重; ⑦治疗1~4h后无改善[$PaCO_2$无改善或加重,出现严重的呼吸性酸中毒(pH值<7.20)或严重的低氧血症(FiO_2≥0.5,PaO_2≤8MPa或氧合指数<120mmHg)]。 2. 参数设置(初始设置) (1)呼吸频率(f/RR):成人为12~20次/min,儿童为20~30次/min。 (2)潮气量(VT):5~12mL/kg。 (3)吸气流速(flow):40~60L/min。 (4)吸气时间(Ti):0.8~1.2s。 (5)吸呼比(I:E):1:1.5~1:2.0。 (6)触发灵敏度(sensitivity):2~5L/min。 (7)氧浓度(FiO_2):≥35%。 (8)呼气末正压(PEEP):3~12cmH_2O。

续表

知识点	主要内容
相关理论	3. 报警范围设置 （1）气道峰压（Peak）：一般高于实际气道峰压值$10cmH_2O$，但不超过$40cmH_2O$ （2）潮气量（VT）：实际数值的±20%。 （3）呼吸频率（f/RR）：<40 次/min。 （4）分钟通气量（MV）：实际数值±20。 （5）窒息时间（Apnea）：20s。 4. 效果观察 （1）根据鼻/面罩与患者面部接触部位的漏气量情况，及时调整面罩及固定带。若漏气量过大，呼吸机就不能感知由患者自主呼吸动作所产生的管路内的压力、流量变化，从而造成人-机对抗，这是导致NPPV治疗失败的一个重要原因。 （2）人-机协调性。观察胸廓运动是否与呼吸机送气相协调，以及患者呼吸动作是否与呼气装置的呼气-吸气相漏气声音一致。 （3）观察通气效果。 （4）与患者交流，予以指导和鼓励。 （5）1h后查血气分析，根据血气结果再次调节参数。
注意事项	1. 每次使用前检查呼吸机管路连接情况，避免破损、漏气，保持呼气口通畅，使用中检查呼吸机管道及接头处是否漏气。 2. 固定松紧适宜，避免张力过高引起不适。保护受压部位皮肤，必要时使用减压贴。 3. 在治疗前或治疗中协助患者翻身拍背，鼓励患者有效咳嗽、咳痰，适当间歇饮水。 4. 注意气道湿化。 5. 注意呼吸机管道的消毒及鼻罩或面罩的清洁，鼻罩或面罩应专人专用。 6. 避免在饱餐后使用呼吸机，一般在餐后1h左右为宜。 7. 若使用后出现不适，如胸闷、气短、剧烈头痛、鼻或耳道疼痛时，应停止使用呼吸机，并通知医生。
操作风险及防范	1. 漏气 （1）发生原因：面（鼻）罩大小不合适，角度调节不均衡，吻合不佳；松紧带固定太松；患者不配合。 （2）临床表现：人、机对抗，通气未明显改善。 （3）预防及处理： ①根据患者的脸型，选择合适的面（鼻）罩；面部消瘦者在漏气处垫上小纱布或贴膜。 ②加强观察，了解漏气量。 ③根据漏气情况调整固定头带，以两侧系带各放入一指为宜。 ④使用鼻罩者指导患者闭口呼吸。若口腔漏气较多者，可改用口鼻面罩或使用下腭带。 ④做好解释指导，取得患者配合。 2. 面部压迫性皮肤损伤 （1）发生原因：固定面（鼻）罩时，固定带过紧；通气时间过长。 （2）临床表现：面部压迫部位损伤。 （3）预防及处理： ①选择合适的面（鼻）罩。 ②根据松紧度及时调整并放松固定头带。 ③局部使用皮肤保护剂或贴膜。 ③加强对面部皮肤情况的观察。 ④出现皮肤破溃者，应及时予以清洗消毒，定时换药，防止继发感染。

续表

知识点	主要内容
操作风险 及防范	3. 胃胀气 （1）发生原因： ①呼吸方式不当，通气模式选择不当，致反复吞气或上气道内压力超过食管贲门括约肌的张力，使气体直接进入胃内所致。 ②长期卧床患者胃肠蠕动减慢所致。 （2）临床表现：腹胀、呕吐。 （3）预防及处理： ①选择合适的通气模式。 ②做好解释工作，指导患者配合呼吸机呼吸，闭口用鼻吸气，减少吞咽动作。 ③使用呼吸机时，尽可能取坐位或半卧位。 ④长期卧床者需在护士协助下开展床上翻身活动，行腹部按摩。 ⑤胀气明显者行胃肠减压，必要时使用促进胃动力的药物。

连续性肾脏替代治疗（CRRT）操作规程及考核评分表

病区/科室：　　　　　　　　　姓名：　　　　　　　　　得分：

考核要点：	评判标准：
1.CRRT 前准备	A. 操作流畅；动作符合规范
2.CRRT 自检及泵管、滤器安装	B. 操作流畅；部分动作不规范
3.CRRT 预充及异常状况的处理	C. 操作不流畅；部分动作不规范
4.CRRT 上机及参数设置	D. 未完成程序；动作不符合规范
5.CRRT 结束后的处理	

项目	操作规程		评分等级				扣分
	操作流程	沟通指导	A	B	C	D	
素质要求（3分）	着装整洁,热情大方,符合护士形象		3	2	1	0.5	
操作前准备（10分）	自身准备	洗手,戴口罩		1	0.5	0	0	
	核对查阅	核对医嘱,查看知情同意书		2	1.5	1	0	
	评估患者	评估病情、有无禁忌证、过敏史及血管通路等情况,并在CRRT记录单上做好记录		2	1.5	1	0.5	
	用物准备	CRRT 机、CRRT 管路及滤器、上下机包各1 个（内容见附注）, CRRT 预冲液及CRRT 静脉导管封管液、0.9% 生理盐水500mL、输液器2 副、置换液A、置换液B、静脉营养袋、滴注泵	您好！ 我是您的责任护士XX,请问您叫什么名字?让我看一下您的手腕带好吗?	3	2	1	0.5	
		检查物品有效期及质量,核对滤器、管路的型号及治疗方式		2	1.5	1	0	
建立体外循环前准备（27分）	核对	将用物放于治疗车上并推至患者床边,确认患者身份（刷PDA）	因……原因需给您行CRRT 治疗,它是通过专用仪器与您留置好的动静脉导管连接, 把您血液里的……排出体外,能避免……引起的并发症,请您配合一下。	2	1.5	1		
	解释	向患者解释操作目的、方法,取得配合		1	0.5	0	0	
	开机	将仪器推至床旁,位置适宜,固定脚轮,插入合适电源（避免多仪器共用一条电路）		1	0.5	0	0	
		打开电源开关键,电源指示灯亮后,长按"ON/OFF"键开机		1	0.5	0	0	
	自检	检查各部件是否处于完好状态,仪器自动运行自检程序		2	1.5	1	0.5	
	选择模式	根据医嘱选择正确的治疗模式	我现在要安装管路,安装好后管路要启动自循环,约需30min,所以这段时间您可以先休息一会。	2	1.5	1	0.5	
	安装管路	再次检查物品,根据机器显示的安装步骤的图示逐项安装（注意图示中管路颜色的提示）		3	2	1	0.5	
	安装滤器	打开滤器包装, 根据标识连接动静脉管路及废液端		3	2	1	0.5	
	选择抗凝方式	根据医嘱选择抗凝方式,用50mL 注射器抽取抗凝药液,正确安装并予以排气		2	1.5	1	0.5	
	检查管路	检查各连接是否正确,确保紧密无松脱,检查夹子的开闭状态		1	0.5	0	0	
	预冲	悬挂预冲液与静脉冲洗袋,将动脉端管路连接预冲液,将置换液管路连接置换液		2	1.5	1	0.5	

续表

项目	操作规程		评分等级				扣分
	操作流程	沟通指导	A	B	C	D	
建立体外循环前准备（27分）	预冲	确认连接预冲液端及置换液端管路夹子处于打开状态，根据机器提示开始预冲（预冲过程注意排尽滤器内气泡）		2	1.5	1	0.5	
	夹闭试验	预冲完成，提示夹闭试验，先停止血泵，将动脉端与静脉端连接在同一袋预冲液上，连接完成后松开夹子，进行夹闭试验（如未通过，检查并排除原因，再次进行夹闭试验）		3	2	1	0.5	
	自循环模式	进入动静脉回路循环状态，时间约为30min		2	1.5	1	0.5	
建立体外循环（29分）	再次查对	双人核对医嘱单，核对手腕带上的各项信息，拉床帘	您好！准备给你上机治疗了，请再给我看一下您的手腕带好吗？	1	0.5	0	0	
	检查血管通路	打开无菌纱布及上机包，垫无菌治疗巾，戴手套，检查置管处，取下动脉端肝素帽，规范消毒导管接口，连接5mL注射器，打开动脉夹（红色）	检查一下您留置的动静脉导管是否通畅。	3	2	1	0.5	
		回抽血液约5mL，将血液均匀地打在纱布上，观察有无血凝块（若有血凝块需回抽至无血凝块为止，并告知医生），若无血凝块，则用生理盐水20mL反复连续冲洗并回抽血液，观察导管是否通畅，关闭动脉夹，保留注射器在管口		3	2	1	0.5	
		同法检查静脉端管路，根据医嘱推注首剂肝素		2	1.5	1	0.5	
	连接血管通路	按仪器提示行程序操作，暂停血泵运转，将管路动脉端与动脉穿刺针或深静脉置管动脉端相连接		3	2	1	0.5	
		开启血泵，引出血液，成人血流速度为100mL/min，小儿、低血压或心功能不全的患者为50～80mL/min		3	2	1	0.5	
		当仪器上的光学检测器检测到有不透明的液体通过时，仪器报警，血泵自动停止转动，将管路静脉端与静脉穿刺针或深静脉置管静脉端相连接，再次启动血泵	XXX，您感觉怎么样，有什么不舒服的吗？现在已经进行治疗了，您的各项指标显示均正常，请放心。	3	2	1	0.5	
	观察	观察各压力参数、生命体征，检查管路连接是否紧密、穿刺部位有无渗血		2	1.5	1	0.5	
	固定导管	以无菌纱布或治疗巾包裹管路并妥善固定	XXX，为了确保血管通路通畅，你这侧下肢或颈部活动时要小心，防止管路打折、扭曲。若您有什么不舒服，请告诉我，我就在您的床边。	2	1.5	1	0.5	
	设置参数	根据医嘱合理设置各项治疗参数及报警范围		3	2	1	0.5	
	安置患者	再次确认患者身份及各项参数，整理床单位，协助患者取合适体位，拉上床栏		2	1.5	1	0.5	
	安慰指导	安抚患者；管路保护的注意事项		2	1.5	1	0.5	

续表

项目		操作规程		评分等级				扣分
		操作流程	沟通指导	A	B	C	D	
操作后处理(3分)	用物处置	规范处理用物,洗手	您好!您感觉怎样?由于您情况好转,可以停止CRRT治疗了,现在把仪器里的血给您输回体内好吗?	1	0.5	0	0.5	
	记录	按照CRRT记录单的要求,逐项记录		2	1.5	1	0.5	
CRRT治疗结束(18分)	关闭血泵	治疗结束,评估患者情况,记录治疗数据及停止时间和原因,关闭血泵		2	1.5	1	0.5	
	回输血液	打开下机包,戴手套,断开动脉连接,管路动脉端连接0.9%生理盐水500mL,启动血泵,回输血液		3	2	1	0.5	
	回输结束	当仪器上的光学检测器感受到透明液体后,仪器报警,血泵停止转动,屏幕显示结束后确认程序		2	1.5	1	0.5	
	动脉端冲封管	消毒动脉端接口,连接注射器,回抽血液直至无血凝块后,用20mL生理盐水行脉冲式冲洗导管管腔,再用肝素正压封管,夹闭动脉夹,锁紧肝素帽		2	1.5	1	0.5	
	静脉端冲封管	同法进行静脉端冲封管,用无菌纱布包裹导管接口端并妥善固定	XXX,仪器已经撤掉了,但是这些导管暂时需要保留,请不要自行拔管,翻身活动时避免牵拉。如果有不适情况,请及时通知我们,我也会经常来看您的,您好好休息。	2	1.5	1	0.5	
	安置患者	整理床单位,协助患者取合适体位,拉上床栏		2	1.5	1	0.5	
	指导要点	导管的留置与保护;不适情况的报告		1	0.5	0	0	
	记录检查	检查全部治疗数据是否记录完整,是否有描述停止原因		2	1.5	1	0.5	
	终末处理	移除CRRT机上的管路,断开与置换袋和废液袋的连接,关机,对仪器行终末消毒		2	1.5	1	0.5	
综合评价(5分)	操作流程	操作熟练、流畅;患者安全;遵守无菌技术原则		3	2	1	0.5	
	人文关怀	礼仪规范,沟通自然,体现人文关怀		2	1.5	1	0.5	
理论问答(5分)		1.CRRT的目的及适应证 2.CRRT常见报警的处理 3.CRRT常用抗凝方法 4.CRRT的并发症及处理		5	4	3	2	
考核者提醒事项								
考核人签名			考核日期	年		月		日

附注:
1. 上机包:9cm×10cm无纺布敷贴1块、3M胶带纸、无菌手套1副、5mL注射器2副、20mL注射器2副、无菌纱布3块、治疗巾1块、含5%PVP-I消毒棉球1包、含75%酒精棉球1包。
2. 下机包:20mL和5mL注射器各2副、肝素帽2只、无菌纱布3块、治疗巾1块、无菌手套1副、酒精消毒棉球及纱布各1包。
3. 预冲液:0.9%生理盐水1000mL+肝素12500U。
4. 置换液A:碳酸氢钠;置换液B:0.9%生理盐水3000mL+5%葡萄糖溶液1000mL+氯化钙20mL+25%硫酸镁3.2mL+10%氯化钾(氯化钾根据电解质随时调整加入剂量)。
5. 封管液:0.9%生理盐水10.5mL+肝素12500U(1000U/mL)

连续性肾脏替代治疗（CRRT）相关知识

知识点	主要内容
目的	利用弥散、对流等原理清除血液中的有毒溶质与多余水分，以达到清除体内代谢废物或毒物，纠正水、电解质与酸碱紊乱的目的。
适应证	1. 任何原因引起的少尿期体内水潴留对大剂量利尿药无效时。 2. 需行胃肠外营养疗法，而受到补液限制。 3. 重症急性肾衰竭伴多脏器衰竭，如急性肾衰竭伴心力衰竭、急性肾衰竭合并脑水肿、创伤后急性肾衰竭伴高分解代谢需行静脉营养治疗者。 4. 容量负荷过大所致的心力衰竭和急性肺水肿者。 5. 少尿期需预防氮质血症和高钾血症者。 6. 严重电解质紊乱如严重低钠血症、低钾血症、高钠血症，而非手术治疗无效者。 7. 全身性炎症反应综合征。 8. 急性呼吸窘迫综合征。 9. 急性坏死性胰腺炎。 10. 乳酸酸中毒。 11. 挤压综合征。 12. 肝性脑病。 13. 药物和毒物中毒。
相对禁忌证	1. 颅内出血或颅内压升高。 2. 药物难以纠正的严重休克。 3. 严重心肌病变伴有难治性心力衰竭。 4. 活动性出血及严重凝血功能障碍。 5. 无法建立合适的血管通路。
CRRT常用治疗模式	1. CRRT常用治疗模式 缓慢连续超滤（SCUF）和连续性静-静脉血液滤过（CVVH）以清除过多液体为主；连续性静-静脉血液透析（CVVHD）用于需要清除大量小分子溶质的高分解代谢患者；连续性静-静脉血液透析滤过（CVVHDF）有利于清除炎症介质，适用于脓毒症等患者。 （1）SCUF：主要以对流的方式清除溶质，不补置换液，也不补充透析液，对溶质清除不理想，不能保持肌酐在可以接受的水平，用于水肿、顽固性心衰、肝移植血液转流、创伤等。 （2）CVVH：以对流的原理清除体内大、中分子物质、水分和电解质。根据原发病治疗的需要补充一部分置换液，通过超滤作用可以降低血中溶质的浓度，以及调控机体容量平衡。 （3）CVVHD：溶质转运主要依赖于弥散和少量对流，能更多地清除小分子物质（肌酐、尿素、电解质等），适用于单纯肾衰、电解质紊乱、高分解代谢等。 （4）CVVHDF：综合了CVVHD和CVVH的原理及作用，增加小分子和中大分子物质的清除率，溶质清除增加了40%。 2. CRRT抗凝方法 （1）全身抗凝：普通肝素首剂为1000～5000U（10～20U/kg），追加量为3～15U/（kg·h）持续静脉泵入；低分子肝素首剂量为15～20U/kg，追加量为5～10U/（kg·h）。 （2）局部抗凝：枸橼酸。 （3）监测：ACT为140～180s；APTT为100～140s，即均需延长50%。 3. 下机封管方式 先回抽每腔导管血5mL后弃去，观察有无血凝块，直至回抽血内无血凝块，再用生理盐水10～20mL分别冲洗动静脉管路，盖上肝素帽，再用2mL肝素稀释液正压封管，肝素稀释液的浓度为1mL肝素+5.25mL生理盐水（即1000U/mL）；强调A-C-L封管方式。

续表

知识点	主要内容
CRRT 常用治疗 模式	4.置换液的配置要求 （1）无致热原。 （2）电解质浓度应保持在生理水平，为纠正患者原有的电解质紊乱，可根据治疗目标做个体化调整。 （3）缓冲系统可采用碳酸氢盐、乳酸盐或柠檬酸盐。 （4）置换液的渗透压要保持在生理范围内，一般不采用低渗或高渗配方。 （5）配置置换液有条件的单位，可设置专用房间或选择在治疗室或静配中心统一配置。 5.CRRT过程中常见的报警及原因 （1）压力报警 ①动脉压低：见于报警界限设置不当、动脉血管路梗阻、导管位置异常、动脉血流量不足或血泵速率太高。 ②动脉压高：见于报警界限设置不当、血泵前输入液体、血泵前管路渗漏。 ③静脉压低：见于报警界限设置不当、静脉管路系统渗漏、管路与导管松脱、血流量过低或滤器阻塞（管路扭结或滤器凝血）。 ④静脉压高：见于报警界限设置不当、静脉血管路梗阻、导管位置异常（如导管贴血管壁）、滤器凝血、静脉壶滤网出现血块阻塞或患者腹内压高等自身因素。 ⑤跨膜压低：见于报警界限设置不当、管路系统渗漏或滤器前管路打折阻塞。 ⑥跨膜压高：见于报警界限设置不当、滤器凝血或血泵速率/超滤率比值过大。 （2）空气报警：见于检测到空气、静脉壶液面不足、静脉壶滤网上附着小气泡、置换液管路系统吸入空气、动脉管路系统液体渗漏或动脉血管路打结。 （3）漏血检测报警：见于滤器破膜漏血、溶血或高血脂所致的血浆浑浊、漏血壶液面低、小镜子脏、漏血壶脏、其他原因。 （4）平衡报警：见于各秤置换液已排空，废液袋装满且需更换时；秤上悬挂或放置其他物品，导致与自检时重量不相符。 （5）温度报警：见于除气壶安装不到位、除气壶液面不满、置换液温度太高、环境温度太高、加热器卷管内气泡太多。 6.CRRT机器的终末消毒处理方式 （1）用潮湿柔软的毛巾擦拭液晶显示屏。 （2）用酒精纱布或消毒湿巾擦拭仪器其余部分，使机器清洁无污渍。 （3）清洁完成后整理好电源线，关好各泵门。 （4）推CRRT机器至专门放置CRRT相关用品间以备用。
注意事项	1.操作过程中注意无菌操作，动作轻柔，切勿粗暴转动泵管，以防断裂。 2.合理设置各项参数及报警范围。 3.注意置换液现配现用，专人专用，配置时注意无菌操作。 4.严密监测患者的血压、血气、电解质及凝血功能。 5.及时处理各项报警。 6.建议管路预冲后4h内使用，否则要重新预冲。 7.暂不做CRRT的静脉管路，要求隔天按照下机封管的要求处理一次，以防导管堵塞及感染。
操作风险 及防范	1.空气栓塞 （1）发生原因： ①操作者违反操作程序。 ②机械装置故障所致，如滤器管路及衔接破裂而导致漏气及空气探测器装置故障。 ③预冲管路中有混杂的气体。 ④消除空气检测报警系统。

续表

知识点	主要内容
操作风险及防范	（2）临床表现:患者突然出现呼吸困难、咳嗽及发绀等表现,严重者可出现昏迷乃至死亡。 （3）预防及处理: ①严格遵守操作规范。 ②安装管路时,严格检查管路的完整性。 ③预冲管路及血滤器时,必须彻底,不能留有空气。 ④全程必须使用生理盐水回血,杜绝空气回血。 ⑤加强对CRRT机的检查、维护,不得私自清除空气报警检测系统。 ⑥紧急处理:a.立即停止血泵,检查静脉夹以下部分有无气体;b.确认没有气体,回输血液,停止治疗;c.给予头低足高位,左侧卧位;d.有条件者行高压氧吸入治疗,无高压氧则给予纯氧吸入;e.观察生命体征,必要时行X线检查。 2.低血压 （1）发生原因: ①使用低钙、低盐或醋酸盐置换液或透析液。 ②心功能不全或心包积液。 ③严重的自主神经病变。 ④在行CRRT前或同时使用降压药。 （2）临床表现:头昏、心慌、出冷汗、恶心、呕吐及脉搏细速,收缩压较前下降30mmHg和（或）收缩压低于90mmHg;严重者出现反应迟钝、意识模糊或昏迷等表现。 （3）预防及处理: ①治疗过程中严密观察病情变化。 ②控制脱水量,防止脱水过量。 ③紧急处理:a.发生低血压时应立即给患者安置休克体位;b.调低血流量,减少或暂停超滤;c.遵医嘱输晶体或胶体液扩容,观察血压变化;d.必要时输血浆或全血,甚至使用升压药;e.输入液体的同时应密切监测血压变化,根据患者血压及病情再确定超滤量;f.分析原因并调整治疗方案。 3.失衡综合征（DS） （1）发生原因:CRRT治疗使血液中毒素迅速下降,血浆渗透压降低,而脑脊液中的毒素下降较慢,以至于脑脊液中的渗透压高于血液渗透压,水分由血液进入脑脊液形成脑水肿,导致颅内压升高,多见于新实施治疗患者,特别是尿素氮（BUN）水平明显增高的患者;严重代谢性酸中毒患者;有精神疾患者;合并中枢神经系统疾病患者。 （2）临床表现:轻症:头痛、头晕、恶心、定向力异常、烦躁、视物模糊、共济失调、肌肉痉挛;重症:意识模糊、癫痫样大发作、昏迷,甚至突然死亡。 （3）预防及处理: ①充分合理的诱导是减少DS的重要措施。对于初次治疗的患者,应采用低血流量、逐渐延长治疗时间的方法,使毒素水平缓慢下降,保持内环境平衡。 ②首次治疗过程中BUN值下降不超过30%。 ③缩短治疗时间。 ④必要时可酌情提高钠离子浓度,增加血液渗透压。 ⑤轻症要缩短治疗时间,减慢流速并予以吸氧,同时开展静脉输注高渗葡萄糖溶液、高渗盐水等对症治疗措施,几个小时后可缓解;严重者应立即终止,静滴甘露醇并进行相应抢救。 4.血滤器破膜 （1）发生原因: ①短时间内超滤量过大,或血滤器内凝血等因素使跨膜压过大（>400mmHg）。 ②血管通路有狭窄或血栓形成导致静脉回路受阻,对滤过膜产生压力性损害。 ③血滤器质量不合格。

知识点	主要内容
操作风险及防范	（2）临床表现：CRRT机提示漏血（Blood Leak）报警，滤出液颜色变红。 （3）预防及处理： ①超滤率不要过高，监测跨膜压不要超过400mmHg。 ②选用经国家药品监督管理局批准的血滤器进行治疗。 ③及时、合理地调整抗凝药方案，减少血凝器凝血的危险。 ④定期评价血管通路，必要时行血管超声辅助检查，及时预防及治疗血栓形成。 ⑤发生血滤器破膜时应停止治疗，记录已完成的脱水量；若需继续治疗，则应重新更换管路及血滤器；保留旧血滤器，查找原因。 5. 溶血 （1）发生原因： ①透析液温度过高。 ②透析液被污染。 ③泵管直径与血泵设定直径不符，血泵转动时血中红细胞受到机械性破坏。 ④低磷血症，当血磷＜1mg/dL时，RBC脆性增加。 ⑤异型输血。 （2）临床表现： ①血路内血液呈淡红色，滤出液呈葡萄酒色。 ②患者表现为胸闷、气短、背痛、低血压，严重者出现昏迷。 ③化验指标显示血红蛋白急剧下降，出现高钾血症。 （3）预防及处理： ①适当降低透析液温度。 ②透析液配置严格遵守无菌操作原则，尽量使用成品置换液或透析液。 ③避免人为挤压管路。 ④及时监测电解质指标。 ⑤严格查对所选耗材与机器设定参数，并保持一致。 ⑥发生溶血反应时应立即停止治疗，夹闭血路管道；禁止将血滤管路内的血液进行回输；严密观察生命体征，复查电解质；遵医嘱予以吸氧等对症治疗。

脉波指示剂连续心排血量 (PiCCO) 监测操作规程及考核评分表

病区 / 科室：　　　　　　　　　　姓名：　　　　　　　　得分：

<table>
<tr>
<td colspan="3">考核要点：
1. PiCCO 技术操作前准备及评估
2. 装置连接与设置
3. 热稀释的方法
4. 患者及仪器运转情况的观察
5. 无菌操作</td>
<td colspan="6">评判标准：
A. 操作流畅；动作符合规范
B. 操作流畅；部分动作不规范
C. 操作不流畅；部分动作不规范
D. 未完成程序；动作不符合规范</td>
</tr>
<tr>
<td rowspan="2">项目</td>
<td colspan="2">操作规程</td>
<td colspan="4">评分等级</td>
<td rowspan="2">扣分</td>
</tr>
<tr>
<td>操作流程</td>
<td>沟通指导</td>
<td>A</td>
<td>B</td>
<td>C</td>
<td>D</td>
</tr>
<tr>
<td>素质要求
（3分）</td>
<td colspan="2">着装整洁,热情大方,符合护士形象</td>
<td>3</td>
<td>2</td>
<td>1</td>
<td>0.5</td>
<td></td>
</tr>
<tr>
<td rowspan="5">操作前准备（12分）</td>
<td>自身
准备</td>
<td>洗手,戴口罩</td>
<td>2</td>
<td>1.5</td>
<td>1</td>
<td>0</td>
<td></td>
</tr>
<tr>
<td>核对
医嘱</td>
<td>核对医嘱;查看知情同意书</td>
<td>2</td>
<td>1.5</td>
<td>1</td>
<td>0</td>
<td></td>
</tr>
<tr>
<td rowspan="2">物品
准备</td>
<td>PiCCO 监测仪（温度电缆线、注射液温度电缆线、电源线）、PULSION 压力传感器套装（压力线、PULSION 一次性压力传感器、水温探头固定仓）、热敏打印纸、20mL 注射器、冷注射液（＜8℃）、注射用生理盐水250mL、加压袋</td>
<td>3</td>
<td>2</td>
<td>1</td>
<td>0.5</td>
<td></td>
</tr>
<tr>
<td>检查物品、药品的质量及有效期</td>
<td rowspan="2">您好！我是您的责任护士XX,请问您叫什么名字? 让我核对一下您的手腕带好吗?</td>
<td>2</td>
<td>1.5</td>
<td>1</td>
<td>0</td>
<td></td>
</tr>
<tr>
<td>仪器
检查</td>
<td>检查仪器性能,按要求连接电缆线</td>
<td>3</td>
<td>2</td>
<td>1</td>
<td>0</td>
<td></td>
</tr>
<tr>
<td rowspan="13">操作过程
（71分）</td>
<td>核对
患者</td>
<td>将用物放于治疗车上并推至患者床边,确认患者身份（刷PDA）</td>
<td></td>
<td>2</td>
<td>1.5</td>
<td>1</td>
<td>0</td>
<td></td>
</tr>
<tr>
<td>解释</td>
<td>向患者解释操作目的、方法及配合事项</td>
<td rowspan="6">XXX,您需要进行心血管功能监测,为进一步治疗提供参考依据;现在要将这台监护仪连接到您身上留置的导管上,这项操作是没有痛苦的,请您放松, 操作时身体尽量不要动好吗? 如有不适请随时告诉我。</td>
<td>2</td>
<td>1.5</td>
<td>1</td>
<td>0</td>
<td></td>
</tr>
<tr>
<td rowspan="3">评估</td>
<td>评估患者病情、意识状态及合作程度</td>
<td>2</td>
<td>1.5</td>
<td>1</td>
<td>0.5</td>
<td></td>
</tr>
<tr>
<td>评估中心静脉导管及动脉热稀释导管,并确认管路通畅,检查动脉留置侧肢体的动脉搏动、皮温、肢体颜色等情况,询问（测量）身高、体重</td>
<td>2</td>
<td>1.5</td>
<td>1</td>
<td>0.5</td>
<td></td>
</tr>
<tr>
<td>体位</td>
<td>协助患者选择合适卧位、半卧位或平卧位</td>
<td>2</td>
<td>1.5</td>
<td>1</td>
<td>0.5</td>
<td></td>
</tr>
<tr>
<td rowspan="4">连接</td>
<td>将PiCCO 监测仪连接电源</td>
<td>3</td>
<td>2</td>
<td>1</td>
<td>0.5</td>
<td></td>
</tr>
<tr>
<td>用无菌溶液充满"注射液温度探头固定仓",并与中心静脉导管远端连接,将监测仪上的注射液温度电缆与注射液温度探头固定仓相连接</td>
<td>4</td>
<td>3</td>
<td>2</td>
<td>1</td>
<td></td>
</tr>
<tr>
<td>将血温电缆与动脉热稀释导管探头相连接</td>
<td>3</td>
<td>2</td>
<td>1</td>
<td>0</td>
<td></td>
</tr>
<tr>
<td>将注射用生理盐水置入加压袋,压力为300mmHg,连接一次性压力传感器,排气后连接动脉端</td>
<td>4</td>
<td>3</td>
<td>2</td>
<td>1</td>
<td></td>
</tr>
<tr>
<td rowspan="4">设置
参数</td>
<td>打开 PiCCO plus 机器,通过自检</td>
<td>3</td>
<td>2</td>
<td>1</td>
<td>0.5</td>
<td></td>
</tr>
<tr>
<td>输入患者参数（住院号、身高、体重）</td>
<td>3</td>
<td>2</td>
<td>1</td>
<td>0.5</td>
<td></td>
</tr>
<tr>
<td>输入注射液量、CVP 及注射液温度</td>
<td>3</td>
<td>2</td>
<td>1</td>
<td>0.5</td>
<td></td>
</tr>
<tr>
<td>设置连续心输出量和动脉压范围</td>
<td>3</td>
<td>2</td>
<td>1</td>
<td>0.5</td>
<td></td>
</tr>
</table>

续表

项目	操作规程		沟通指导	评分等级				扣分
	操作流程			A	B	C	D	
操作过程（71分）	调零	将换能器参考点置于患者腋中线第4肋心房水平处	因为监测需要，现在要将冰盐水注入到您的中心静脉，如有不适请告诉我。	5	4	3	2	
	热稀释法测量	切换到"热稀释"显示页，按"开始测量"键，等待，直到基线稳定		3	2	1	0.5	
		向中心静脉导管快速、匀速地注入冷注射液，时间<5s，注入量根据患者体重和胸腔内液体量进行选择（一般为10~15mL）		5	4	3	2	
		关闭中心静脉注射通路，开始监测，直到屏幕上显示"完成"为止		3	2	1	0.5	
		重复进行3次热稀释测量，取平均值		5	4	3	2	
	脉搏轮廓测量法	待热稀释测量结束，屏幕自动切换到脉搏轮廓测量法的显示页，进行连续脉搏、心输出量监测		3	3	1	0.5	
	观察	观察监测数值及患者的反应		3	2	1	0.5	
	固定	按无菌原则对插管部位进行敷料更换及固定		3	2	1	0.5	
	安置患者	整理床单位，协助患者取合适体位，拉上床栏，必要时适当约束肢体	XXX，操作已完毕，谢谢您的配合！请您卧床休息，不要剧烈活动，避免管路滑出，插管处的大腿不要过度弯曲，我们会定时帮助您翻身及移动身体，如果有任何不适请及时告知我们，我们就在您身边。	2	1.5	1	0.5	
	指导要点	管路保护与活动注意点；不适情况的报告		3	2	1	0.5	
操作后处理（4分）	用物处置	规范处理用物；洗手		2	1.5	1	0.5	
	记录	检查打印盒的打印纸，按"打印"键，记录测量结果（心排血量、全心舒张末期容积、外周血管阻力及胸内血容量、血管外肺水等）		2	1.5	1	0.5	
综合评价（5分）	操作流程	操作熟练、流畅；患者安全；遵守无菌技术原则		3	2	1	0.5	
	人文关怀	礼仪规范，沟通自然，体现人文关怀		2	1.5	1	0.5	
理论问答（5分）	1. PiCCO技术的目的、适应证和禁忌证 2. 热稀释测量需要输入的参数有哪些 3. 热稀释法的注射要求 4. 监测值的正常范围及临床意义			5	4	3	2	
考核者提醒事项								
考核人签名			考核日期	年		月	日	

PiCCO 相关知识

知识点	主要内容
目的	PiCCO技术是经肺热稀释技术和脉搏波型轮廓分析技术的综合,通过置入中心静脉导管和带温度感知器的特制动脉导管,实现床边连续监测心排血量、外周阻力、心搏量变化,并用单次温度稀释法测量心排血量、胸内血容量和血管外肺水等容量指标,从而反映机体容量状态,指导临床容量管理。
适应证	1. 休克患者。 2. 急性呼吸窘迫综合征患者。 3. 急性心功能不全患者。 4. 肺动脉高压患者。 5. 心脏及腹部、骨科大手术患者。 6. 严重创伤患者。 7. 脏器移植手术患者。
禁忌证	由于测量方式是有创的,因此只要是有出血风险及动脉置管困难的患者均属于禁忌范畴,如: 1. 出血性疾病者。 2. 主动脉瘤、大动脉炎、动脉狭窄者。 3. 心腔肿瘤、心内分流者。 4. 肢体有栓塞史者。 5. 行体外循环治疗期间者。 6. 接受主动脉内球囊反搏(IABP)治疗的患者。
相关理论	1. 置管部位 (1)中心静脉一般选择颈内静脉或锁骨下静脉,不推荐选择股静脉,因其测定的胸腔内血容量(ITBV)和全心舒张末期容积(GEDV)将会比实际容量的绝对值高。 (2)带温度感知器的特制动脉导管置管部位一般为股动脉。 2. 热稀释需要设置的参数 (1)输入患者参数:住院号、身高、体重。 (2)输入注射液量(最小推荐注射量会根据输入的患者体重出现在括号里面)。 (3)CVP(当CVP的值改变±5,则需要更新CVP值来精确地计算SVR)。 (4)注射液温度:当血管外肺水指数(EVLWI)升高(>10mL/kg)时,则用冰的注射溶液(如<8℃的0.9%生理盐水或5%葡萄糖溶液)进行热稀释测量。使用室温注射液(<24℃)进行热稀释测量时,需要使用更多的指示剂(注射液)。 (5)设置连续心输出量和动脉压范围。 3. 监测值的正常范围及意义 热稀释获得的参数 <table><tr><th>参 数</th><th>正常范围</th><th>临床意义</th></tr><tr><td>心指数(CI)</td><td>3.5~5.0L/(min·m²)</td><td>与前负荷(容量)、后负荷(血管阻力)、心肌收缩力以及心率有关,小于正常值说明容量不足或后负荷大,或是心功能不全、心率过快或过慢,需结合其他参数综合分析</td></tr><tr><td>胸腔内血容积指数(ITBVI)</td><td>850~1000mL/m²</td><td>经过体表面积校正后的胸腔内血液容积,可以真实地反映患者的前负荷,小于低值为前负荷不足,大于高值为前负荷过重</td></tr></table>

续表

知识点	主要内容

参　数	正常范围	临床意义
胸腔内血容积（ITBV）	ITBV=PBV＋GEDV	包括肺血管内血容积和全心舒张末期容积
全心舒张末期容积指数（GEDVI）	680～800mL/m²	小于低值为前负荷不足,大于高值为前负荷过重
全心射血分数（GEF）	25%～35%	反映全心收缩力的参数
心功能指数（CFI）	4.5～6.5L/min	反映心脏功能情况,能够特异性反映正性肌力药物和血管活性药物给予后的作用情况
肺血管通透性指数（PVPI）	1.0～3.0	反映肺血管的通透程度,可鉴别肺水肿是因为容量过多还是因为肺血管通透性增加引起的
血管外肺水指数（EVLWI）	3.0～7.0mL/kg	是目前监测肺水肿最具有特异性的量化指标,大于高值为肺水过多,将出现肺水肿

脉搏轮廓分析获得的参数显示

参数	正常范围	临床意义
脉搏指示心脏指数（PCCI）	3.5～5.0L/(min·m²)	经过体表面积校正的脉搏轮廓心输出量
心率（HR）	60～100次/min	每分钟心室收缩的次数
每搏输出量（SV）	60～90mL	每次心脏收缩心室射出的血量
每搏输出量指数（SVI）	40～60mL/m²	经过体表面积校正的每搏输出量
每搏输出量变异率（SVV）	≤10%	反映每搏输出量的变化（百分比）,反映液体复苏的反应性。SVV>10%时,说明通过补液可提高患者的心排出量,反之说明无法单独通过补液来使患者的心排出量增加
脉压变异率（PPV）	≤10%	反映脉压的变化（百分比）,通过最近30s内脉压最大值与最小值的差除以脉压平均值计算得到,可以作为容量治疗的预测指标
全身血管阻力（SVR）	SVR=(MAP−CVP)/CO dyn·s·cm⁻⁵	全身血管阻力用于反映后负荷或左心室的阻力,是左心室后负荷的指标
体循环阻力指数（SVRI）	1700～2400 dyn·s·cm⁻⁵·m	经过体表面积校正的全身血管阻力,是反映后负荷最重要的参数
平均动脉压（MAP）	70～90mmHg	一个心动周期中动脉血压的平均值;平均动脉压=舒张压+1/3脉压差
左心室收缩力指数（dP/dtmax）	1200～2000mmHg/s	反映心肌收缩力的参数

知识点：相关理论

续表

知识点	主要内容
相关理论	4. 造成PiCCO 参数准确性偏差的原因 （1）全心舒张末期容积（GEDV）：巨大主动脉瘤会造成数值偏高；当血管内容量严重不足时，数值偏大；心内分流时无法进行测量。 （2）血管外肺水（EVLW）：巨大肺栓塞时，数据偏大；肺切除时，数据偏低；心内分流时无法进行测量。 （3）每搏输出量变异率（SVV）：只能用在行完全机械通气患者身上（潮气量至少为6~8mL/kg），并且没有心律失常。 （4）脉搏轮廓分析所得参数：严重心律不齐，当患者使用IABP 时皆不可测得。
注意事项	1. 测压、取血、校正零点等操作过程中防止空气进入测压系统。 2. 使用PiCCO 专用的动脉导管和配套的压力套装。 3. 置管完成后，将股动脉换能器和中心静脉换能器分别调零（即将换能器平患者腋中线第4 肋，监测过程中一般每隔8 小时调零）。 4. 病情稳定后每8 小时用热稀释法校正1 次；病情变化或测量参数变异较大时，需重新校正。校正应于首次测量之前，且须暂停中心静脉输液30s 以上。 5. 测量过程中勿触摸中心静脉的温度传感器，避免手温影响测量准确性，避免从中心静脉注入血管活性药物。 6. 要保证动脉脉搏波形监测测量值的准确性 （1）避免使用很长的连接管或多个三通管，连接必须牢固，严密观察各个连接处有无松动、脱出及血液反流现象。 （2）保持动脉导管通畅，用生理盐水加压维持，以防血液凝固堵管，如管内有凝血而发生堵塞，导致波形异常时，应及时抽出血块加以疏通。 （3）心律发生变化时需重新校正。 7. 穿刺侧肢体保持伸直、制动，避免过度屈曲；妥善固定导管，防止牵拉，翻身或更换敷料时避免将导管拔出。 8. 观察留置导管穿刺处有无出血、血肿等并发症；注入器、感知器定时更改，当导管周围出现感染征象时，应及时拔出导管。
操作风险及防范	1. 局部出血、血肿 （1）发生原因：反复穿刺、应用抗凝药及按压不到位。 （2）临床表现：出血、血肿。 （3）预防及处理： ①熟练掌握穿刺技术，避免反复穿刺损伤血管。 ②密切观察穿刺处有无渗血、周围有无血肿及皮下瘀斑，监测凝血功能。 ③穿刺失败及拔管后应有效压迫止血，尤其对应用抗凝药患者，压迫止血时间应在5min 以上，必要时局部用绷带加压包扎，30min 后解除。 2. 下肢缺血 （1）发生原因：血栓形成、血管痉挛、局部长时间包扎过紧。 （2）临床表现：下肢皮肤苍白、发凉及有疼痛感等异常变化。 （3）预防及处理： ①穿刺动作轻柔、稳准，避免反复穿刺造成血管壁损伤，必要时行B 超直视下动脉穿刺置管。 ②选择合适的穿刺针，穿刺针切勿太粗及反复使用。 ③密切观察穿刺侧远端的皮肤颜色与温度，当发现有上述临床表现时，及时拔管。 ④固定穿刺侧肢体时，切勿包扎过紧。

主动脉内球囊反搏术 (IABP) 操作规程及考核评分表

病区 / 科室：　　　　　　　姓名：　　　　　　　得分：

考核要点：	评判标准：
1. IABP 操作前准备 2. IABP 仪的管路安装 3. 换能器调零的方法 4. IABP 参数的设置 5. 无菌操作	A. 操作流畅;动作符合规范 B. 操作流畅;部分动作不规范 C. 操作不流畅;部分动作不规范 D. 未完成程序;动作不符合规范

项目	操作规程		沟通指导	评分等级				扣分
	操作流程			A	B	C	D	
素质要求（3分）	着装整洁,热情大方,符合职业形象			3	2	1	0.5	
操作前准备（15分）	自身准备	洗手,戴口罩		2	1.5	1	0	
	核对医嘱	核对医嘱;评估有无禁忌证及查看相关检查结果;查看知情同意书		2	1.5	1	0	
	用物准备	IABP 仪器（包括配套心电导线、有创血压导线）、氦气瓶、打印纸、球囊导管、专用一次性压力传感器、肝素2mL、生理盐水500mL、加压袋、电极片、注射器、动脉穿刺包、无菌手套、2% 利多卡因5mL、碘伏及污物桶,除颤仪备用		3	2	1	0.5	
		检查药品及一次性物品质量及有效期		2	1.5	1	0	
	仪器检查	检查仪器运行是否正常,仪器蓄电及氦气量是否充足;心电、血压监测仪的导线与IABP 仪连接良好,关机待用		3	2	1	0.5	
	稀肝素配置	根据医嘱配置肝素生理盐水,套入加压袋后悬挂于合适位置,将加压袋充气压力调节至300mmHg 备用	现在要核对一下您的信息。您是叫XX 吗？	3	2	1	0.5	
操作过程（55分）	核对	将用物放于治疗车上并推至患者床边,确认患者身份（刷PDA）	您感觉怎么样？为了改善您心脏的功能,现在要给您做主动脉内球囊反搏术,这项操作需要在您腿部的股动脉插入一根球囊导管,然后连接仪器,通过仪器辅助心脏的功能,您不要紧张,这是临时性的治疗,一会儿会在镇静状态下进行。现在在让我们检查一下您的全身情况。	2	1.5	1	0	
	解释	向患者及家属解释操作目的、方法及配合事项		2	1.5	1	0	
	评估	评估患者病情及血流动力学状态;双下肢皮温、颜色及动脉搏动情况;神经系统功能状况;确认有效的静脉给药通路以备紧急用药		3	2	1	0.5	
	开机	接交流电源后开机		2	1.5	1	0.5	
	心电导线连接	连接五导联心电电极或连接监护仪ECG 输出口采集参数至IABP 仪,调节心电波形至显示清晰		4	3	2	1	
	排气	将一次性压力传感器连接肝素生理盐水,排气后备用		4	3	2	1	
	置入导管	常规消毒穿刺部位,协助医生行经股动脉穿刺置入球囊导管并拍片确认球囊位置良好（穿刺前定位:胸骨角至脐部到穿刺点距离再增加2cm）		5	4	3	2	

续表

项目	操作规程		沟通指导	评分等级				扣分
		操作流程		A	B	C	D	
操作过程（55分）	固定导管	按无菌原则协助医生对插管部位进行妥善固定,防止移位		3	2	1	0.5	
	连接氦气	将球囊导管氦气管与IABP仪"BALLOON"接口相连		4	3	2	1	
	连接传感器	将球囊导管中央腔连接压力传感器,用肝素生理盐水冲洗导管确保导管通畅,无血液及空气残留		4	3	2	1	
	调零	将换能器固定在患者腋中线第4肋水平,关闭血管端端口,使换能器与大气相通,按IABP仪屏幕左侧"AP"按钮,再按屏幕下方"ZERO"按钮,待血压显示"0"后,关闭大气端端口,使换能器与血管端相通,仪器屏幕显示血压波形及血压值		4	3	2	1	
	启动仪器	打开氦气开关,选择自动模式,再按"STNDBY"键,待仪器进行4次充放气后,球囊导管充满高纯度氦气,再按"ON"键		4	3	2	1	
	调节参数	调节合适的反搏比例(一般从1:1开始,心功能改善后逐渐下调),调节"游标"确认球囊充气量合适	XXX,仪器工作良好,在治疗期间请卧床休息,插管侧大腿不要过度弯曲,也不要剧烈活动肢体,避免管路滑出。我们会定时帮助您翻身及移动身体,如果有任何不适请及时告知我们,我们就在您身边。	5	4	3	2	
	观察	根据需要,每15～60分钟评估各参数变化以及穿刺侧肢体的血运情况		4	3	2	1	
	安置患者	整理床单位,协助患者取合适体位,拉上床栏,必要时适当地约束肢体		3	2	1	0.5	
	指导要点	导管保护与活动注意事项;不适情况的报告		2	1.5	1	0.5	
操作后处理(5分)	用物处置	规范处理用物;洗手		2	1.5	1	0.5	
	记录	记录相关参数:时间、有创血压、反搏比例、球囊导管充气量、足背动脉搏动及尿量等	您好,现在有什么不舒服吗?您目前的情况已经好转,医生准备给您拔除导管,您不要紧张,拔管时请不要动。	3	2	1	0.5	
撤离IABP（12分）	准备	遵医嘱逐步减少主动脉内球囊反搏的辅助比例,检查凝血功能,向意识清醒患者解释操作目的、方法及配合事项		3	2	1	0.5	
	拔管	戴手套,去除固定敷贴,协助医生将仪器设置到"STNDBY"状态,关机后将气囊导管拔除,让血液从穿刺口冲出(约几秒或1～2个心动周期,清除血管内可能存在的血栓碎片)	这个沙袋需要压迫6～8h,您从现在开始的24h内需要平卧休息,拔管的这侧肢体不要动,以免引起出血或者血肿,如果有任何不适请及时告知我们。	3	2	1	0.5	
	按压止血	局部压迫30min,加压包扎后继续以沙袋压迫6～8h,平卧24h		3	2	1	0.5	
	观察记录	记录拔管时间、局部出血、血流动力学状态及肢体远端动脉搏动等情况		3	2	1	0.5	

续表

项目	操作规程		沟通指导	评分等级				扣分
	操作流程			A	B	C	D	
综合评价（5分）	操作流程	操作熟练、流畅；患者安全；遵守无菌技术原则		3	2	1	0.5	
	人文关怀	礼仪规范,沟通自然,体现人文关怀		2	1.5	1	0.5	
理论回答（5分）	1. IABP原理及球囊导管最佳放置部位 2. 反搏有效的衡量标准 3. IABP术后的并发症及护理要点 4. 球囊充气量适宜的衡量指标			5	4	3	2	
考核者提醒事项								
考核人签名			考核日期	年　　月　　日				

主动脉内球囊反搏术（IABP）相关知识

知识点	主要内容
目的	IABP 是将球囊放置于胸主动脉内,在心脏舒张期快速充气,在心脏等容收缩期快速放气,形成机械反搏,增加冠脉灌注量,降低心脏后负荷,减少心肌做功和心肌耗氧,从而增加心排血量,临时改善血流动力学的机械性辅助循环,是近年来治疗低心排综合征的有效手段。
适应证	1. 各种原因引起的心功能衰竭。 2. 急性心肌梗死后发生的机械性并发症。 3. 内科治疗无效的不稳定型心绞痛。 4. 心肌缺血而致的室性心律失常。 5. 进展性心肌梗死。 6. 围手术期对重症患者的支持和保护措施。 7. 心脏移植前后的辅助治疗。 8. 人工心脏的过渡治疗。 9. 手术中产生搏动性血流。
禁忌证	1. 主动脉瓣关闭不全。 2. 主动脉瘤或主动脉血管型的疾病。 3. 动脉粥样硬化与严重的周围血管疾病。 4. 脑死亡患者。 5. 其他:严重贫血、凝血功能障碍、癌症转移。
相关理论	1. 原理 心脏收缩前一瞬间(主动脉开放时),气囊放气,降低主动脉内舒张末压,减少左心室做功,降低后负荷,减少心肌耗氧;心脏舒张前一瞬间(主动脉关闭时),气囊充气,增加舒张期冠脉灌注压力,增加心肌供氧。 2. IABP 临床应用指征 (1)心脏指数<2L/(min·m^2)。 (2)平均动脉压<8.0MPa(60 mmHg)。 (3)左房压>2.7MPa(20mmHg),中心静脉压>15cmH$_2$O。 (4)尿量<20mL/h。 (5)末梢循环状况差,四肢发凉。 上述情况经积极治疗,使用正性肌力药及活性药调整心脏负荷及纠正代谢紊乱后,血流动力学仍不稳定患者,尽早开展IABP辅助治疗。 3. IABP 的植入方法 (1)经皮股动脉穿刺置入最为常用。 (2)股动脉切开植入法较少用。 (3)经胸升主动脉植入法适用于经股动脉不能植入气囊或心脏手术过程中。 4. 球囊导管型号选择:根据性别、身高选择导管,一般身高小于162cm 选择30cc 球囊导管、162～182cm 选择40cc 球囊导管,大于182cm 选择50cc 球囊导管。 5. 球囊导管位置:球囊位于胸主动脉内,顶端在左锁骨动脉以下2～3cm 处(约第2 肋间),末端在肾动脉开口上方。 6. 反搏有效指标 (1)主动脉收缩压波形降低而舒张压波形明显上升。 (2)正性肌力药、活性药及多巴多酚用量逐渐减少。 (3)血流动力学逐渐趋向稳定,心排出量上升,血压逐渐回升。 (4)尿量增加,肾灌注好。 (5)末梢循环状况改善,心率、心律恢复正常。 7. 球囊充气量适宜:球囊扩张程度为主动脉(AO)直径的85%较为理想,舒张峰压(PDP)与球囊平台压力在±25mmHg 之间。

续表

知识点	主要内容
相关理论	8.工作模式选择:一般选择"AUTOPILOT"工作模式。当选择此模式时,机器将自行选择并改变心电图和动脉压的信号来源、触发模式以及充放气时机,以便获得最佳的反搏效果。 9.立即拔除球囊导管的绝对指征:连接球囊的气体管线内出现血液(提示球囊破裂)、球囊无法调节、进行性肢体缺血以及即将发生的肢体坏死。
注意事项	1.患者需绝对卧床,取平卧位,插管侧下肢避免过度屈曲(不超过30°),床头抬高不超过30°,每4小时手动冲洗球囊导管管腔,动脉加压袋压力需维持在300mmHg以上,使稀肝素生理盐水持续泵入,保持导管通畅、防止导管堵塞。 2.定时给仪器充电,保持良好的蓄电功能。 3.球囊导管中心腔禁忌采血,可放置另一条动脉压力监测通路用于抽血。 4.为避免血栓形成,IABP停搏时间不能大于30min。 5.妥善固定导管,遵医嘱适度镇静,防止导管滑脱。 6.观察和记录病情、血流动力学状态、尿量;观察穿刺侧肢体的脉搏、皮肤颜色、感觉及肢体运动情况,当发生下肢缺血时应撤除气囊导管。 7.正确执行肝素抗凝治疗,定时监测血小板计数、凝血功能等检验指标,维持ACT在正常指标的1.5~2.5倍。
操作风险及防范	1.动脉损伤 (1)发生原因:血管原发性病理改变或插管操作不当。 (2)临床表现:夹层动脉瘤形成,腹膜后出血。 (3)预防及处理:术前行主动脉造影,若有严重的动脉血管疾病应做出应变计划,如切开插管。经皮穿刺置管时,注意穿刺针回抽血液通畅,放置导引钢丝顺畅无阻,通入导管时要轻柔,遇到阻力时不可用力插入。 2.下肢缺血 (1)发生原因:股动脉粥样硬化狭窄,血栓脱落,造成动脉栓塞;气囊导管或鞘管粗,股动脉细,阻塞股动脉;气囊导管或鞘管周围血栓形成。 (2)临床表现:患侧肢体出现皮肤花斑、皮温低,足背动脉搏动减弱或消失等症状;严重时出现发绀,肌肉痉挛强直,直至肌肉坏死。 (3)预防及处理: ①选择的气囊管要合适,应用无鞘管穿刺气囊导管。 ②积极抗凝治疗。 ③持续反搏,不能停、搏交替,以防停搏时在气囊表面形成血栓,在搏动时出现血栓脱落。 ④确属股动脉内腔细小、硬化钙化,末端血流不畅者需及时终止IABP并拔除导管,必要时更换导管置入部位,重新开始辅助治疗。 ⑤观察下肢脉搏、温度及颜色变化,发现异常情况及时处理。 ⑥处理:用Forgaly导管拉出脱落的栓子;若心功能稳定,拔出气囊导管;若病情不稳定,采用人工血管搭桥术。 3.出血 (1)发生原因:凝血功能不良或抗凝不当。 (2)临床表现:穿刺部位渗血,严重者可致全身出血。 (3)预防及处理:密切观察穿刺处有无渗血、周围有无血肿及皮下瘀斑,监测凝血功能,根据病情补充凝血因子,维持适宜的抗凝水平。

续表

知识点	主要内容
操作风险及防范	4.气囊破裂 (1)发生原因:气囊壁被尖锐物或动脉粥样硬化斑块刺破。 (2)临床表现:顽固性低反搏压或气体管腔内出现血液,反搏波形消失,同时机器会出现连续的报警信号并停搏。 (3)预防及处理: ①术前血管造影了解有无动脉粥样硬化斑块,术中及时了解置管是否困难,仔细观察每条管道。 ②术前常规检查气囊有无破裂,气囊不要接触尖锐、粗糙的物品。 ③一旦发现有反搏压低平且血液从反搏管流出时,应立即停止并撤管,必要时更换新管重新置入。

体外膜肺氧合（ECMO）操作规程及考核评分表

病区 / 科室：　　　　　　　　　姓名：　　　　　　　　　得分：

考核要点：	评判标准：
1.ECMO 治疗前评估 2.ECMO 管路的预冲 3.ECMO 上机时的配合	A. 操作流畅；动作符合规范 B. 操作流畅；部分动作不规范 C. 操作不流畅；部分动作不规范 D. 未完成程序；动作不符合规范

项目	操作规程		评分等级				扣分
	操作流程	沟通指导	A	B	C	D	
素质要求 （3分）	着装整洁,热情大方,符合职业形象		3	2	1	0.5	
操作前准备（10分）	自身准备　洗手,戴口罩		2	1.5	1	0	
	核对医嘱　核对医嘱；查看知情同意书	您好！我是您的责任护士XX,请问您叫什么名字？让我核对一下您的手腕带好吗？	2	1.5	1	0	
	用物准备　ECMO 机器、ECMO 套包、血管切开包、动静脉导管、换药包、预冲液、血管专用缝线、血管钳2把、离心泵手摇柄、消毒用品、手术衣、无菌手套、耦合剂及必要的抢救用物		4	3	2	1	
	检查物品的质量及有效期	因……原因,现在要给您穿刺置入动静脉导管,然后通过这台仪器来辅助您的心肺功能。在整个过程中,我们会给您适度镇静,不会有疼痛的感觉,而且我们会有团队进行操作,请您放心。	2	1.5	1	0	
操作过程（73分）	核对患者　将用物放于治疗车上并推至患者床边,确认患者身份（刷PDA）		2	1.5	1		
	解释　向清醒患者解释操作目的、方法,取得配合		2	1.5	1		
	评估　患者的生命体征、呼吸机使用参数、血管活性药物的使用状况、血气分析、血常规及出凝血时间、患者的镇静评分		5	4	3	2	
	置管部位血管血运状况（借助于血管超声仪）		3	2	1	0	
	患者准备　取平卧位,给予患者适度镇静,约束双上肢,拉床帘,建立操作限制区	这样的卧位感觉舒适吗？由于治疗需要,给您暂时约束一下双手。	4	3	2	1	
	置管　协助医生行动静脉置管（严格遵循无菌操作规范）,妥善固定导管		6	5	4	3	
	ECMO管路预冲　检查ECMO 套包外包装、有效期,将套包条形码粘贴在操作记录单上,打开套包	现在要给您进行动脉和静脉置管了,您不要紧张。	2	1.5	1	0.5	
	连接静脉引流管与离心泵头接口,确认连接紧密		3	2	1	0.5	
	连接2 根预冲管,在2 根预冲管中间管路用管道钳阻断		5	4	3	2	
	将靠近离心泵头静脉端预冲管针头插入预冲液容器内,利用重力排气（超过离心泵头）,并夹闭		3	2	1	0.5	
	另一预冲管针头插入废液容器内		3	2	1	0.5	

续表

项目	操作规程		沟通指导	评分等级				扣分
	操作流程			A	B	C	D	
操作过程（73分）	ECMO管路预冲	将离心泵头装入离心泵，开机，按夹闭健，将离心泵转速调至2000r/min以上，旋松氧合器上黄色肝素帽，返回后调零，再次调节泵速至1000r/min以上，预冲氧合器与管道，充分排气，松开膜肺上肝素帽，有液体滴出后关紧，确认肝素帽处于密闭状态		5	4	3	2	
		氧合器内无明显气体，氧合器预冲完全，钳夹阻断两根预冲管，放松两根预冲管中间管道的阻断钳，将两根预冲管插入同一冲洗液容器中，再次确认管路内预冲情况		3	2	1	0.5	
		预冲结束，去除冲洗管，关闭所有三通，保持管路密闭状态，管路密闭循环备用，整理循环管路，并固定于适当位置		5	4	3	2	
		连接空氧混合气管道（气源→空氧混合器→氧合器），设定FiO_2和气体流量		5	4	3	2	
		连接变温水箱，设置适宜水温，并进行水循环		5	4	3	2	
	ECMO上机	打开台上管包装，将台下管路递给台上医生，连接管路，打开静脉夹，按开始按钮，调节转速至1000r/min左右，打开动脉夹，逐渐调高转数至适当的流量	XXX，感觉还好吗？整个治疗过程很顺利，您现在要好好配合机器的运行，由于您身上有多根导管，为避免意外拔管，对您的肢体进行了适当的约束，如果您有不适请及时告知我们，我们就在您身边，谢谢您的配合，请好好休息。	5	4	3	2	
	安置患者	整理床单位，协助患者取合适体位，拉上床栏，根据需要约束肢体		3	2	1	0.5	
	指导要点	患者清醒后指导相关管道维护注意事项		4	3	2	1	
操作后处理（4分）	用物处理	规范处理用物，洗手		2	1.5	1	0.5	
	观察记录	观察EMCO运行状态，记录生命体征、上机时间、各项参数及监测数值		2	1.5	1	0.5	
综合评价（5分）	操作流程	操作熟练、流畅；患者安全；遵循无菌技术原则		3	2	1	0.5	
	人文关怀	礼仪规范，沟通自然，体现人文关怀		2	1.5	1	0.5	
理论问答（5分）	1. ECMO治疗的适应证 2. ECMO辅助期间的监护要点 3. ECMO治疗撤机的指征 4. ECMO上机后不同部位血气分析的意义			5	4	3	2	
考核者提醒事项								
考核人签名			考核日期	年	月		日	

体外膜肺氧合（ECMO）技术相关知识

知识点	主要内容
目的	将患者体内的静脉血引出体外，经过特殊材质人工心肺旁路氧合后注入患者动脉或静脉系统，起到部分心肺替代作用，维持脏器组织氧合血供。
适应证	1. 心脏术后因心肌顿抑导致心力衰竭，不能脱离体外循环。 2. 心脏术后出现肺水肿或合并可逆性的肺高压。 3. 心肌炎、冠状动脉痉挛等所致急性心力衰竭。 4. 心脏移植或心室机械辅助装置置入前的辅助治疗。 5. 心、肺移植术后心肺功能不全或肺高压危象。 6. 各种原因引起的严重急性肺损伤。 7. 药物或呼吸机治疗无效的新生儿顽固性肺动脉高压。 8. 应用于某些气管手术和神经外科手术等。
相对禁忌证	1. 机械通气时间大于7d。 2. 无法建立合适的血管通路。 3. 低氧性脑病。 4. 各种严重不可逆状态。 5. 手术后或严重创伤后24h内。 6. 严重活动性出血。 7. 颅脑损伤合并颅内出血24h内。 8. 恶性肿瘤。 9. 高龄患者（年龄＞70岁）。 10. 进展性肺纤维化。 11. 无法解决的外科问题。
相关理论	1. ECMO原理 ECMO的本质是一种改良的人工心肺机，最核心的部分是膜肺和血泵，分别起人工肺和人工心的作用。ECMO运转时，血液从静脉引出，通过膜肺吸收氧，排出二氧化碳。经过气体交换的血，在泵的推动下可回到静脉（VV通路），也可回到动脉（VA通路）。 2. ECMO的主要循环路径 （1）静脉–动脉（V-A）转流：经静脉将静脉血引出，经氧合器氧合并排出二氧化碳后泵入动脉，成人通常选择股动–静脉为心肺联合替代的方式。 （2）静脉–静脉（V-V）转流：经静脉将静脉血引出，经氧合器氧合并排出二氧化碳后泵入另一静脉。通常选择股静脉引出，颈静脉泵入。 3. ECMO的组成：离心泵（人工心脏）、氧合器（人工肺脏）、气体混合器、加热器及其他（监测装置、导管和管路等）。 4. ECMO期间监测重点 （1）摄片确认并调整穿刺导管位置（置管完毕），定期复查胸部X片，了解肺部情况。 （2）肝素抗凝上机后每3～4小时监测ACT，随监测情况调整肝素用量；ACT维持在200～250s。 （3）定期复查血常规、白蛋白水平及凝血功能。 （4）多部位监测血气（下肢足背动脉、桡动脉、膜肺动脉出口侧、深静脉），进行比较分析，评估氧合效果。 （5）监测ECMO血流量、管路搏动、患者血压、肢端缺血情况、体温及患者镇静程度等。 5. 撤机指征 （1）原发疾病改善或得到控制。 （2）肺部X线影像显示好转，氧合良好。 （3）ECMO血流速减至1.5～2.0L/min。 （4）正性肌力药物最低剂量，肾上腺素≤0.04μg/（kg·min）。 （5）心指数＞2.0L/（min·m^2）。

续表

知识点	主要内容
相关理论	（6）肺动脉嵌顿压和（或）中心静脉压＜16mmHg。 （7）血气分析结果良好,无组织灌注不足表现。
注意事项	1. 严格执行无菌操作技术。 2. 合理安置各导管,定时检查管道各接口是否固定牢固,做好各导管的护理。 3. 备齐各种应急物品,了解应急流程。 4. 合理设置呼吸机各参数（RR、PEEP、VT、FiO_2 等）,保证人机协调,做好呼吸道管理,保持呼吸道通畅。 5. 密切监测ECMO的运转,持续监测心电、有创血压、中心静脉压及血氧饱和度,监测电解质、出入量、血液温度和体表温度,维持生命体征稳定。 6. 观察尿量及颜色,如果尿色加深,则很可能出现血红蛋白尿,应及时向医师反映。 7. 多部位监测血气分析,监测穿刺侧肢体的足背动脉搏动情况,了解下肢供血,防止栓塞。 8. 保证各种用药的合理、安全、准确及有效,使用微泵静脉输入血管活性药物,根据病情调节剂量。
操作风险及防范	1. 大动脉破裂 （1）发生原因:ECMO 置管于大动脉或静脉位置不佳。 （2）临床表现:出血,血肿形成,血压下降,危及生命。 （3）预防及处理: ①B 超定位下置管,置管动作宜轻柔,置管后摄片确认并调整穿刺导管位置。 ②固定好ECMO 循环管道,搬动或转移患者时动作要轻柔,保持管道功能位,避免拖、拉、拽管道。 ③血管外科修补破裂血管。 2. 出血 （1）发生原因:插管或手术部位止血不彻底,肝素抗凝,长时间心肺转流导致凝血因子缺乏。 （2）临床表现:置管或手术部位渗血,严重者可出现全身出血。 （3）预防及处理:监测ACT、凝血功能,严密止血,根据病情补充凝血因子,维持适宜的抗凝治疗。 3. 血栓与栓塞 （1）发生原因:与应用肝素、血液和异物表面接触、血小板活性物质释放和凝血因子被消耗有关。 （2）临床表现:不同部位栓塞出现不同的症状,若下肢栓塞可出现下肢肢体苍白、僵硬、肿胀,皮温低,足背动脉搏动减弱或消失。 （3）预防及处理:合理抗凝,监测ACT 及凝血功能,必要时更换肢体置管。 4. 感染 （1）发生原因:无菌操作不严,管路维护不当,患者本身免疫力低下。 （2）临床表现:体温高、血象高甚至出现感染性休克表现;若是导管相关性感染,管路穿刺处可有脓性分泌物渗出。 （3）预防及处理: ①置管过程中严格执行无菌操作规范。 ②保持管路密闭、妥善固定,处理好局部出血情况,做好消毒隔离相关措施。 ③遵医嘱合理使用抗生素。

留置三（四）腔二囊管操作规程及考核评分表

病区/科室：　　　　　　　　　姓名：　　　　　　　　　得分：

<table>
<tr><td colspan="3">考核要点：
1. 三（四）腔二囊管的准备及标记
2. 三（四）腔二囊管的置入方法
3. 胃气囊与食管气囊充盈量
4. 三（四）腔二囊管的固定及牵引
5. 三（四）腔二囊管的拔管方法</td><td colspan="5">评判标准：
A. 操作流畅；动作符合规范
B. 操作流畅；部分动作不规范
C. 操作不流畅；部分动作不规范
D. 未完成程序；动作不符合规范</td></tr>
<tr><td rowspan="2">项目</td><td colspan="2">操作规程</td><td colspan="4">评分等级</td><td rowspan="2">扣分</td></tr>
<tr><td>操作流程</td><td>沟通指导</td><td>A</td><td>B</td><td>C</td><td>D</td></tr>
<tr><td>素质要求
（3分）</td><td colspan="2">着装整洁，热情大方，符合职业形象</td><td></td><td>3</td><td>2</td><td>1</td><td>0.5</td></tr>
<tr><td rowspan="9">操作前准备（22分）</td><td>自身
准备</td><td>洗手，戴口罩</td><td></td><td>2</td><td>1.5</td><td>1</td><td>0</td></tr>
<tr><td>核对
医嘱</td><td>核对医嘱</td><td></td><td>1</td><td>0.5</td><td>0</td><td>0</td></tr>
<tr><td rowspan="2">用物
准备</td><td>治疗盘、三（四）腔二囊管、弯盘、纱布、液状石蜡、治疗碗（内装冷开水）、50mL注射器、手套、血管钳2把、胶布、治疗巾、胃肠减压器、剪刀、测压器、听诊器、0.5kg重物及牵引装置和污物桶</td><td rowspan="4">您好！我是您的责任护士XX，请问您叫什么名字？让我核对一下您的手腕带好吗？</td><td>3</td><td>2</td><td>1</td><td>0.5</td></tr>
<tr><td>检查物品的质量及有效期，物品放置合理</td><td>2</td><td>1.5</td><td>1</td><td>0</td></tr>
<tr><td rowspan="3">三（四）腔二囊管检测</td><td>戴手套，取出三（四）腔二囊管放于弯盘，打开注射器</td><td>2</td><td>1.5</td><td>1</td><td>0.5</td></tr>
<tr><td>检查各管腔是否通畅并标记各管腔名称</td><td>4</td><td>3</td><td>2</td><td>1</td></tr>
<tr><td>向胃气囊注气150～200mL，用血管钳夹闭，放于装水的治疗碗中，检查有无漏气、变形，检查后放入弯盘中，抽瘪气囊</td><td rowspan="2">您感觉怎么样？为了控制您消化道出血情况，现在需要立即给您经鼻（口）腔插入三（四）腔二囊管，这样可以起到压迫止血的作用，请您配合好吗？先让我检查一下您的鼻腔，有义齿吗？以前有没有插过管？</td><td>4</td><td>3</td><td>2</td><td>1</td></tr>
<tr><td>向食管气囊注气100～150mL，同法检查食管气囊</td><td>4</td><td>3</td><td>2</td><td>1</td></tr>
<tr><td rowspan="8">操作过程（53分）</td><td>核对
患者</td><td>将用物放于治疗车上并推至患者床边，确认患者身份（刷PDA）</td><td>2</td><td>1.5</td><td>1</td><td>0</td></tr>
<tr><td>解释</td><td>向患者及家属解释操作目的，取得配合</td><td>2</td><td>1.5</td><td>1</td><td>0</td></tr>
<tr><td>评估</td><td>评估患者病情、鼻腔及胃肠道疾病史，了解有无义齿及插管的经历等</td><td>2</td><td>1.5</td><td>1</td><td>0.5</td></tr>
<tr><td>卧位</td><td>拉床帘，协助患者取合适卧位，头侧一边，铺治疗巾</td><td>2</td><td>1.5</td><td>1</td><td>0.5</td></tr>
<tr><td>润滑</td><td>戴手套，润滑鼻腔，用液状石蜡充分润滑管道</td><td>4</td><td>3</td><td>2</td><td>1</td></tr>
<tr><td>协助
插管</td><td>助手协助医生为患者做鼻腔、咽喉部局部麻醉，经鼻腔或口腔插管至胃内（同胃管置入方法），插管深度约为65cm</td><td rowspan="3">准备插管了，请配合我们的指令做吞咽动作，插管的时候会有点不适，如果感觉恶心可以做一下深呼吸，我们会尽量减轻您的不适感。</td><td>5</td><td>4</td><td>3</td><td>2</td></tr>
<tr><td>确认
插入</td><td>助手协助医生检查管道是否达到胃腔（抽胃液、听气过水声、管口放入水中观察有无气泡溢出）</td><td>3</td><td>2</td><td>1</td><td>0.5</td></tr>
<tr><td>抽取
积血</td><td>抽出胃内积血</td><td>2</td><td>1.5</td><td>1</td><td>0</td></tr>
</table>

续表

项目	操作规程		沟通指导	评分等级				扣分
	操作流程			A	B	C	D	
操作过程（53分）	注气	先向胃气囊注气约150～200mL（囊内压约50mmHg）并封闭管口，缓慢向外牵引管道，使胃气囊压迫胃底部曲张静脉，并标明注气量	管子已经插好了，感觉怎么样?	4	3	2	1	
		食管气囊注气约100mL（囊内压约为40mmHg）并封闭管口，使气囊压迫食管下段的曲张静脉（若单用胃气囊压迫已止血，则食管气囊不必充气），并标明注气量		4	3	2	1	
	牵引固定	管外端以牵引绳连接0.5kg重物做持续牵引，牵引绳与水平位呈45°角悬挂于牵引架上，牵引物距地面10～15cm	现在感觉怎么样? 难受吗?	5	4	3	2	
	连接引流	将胃管（和食管引流管）连接胃肠减压器（或定时抽吸），并妥善固定	XXX，为了达到治疗效果，你需要保持这样的体位，不要过度活动。这根管子很重要，不要自行拔除。暂时不要进食，以免加重病情。如有不适请及时按床头铃。我也会经常过来看您的。谢谢您的配合。	4	3	2	1	
	观察	观察出血是否停止，观察引流液的颜色、量及性状;根据医嘱经胃管冲洗胃腔，以清除积血		4	3	2	1	
		观察呼吸情况，注意有无管道滑脱，床边备用剪刀、注射器、三(四)腔二囊管等急救及换管所需物品		4	3	2	1	
	安置患者	整理床单位，患者取平卧位，拉上床栏，必要时适当约束		3	2	1	0.5	
	指导要点	卧位与禁食;拔管的注意事项;意外情况的报告		3	2	1	0.5	
操作后处理(4分)	用物处置	规范处理用物,洗手	XXX，现在您消化道出血情况已经得到控制，我们将给你拔除三(四)腔二囊管，您不要紧张，一会儿就好，拔的时候请您听我们的指令，配合屏住呼吸。	2	1.5	1	0.5	
	记录	记录插管时间、充气量（囊内压）、插管深度及患者反应等		2	1.5	1	0.5	
拔管（8分）	拔管	抽瘪气囊，吞服液状石蜡20～30mL，等待20～30min，助手协助医生以缓慢、轻巧的动作拔管，如遇阻力可再次吞服液状石蜡，不可强行拔管		5	4	3	2	
	观察	有无再出血征象		3	2	1	0.5	
综合评价（5分）	操作流程	操作熟练、流畅;患者安全、舒适	管子已拔除，暂时请勿进食、进饮。如出现恶心、呕血情况请及时告知我们。您好好休息，我过一会再来看您。	3	2	1	0.5	
	人文关怀	礼仪规范,沟通自然,体现人文关怀		2	1.5	1	0.5	
理论问答（5分）		1. 三(四)腔二囊置管的目的、适应证 2. 三(四)腔二囊置管的并发症及处理 3. 留置三(四)腔二囊管期间出现窒息情况如何处理		5	4	3	2	
考核者提醒事项								
考核人签名			考核日期	年		月	日	

留置三（四）腔二囊管相关知识

知识点	主要内容
目的	1. 抽吸尽胃内积液(血)、积气,减轻胃扩张。 2. 食管、胃底静脉破裂出血行压迫止血。 3. 了解胃液的性状、量,为临床判断疾病和治疗提供依据。
适应证	胃底、食管静脉曲张破裂出血的患者。
禁忌证	垂危或深昏迷不合作者,咽喉、食管肿瘤病变或曾经手术者,胸腹主动脉瘤者。
相关理论	1. 三(四)腔二囊管的分类:分三腔管和四腔管,三腔管有胃气囊、食管气囊及胃管腔,四腔管较三腔管多了一个食管气囊上方开口的食管引流腔,用以抽吸食管内积聚的分泌物或血液。 2. 食管气囊与胃气囊的注气量及压力 (1)食管气囊注气100mL左右,压力维持在35～45mmHg。 (2)胃气囊注气150～200mL,压力维持在50～70mmHg。 3. 三(四)腔二囊管的并发症:食管黏膜损伤或坏死、窒息、心律失常、吸入性肺炎、食管炎等。 4. 出血程度的评估:根据呕血和(或)黑便的发生时间、次数、量、性状估计出血量及速度。 (1)成人每日消化道出血>5mL,粪便隐血试验即出现阳性。 (2)每日出血量超过50mL可出现黑便。 (3)胃内积血量>250mL可引起呕血。 (4)一次出血量<400mL,多不出现全身症状;出血量超过400mL,可出现头晕、心悸、乏力等症状。 (5)短时间内出血量>1000mL,临床即出现急性周围循环衰竭的表现,严重者引起失血性休克。 5. 出血停止与否的判断 由于肠道内积血需经数日才能排尽,故不能以黑便作为上消化道继续出血的指标。下列情况应考虑有消化道活动出血。 (1)反复呕血或黑便(血便),次数增多,粪质稀薄,肠鸣音亢进。 (2)经充分补液及输血后,周围循环状态未见明显改善,或虽暂时好转而后又继续恶化。 (3)血红蛋白浓度、红细胞计数与血细胞比容继续下降,网织红细胞计数持续增高。 (4)在补液与尿量足够的情况下,血尿素氮持续或再次升高。 6. 拔管指征:一般持续压迫时间不应超过24h,以防黏膜糜烂。放气解除压迫一段时间,必要时可重复应用。留置时间一般以3～4d为限,继续出血可适当延长;出血停止后,放松牵引,放出囊内气体,保留管道继续观察24h,未再出血可考虑拔管。
注意事项	1. 留置三(四)腔二囊管给患者以不适感及恐惧情绪,操作前应做好充分的解释和指导,加以安慰。 2. 在准备过程中,正确检查各气囊有无漏气、变形,并做好标记,插管前抽尽气囊内气体。 3. 床旁备剪刀、三(四)腔二囊管、血管钳等急救及换管物品。 4. 插入后,各气囊注气量及囊内压力合适。若单用胃气囊压迫已止血,则食管气囊不必充气。注气时,应先注胃气囊,再注食管气囊;放气时,应先放食管气囊,再放胃气囊。 5. 牵引时注意患者的体位,保持有效的牵引。 6. 严密观察三(四)腔二囊管止血的效果,及时评估出血情况;观察有无心悸、呼吸困难。 7. 留置期间应禁止经口进食,定时做好鼻腔、口腔的清洁。
操作风险及防范	1. 黏膜损伤 (1)发生原因:反复插管或插管动作粗暴;气囊内压力过高;气囊充气时间过长,未按要求定时放松气囊;拔管前未润滑管道或强行拔管。 (2)临床表现:上消化道黏膜发生溃疡或缺血坏死,有胸骨后疼痛、不适感。

续表

知识点	主要内容
操作风险及防范	（3）预防及处理： ①提高置管技能,避免反复置管,动作轻、稳,避免粗暴置管。 ②气囊压力不宜过高,定时监测气囊内压力。 ③气囊充气加压12～24h 应放松牵引,放气15～30min,如病情允许可稍延长放气时间,如出血未止,再注气加压。 ④拔管前,先将食管气囊抽瘪,再抽胃气囊,然后口服液状石蜡20～30mL,等待20～30min,随后将胃管缓慢退出,如遇阻力可再次吞服液状石蜡,不可强行拔管。 2. 窒息 （1）发生原因:当胃气囊充气不足或破裂时,食管气囊和胃气囊可向上移动,阻塞于喉部而引起窒息。 （2）临床表现:轻者呼吸困难、缺氧、面色发绀;重者出现面色苍白、四肢厥冷、大小便失禁、鼻出血、抽搐、昏迷,甚至呼吸停止。 （3）预防及处理: ①操作前严格检查双气囊有无漏气、变形,如管道老化或气囊充盈后囊壁不均匀,则不宜使用。 ②气囊充气量合适,避免充气不足或过大。 ③密切观察患者呼吸情况,尤其对昏迷患者尤应注意有无突发的呼吸困难或窒息表现。 ④床边备剪刀、注射器等急救物品,一旦发生窒息,应立即剪断三(四)腔二囊管放出气体或抽出囊内气体,拔出管道。 3. 心律失常 （1）发生原因:因食管气囊压力过高或胃气囊向外牵拉力过大而压迫心脏引起。 （2）临床表现:心悸、胸闷及频繁期前收缩。 （3）预防及处理: ①气囊压力合适,避免食管气囊压力过高或胃气囊充气不足。 ②气囊压迫期间,须严密观察脉搏、呼吸、血压及心律变化。 ③出现频繁期前收缩时,应调整管腔位置,可抽尽囊内气体,将管道向胃内送入少许后再充气。 ④若症状明显,应视病情暂缓充气,必要时放气拔管后重新置入。

重症患者院内转运规程及考核评分表

病区 / 科室：　　　　　　　　姓名：　　　　　　　　得分：

考核要点：	评判标准：
1. 转运前评估患者,掌握转运指征 2. 谈话告知充分、恰当 3. 物品、药品的准备与病情符合 4. 分工明确、流程合理、配合默契 5. 紧急情况处理及时、得当 6. 交接有序、清楚,记录完整	A. 操作流畅;动作符合规范 B. 操作流畅;部分动作不规范 C. 操作不流畅;部分动作不规范 D. 未完成程序;动作不符合规范

项目	操作规程		评分等级				扣分
	操作流程	沟通指导	A	B	C	D	
素质要求 （3分）	具有经过专业培训、有CPR能力,能熟练操作转运设备的医务人员（至少1名医生、1名护士）;着装整洁,热情大方,符合职业形象	您好! 我是XXX,是患者的主管医生, 您是患者的XXX吗? 患者目前因……原因需转至XX科室, 在转运途中可能会出现……风险。我刚才跟你们讲的事宜明白了吗? 明白了请你们尽快商量一下做出决定,如同意转运请在这份告知书上签字。	3	2	1	0.5	
转运前 （41分）	自身准备	洗手,必要时戴口罩		2	1.5	1	0	
	评估患者	1. 医生评估患者是否可以转运及转运的必要性 2. 权衡转运利弊 3. 确定必须转科（通常,经积极处理,血流动力学仍不稳定并且不能维持有效气道开放、通气及氧合的患者不宜转运。但需立即手术的急症,如胸、腹主动脉瘤破裂,视病情与条件仍可积极转运）		6	5	4	3	
	知情告知	医生向患者及其家属说明目前病情、转运的必要性、转运途中的风险;患者及其家属签署知情同意书	医生致电接收科室: 我是XX科XXX医生, 患者XXX,诊断是……因……要转入您科,请做好接收准备。患者目前使用……仪器,……药物。医生嘱咐	5	4	3	2	
	医嘱处理	医生联系接收科室;开出书面转科医嘱;护士核对处理转科医嘱		3	2	1	0.5	
	评估患者	评估患者病情（可根据改良早期预警评分表内容评分）,确认转运随同人员		5	4	3	2	
	物品药品准备	根据病情备好重症转运床、急救转运箱（物品、药品）、电量充足的心电监护仪与微泵、呼吸囊、供氧装置（氧气枕或转运呼吸机）、负压吸引设备、除颤仪（心律失常者）等,确保性能良好,固定于合适位置;备齐病历资料,将相关表单填写完整	护士: XX护士,患者XXX根据目前情况必须转XX科,请做好转运准备。	6	5	4	3	
	患者准备	评估:出发前再次评估患者病情、生命体征及各管路情况（固定妥当,引流袋低于身体平面）,尽可能维持呼吸、循环稳定,吸净痰液,必要时镇静、镇痛	护士: XX医生,XXX（护理员）,请你们跟我一起转运患者。 护士: XXX,请您准备相关转运物品、药品;XXX,请您备齐病历资料。	5	4	3	2	
		原发病针对性处理:如对骨折患者,应行夹板固定;对创伤患者,用颈托保护脊柱;必要时安置鼻胃管、尿管等		4	3	2	1	
	通知联络	护士通知接收科室,双方确定床位、到达时间,确认接收方所有准备工作就绪;出发前5～10min联系电梯等候	护士:XX医生,转运准备完毕,目前生命体征……可以转运了吗? 医生:马上转运!	5	4	3	2	

续表

项目		操作规程		评分等级				扣分
		操作流程	沟通指导	A	B	C	D	
转运中 （40分）	分工 合作	人员配备： 医生1人：负责观察血压、心率、呼吸、氧饱和度等；下达急救指令 护士1～2人：负责呼吸道与各管路通畅、用药等 护理员1～2人：负责推运患者、相关设备	护士致电接收科室：我是XX科XX护士，患者XXX约10min后送达您科，做好接收准备了吗？	5	4	3	2	
		站位：医生、护士位于患者头端两侧，监测病情变化并处理紧急状况，护理员位于床头或床尾负责推转运床（根据转运人员和患者情况安排合适站位）	护士致电电梯间：XX科有一重症患者需转运至XX科，请立即安排电梯等候（确定XX号电梯）。	4	3	2	1	
	安抚 患者	对清醒患者及家属适当安抚，告知注意事项。妥善固定患者，必要时加以约束	护士：已联系好XX科室和电梯。请各就各位，准备出发。	3	2	1	0	
	平稳 转运	保持车辆平稳（上下坡时保持头端位于高处），迅速、安全地将患者送达目的地		6	5	4	3	
	观察	途中密切观察面色、血压、脉搏、呼吸、SpO_2等变化，及仪器运行和管路固定情况	XXX，还好吗？现在去XX科，不要紧张，我们就在您身边，有什么不舒服请及时告诉我们。请不要移动身体，以避免导管滑出或碰撞到身边的设备。	6	5	4	3	
	病情变化处理	若出现呼吸、心跳停止和呼吸窘迫等情况，迅速利用急救设施、设备，妥善处理		5	4	3	2	
	途中 记录	记录患者途中的生命体征、监测指标等病情变化及处理措施		5	4	3	2	
	双方 交接	到达目的地后，双方人员共同安置患者、导管、设备，进行详细的口头、床边、书面交接（病史、重要生命体征与检查结果、治疗经过、转运中有意义的临床情况、病历等），落实用药、用血、导管固定等；双方在交接单上签名	医生：患者出现……变化，立刻给予……处理。	6	5	4	3	
转运后 （6分）	转入 科室	评估患者并做好记录；安抚患者及其家属	XX，您好！您现在已经到XX科了，我是这里的XX医生、XX护士，由我们负责您的治疗护理，我们会尽力的，请放心！	3	2	1	0.5	
	转出 科室	补充物品、药品；规范处理用物并归位；床单位终末消毒		3	2	1	0.5	
综合评价 （5分）	操作 流程	评估正确；告知、指令清楚；妥善处理紧急情况；转运安全、有序；配合默契、交接清楚		3	2	1	0.5	
	人文 关怀	礼仪规范，沟通自然，体现人文关怀与协作精神		2	1.5	1	0.5	
理论问答 （5分）		1. 重症患者转运前应做哪些评估，患者存在哪些情况不宜转运 2. 转运前患者及其家属应获得哪些知情告知权 3. 转运重症患者常规携带哪些物品、设备、药品 4. 双方交接的主要内容 5. 中国重症患者转运指南中的主要推荐意见		5	4	3	2	
考核者 提醒事项								
考核人 签名			考核日期	年		月		日

附：

中国重症患者转运指南（2010）（草案）
中华医学会重症医学分会

重症患者转运是重症监护病房(ICU)的重要工作内容之一，转运途中患者发生并发症的风险增加，甚至死亡。为规范重症患者转运过程，提高转运安全性，减少不良事件的发生，使医务人员对重症患者的转运有一个统一的认识，中华医学会重症医学分会组织相关专家，依据近年来国内外研究进展和临床实践，制订了《中国重症患者转运指南（2010）》。本指南旨在为各级医院提供重症患者转运的基本原则，以便各医疗机构根据自身现有资源制订重症患者转运计划并规范临床实施。

重症患者转运的目的是为了寻求或完成更好的诊疗措施以期改善预后，根据转运实施的不同地域，重症患者转运分为院内转运及院际转运。院内转运是指在同一医疗单位不同医疗区域之间的转运；院际转运是指在不同医疗单位之间的转运。

1. 转运决策与知情同意

转运目的是为了使患者获得更好的诊治措施，但转运存在风险，因此，转运前应该充分评估转运的获益及风险。如果不能达到上述目的，则应重新评估转运的必要性。通常，在现有条件下积极处理后血流动力学仍不稳定，不能维持有效气道开放、通气及氧合的患者不宜转运。但需立即外科手术干预的急症（如胸、腹主动脉瘤破裂等），视病情与条件仍可积极转运。

院内转运由主管医师决定。院际转运则需由转出医院主管医师和接收医院共同商议，并且最终应由接收医院主管医师决定。转运前应将转运的必要性和潜在风险告知，获取患者的知情同意并签字。患者不具备完全民事行为能力时，应当由其法定代理人签字；患者因病无法签字时，应当由其授权的人员签字。紧急情况下，为抢救患者的生命，在法定代理人或被授权人无法及时签字的情况下（例如挽救生命的紧急转运），可由医疗机构负责人或者授权的负责人签字。

推荐意见1：重症患者转运的目的是使患者得到必要的诊治，转运决策应充分权衡获益与风险。

2. 转运护送人员

重症患者转运应由接受过专业训练，具备重症患者转运能力的医务人员实施，并根据转运的具体情况选择恰当的转运人员。转运人员至少有1名具备重症护理资格的护士，并可根据病情需要配备医师或其他专业人员（如呼吸治疗师、普通护士等）。病情不稳定的患者，必须由1名医师参与转运；病情稳定的重症患者，可以由受过专门训练的护士完成。转运人员应接受基本生命支持、高级生命支持、人工气道建立、机械通气、休克救治、心律失常识别与处理等专业培训，能熟练操作转运设备。

必须指定1名转运人员作为转运过程的负责人，转运过程中的所有决策均应由该负责人做出。如果没有医师参与转运，必须指定1名医师作为紧急情况的联系人（此人通常就是决定转运患者的主管医师）。患者到达接收科室或医院后，应与接收人员进行全面交接。若患者未移交（如行CT检查等），转运人员需要一直陪护患者直至返回病房。

推荐意见2：重症患者的转运应由接受过专业训练的医务人员完成。

3. 转运设备(如表1、表2所示)

所有转运设备都必须能够通过转运途中的电梯、门廊等通道,转运人员须确保所有转运设备正常运转并满足转运要求。所有电子设备都应能电池驱动并保证充足的电量。

普通转运床因为不能安全固定必需的医疗设备,不能满足重症患者的转运需求。因此需要使用符合要求的重症转运床。重症转运床除具有普通转运床的功能外,还应该能够携带监护仪、呼吸机、输液泵、储氧瓶、负压吸引设备、药品等,所有设备应该固定在与患者同一水平面或低于患者水平面的位置。转运床应与救护车上的担架系统匹配。

院内转运应配备基本的复苏用药,包括肾上腺素和抗心律失常药物,以备转运途中患者突发心搏骤停或心律失常。接收科室应配备更加全面的急救药物。根据转运患者的不同病情,还应配备相应的药物。院际转运的药物配备强调紧急抢救复苏时的用药以及为维持生命体征平稳的用药,病情特殊者还应携带相应的药物。

推荐意见3:重症患者的转运应使用符合要求的转运床。

推荐意见4:重症患者的转运需配备监护治疗设备及抢救药品。

4. 转运方式的选择

院内转运通常由转运床完成。

院际转运运输方式的选择需要综合考虑患者的疾病特征、转运距离、转运缓急、转运环境、护送人数、携带设备、准备时间、路况和天气以及患者的经济承受能力等。转运方式通常包括陆路转运及飞行转运。

陆路转运的优点是花费少、启动迅速、不易受不良天气状况的影响、转运途中易于监测、发生生理紊乱的可能性更低、护送人员更熟悉转运环境。陆路转运通常由救护车完成。如条件许可,大规模灾难期间成批重症伤员转运亦可考虑铁路运输。

飞行转运更适合长程转运,当陆路通行困难或要求在更快时间内转运时可以考虑飞行转运。因飞行转运的准备时间较陆路转运明显延长,且起飞前及着陆后仍需车辆转运,这些因素均可能拖延转运,因此需综合考虑。直升机转运多用于陆路难以到达的特殊情况,而固定翼飞机多用于长途转运。国际长距离转运可通过SOS等专业组织完成。

5. 转运前的准备

转运决定一旦做出,参与转运的医务人员应尽快熟悉该患者的诊治过程,评估目前的整体状况。积极进行转运前复苏、稳定患者病情是降低转运途中不良事件发生率最行之有效的预防措施。

转运前应评估患者的气道安全性。对于高风险的患者,为确保气道的通畅,应积极建立人工气道,转运途中不推荐使用喉罩。对于机械通气的患者,出发前应标定气管插管深度并妥善固定,给予适当镇痛、镇静。换用转运呼吸机以与此前相同的呼吸支持条件通气,观察患者能否耐受并维持稳定。如果转运呼吸机不能达到转运前通气条件,应在转运前对患者试行替代参数通气,观察患者能否耐受转运呼吸机并维持恰当的通气及氧合[动脉血氧分压（PaO_2）≥60mmHg（1mmHg=0.133MPa），动脉血氧饱和度（SaO_2）≥0.90]。

转运前应保持两条通畅的静脉通路。低血容量患者难以耐受转运，转运前必须控制活动性出血等导致低血容量的病因，进行有效的液体复苏，必要时使用血管活性药物维持患者循环功能稳定。待血流动力学基本稳定[收缩压（SBP）≥90mmHg，平均动脉压（MAP）≥65mmHg]后方可转运。

转运前对原发疾病需有针对性地进行处理：对创伤患者，在转运过程中应使用颈托等保持脊柱稳定；若为长骨骨折，应行夹板固定；因高热、惊厥、癫痫可严重影响呼吸循环，因此，转运前必须控制其发作并预防复发；颅内高压患者需经适当处理，使颅内压降至正常水平后方能转运；对肠梗阻和机械通气的患者，需安置鼻胃管；对转运时间较长或使用利尿剂的患者，转运前需要安置尿管；如果有指征，在转运前应完成胸腔闭式引流，在转运全程中引流瓶／袋必须保持在患者身体平面下方。

一旦做出转运决定，转出科室／医院需立即与相关人员联系确保运输工具就位，检查所有转运设备功能良好，与接收科室／医院的医师全面沟通患者病情，了解床位、设备准备情况，告知出发时间及预计到达时间。接收方应保证所有准备工作已就位，一旦患者到达能及时接受监测治疗或检查。

推荐意见5：转运开始前应尽可能维持患者呼吸、循环功能稳定，并有针对性地对原发疾病行处理。

推荐意见6：转运前应与接收方及相关人员进行沟通，做好充分准备，以保证转运安全。

6. 转运的监测与治疗

转运期间的监测治疗水平应确保患者的生命安全，尽可能降低转运过程对患者原有监测治疗的影响，转运过程中不应随意改变已有的监测治疗措施。护送人员必须记录转运途中患者的一般情况、生命体征、监测指标、接受的治疗、突发事件及处理措施等，并记入病历，应为接收方提供相关记录，力争做到转运前后监测治疗的无缝衔接。

重症患者转运时必须监测心电图、脉搏、血氧饱和度、无创血压及呼吸频率。因肢体活动影响无创血压的准确性，条件许可尽可能使用有创动脉血压监测。若病情需要，可留置中心静脉导管监测中心静脉压指导补液治疗，并可通过中心静脉导管输注血管活性药物。由于转运期间不能测量肺动脉楔压及心排出量，因此要求能在监护仪上持续显示肺动脉波形，否则需将肺动脉导管退至右心房或上腔静脉内。对机械通气患者，需要记录气道插管深度，监测呼吸频率、潮气量、气道压力及吸呼比、氧气供应情况等，有条件的可监测呼气末二氧化碳分压（$P_{ET}CO_2$）。对频繁躁动者，可适当应用镇痛剂、镇静剂，但应尽可能保留其自主呼吸。转运途中应将患者妥善固定，防止意外事件的发生，特别注意防止气管插管的移位或脱出、静脉通道的堵塞和滑脱等，部分特殊患者可能需要监测颅内压。

推荐意见7：转运期间应提供必要的监测治疗措施，转运过程中应尽可能保持原有监测治疗措施的连续性。

推荐意见8：转运过程中需全程记录患者的情况及医疗行为。

7. 转运交接

当到达接收科室／医院后，转运人员应与接收科室／医院负责接收的医务人员进行正式交接以落实治疗的连续性。交接的内容包括患者病史、重要体征、实验室检查、治疗经过，以及转运中有意义的临床事件，交接后应书面签字确认。

8. 转运的质控与培训

应制定转运的质控标准以保证重症患者的转运质量。质控计划应包括建立审查及不良事件报告制度，并定期进行更新及完善。

所有参与重症患者转运的人员都应学习上述重症患者转运相关知识，并接受临床培训，通过评估考核合格，才能独立实施重症患者的转运，并接受定期评估。

推荐意见9：参与重症患者转运的人员应接受相应的培训。

9. 重症传染性疾病患者转运的特殊考虑

随着SARS、人感染高致病性禽流感、甲型H1N1流感的暴发，传染性疾病重症患者越来越多。此类患者的转运除遵守上述一般原则外，还必须遵守传染性疾病的相关法规及原则。

10. 转运人员的安全

实施重症患者转运的各类人员在转运过程中均存在人身安全风险，需为所有参与院际转运的相关人员购买相应的保险。

附：院际转运流程图（图1）

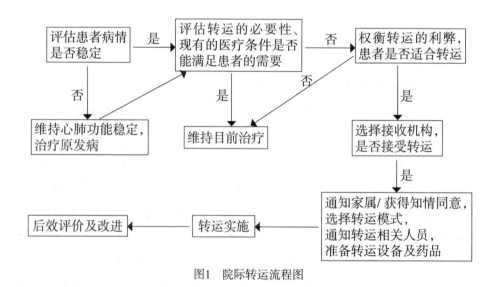

图1　院际转运流程图

表1 《中国重症患者转运指南（2010）》（草案）危重患者（成人）转运推荐设备

推荐设备	选配设备	推荐设备	选配设备
气道管理及通气设备		循环管理设备	
鼻导管	环甲膜切开包	心电监护仪及电极	动脉穿刺针
鼻咽通气道/口咽通气道	各种型号的储氧面罩	袖带式血压计及各种型号	中心静脉导管包
便携式吸引器及各种型号吸引管	多功能转运呼吸机	除颤仪,除颤电极板或耦合剂	压力延长管
各种型号的加压面罩	$P_{ET}CO_2$监测器	各种型号的静脉注射留置针	压力传感器
简易呼吸器	球囊外接可调PEEP阀	各种型号的静脉穿刺留置针	有创压力监测仪
喉镜（带镜片2、3、4号,备用电池,灯泡）	呼吸机螺旋接头	静脉穿刺用止血带	加压输液器
各种型号的气管插管	呼吸过滤器	输血器	输液加热器装置
开口器	湿热交换器	输液器	经皮起搏器
管芯	胸腔闭式引流设备	输液泵及微量泵	
牙垫	便携式血气分析仪	三通开关	
舌钳,插管钳(Magil钳)		皮肤消毒剂	
环甲膜穿刺针		无菌敷料	
氧气瓶及匹配的减压阀,流量表,扳手		其他	止血钳/止血带
便携式呼吸器		体温计	创伤手术剪
听诊器		血糖仪及试纸	外科敷料(海绵,绷带)
润滑剂		鼻胃管及胃肠减压装置	脊柱稳定装置
专用固定气管导管的胶带		约束带	
脉搏血氧饱和度监测仪		电筒和电池	
气胸穿刺针/胸腔穿刺包		通讯联络设备	

注: $P_{ET}CO_2$为呼气末二氧化碳分压, PEEP为呼气末正压。

表2 《中国重症患者转运指南（2010）》（草案）危重患者（成人）转运配置药物

推荐药物	选配药物	推荐药物	选配药物	推荐药物
静脉输注液体:生理盐水,乳酸林格液、胶体	异丙肾上腺素	毛花苷C	甘露醇	葡萄糖酸钙
肾上腺素	腺苷	呋塞米	苯巴比妥	硫酸镁
阿托品	维拉帕米	硝酸甘油注射剂	苯妥英钠	碳酸氢钠
多巴胺	美托洛尔	硝普钠	纳洛酮	50%葡萄糖注射液
去甲肾上腺素	沙丁胺醇吸雾剂	氨茶碱	神经肌肉阻滞剂（如氯琥珀胆碱、维库溴铵,	无菌注射用水
			罗库溴铵 维持性镇痛剂(如芬太尼)	
胺碘酮	甲泼尼龙	地塞米松	麻醉性镇静剂（如芬太尼）	吗啡
利多卡因	肝素	氯化钾	镇静剂（如咪达唑仑、丙泊酚、依托咪酯、氯胺酮）	地西泮注射液

第三章 监测技术

生命体征测量操作规程及考核评分表

病区 / 科室：   姓名：   得分：

考核要点： 1. 体温、脉搏、呼吸及血压的测量方法 2. 沟通指导			评判标准： A. 操作流畅；动作符合规范 B. 操作流畅；部分动作不规范 C. 操作不流畅；部分动作不规范 D. 未完成程序；动作不符合规范					
项目		**操作规程**			**评分等级**			**扣分**
		操作流程	沟通指导	A	B	C	D	
素质要求 （3分）		着装整洁，热情大方，符合护士形象		3	2	1	0.5	
操作前准备（15分）	自身准备	洗手		3	2	1	0	
	环境准备	环境清洁、光线明亮		2	1.5	1	0	
	物品准备	治疗盘、体温计（耳温仪）、污物杯、纱布、血压计、听诊器、记录本及笔（测肛温要准备肛温表及润滑油）		4	3	2	1	
	检查物品	检查体温计有无破损，是否甩至35℃以下	您好！我是您的责任护士XXX，请问您叫什么名字？让我核对一下您的手腕带好吗？	2	1.5	1	0.5	
		检查听诊器膜片有无破损，连接是否妥当		2	1.5	1	0.5	
		检查血压计水银柱、袖带是否完好，充气加压有无异常		2	1.5	1	0.5	
操作过程（68分）	核对患者	将用物放于治疗车上并推至患者床边，确认患者身份（刷PDA）	现在要给您测量一下体温、脉搏和血压，请问您半小时前有没有活动过？吃过过冷或过热的东西吗？	2	1.5	1	0	
	解释	向患者解释操作目的，取得配合		2	1.5	1	0	
	评估	评估患者病情、意识、配合情况，半小时内有无食用过冷或过热的食物，有无剧烈运动		3	2	1	0.5	
	卧位	取合适卧位（一般取平卧位或坐位，测量肛温取侧卧位）	您这样的体位舒服吗？	3	2	1	0.5	
	测体温	再次检查体温计	现在要给您量体温，需要XX分钟。测口温：请张口，闭合口唇，勿咬体温计，用鼻呼吸。测腋温：请将胳膊稍微抬高一点，夹紧腋窝。测肛温：请放松，现在要将肛温表插入肛门，测量时不要动。	1	0	0	0	
		方法： 口温：将体温计水银端放于患者舌下热窝处； 腋温：解开衣扣，擦干汗液，将水银端放于腋窝深处； 肛温：肛温表表面涂润滑油，轻轻插入肛门3～4cm		4	3	2	1	
		指导：患者配合方法（测量肛温时，护士必须在旁把扶）		3	2	1	0	
		时间：口温、肛温测量时间为3min，腋温为10min		4	3	2	1	
		读数：用纱布擦拭体温计，于光线明亮处正确读数，将体温表放于污物杯（耳温仪更换耳膜）	时间到了，帮您把体温表取出来。您的体温是XX℃。	3	2	1	0.5	

项目	操作规程			评分等级				扣分
	操作流程		沟通指导	A	B	C	D	
操作过程（68分）	测脉搏	方法、部位：一只手示指、中指、无名指置于桡动脉搏动最明显处，另一只手看表（脉搏短绌者由2名护士同时测量心率和脉搏，并由听心率护士发出开始与结束的指令，计数1min）	现在给您测量脉搏，请您放松。	5	4	3	2	
		时间：脉搏节律正常者测量30s，脉搏异常或危重患者测量1min		5	4	3	2	
	测呼吸	方法：脉搏测量后，手不要移动，视线移至胸腹部，继续测量呼吸		5	4	3	2	
		时间：测量30s，呼吸异常者或婴儿测量1min		5	4	3	2	
	测血压	体位：血压计平放于上臂外侧，打开开关，检查水银柱位于0点，并与患者被测上肢肱动脉及心脏处于同一水平（平卧位：腋中线水平；坐位：第4肋间水平）	请您坐（躺）好，这样舒服吗？现在要测量血压，我帮您脱下这一侧的衣袖好吗？	4	3	2	1	
		缠袖带：露出患者手臂，触及肱动脉，按照要求对准标记缠于上臂，袖带下缘距肘窝2～3cm，松紧度以放进一指为宜		3	2	1	0.5	
		放置听诊器：将听诊器胸件（捂热）置于肱动脉搏动处并稍加力固定		2	1.5	1	0.5	
		方法：握加压球囊，关闭气门，打气至肱动脉搏动消失，再升高20～30mmHg，缓慢放开气门，使水银柱以4mmHg/s的速度下降，注意水银柱和肱动脉声音变化	请安静，不要说话，一会就好。	3	2	1	0.5	
		判断：听到第一声搏动音时水银柱所指刻度为收缩压，当搏动音突然变弱或消失时，所指刻度为舒张压		4	3	2	1	
		测量结束：解开袖带，驱尽袖带内余气，扣紧压力活门，将血压计向右倾斜45°角，待水银完全回流入水银槽后，关闭水银柱开关，整理后关闭血压计盒		3	2	1	0.5	
	安置患者	为患者整理衣袖、床单位，取舒适卧位，酌情拉上床栏	XXX，已经测好了，您的血压、脉搏、呼吸分别为……谢谢您的配合，请您好好休息，我过一会再来看您。	2	1.5	1	0.5	
	指导要点	告知患者测量结果及相关注意事项		2	1.5	1	0.5	
操作后处理（4分）	用物处置	规范处理用物，按要求清洗消毒，洗手		2	1.5	1	0.5	
	记录	记录生命体征		2	1.5	1	0.5	
综合评价（5分）	操作流程	操作熟练、流畅；患者安全、舒适		3	2	1	0.5	
	人文关怀	礼仪规范，沟通自然，体现人文关怀		2	1.5	1	0.5	

续表

项目	操作规程		评分等级				扣分
	操作流程	沟通指导	A	B	C	D	
理论问答（5分）	1. 生命体征正常值 2. 影响生命体征测量结果的因素		5	4	3	2	
考核者提醒事项							
考核人签名		考核日期	年　　月　　日				

生命体征监测相关知识

知识点	主要内容
目的	测量患者的体温、脉搏、呼吸及血压,了解病情变化,协助诊断治疗。
适应证	所有患者。
禁忌证	1. 对婴幼儿、精神异常、意识不清、不合作、口鼻手术或呼吸困难的患者,禁忌测量口温。 2. 对腹泻、直肠或肛门手术患者、心肌梗死患者,禁忌测量肛温。 3. 对腋下有创伤、手术、炎症、极度消瘦的患者,不宜测量腋温。 4. 不宜在偏瘫、输液、导管留置、动静脉内瘘、肢体外伤或手术侧肢体测量血压。
相关理论	1. 各项生命体征的正常值 (1)体温:口温36.3～37.2℃,肛温36.5～37.7℃,腋温36～37℃。 (2)呼吸:正常成人16～20 次/min。 (3)脉搏:正常成人60～100 次/min。 (4)血压:正常成人收缩压为90～139mmHg,舒张压为60～89mmHg,脉压为30～40mmHg。 2. 影响体温测量值的因素 进食、喝水、吸烟,面颊部做冷、热敷以及沐浴、灌肠、剧烈活动等可影响体温测量值。 3. 绌脉的特点及测量注意事项 绌脉的脉搏细数,极不规则,强弱不等,心率大于脉率,常见于心房纤颤患者。若发现患者有绌脉,应同时测量心率,由2 名护士同时测量,一个人听心率,一个人测脉率,由听心率者发出"开始"指令,计数1min;记录以分数式记录:心率/脉率。 4. 血压测量值产生误差的原因 (1)袖带宽度:袖带太宽,测得血压值偏低;袖带太窄,测得的血压值偏高。 (2)缠袖带的松紧度及平整度:袖带过紧,测得血压值偏低;袖带过松,测得血压值偏高;袖带不平整,测得血压值偏高。 (3)被测手臂位置:手臂位置高于心脏水平,测得血压值偏低;手臂位置低于心脏水平,测得血压值偏高。 (4)读数时的视线水平:视线低于汞柱,可使血压读数偏高;视线高于汞柱,可使血压读数偏低。 (5)其他:充气过快或过猛,可导致水银溢出和患者不适;放气过快,来不及听到正确的读数;放气太慢,使静脉充血,致舒张压偏高;衣袖过紧或衣服穿太多,测得的血压值偏低。
注意事项	1. 正确评估患者,根据患者病情选择合适的测量体位、方法及部位。 2. 为婴幼儿、意识不清或不合作患者测量体温时,护士不宜离开。 3. 对偏瘫患者,选择健侧肢体测量脉搏,不可用拇指诊脉,当脉搏细弱难以触诊时,可用听诊器听诊心率1min 代替。 4. 测量呼吸时,不必告诉患者,以免影响测量的准确性。 5. 测血压时,遵守"四定"的原则,即定时间、定体位、定部位及定血压计。测量时,心脏与该侧肢体肱动脉处于同一水平;卧位时,平腋中线;坐位时,平第4 肋。 6. 应在患者平静时测量。若有影响测量的因素,应推迟30min 测量。 7. 测量结果与病情不相符时需重新测量。
操作风险及防范	1. 体温计被咬破 (1)发生原因:评估不足,给意识不清者、婴幼儿、精神异常者测量口温;为特殊患者测量体温时未在旁监护;未指导患者正确的测量方法。 (2)临床表现:体温表破裂,水银流出,口腔中有碎屑,甚至口腔黏膜破裂出血。 (3)预防及处理: ①评估患者意识及配合程度,选择合适的测量部位及方法;为特殊患者测量时,必须有护士在旁观察。

续表

知识点	主要内容
操作风险及防范	②指导患者正确的测量方法。 ③发生体温表被咬破时,应立即清除口腔内残留物,予漱口处理,以免损伤口腔及消化道黏膜,检查口腔黏膜有无破损。 ④口服蛋清或牛奶,以保护消化道黏膜,延缓吸收。 ⑤若病情允许,可食用粗纤维食物,加快汞的排出。 2.测量值不准确 (1)发生原因:测量工具不准确或测量方法不规范;未评估患者病情及是否符合测量条件;未指导患者正确的配合方法。 (2)临床表现:测量值存在误差。 (3)预防及处理: ①选择合适的测量工具,且应定期检测测量工具。 ②测量前充分评估患者病情、意识、配合程度及是否存在影响测量结果的行为,如剧烈活动、进食等。 ③与患者有效沟通,指导正确的配合方法。 ④掌握正确规范的测量方法。 ⑤若测量结果存在误差,应重新评估测量工具和测量方法,寻找测量值与病情不符的原因。 ⑥必要时重新测量。

心电监护仪使用操作规程及考核评分表

病区／科室： 姓名： 得分：

考核要点： 1. 心电监护操作前评估 2. 心电、血压、血氧饱和度导线的连接与定位 3. 参数及报警的设置 4. 沟通与指导			评判标准： A. 操作流畅；动作符合规范 B. 操作流畅；部分动作不规范 C. 操作不流畅；部分动作不规范 D. 未完成程序；动作不符合规范				

项目	操作规程		沟通指导	评分等级				扣分
	操作流程			A	B	C	D	
素质要求 （3分）	着装整洁，热情大方，符合护士形象			3	2	1	0.5	
操作前准备（8分）	自身准备	洗手		2	1.5	1	0	
	核对医嘱	核对医嘱		2	1.5	1	0	
	用物准备	监护仪及导线、电极片、清洁纱布、记录本	您好，我是您的责任护士XXX，请问您叫什么名字？让我核对一下您的手腕带好吗？	2	1.5	1	0.5	
	仪器检查	检查监护仪性能；检查各导线连接处于完好状态		2	1.5	1	0	
操作过程（75分）	核对患者	将用物放于治疗车上并推至患者床边，确认患者身份（刷PDA）		3	2	1	0	
	解释	向患者解释操作目的，取得配合	XXX，因为病情观察的需要，现在要给您进行心电监护，就是用这台设备监测您的心率、血压及血氧饱和度等。您不要紧张，不会有疼痛感的，但可能影响到您的活动，等您病情稳定了，我们就会停止使用，您觉得好吗？	2	1.5	1	0	
	评估环境	评估周围环境、光照情况，有无电磁干扰，室温适宜		2	1.5	1	0.5	
	评估患者	评估患者病情		2	1.5	1	0.5	
		评估患者皮肤、肢体活动及指端末梢循环情况		2	1.5	1	0.5	
	放置监护仪	放置监护仪，连接电源，打开开关，检查监护仪信号，连接电极片		4	3	2	1	
	患者体位	拉上床帘，根据病情取平卧位或半卧位		3	2	1	0.5	
	清洁皮肤	暴露胸部，注意保暖，清洁皮肤，必要时剃除胸毛	现在要解开您的衣服，在胸部粘贴电极片，会有点凉，一会就好。	3	2	1	0.5	
	连接心电电极	将电极片贴于患者胸部正常位置，避开伤口、深静脉导管及起搏器安装部位等，如为Ⅲ导联，参照左臂电极、右臂电极及左腿电极		5	4	3	2	
		左臂电极——左锁骨中线锁骨下或左上肢连接躯干的部位		2	1.5	1	0	
		右臂电极——右锁骨中线锁骨下或右上肢连接躯干的部位		2	1.5	1	0	
		左腿电极——左锁骨中线第6或7肋间左髋部		2	1.5	1	0	
		参照电极——右锁骨中线第6或7肋间右髋部		2	1.5	1	0	
		胸部电极——心电图胸导联的位置		2	1.5	1	0	

续表

项目		操作规程		评分等级				扣分
		操作流程	沟通指导	A	B	C	D	
操作过程（75分）	连接指氧探头	清洁局部皮肤及指（趾）甲，选择甲床条件好的手指，正确安放SpO_2传感器于患者手指，红外线光源对准甲床，接触良好，松紧适宜	清洁一下您的指（趾）甲，这里要夹血氧饱和度探头，您不要自行取下，到时我会来给您更换部位。	5	4	3	2	
	连接无创血压	选择一侧上肢（避免与指氧同侧），露出手臂并伸直，排尽袖带空气，触及肱动脉，按照要求对准标记缠于上臂，袖带下缘距肘窝2～3cm，松紧度以放进一指为宜	这是给您测血压的，间隔X时间它会自动充气测量，充气时会有一点紧绷感。每次测量的时候请您尽量平放手臂，不要活动，否则会影响测量结果。	5	4	3	2	
	参数设置	心电：正确选择导联（常规选择Ⅱ导联），设置波幅、清晰度，观察示波情况；打开报警开关，设置心率报警界限		5	4	3	0	
		血氧：打开SpO_2报警开关，设置报警界限，低限不低于90%		5	4	3	0	
		血压：选择患者类型（成人、儿童、新生儿）、测量模式（手动、自动），打开报警开关，测量血压，并设置血压报警界限及测量间隔时间	XXX，监护仪已经连接好，您的血压、脉搏、呼吸分别是……您不要自行取下身上电极、导线，我们会定期给您更换部位的。手机等电子产品会干扰监护结果，请尽量不要在附近使用。如监护仪报警或有不适情况请及时按床头铃。您好好休息，我过一会再来看您。谢谢您的配合！	5	4	3	0	
		呼吸：打开报警开关，设置报警界限		3	2	1	0	
	观察	观察测量数值，排除影响因素		5	4	3	2	
	安置患者	整理床单位及监护导线，协助患者取舒适卧位，酌情拉上床栏		2	1.5	1	0.5	
	指导要点	监测结果的告知；监测时应注意的事项；不适情况的报告		4	3	2	1	
操作后处理（4分）	用物处理	规范处理用物，洗手		2	1.5	1	0.5	
	记录	记录监护数值，有异常情况及时向医生汇报		2	1.5	1	0.5	
综合评价（5分）	操作流程	操作熟练、流畅；患者安全、舒适		3	2	1	0.5	
	人文关怀	礼仪规范，沟通自然，体现人文关怀		2	1.5	1	0.5	
理论回答（5分）		1. 心电监护报警范围设置的原则 2. 影响血压、SpO_2监测结果的因素 3. 监护仪使用的注意事项		5	4	3	2	
考核者提醒事项								
考核人签名			考核日期	年		月		日

心电监护仪使用相关知识

知识点	主要内容
目的	发现和识别心律失常,观察起搏器功能,监测生命体征。
适应证	1. 急危重症患者。 2. 生命体征不稳定及手术后需要监护的患者。 3. 心脏病患者。 4. 各类休克患者。 5. 严重电解质紊乱患者。
相关理论	1. 脉搏、血氧饱和度测量的影响因素 (1)指甲床条件不良:如灰指甲、涂指甲油、指甲过长等。 (2)动脉内血流下降:休克、体温过低、低血压、使用血管收缩药物、贫血、偏瘫或同侧手臂测量血压等。 (3)受血液内或皮肤上其他物质的干扰(CO中毒者不宜用)。 (4)周围环境强光线的干扰(可用不透光的物质遮盖传感器)。 (5)电磁干扰等。 2. 无创血压测量的影响因素及血压测量肢体的选择 (1)血压监测应在平静时进行,测量肢体的肱动脉与心脏处于同一水平位置,卧位时平腋中线,坐位时平第4肋。 (2)导致测压不可靠或测压时间延长的原因有:患者移动、发料或发生疼挛;心律失常,极快或极慢的心率;血压迅速变化;严重休克或者体温过低;肥胖和水肿。 (3)避开偏瘫侧、输液侧、有动静脉导管留置侧、骨折、肢体手术侧、腋窝淋巴结清扫侧、动静脉内瘘侧肢体,避免与血氧饱和度探头同侧。 3. 监护仪报警范围设定的原则 (1)保证患者的安全。 (2)尽量减少噪音干扰。 (3)不允许关闭报警功能,除非在抢救时才可以暂时关闭。 (4)报警范围设定的不是正常范围而是安全范围。 4. 报警设置要求 (1) ECG: ①心率:基础心率的上下20%～30%,必要时根据患者实际情况设置,波速为25mm/s。 ②心律:打开心律失常分析和ST分析(报警高低限为±0.20mV),根据患者实际情况决定是否打开起搏分析。 (2)血压:基础血压的上下20%～30%,必要时根据患者实际情况设置。 (3) SpO_2:95%～100%,最低一般不低于90%,必要时根据患者实际情况设置,波速为25mm/s。 (4)呼吸:10～30次/min,波速为6.25mm/s,必要时根据患者实际情况设置。 (5)报警音量的设置必须保证护士在工作范围之内能够听到。 (6)报警范围根据情况随时调整,至少每班检查一次设置是否合理。
注意事项	1. 妥善固定各导线,避免折叠、扭曲和缠绕等。 2. 放置电极片时,应避开伤口、瘢痕、中心静脉插管、起搏器及电除颤时电极板的放置部位。 3. 密切监测患者异常心电波形,排除各种干扰和防止电极脱落,及时通知医生处理;监测带有起搏器的患者时,要区别正常心律与起搏心律。 4. 心电监护不具有诊断意义,如需更详细了解心电图变化,需做常规导联心电图检查。 5. 定期更换电极片及其粘贴位置、血氧饱和度探头位置,以免皮肤受损或血液循环受阻。

续表

知识点	主要内容
注意事项	6.CO 中毒患者由于碳氧血红蛋白与氧合血红蛋白的吸收光谱非常近似,可能仪器显示正常的SpO_2值而掩盖了严重的低氧血症。故若怀疑CO 中毒,则不宜行脉搏血氧监测。 7. 监护仪在使用中时,周围应留出至少5cm 空间以保证空气流通,在使用期间禁止在监护仪上覆盖任何物品。
操作风险及防范	1. 局部皮肤过敏 (1)发生原因: ①患者体质虚弱、出汗多,易引起局部皮肤敏感。 ②长时间连续使用电极片易发生皮肤过敏。 ③使用透气性差的电极片而发生皮肤过敏。 ④过敏体质。 (2)临床表现:粘贴电极片处皮肤发红、瘙痒及有水疱形成,局部破溃。 (3)预防及处理: ①观察局部皮肤情况。 ②选择透气性好、不易过敏的电极片,定时更换电极片位置。 ③出现过敏情况,可用抗过敏药膏外涂;若有水泡,经消毒后用无菌注射器抽出水泡内的液体,使表皮保持干燥;若已破溃,可用无菌生理盐水清洁并保持干燥。 2. 测量血压肢体局部水肿 (1)发生原因:袖带过紧;局部测压时间过长,未定期更换测压肢体;输液侧手臂测量。 (2)临床表现:测量血压肢体下段肿胀,皮肤张力增高,可呈亮感,患者主诉麻木、胀痛。 (3)预防及处理: ①定时轮换测量血压的肢体。 ②对血压稳定者可延长测量间隔时间。 ③不在输液侧肢体测量血压。 ④多活动肢体,多按摩。 ⑤若发生肢体水肿,更换测血压肢体,避免水肿侧输液,抬高肢体,按摩活动肢体促进血液回流。 3. 测量血压部位瘀斑 (1)发生原因:血小板、凝血功能异常,毛细血管脆性增加,局部测压时间过长,在测压侧肢体穿刺血管。 (2)临床表现:局部出血点、瘀斑。 (3)预防及处理: ①定时轮换测量血压的肢体。 ②了解患者血小板、凝血功能情况。 ③避免在测量血压的肢体上抽血。 ④对血压稳定者可延长测量间隔时间。 ⑤如有瘀斑发生,更换测量部位,改善凝血功能,局部热敷。 4. 监测手指压疮 (1)发生原因:局部压迫时间过长,患者感觉功能下降。 (2)临床表现:局部发绀、肿胀、皮温凉,皮肤破溃,主诉麻木、胀痛。

知识点	主要内容
操作风险及防范	（3）预防及处理： ①定时更换监测手指。 ②观察末梢循环情况,询问患者主诉。 ③如有压疮发生,立即解除压迫,改善循环,根据压疮分级给予相应处理,必要时行外科治疗。

心电图检查操作规程及考核评分表

病区 / 科室：　　　　　　　　　　姓名：　　　　　　　　　　得分：

| 考核要点：
1. 仪器检测
2. 胸导联与肢体导联连接部位
3. 参数的设置
4. 沟通指导 | | | 评判标准：
A. 操作流畅；动作符合规范
B. 操作流畅；部分动作不规范
C. 操作不流畅；部分动作不规范
D. 未完成程序；动作不符合规范 | | | | | |

项目	操作规程			评分等级				扣分
	操作流程		沟通指导	A	B	C	D	
素质要求 （3分）	着装整洁，热情大方，符合护士形象			3	2	1	0.5	
操作前准备（10分）	自身准备	洗手		2	1.5	1	0	
	核对医嘱	核对医嘱	您好，我是您的责任护士XXX，请问您叫什么名字？让我核对一下您的手腕带好吗？	2	1.5	1	0	
	用物准备	检查单、心电图机、导联线、酒精棉球及污物盒		3	2	1	0.5	
	仪器检测	安装打印纸；检查仪器性能、各导联线		3	2	1	0	
操作过程（72分）	核对患者	将用物放于治疗车上并推至患者床边，确认患者身份（刷PDA）	为了解您的心脏情况，要给您做一个心电图检查。这个检查没有创伤性，请您尽量躺平放松，保持安静，好吗？	3	2	1	0	
	解释指导	向患者解释操作目的，取得配合		3	2	1	0	
		指导患者在做心电图过程中保持安静，勿紧张		2	1.5	1	0	
	评估	评估患者病情、肢体皮肤情况，取下手表等物品；询问是否有酒精过敏史	您感觉怎么样？我先检查一下您的皮肤，请您暂时将您的手表、首饰取下来好吗？您对酒精过敏吗？	4	3	2	1	
	卧位	室温适宜，拉上床帘，取平卧位或低半卧位		3	2	1	0.5	
	连接肢体导联	连接电源，打开开关，用酒精棉球涂擦局部皮肤		4	3	2	1	
		RA：右上肢（红色）		2	1.5	1	0	
		LA：左上肢（黄色）	您觉得冷吗？擦酒精的时候会有点凉。	2	1.5	1	0	
		RL：右下肢（黑色）		2	1.5	1	0	
		LL：左下肢（绿色）		2	1.5	1	0	
	连接胸导联	暴露胸部，注意保暖。观察胸部皮肤，用酒精棉球涂擦局部皮肤		4	3	2	1	
		V1：胸骨右缘第4肋间（红色）		2	1.5	1	0	
		V2：胸骨左缘第4肋间（黄色）		2	1.5	1	0	
		V3：V2 与V4连线的中点（绿色）		2	1.5	1	0	
		V4：左锁骨中线第5肋间（棕色）		2	1.5	1	0	
		V5：腋前线平V4水平（黑色）		2	1.5	1	0	
		V6：腋中线平V4水平（紫色）		2	1.5	1	0	
	设置参数	走纸速度：25mm/s		3	2	1	0	
		纵轴定标电压：10mm/mV		3	2	1	0	
		去除干扰：根据需要使用抗肌电干扰和（或）抗交流电干扰		3	2	1	0	

续表

项目	操作规程		沟通指导	评分等级				扣分
		操作流程		A	B	C	D	
操作过程 （72分）	自动描记	自动模式:选择自动模式,观察心电示波是否显示良好,按开始键,自动完成所有导联的记录	XXX,我会尽快把您的检查报告交给医生,医生会告知您检查结果。请您好好休息,如有不适请及时按床头铃。我会经常来看您的,谢谢您的配合。	5	4	3	2	
		故障排除:如有故障,进行原因分析并排除		3	2	1	0.5	
	手动描记	必要时,使用手动记录模式:选择导联后启动、定标、描记心电图		5	4	3	2	
	移除导联线	关机,撤去导联线		2	1.5	1	0.5	
	安置患者	整理床单位,予舒适卧位,酌情拉上床栏		2	1.5	1	0.5	
	指导要点	告知结果;嘱患者休息,并告知安全事项		3	2	1	0.5	
操作后处理（5分）	用物处理	规范处理用物,洗手		2	1.5	1	0.5	
	记录	在心电图记录纸上注明病区、床号、姓名、检查时间;记录检查结果		3	2	1	0.5	
综合评价（5分）	操作流程	操作熟练、流畅;患者安全、舒适		3	2	1	0.5	
	人文关怀	礼仪规范,沟通自然,体现人文关怀		2	1.5	1	0.5	
理论问答（5分）	1.心电图操作的注意事项 2.心率的计算方法 3.常见心律失常的识别			5	4	3	2	
考核者提醒事项								
考核人签名			考核日期	年　　月　　日				

心电图检查相关知识

知识点	主要内容
目的	1. 用于观察和诊断各种心律失常、心肌病及冠状动脉供血情况。 2. 了解某些药物作用、电解质紊乱和内分泌疾病对心肌的影响。
适应证	适用于所有患者。常见的检查人群有： 1. 心血管系统疾病患者，如心律失常、冠心病、心肌炎、心肌病及心包疾病等。 2. 使用特殊药物、电解质紊乱患者。 3. 其他系统疾病可能对心肌有影响者。 4. 手术前、特殊检查前需排除心脏疾病者。 5. 体检人群。
相关理论	1. 心电图机可能受到的干扰及处理 （1）交流电的干扰：检查环境是否合适，所睡病床接地是否良好，受检者与金属物品是否相接触，附近有无交流电电源线，导联线是否接触良好。若当上述因素解决后仍未排除干扰，则干扰一般来自环境，可以按"HUM"键来消除，并在报告上注明。 （2）人体肌电干扰：检查环境是否合适，受检者是否安静，肢体有无活动，皮肤肌肉是否松弛，电极夹子是否松动，电极是否固定良好。若上述人为因素解决后仍未排除干扰，可以按"EMG"键，并在报告上注明。 （3）基线漂移：检查电极安放部位是否稳固，导联插头与电极连接是否紧密，电极与受检者的皮肤是否干净，漂移与受检者的呼吸是否有关联。如有，可在记录时嘱受检者暂时屏气。 2. 心电图记录纸 心电图记录纸是由纵横细线交织而成的小方格组成的，每小方格为$1mm^2$。横线代表时间，可用于计算各波和间期的宽度（即时间），当走纸速度为25mm/s时，则每小格表示0.04s；纵线代表电压，可用以计算各波的振幅，当标准电压1.0mV相当于10mm时，则每小格表示0.1mV。 3. 心率计算 （1）心率的计算方法一般为测量P–P（或R–R）间期，代入公式：心率＝60/P–P（或R–R）间期，即每分钟心房或心室率。例如R–R间期为0.75s，则心率为60/0.75＝80次/min。 （2）若心律明显不齐时，则需测量5个以上P–P（或R–R）间期的平均值代入公式。 4. 常见心律失常心电图特点 （1）窦性心动过速心电图特点： ①频率大于100次/min。 ②节律规则。 ③P波在Ⅰ、Ⅱ、aVF导联中直立。 （2）窦性心动过缓心电图特点： ①频率小于60次/min。 ②节律规则。 ③P波在Ⅰ、Ⅱ、aVF导联中直立。 （3）房颤心电图特点： ①P波消失，代之以大小不等、形态不同的f波。 ②心房率在350～600次/min。 ③心室率依快慢分为三种类型：慢速型，心室率≤100次/min，一般在60～100次/min；快速型，心室率在100～180次/min；特快型，心室率在180次/min以上。 ④QRS波群形态多数正常；但如合并室内传导阻滞，则呈相应的改变。 （4）房性期前收缩心电图特点： ①提前出现的P'波，其形态与窦性P波不同。 ②P'–R间期>0.12s。 ③代偿间歇不完全，即期前收缩前后的两个窦性P波的间距小于窦性P–P间期的两倍。 （5）室性期前收缩心电图特点： ①提前出现的宽大畸形的QRS波群，时限>0.12s，其前无P波，继发S–T段与T波和主波方向相反。

知识点	主要内容
相关理论	②联律间期恒定。 ③代偿间期完全。 ④室早可以孤立或规律出现,形成二联律、三联律、成对室早、连续3个以上的室性期前收缩形成短阵室速。 (6)室性心动过速心电图特点: ①有连续3个或3个以上的室性期前收缩。 ②QRS波宽大畸形,时限超过0.12s,心室率为100~250次/min,频率规则或略不规则,T波方向与QRS主波方向相反。 ③P波与QRS波无固定关系(房室分离),但P波频率大于QRS波群频率,可见心室夺获或心室融合波。 (7)心室颤动心电图特点:心电图呈形态、频率及振幅完全不规则的颤动波,频率为150~500次/min,无法分辨QRS波群、ST段及T波。 (8)心室扑动心电图特点:心电图呈相对规则的大振幅波动,频率为150~250次/min,无法分辨QRS波群、ST段及T波。 (9)房室传导阻滞(AVB)心电图特点: ①Ⅰ度AVB:节律规则;每个P波后有一个QRS波;P-R间期延长超过0.20s;QRS波正常。 ②Ⅱ度Ⅰ型AVB:P-R间期逐渐延长,直至脱落一个R波后,P-R间期缩短,继之又延长,周而复始。 ③Ⅱ度Ⅱ型AVB:P-R间期正常或固定地延长,部分P波后无QRS波。 ④Ⅲ度AVB:P-P间期相等,R-R间期相等;P与R无固定时间关系(P-R间期不等);心房率快于心室率;QRS波正常,表示心室起搏点在交界区;QRS波增宽变形,表示起搏点在心室。
注意事项	1. 检查前不能饱饮、饱食、冷饮和抽烟,需要平静休息20min。 2. 先做好解释,消除患者紧张心理,检查时要平卧,全身肌肉放松,平稳呼吸,保持安静,切勿讲话或移动体位。 3. 确保受检者在检查时无手机、手表等电、磁、金属物品接触。丝袜、衣裤会引起导电不良,故要暴露受检者手腕、双下肢内侧,并松解衣扣。 4. 检查时电极放置部位应清洁,去除污垢及毛发;使用电极膏或酒精擦拭,胸导联在擦拭导电膏或酒精时注意要各自分开,禁止将所有胸导联测量位置一次性进行涂抹,否则将会造成体表短路,影响测量的波形效果;请勿使用水或生理盐水,这将会加快电极的腐蚀老化。 5. 必须严格按照各肢夹及吸球所标符号进行对应连接测量,请勿将下肢肢夹串连在一起,否则会造成测出的波形有干扰、不准或分析结果错误。 6. 曾做过心电图的,应把以往报告或记录交给医生。如正在服用洋地黄、钾盐、钙类及抗心律失常药物,应告知医生。
操作风险及防范	1. 心电图检查结果不准确 (1)发生原因:患者紧张焦虑,躁动不安;仪器准确度欠佳;电、磁、金属等干扰。 (2)临床表现:心电图结果与疾病不符。 (3)预防及处理: ①做好心理护理,指导患者配合。 ②及时治疗原发病,减少患者躁动的发生;必要时使用保护性物品和镇静药物。 ③专人管理、定期检查仪器性能。 ④环境安静、温暖;病床及患者卧位合适,去除干扰源。

有创动脉压监测操作规程及考核评分表

病区 / 科室：　　　　　　　　姓名：　　　　　　　　得分：

<table>
<tr><td colspan="2">考核要点：
1.动脉穿刺方法
2.测压装置连接、调零及动脉压测量方法
3.沟通指导</td><td colspan="6">评判标准：
A.操作流畅；动作符合规范
B.操作流畅；部分动作不规范
C.操作不流畅；部分动作不规范
D.未完成程序；动作不符合规范</td></tr>
<tr><td rowspan="2">项目</td><td colspan="3">操作规程</td><td colspan="4">评分等级</td><td rowspan="2">扣分</td></tr>
<tr><td colspan="2">操作流程</td><td>沟通指导</td><td>A</td><td>B</td><td>C</td><td>D</td></tr>
<tr><td>素质要求
（3分）</td><td colspan="2">着装整洁，热情大方，符合护士形象</td><td></td><td>3</td><td>2</td><td>1</td><td>0.5</td><td></td></tr>
<tr><td rowspan="4">操作前准
备（10分）</td><td>自身
准备</td><td>洗手，戴口罩</td><td rowspan="4">您好！我是您的
责任护士XXX，
请问您叫什么名
字？让我核对一
下您的手腕带好
吗？</td><td>2</td><td>1.5</td><td>1</td><td>0</td><td></td></tr>
<tr><td>核对
查阅</td><td>核对医嘱；查看凝血功能</td><td>2</td><td>1.5</td><td>1</td><td>0</td><td></td></tr>
<tr><td rowspan="2">物品
准备</td><td>注射盘、碘伏棉签、动脉留置针、无菌透明
敷贴、无菌手套、无菌治疗巾、小软枕；监
测仪器、监测模块、监测导线、压力传感
器、加压输液袋、生理盐水250mL、三通管、
2%利多卡因5mL、注射器、动脉测压管</td><td>4</td><td>3</td><td>2</td><td>1</td><td></td></tr>
<tr><td>检查物品质量及有效期，检查仪器性能</td><td>2</td><td>1.5</td><td>1</td><td>0</td><td></td></tr>
<tr><td rowspan="14">操作过程
（73分）</td><td>核对
患者</td><td>将用物放于治疗车上并推至患者床边，
确认患者身份（刷PDA）</td><td rowspan="5">您感觉怎么样？
为了更直接地观
察您的血压变化，
要给您进行动脉
穿刺并留置导管，
然后连接仪器监
测您的动脉血压
变化，在穿刺时会
有些疼，我会尽量
轻一点的，请您配
合一下。</td><td>2</td><td>1.5</td><td>1</td><td>0</td><td></td></tr>
<tr><td>解释</td><td>向患者解释操作目的，取得配合</td><td>2</td><td>1.5</td><td>1</td><td>0</td><td></td></tr>
<tr><td rowspan="3">评估</td><td>评估血压、心率</td><td>2</td><td>1.5</td><td>1</td><td>0</td><td></td></tr>
<tr><td>选择动脉时，首选桡动脉，其次是股动
脉、足背动脉</td><td>2</td><td>1.5</td><td>1</td><td>0.5</td><td></td></tr>
<tr><td>检查动脉搏动情况及周围皮肤；Allen's
试验判断尺动脉的侧支循环情况</td><td>3</td><td>2</td><td>1</td><td>0</td><td></td></tr>
<tr><td>打开
监护仪</td><td>妥善放置监护仪并开机，查看监护信号</td><td>我检查下您的血
管情况，麻烦您配
合我做几个动作。</td><td>3</td><td>2</td><td>1</td><td>0.5</td><td></td></tr>
<tr><td>安装测
压装置</td><td>连接压力传感器模块及导线，将生理盐水
袋与压力传感器连接，排尽管路内的气
体，将生理盐水袋放置于加压输液袋内，
充气加压至300mmHg，挂于床边输液架上
待用</td><td></td><td>5</td><td>4</td><td>3</td><td>2</td><td></td></tr>
<tr><td>摆放
体位</td><td>协助患者取平卧位，前臂伸直，掌心向上
并固定，腕部垫小软枕使手背屈曲60°</td><td>请伸出手臂，掌心
向上。</td><td>3</td><td>2</td><td>1</td><td>0.5</td><td></td></tr>
<tr><td>穿刺
定位</td><td>桡动脉穿刺部位：桡骨茎突内侧1cm与横
纹肌上1cm交界处，即搏动最明显处</td><td></td><td>3</td><td>2</td><td>1</td><td>0.5</td><td></td></tr>
<tr><td>皮肤
消毒</td><td>以穿刺点为中心用碘伏消毒皮肤2遍，范
围为8～10cm，待干</td><td></td><td>3</td><td>2</td><td>1</td><td>0.5</td><td></td></tr>
<tr><td>戴手套</td><td>打开动脉留置针套管及敷贴以备用，戴
无菌手套，垫无菌治疗巾</td><td rowspan="2">要给您穿刺了，先
注射麻醉药，会有
点疼，一会就
好，请您放松，手
尽量不要动。</td><td>2</td><td>1.5</td><td>1</td><td>0.5</td><td></td></tr>
<tr><td>局部
麻醉</td><td>在动脉搏动最明显处远端用利多卡因做
浸润麻醉至桡动脉两侧</td><td>3</td><td>2</td><td>1</td><td>0.5</td><td></td></tr>
</table>

续表

项目	操作规程		沟通指导	评分等级				扣分
	操作流程			A	B	C	D	
操作过程（73分）	动脉穿刺	左手触摸动脉搏动最强处,留置针与皮肤呈30°～45°角,与桡动脉走向平行进针		3	2	1	0.5	
		当针头穿过桡动脉壁时有脱空感,并有血液呈搏动状流出,证明穿刺成功,此时将留置针放低,与皮肤呈10°角,再向前推进少许,将外套管送入桡动脉内并达所需深度,退出针芯		5	4	3	2	
	连接测压装置	将外套管连接于测压装置		4	3	2	1	
	固定敷贴	局部再次消毒后用无菌透明敷贴粘贴固定,注明穿刺时间并签名	已经穿刺好了,给您固定一下。	4	3	2	1	
	调零	将传感器置于腋中线第4肋间(右心房水平),关闭动脉端三通,将换能器与大气相通,按监护仪上的自动归零键调零		5	4	3	2	
	压力测定	转动三通,关闭大气端,使换能器与动脉端相通,监护仪开始持续监测血压		5	4	3	2	
	观察	观察动脉压力波形与数值,确保监测的准确性		5	4	3	2	
	报警设置	设置血压的报警范围及显示刻度,确保报警处于开启状态	XXX,现在血压是……您不要紧张,我就在您的身边,会随时监测您的血压变化。置管期间请不要自行拔管,穿刺处手臂尽量减少活动,以防出血、留置针滑脱。如有出血、胀痛、发冷及麻木,请及时告知我们。谢谢您的配合,请好好休息。	5	4	3	2	
	安置患者	脱手套,整理床单位,协助患者取合适体位,酌情拉上床栏		2	1.5	1	0.5	
	安慰指导	告知监测结果,安慰患者,告知活动及导管保护的注意事项		2	1.5	1	0.5	
操作后处理(4分)	用物处置	规范处理用物,洗手		2	1.5	1	0.5	
	观察记录	记录穿刺时间、监测结果、肢体及穿刺局部情况		2	1.5	1	0.5	
综合评价（5分）	操作流程	操作熟练、流畅;遵守无菌技术原则		3	2	1	0.5	
	人文关怀	礼仪规范,沟通自然,体现人文关怀		2	1.5	1	0.5	
理论问答（5分）	1. 动脉血压监测的目的、适应证及禁忌证 2. Allen试验的方法及结果判定 3. 动脉压力监测的注意事项 4. 有创动脉压监测的并发症及处理			5	4	3	2	
考核者提醒事项								
考核人签名			考核日期	年	月		日	

有创动脉压监测相关知识

知识点	主要内容
目的	1. 持续、动态、直接监测动脉压力的变化过程,不受人工加压、袖带宽度及松紧度的影响,准确可靠,随时取值。 2. 根据动脉波形变化判断心肌收缩能力。 3. 应用血管活性药物时可及早发现动脉压力变化。 4. 可反复采集动脉血气标本,减少患者痛苦。
适应证	1. 各类危重症患者、复杂大手术及有大出血的手术。 2. 各类严重休克、血流动力学极不稳定或无创血压难以监测者。 3. 体外循环直视手术。 4. 低温治疗或需控制性降压的手术。 5. 需要反复采取动脉血标本做血气分析的患者。 6. 应用血管活性药物,需要持续血压监测的患者。
禁忌证	1. 穿刺部位或其附近存在感染。 2. 凝血功能障碍。 3. 患有血管疾病(如脉管炎等)的患者。 4. 手术操作涉及同一部位。 5. 对Allen试验阳性者,禁忌行桡动脉穿刺测压。
相关理论	1. 穿刺部位的选择: 首选途径为桡动脉,其次为股动脉,再次为足背动脉、肱动脉。 2. Allen试验 目的在于检查尺动脉侧支循环情况。 (1)具体方法: ①抬高上肢,操作者用手指同时压迫患者桡动脉和尺动脉以阻断血流。 ②让患者做放松、握拳动作6～7次,待静脉充分回流后将手伸展,此时手掌发白。 ③嘱患者放平上肢,操作者手指松开,解除对尺动脉的压迫,观察患者手部颜色恢复情况。 (2)结果判定:患者手掌颜色由白变红时间为0～6s,表示尺动脉侧支循环良好,结果为阴性,可行穿刺;7～14s,属可疑,应谨慎穿刺;≥15s,属尺动脉侧支循环不良,结果为阳性,禁止穿刺。 3. 量化SpO_2-Allen's试验 适用于昏迷、烦躁不配合的患者。方法:患者拇指关节连接血氧饱和度监测指套,并记录血氧饱和度数值,于腕横纹上2cm压迫并阻断桡动脉,直至血氧饱和度数值及波形消失,再释放桡动脉,患者手掌处于自然松弛状态,记录血氧饱和度至少恢复到基础值的98%所需要的时间(或恢复到最高数值所需时间及脉搏容积波幅度变化,界定12s为最高限),一般要求小于7s。也可以在拇指携带血氧饱和度仪的情况下进行Allen's试验,对患者被动地做放松、握拳动作数次后,松开尺动脉后观察血氧饱和度的恢复情况,以协助判断桡、尺侧支代偿情况。 4. 异常动脉压波形的意义 (1)低血容量:上升支和下降支缓慢,顶峰圆钝,脉压缩小,重脉切迹不明显。 (2)主动脉瓣狭窄:收缩相延缓,重脉切迹不易辨识。 (3)主动脉瓣关闭不全:收缩相上升,舒张相减低,重脉切迹消失。 (4)心律失常:明显持续的压力线消失。 (5)波形低平:管尖贴壁,部分堵塞,三通或换能器中有血或有气。 (6)数值过低或过高:换能器位置不正确。 (7)无数值:三通转向错误,压力范围选择不正确。 5. 影响波形传输的因素 (1)管道堵塞:血栓,管道中有血或气泡,管道扭曲。 (2)管道太长。

续表

知识点	主要内容
相关理论	（3）太多连接处。 （4）连接不紧密。 （5）换能器损坏。
注意事项	1. 严格掌握适应证。 2. 严格无菌操作。 3. 避免在同一部位反复穿刺，以免形成血肿或损伤血管。 4. 密切观察穿刺点处有无渗血、渗液，每天消毒穿刺处，更换无菌敷贴，注明时间并签名，置管时间一般不超过4d。 5. 避免测压管路导管受压或扭曲，保持管路连接紧密。 6. 为保证管路通畅，保持加压输液袋压力在300mmHg，以3mL/h 的速度均匀注入生理盐水，生理盐水每24小时更换。 7. 常规每班调定零点，体位改变或者对监测数据、波形有异议时随时调零。 8. 在调整测压零点、取血等操作过程中严防气体进入动脉。 9. 定时观察并记录动脉置管远端肢体的血运及皮温情况。 10. 监护仪显示波形异常时，及时查找原因并处理。
操作风险及防范	1. 出血、局部血肿 （1）发生原因：穿刺失败或拔管后，未有效压迫止血或按压时间过短、凝血功能异常及肝素用量不当。 （2）临床表现：局部渗血、出血，局部皮肤张力变大，皮肤隆起，红、肿、胀、痛。 （3）预防及处理： ①熟练操作，尽量做到一次穿刺成功。对凝血功能差的患者，可适当加压包扎穿刺部位。如无效，则及时拔除留置针，减少出血。 ②保持管道紧密连接，无漏气、漏液，定时检查，使用透明敷贴固定留置针，以便观察穿刺部位情况。 ③穿刺前，护士应了解患者的凝血功能。对凝血机制正常的患者，用低分子肝素代替普通肝素液持续冲洗动脉留置导管；对低凝患者，应根据情况降低肝素稀释液的浓度，减少其不良反应。 ④对不配合或烦躁的患者，可酌情使用镇静药，约束肢体，防止管道意外拔出引起的出血。 ⑤穿刺失败或拔出导管后，局部按压15min，随后用纱布和宽胶布加压覆盖30min。 ⑥穿刺后使用透明敷贴固定，每15分钟观察穿刺部位有无渗血，持续观察6h，若渗血严重应及时向医生报告。 ⑦若置管处有血肿，严禁揉搓，应将患肢抬高，观察末梢循环。 2. 导管滑脱 （1）发生原因：导管固定不牢固，患者躁动，肢体未被约束，自行拔管。 （2）临床表现：导管滑脱至血管外，无回血。 （3）预防及处理： ①动脉留置后妥善固定肢体，定时观察，每班交接。 ②防止患者在麻醉苏醒前躁动不安，对神志不清或躁动不安的患者应给予制动。 ③穿刺导管与换能器应紧密连接，若患者躁动、不配合或不能有效沟通，应告知医生给予镇静剂，适当约束穿刺部位肢体，约束带应尽量避开置管位置，以防止约束带摩擦致导管滑出。 ④用透明敷贴加布胶固定管路，敷料若有潮湿、渗血、黏性下降等情况，应及时更换，更换时应双人协助进行。 ⑤发现导管不全滑脱，如确认还在动脉内，可继续使用；否则，需拔除导管并按压置管处15min 以上，加压包扎30min。

续表

知识点	主要内容
操作风险及防范	⑥导管滑脱后,对仍有有创血压监测要求的患者,于另一侧肢体重新置管。 3.动脉栓塞、肢体坏死 (1)发生原因:在测压调零或取血过程中,有空气进入;测压或采血后未及时冲管;动脉血栓形成,血流受阻。 (2)临床表现:疼痛,动脉搏动消失或减弱,感觉运动障碍,皮温降低及颜色苍白。 (3)预防及处理: ①只有Allen's试验阴性者才能进行动脉穿刺置管。置管后,将肢体放于舒适的位置,每小时协助患者活动1次,鼓励清醒患者将肢体放置于功能位置。 ②测压调零、采血过程中,严防气体进入而发生空气栓塞。 ③测压管路用生理盐水冲洗,测压或采血完后及时冲洗。 ④观察穿刺点远端皮肤颜色、温度及有无发白、发凉。 ⑤疑有导管堵塞时,严禁冲管,可反复回抽,沿导管的走向逆行持续按摩,边回抽边按摩,直至将导管内的血栓条抽出;再用生理盐水接导管口,回抽血液,观察判断针管内有无血凝块,无血凝块者可继续保留使用。 ⑥对明确导管内有血栓者,应立即拔出导管,行溶栓治疗。

中心静脉压监测操作规程及考核评分表

病区/科室：　　　　　　　　姓名：　　　　　　　　得分：

考核要点：	评判标准：
1. 测压装置的连接	A. 操作流畅；动作符合规范
2. 调零方法	B. 操作流畅；部分动作不规范
3. 中心静脉压测量方法	C. 操作不流畅；部分动作不规范
4. 无菌操作	D. 未完成程序；动作不符合规范

项目	操作规程		沟通指导	评分等级				扣分
	操作流程			A	B	C	D	
素质要求（3分）	着装整洁,热情大方,符合护士形象			3	2	1	0.5	
操作前准备（10分）	自身准备	洗手,戴口罩	您好,我是您的责任护士XXX,请问您叫什么名字? 让我核对一下您的手腕带好吗?	3	2	1	0	
	核对医嘱	核对医嘱		2	1.5	1	0	
	用物准备	监护仪、测压模块、一次性压力传感器、压力包、生理盐水250mL、手套、无菌巾、污物桶		3	2	1	0.5	
		检查药品、物品的质量及有效期	您感觉怎么样,有什么不舒服吗? 为了解您的心脏功能,需要给您监测中心静脉压。您不要紧张,这项操作是没有痛苦的,但需要您的配合。先让我检查一下您颈部导管的情况。	2	1.5	1	0	
操作过程（73分）	核对患者	将用物放于治疗车上并推至患者床边,确认患者身份（刷PDA）		3	2	1	0	
	解释	向患者解释操作目的,取得配合		2	1.5	1	0	
	评估	评估病情,监护设备性能		2	1.5	1	0.5	
		评估中心静脉导管及置管部位（双腔或三腔深静脉导管选择主腔;避免测压过程中与输液互相干扰）		4	3	2	1	
	患者卧位	取去枕平卧位,注意保暖	为了使测量结果更加准确,需要给您把床头放平,拿掉枕头,这样您觉得适应吗?	3	2	1	0.5	
	打开监护仪	打开监护仪,查看监护信号,并安装测压模块		3	2	1	0.5	
	垫巾	戴手套,垫治疗巾		3	2	1	0.5	
	连接测压装置	连接压力传感器与生理盐水袋,排尽管道内的气体		4	3	2	1	
		将生理盐水放入压力包并充气至300mmHg		4	3	2	1	
		用酒精棉片消毒中心静脉测压管接头15s,连接压力传感器,确认接口衔接紧密		4	3	2	1	
		压力传感器与监护仪测压模块相连		3	2	1	0.5	
	零点调节	打开测压管导管夹,抽回血并冲洗导管,确认通畅		3	2	1	0	
		位置:将换能器放置于右心房水平处(相当于平卧位时腋中线第4肋间)		4	3	2	1	
		方法:调节换能器上的三通开关使换能器与大气相通,按监护仪的调零钮,仪器自动调零		4	3	2	1	

续表

项目	操作规程			评分等级				扣分
	操作流程		沟通指导	A	B	C	D	
操作过程 （73分）	测压	方法:当监护仪显示"0"时,转动三通开关,使换能器与大气隔绝,测压管与患者的中心静脉导管相通	请您平静呼吸,尽量放松,一会就好。	5	4	3	2	
		读数:监护仪显示所测压力的波形与数值		4	3	2	1	
		确保管道系统连接紧密,防止进气		3	2	1	0	
		去除干扰,设置报警范围		4	3	2	1	
	测压结束	冲洗测压导管,保持通畅,根据需要连接输液通路		5	4	3	2	
	安置患者	撤去治疗巾,脱手套,整理床单位,协助患者取舒适卧位,酌情拉上床栏	已经测好了,这样的体位您觉得舒服吗?	2	1.5	1	0.5	
	指导要点	告知测量结果,活动及导管保护的注意点,并及时报告不适情况	XXX,您的测量结果是XXcmH$_2$O,我会及时将测量结果告知医生的。活动时,避免牵拉、扭曲导管,如果有需要或不适请及时打床头铃。您好好休息,我过一会再来看您,谢谢您的配合!	4	3	2	1	
操作后处理（4分）	用物处置	规范处理用物,洗手		2	1.5	1	0.5	
	记录	记录中心静脉压的测量结果		2	1.5	1	0	
综合评价（5分）	操作流程	操作熟练、流畅;遵守无菌技术原则		3	2	1	0.5	
	人文关怀	礼仪规范,沟通自然,体现人文关怀		2	1	0	0.5	
理论问答（5分）	1. 中心静脉压的概念、正常范围 2. 中心静脉压测量的注意事项			5	4	3	2	
考核者提醒事项								
考核人签名			考核日期	年		月		日

中心静脉压监测相关知识

知识点	主要内容
目的	评估右心功能及有效循环血容量,指导临床液体治疗。
适应证	1. 严重创伤、各类休克及急性循环功能衰竭等危重患者。 2. 各类大手术,尤其是心血管、颅脑和腹部的大手术患者。 3. 需接受大量、快速输血补液的患者。
禁忌证	1. 穿刺或切开处局部有感染者。 2. 凝血机制严重障碍者。
相关理论	1. 中心静脉压(CVP)的定义 CVP,即右心房与上、下腔静脉的压力,正常值为0.49～1.18MPa (5～12cmH$_2$O)。 2.CVP 的临床意义 | CVP	血压	原因	处理原则
---	---	---	---
低	低	血容量严重不足	充分补液
低	正常	血容量不足	适当补液
高	低	心功能不全或容量相对过多	给强心药, 纠正酸中毒,舒张血管
高	正常	容量血管过度收缩	舒张血管
正常	低	心功能不全或血容量不足	补液试验	 补液试验:取等渗盐水250mL, 于5～10min 内经静脉滴入。若血压升高而CVP 不变,提示血容量不足;若血压不变而CVP 升高,提示心功能不全。
注意事项	1. 选择标准的测压零点,即腋中线第4肋间与右心房同一水平,每次测压前及改变体位后均应校正零点。 2. 中心静脉测压通路应避免输注血管活性药物,以防引起血压波动。 3. 注意影响CVP 数值的因素,如患者呕吐、咳嗽、躁动、体位变化、机械通气、腹内压等均会影响测压值的准确性。 4. 注意观察有无心律失常、出血和血肿、气胸、血管损伤等并发症的发生。股静脉插管时,注意观察置管侧下肢有无肿胀、静脉回流受阻等下肢静脉栓塞的表现。 5. 严格遵守无菌操作技术,确保连接紧密。
操作风险及防范	1. 空气栓塞 (1)发生原因:穿刺或拔管时, 未注意阻断空气;测压管路排气不彻底;管道连接装置有漏气或衔接不紧密;开放式测压时未及时夹管。 (2)临床表现:患者感到胸部异常不适,出现呼吸困难和发绀,CVP 增高,动脉压降低,有低氧血症和高碳酸血症,严重时心搏骤停。 (3)预防及处理: ①中心静脉穿刺时,嘱患者不要大幅度呼吸,将导针放入导管瞬间嘱患者屏气,拔管后应严密包扎24h。 ②注意检查连接装置是否连接紧密,每次测量时注意排尽管道内气体。 ③尽量选择仪器测量法。在紧急或无设备情况下, 采用开放式的测量方法 ;测量时,注意及时夹闭管路,避免空气进入管道。 ④发生空气栓塞时, 应立即将患者置于左侧卧位和头低足高位;有条件者可通过中心静脉导管抽出空气;给予高流量氧气吸入 ;严密观察患者病情变化,发现异常及时处理。 2. 导管阻塞 见"中心静脉导管维护技术相关知识"中导管阻塞的防范及处理。

续表

知识点	主要内容
操作风险 及防范	3. 导管移位、折断或滑脱 （1）发生原因:导管质量不佳;导管固定不妥;操作不当。 （2）临床表现:滴速很慢或液体外漏,回血不畅;导管滑出。 （3）预防及处理: ①选择质量合格的导管,穿刺后常规行X线定位检查。 ②妥善固定导管,及时更换松脱的敷料。对烦躁、意识障碍的患者,必要时适当约束肢体。 ③做好导管标识,经常检查深度及固定是否妥当,操作熟练,动作轻、稳,避免误将导管拔出或损坏导管。 ④发现导管移位后,即在透视下重新调整导管位置,如不能纠正,应拔除导管,重新置入。 ⑤如导管不全滑脱,确定还在深静脉内,可继续使用,否则应拔除并按压置管处。 ⑥导管意外拔出时,应立即按压置管处,并更换敷料、密闭穿刺点。 4. 感染 （1）发生原因:无菌操作不严格;导管留置时间过长;未按要求更换敷贴及连接测压装置。 （2）临床表现:穿刺点局部发红、化脓,或伴有全身症状,如发热、寒战、低血压、神志淡漠等。 （3）预防及处理: ①选择具有抗菌作用的导管,在满足治疗的前提下,尽量选择单腔置管。 ②严格控制导管留置时间,减少导管接头操作次数。 ③严格遵守无菌操作技术,按要求连接测压装置。

颅内压监测操作规程及考核评分表

病区 / 科室：   姓名：   得分：

考核要点：	评判标准：
1. 颅内压监测装置的连接 2. 颅内压监测方法 3. 颅内压监测的报警设置	A. 操作流畅；动作符合规范 B. 操作流畅；部分动作不规范 C. 操作不流畅；部分动作不规范 D. 未完成程序；动作不符合规范

项目		操作规程		评分等级				扣分
		操作流程	沟通指导	A	B	C	D	
素质要求 （3分）		着装整洁,热情大方,符合护士形象		3	2	1	0	
操作前准备（13分）	自身准备	洗手,戴口罩		3	2	1	0	
	核对医嘱	核对医嘱		3	2	1	0	
	用物准备	颅内压监测仪及导线、记录本	向家属介绍：您好，我是责任护士XXX，请问他叫什么名字？请让我核对一下他的手腕带。	3	2	1	0	
	仪器检查	检查颅内压监测仪性能及导线		4	3	2	1	
操作过程 （64分）	核对患者	将用物放于治疗车上并推至患者床边,确认患者身份(刷PDA)		3	2	1	0	
	解释	向患者家属解释操作的目的、方法,以取得配合	为了观察XXX的颅内压力,需要使用这台监测仪。监测可能会影响他的活动。等病情稳定了,就会停止使用,请您不要紧张。	4	3	2	0	
	评估环境	评估周围环境,有无电磁干扰		3	2	1	0	
	评估患者	评估患者意识,判断是否需要约束		5	4	3	2	
	放置监测仪	将监测仪放置于合适的位置、连接电源,打开开关,检查监测仪信号,连接导线		5	4	3	2	
	患者体位	根据病情取平卧位或低半卧位		5	4	3	2	
	检查	检查伤口敷料是否干燥；检查植入光纤探头是否固定良好		5	4	3	2	
	连接探头	颅内压监测仪与光纤探头接口连接	XXX,测压装置已经连接好了。监测期间,患者的头部需要制动,请您注意勿扭动头部,我们会定时来帮他翻身。手机等电子产品会干扰监护结果,请尽量不要在附近使用。如有不适情况或仪器报警,请及时按床头铃,我一会再来看他。谢谢您的配合!	6	5	4	3	
	报警设置	打开报警开关,设置报警范围		6	5	4	3	
	测量	出现波形,读取数值；如需间断测量,应关闭监测仪,断开接头		6	5	4	3	
	观察	观察颅内压测量数值及波形、脑内温度		6	5	4	3	
	安置患者	整理床单位,协助患者取合适卧位,酌情拉上床栏、约束肢体		5	4	3	2	
	指导要点	活动注意事项；电子产品使用告知		5	4	3	2	
操作后处理（10分）	用物处置	规范处理用物,洗手		5	4	3	2	

续表

项目	操作规程		沟通指导	评分等级				扣分
	操作流程			A	B	C	D	
操作后处理（10分）	观察记录	观察并记录监测数值,及时汇报异常情况		5	4	3	2	
综合评价（5分）	操作流程	操作熟练、流畅;患者安全		3	2	1	0	
	人文关怀	礼仪规范,沟通自然,体现人文关怀		2	1.5	1	0	
理论回答（5分）	1. 颅内压的正常值和分级 2. 颅内压增高三主征 3. 颅内压监测的临床意义			5	4	3	2	
考核者提醒事项								
考核人签名			考核日期	年　　　月　　　日				

颅内压监测相关知识

知识点	主要内容
目的	通过颅内压（ICP）监测以观察危重症患者病情变化,指导临床治疗与预后判断,是诊断颅内高压的最迅速、客观与准确的方法。
适应证	1. 重型颅脑损伤患者。 2. 蛛网膜下腔出血或颅内出血患者。 3. 对凝血机制障碍患者行颅脑手术时。 4. 重症开颅术后患者,特别是处于昏迷状态的患者。 5. 其他需要了解ICP动态变化的神经外科患者。
相关理论	1. ICP 监测技术 ICP 监测技术可分为有创ICP 监测技术与无创ICP 监测技术。 （1）有创ICP 监测技术:包括脑室内置管测压、硬脑膜下测压、硬脑膜外测压、脑实质置管测压及腰部脑脊液压测定。 （2）无创ICP 监测技术:包括视觉诱发电位、经颅多普勒超声技术、经颅超声波技术及囟门面积传感器。 2. ICP 监测方法 （1）导管法:在颅腔内的脑池、脑室或腰部蛛网膜下腔放置导管,将传感器与导管连接,使导管内的脑脊液与传感器接触而测压。其优点是准确性高,同时可以引流脑脊液。缺点是感染概率增加,ICP 增高,脑室受压时存在置管困难。 （2）植入法:经颅骨钻孔或经开颅手术将微型传感器置入颅内,使传感器直接与颅内某些间隙或结构接触而测压。其优点是准确性高,无须调节传感器高度。缺点是不能引流脑脊液,患者躁动时可能会折断光缆,缆线监测4～5d 后准确性会下降。 3. ICP 分级 正常为5～15mmHg;轻度增高为16～20mmHg;中度增高为21～40mmHg;重度增高＞40mmHg。 4. ICP 升高的临床表现 头痛、呕吐、视神经盘水肿为颅内高压三主征。 （1）头痛:急性颅内压增高者突然出现头痛,慢性者头痛发展缓慢。多为跳痛、胀痛或爆裂样痛,用力、咳嗽、打喷嚏及排便时,可使头痛加重。 （2）呕吐:多在头痛剧烈时发生,呈喷射状,与进食无关,伴或不伴有恶心。 （3）视神经盘水肿:早期视物正常或有一过性黑蒙,如ICP增高无改善,可出现视力减退,继发性神经萎缩,以致失明。 （4）意识障碍与生命体征变化。 （5）脑疝。 5. ICP 监测的临床意义 （1）早期发现病情变化:结合临床及影像结果综合判断,脑外伤者在ICP 监测过程中ICP 逐渐上升,在＞40 mmHg 时出现颅内血肿的可能性大。 （2）指导临床治疗:通常将ICP＞20mmHg 的中度增高作为临床需要采取降低颅内压措施的界值,也将20mmHg 作为报警值。 （3）判断预后:患者经治疗后,ICP 仍大于40mmHg,则预后不佳。在治疗过程中,若ICP 不能降至20mmHg 以下,则病死率和病残率明显增高。
注意事项	1. 严格遵守无菌操作技术,预防感染。 2. 患者体位,头置于正中位,避免扭曲,床头抬高15°～30° 有利于颅内静脉回流、减轻脑水肿及降低ICP。 3. 为确保监测的准确性,导管法监测前应调整记录仪与传感器的零点(零点参照点一般位于外耳)。长时间的ICP 监护必须每班进行调零。 4. 严密观察病情变化。 5. 避免导致ICP 急剧增高的诱因,如床头高度不合适,翻身动作剧烈,患者躁动、便秘、剧烈咳嗽、呼吸道不通畅等。

续表

知识点	主要内容
注意事项	6. 观察有无并发症的发生, 如感染、出血、脑脊液漏等是ICP监测的主要并发症, 应积极预防, 及时处理。
操作风险及防范	1. 监测失败 (1)发生原因:患者躁动,导管或监测电极移位,零点位置不准确,导管堵塞,管路连接不紧密,未排尽空气。 (2)临床表现:基线波不稳定,无法监测到数据,或显示的数据与临床表现不符。 (3)预防及处理: ①约束躁动患者,必要时予以镇静,保持头位于正中位。 ②妥善固定导管,防止其脱落、打折及阻塞。 ③导管法监测:保持测压管路通畅, 连接紧密, 排尽空气;如遇管路堵塞, 则应立即报告主管医生处理,勿自行冲洗;监测前调零(零点参照点一般位于外耳),当患者体位改变或抬高床头的角度有变化时,应随时调整记录仪与传感器的零点(植入内置式传感器的无须调零)。 2. 感染 (1)发生原因:违反无菌技术操作规范,置管时间过长。 (2)临床表现:高热,白细胞增高,脑脊液浑浊及脑脊液白细胞增高。 (3)预防及处理: ①严格遵守无菌操作技术,预防感染。 ②患者枕上垫无菌巾,每日更换。 ③保持监测与引流装置的密闭性,监测时间不宜过长,如超过7d应重新穿刺并更换全部用物。拔管后应缝合置管处皮肤,防止脑脊液漏。 ④监测过程中,注意患者体温、血常规、脑脊液颜色及其检查结果。 3. 出血 (1)发生原因:穿刺引起的血管损伤,患者躁动,导管移位。 (2)临床表现:穿刺点渗血或者引流出血性脑脊液。 (3)预防及处理: ①对躁动患者应给予约束,必要时予以镇静,妥善固定引流管。 ②密切观察穿刺处敷料有无渗血,观察脑脊液的颜色、量及性状等。 ③穿刺点有少量出血时,一般不需要处理;出血量大时,需开颅行血肿清除术。

气管导管气囊压力监测操作规程及考核评分表

病区 / 科室： 姓名： 得分：

| 考核要点：
1. 气管导管气囊压力监测方法
2. 气管导管气囊压力范围的控制 | | | 评判标准：
A. 操作流畅；动作符合规范
B. 操作流畅；部分动作不规范
C. 操作不流畅；部分动作不规范
D. 未完成程序；动作不符合规范 | | | | | |

项目	操作规程			评分等级				扣分
	操作流程		沟通指导	A	B	C	D	
素质要求（3分）	着装整洁，热情大方，符合护士形象			3	2	1	0	
操作前准备(5分)	自身准备	洗手，戴口罩	您好！我是您的责任护士XXX，因您插着气管插管（切开）说话不方便，因此我们讲话，您可以用摇头或点头的方式来示意。您叫XXX 对吗？让我核对一下您的手腕带好吗？	2	1.5	1	0	
	用物准备	气囊压力监测表、记录本		3	2	1	0	
操作过程（72分）	核对患者	将用物放于治疗车上并推至患者床边，确认患者身份（刷PDA）		5	4	3	2	
	解释	向患者解释操作目的，以取得配合		5	4	3	2	
	评估	评估患者病情，气管导管的型号、插管深度，观察患者生命体征、血氧饱和度及呼吸机参数		5	4	3	2	
				5	4	3	2	
			现在要给您测一下气管导管的气囊压力是否合适，以避免其对您的呼吸道和呼吸功能产生影响；这个测定操作不会有什么不舒服的，您不要紧张，测量时请平静呼吸，不要咳嗽，好吗？	5	4	3	2	
	检查气囊	轻压气囊，检查充盈度		5	4	3	2	
	连接	将气囊压力监测表连接于气管导管（或气切套管）气囊充气口		6	5	4	3	
	监测压力	观察气囊压力表指针位置		5	4	3	2	
		气囊压力范围：25～30mmH$_2$O		6	5	4	3	
	调节压力	当气囊压力<25mmH$_2$O 时，先充分吸引口鼻腔分泌物，然后轻轻挤压气囊向气囊内充气，直到气囊压力表指向30mmH$_2$O		5	4	3	2	
		当气囊压力>30mmH$_2$O 时，轻轻按压红色放气阀，直到气囊压力表指针指向30mmH$_2$O		5	4	3	2	
		最小闭合容量技术（无压力表情况下）：将听诊器放于气管处，向气囊内少量、缓慢充气，直到吸气时听不到漏气声为止	XXX，已经测量好了，压力已经调在合适的范围，请注意保护管路，不要自行拔管，如有不适请及时告知我们，我们就在您的床边，谢谢您的配合，请好好休息。	5	4	3	2	
	安置患者	整理床单位，协助患者取舒适体位；酌情约束肢体，拉上床栏		5	4	3	2	
	指导要点	告知清醒患者气囊压力监测的重要性及测量值		5	4	3	2	
操作后处理(10分)	用物处置	规范处理用物，洗手		5	4	3	2	
	记录	记录气囊压力监测的时间、数值		5	4	3	2	
综合评价（5分）	操作流程	操作熟练、流畅；遵守无菌技术原则		3	2	1	0.5	

续表

项目	操作规程		沟通指导	评分等级				扣分
	操作流程			A	B	C	D	
综合评价（5分）	人文关怀	礼仪规范,沟通自然,体现人文关怀		2	1.5	1	0.5	
理论问答（5分）	1.气囊测压间隔的时间和压力范围 2.气囊测压的注意事项 3.气囊使用的并发症及处理			5	4	3	2	
考核者提醒事项								
考核人签名			考核日期	年　　月　　日				

气管导管气囊压力监测相关知识

知识点	主要内容
目的	通过对建立人工气道患者的气囊压力测定,防止气囊压力过低引发的呼吸机相关肺炎(VAP),防止压力过高,造成气道黏膜损伤。
适应证	气管导管使用患者。
相关理论	1. 气囊压力监测方法 (1)指捏感法。 (2)专用气囊测压表。 (3)一次性压力传感器测压法。 (4)血压计测压法。 2. 监测的时间和压力 每间隔4h监测一次,高容低压气囊的压力为25~30mmH$_2$O。 3. 气囊压力水平监测的临床意义 (1)若充气过多,压力过高,就会阻碍气管黏膜下层的血流灌注,导致气管黏膜缺血、糜烂、坏死,引起气管内出血或气管壁的组织坏死甚至穿孔,发生气管-食管瘘、张力性气胸和纵隔气肿。 (2)若压力过低,随着呼吸机送气,气管管径扩大,患者口咽部的分泌物和寄生菌、胃食管反流的食物也可能从气管壁和气囊的缝隙漏入气管内,引起吸入性肺炎。
注意事项	1. 定时监测气囊压力,但要避免在患者咳嗽时测量。 2. 避免过多、过快地抽出和充入气体。 3. 当患者出现烦躁不安、心率加快、血氧饱和度下降、呼吸机气道低压报警或低潮气量报警时,应重新检查气囊压力。 4. 呼吸机持续低压报警、口腔或气管切开处听到漏气声,或用注射器从气囊内无限抽出气体时,可能为气囊破裂,应立即通知医生处理。 5. 放气前,先吸尽气管内和气囊上的滞留物。
操作风险及防范	1. 气囊破裂、气管导管滑脱 (1)发生原因: ①气囊充气过多、过快,压力过大导致气囊破裂。 ②气囊充气不足、压力过低导致气管导管滑脱。 ③未动态监测气囊压力。 ④导管固定不妥,牵拉过度。 (2)临床表现:患者出现不同程度的呼吸困难和缺氧表现,严重者出现呼吸功能障碍。 (3)预防及处理: ①根据患者实际情况注入最合适的充气量,可用最小漏气技术和最小闭合容量技术方法测定最合适的气体量,避免过多或过快地注入气体。 ②定时监测气囊内的压力。 ③妥善固定气管导管,避免外露的气囊导线被牵拉或断裂。 ④注意观察患者反应及呼吸机报警情况,及时查看,分析原因。若呼吸机持续低压报警、在气管插管处可听到漏气声或者用注射器从气囊内无限抽出气体,则可能为气囊破裂。 ⑤若气囊破裂或导管滑脱,应立即通知医生,拔出气管导管重新更换插入。 2. 吸入性肺炎 (1)发生原因:气囊压力过低;放气前未吸尽气囊上的滞留物。 (2)临床表现:体温升高、咳嗽、呼吸道分泌物增多,肺部可闻及湿啰音及水泡音。

续表

知识点	主要内容
操作风险及防范	（3）预防及处理： ①抬高床头至少30°。 ②定时监测气囊压力，防止气囊压力过低造成误吸。 ③抽空气囊前吸净口腔、气管导管内的分泌物以及气囊上滞留物。 3. 气管黏膜损伤、穿孔 （1）发生原因：插管时间过长；气囊充气过多，压力过大；未使用高容低压套囊；未定时进行气囊放气。 （2）临床表现：气道黏膜出血、坏死，分泌物增多，严重者出现呼吸功能障碍加重或窒息。 （3）预防及处理： ①根据患者实际情况注入最合适的充气量，并定时检查压力值。 ②对未使用高容低压套囊者，需定时放气，一般每6～8小时放气5～10min。 ③病情好转后，尽早拔出气管导管。

膀胱内压监测操作规程及考核评分表

病区 / 科室：　　　　　　　　　姓名：　　　　　　　　　得分：

考核要点：	评判标准：
1. 膀胱内压监测前评估 2. 测压装置连接及监测方法 3. 无菌操作	A. 操作流畅；动作符合规范 B. 操作流畅；部分动作不规范 C. 操作不流畅；部分动作不规范 D. 未完成程序；动作不符合规范

项目	操作规程		评分等级				扣分
	操作流程	沟通指导	A	B	C	D	
素质要求 （3分）	着装整洁，热情大方，符合护士形象		3	2	1	0.5	
操作前准备（10分）	自身准备：洗手，戴口罩		2	1.5	1	0	
	核对查阅：核对医嘱；查阅胸腹部手术史、膀胱损伤情况	您好！我是您的责任护士XXX，请问您叫什么名字？让我核对一下您的手腕带好吗？	3	2	1	0	
	用物准备：治疗盘、弯盘（内放纱布、镊子）、30mL注射器、250mL生理盐水2袋、碘伏棉签、血管钳、腹内压专用传感器、腹内压模块和导线、监护仪		3	2	1	0.5	
	检查药品、物品的质量及有效期		2	1.5	1	0	
操作过程（72分）	核对患者：将用物放于治疗车上并推至患者床边，确认患者身份（刷PDA）	您感觉怎么样，有什么不舒服吗？因……原因，需要监测您的膀胱压力，就是用这个测压装置与您的留置导尿管连接，不会有特别的不适，您不用紧张。	3	2	1	0	
	解释：向患者解释操作目的、方法，以取得配合		5	4	3	2	
	体位：妥善放置物品，拉床帘，取平卧位，暴露导尿管与引流袋接口位置		5	4	3	2	
	评估：询问腹痛、腹胀、尿频、尿急情况		5	4	3	2	
	评估：检查腹部膨隆、肌紧张情况，膀胱是否充盈，导尿管是否通畅		5	4	3	2	
	仪器连接：开机，检查监护信号，将测压模块与监护仪连接	您这几天有没有腹痛、腹胀、尿频、尿急、尿痛等情况？让我检查一下您的腹部情况好吗？	3	2	1	0	
	传感器排气：将生理盐水挂在输液架上，连接并排空2副压力传感器内空气，抽取15～25mL生理盐水备用		5	4	3	2	
	装置连接：取血管钳夹闭引流袋近端位置，消毒导尿管连接口，纱布包裹后分离引流袋，用消毒棉签由内向外消毒横截面，连接三通后接压力传感器和引流袋		5	4	3	2	
	调零：将换能器置于腋中线第4肋间水平，调节换能器上的三通开关，使换能器与大气相通，按监护仪的调零钮，仪器自动调零	我准备注水了，可能有一点不适，如果觉得不舒服可以做一下深呼吸。	5	4	3	2	
	注盐水：排空膀胱后，夹闭引流袋		3	2	1	0	
	注盐水：转动三通，使尿管与测压管相通		3	2	1	0	
	注盐水：将15～25mL生理盐水注入膀胱内（温度为37～40℃）	请您现在不要说话，尽量放松，平静呼吸。	5	4	3	2	
	观察：注水后30～60s，观察患者在平静状态下呼气末监测的数值		5	4	3	2	

续表

项目	操作规程		沟通指导	评分等级				扣分
	操作流程			A	B	C	D	
操作过程（72分）	监测	观察监护仪波形，读取数据（测量单位为mmHg）		5	4	3	2	
	引流管固定	放开夹闭的引流袋，并妥善固定引流管		5	4	3	2	
	安置患者	整理床单位，协助患者取合适体位，酌情拉上床栏		3	2	1	0.5	
	指导要点	告知测压结果；避免拔管的注意事项；若有不适情况，及时报告	XXX，现在您的膀胱压力是XX。引流管已经固定好了，您不要自行拔管。活动时，避免牵拉、扭曲导管。请您好好休息，如果有不适情况请及时按床头铃，我过一会再来看您。	2	1.5	1	0.5	
操作后处理（5分）	用物处置	规范处理用物，洗手		2	1.5	1	0.5	
	记录	记录测量数值		3	2	1	0.5	
综合评价（5分）	操作流程	操作熟练、流畅；遵守无菌技术原则		3	2	1	0.5	
	人文关怀	礼仪规范，沟通自然，体现人文关怀		2	1.5	1	0.5	
理论问答（5分）	1. 膀胱内压（腹内压）测量的目的及分级 2. 膀胱内压测量的注意事项			5	4	3	2	
考核者提醒事项								
考核人签名			考核日期	年		月		日

膀胱内压监测相关知识

知识点	主要内容
目的	及时、准确地发现患者病情变化,及早防止腹腔间室综合征的发生,降低危重患者的死亡率。
适应证	1. 腹部手术。 2. 非腹部手术,严重烧伤、创伤、严重感染等。
禁忌证	尿道狭窄、断裂、膀胱外伤时禁忌使用膀胱测压法。
相关理论	1. 监测过程中数值持续偏大的处理 (1)检查监护仪与压力传感器、传感器三通与导尿管有无松脱。 (2)检查压力传感器是否通畅。 (3)检查是否正确调至零点。 2. 腹内压分级(ACS 分级)及临床意义 表格见下
注意事项	1. 严格遵守无菌操作原则,严密消毒各连接口处,防止感染发生。 2. 测压时,排空膀胱,取平卧位,患者床头每抬高20°,腹内压增加值≥2mmHg,去除被褥压迫。 3. 在患者安静时行呼气末读数,避免在咳嗽、排便等腹内压增高的情况下测量,应用机械通气的患者应排除正压通气和呼气末正压通气对结果的影响。 4. 测膀胱压时注入膀胱内的无菌盐水量不超过25mL (小儿注水量为1mL/kg,不超过20mL)。 5. 生理盐水温度合适(37~40℃),避免温度过低引起膀胱痉挛,膀胱注水后30~60s后再测定压力,以等待逼尿肌松弛。
操作风险及防范	1. 测量不准确 (1)发生原因: ①患者本身的因素:腹腔施加外力、体质因素、性别、烦躁、膀胱本身的因素及腹部手术。 ②外界因素:胸腹带过紧、棉被过重、卧位、机械通气、注入的生理盐水过冷或过热及灌注速度过快。 (2)预防及处理: ①测量时取平卧位,且位置准确,去除胸腹带及棉被压迫。 ②对烦躁患者应适当镇静,在患者安静时行呼气末读数,避免在咳嗽、排便等腹内压增高的情况下测量;对应用机械通气的患者,应排除正压通气和呼气末正压通气对结果的影响。 ③注入的生理盐水温度与注入速度适宜。 ④所测数值与病情不符时,应去除外因后重新测量。 2. 尿路感染 (1)发生原因:无菌操作不严,患者抵抗力低下。 (2)临床表现:尿频、尿急及尿痛,严重者体温升高,尿培养呈阳性。 (3)预防及处理: ①严格执行无菌操作,严密消毒管路各连接口,测量完毕及时去除连接装置。 ②做好会阴护理,定时更换引流袋,每天更换生理盐水,隔天更换压力传感器。 ③监测体温变化,定期进行尿培养,观察有无感染迹象。 ④出现尿路感染时,应尽早拔出导尿管,遵医嘱使用抗生素。

相关理论中的腹内压分级表:

分级	数值	临床意义
Ⅰ 级	10~14mmHg	对机体危害较小,不需行特殊处理
Ⅱ 级	15~24mmHg	应注意患者病情变化, 及时采取相应临床治疗措施
Ⅲ 级	25~35mmHg	对多数患者需行腹腔减压
Ⅳ 级	≥35mmHg	提示病情危重,需立即行腹腔减压

第三篇

特殊操作技术

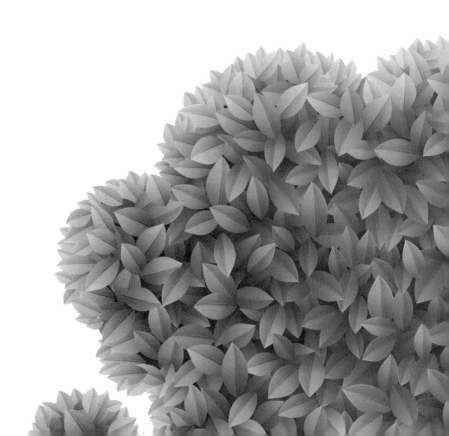

第一章　手术护理操作技术

手术室无菌技术操作规程及考核评分表

病区 / 科室：　　　　　　　　姓名：　　　　　　　　得分：

考核要点：	评判标准：
1. 自身准备及帽子、口罩的佩戴 2. 外科手消毒顺序 3. 穿手术衣流程 4. 无接触式戴无菌手套流程 5. 铺无菌器械台流程	A. 操作流畅；动作符合规范 B. 操作流畅；部分动作不规范 C. 操作不流畅；部分动作不规范 D. 未完成程序；动作不符合规范

项目	操作规程		评分等级				扣分
	操作流程	沟通指导	A	B	C	D	
素质要求 （2分）	着装符合手术室要求，热情大方，符合护士形象		2	1.5	1	0	
操作前准备（18分）	环境准备	符合要求的空气净化系统，空气及物体表面符合无菌要求		2	1.5	1	0
	物品准备	专用工作鞋、洗手衣裤、外科口罩、手术专用帽子、指甲剪、感应流动水设备、无菌手刷、清洁剂、消毒剂、干手物品、计时器、污物袋、无菌手术衣、无菌手套、无菌持物钳、器械车、无菌器械包、无菌溶液及其他		2	1.5	1	0.5
		检查物品：检查物品的质量及有效期		2	1.5	1	0
	自身准备	更换专用工作鞋后，进入清洁区更换洗手衣裤，将上衣扎入裤中，自身衣服不得外露，摘除首饰		2	1.5	1	0.5
		指甲长度不应超过指尖，不应佩戴人工指甲或涂指甲油；检查手臂皮肤有无破损和感染		2	1.5	1	0.5
		如佩戴眼镜需检查是否易松脱，必要时需先固定		2	1.5	1	0.5
	戴帽子	帽子需遮住全部头发，布制帽子每天更换，一次性帽子一次性使用		2	1.5	1	0.5
	戴口罩	口罩罩住鼻、口及下颌，口罩下方带系于颈后，上方带系于头顶中部，系带的松紧度适宜		2	1.5	1	0.5
		鼻夹塑形：双手指尖放在鼻夹上，从中间位置开始，边用手指向内按压，边向两侧移动		2	1.5	1	0.5
操作过程（70分）	外科手消毒（20分）	洗手方法：		2	1.5	1	0.5
		①湿润：用流动水冲洗双手→腕部→前臂→肘→上臂下1/3段；		4	3	2	1
		②揉搓：取适量的清洁剂按照七步洗手法清洗双手，并环形搓揉前臂和上臂下1/3，交替进行；		2	1.5	1	0.5
		③冲洗：用流动水冲洗双手、前臂和上臂下1/3。从手指到肘部，沿一个方向用流动水冲洗手和手臂，不要在水中来回移动；					
		④擦干：使用干手物品擦干双手、前臂和上臂下1/3		2	1.5	1	0.5

续表

项目	操作规程		评分等级				扣分
	操作流程	沟通指导	A	B	C	D	
操作过程（70分）	**外科手消毒（20分）** 免冲洗手消毒方法		3	2	1	0.5	
	①取适量免冲洗手消毒剂于一侧手心，揉搓一侧指尖、手背、手腕，将剩余的部分环转搓至前臂、上臂下1/3；		3	2	1	0.5	
	②取适量免冲洗手消毒剂于另一侧手心，步骤同上； ③最后取手消毒剂，按照七步洗手法揉搓双手至手腕部，揉搓至干燥		4	3	2	1	
	穿无菌手术衣（15分） 巡回护士检查并打开无菌手术衣包，操作者行外科手消毒后抓取手术衣，选择宽敞的空间处		2	1.5	1	0.5	
	手提手术衣领，往后稍退一步抖开，两手提住衣领两角，衣袖向前位，将手术衣展开		3	2	1	0.5	
	举到与肩同齐水平，使手术衣的内侧面面对自己，顺势将双手和前臂伸入衣袖内，并向前平行伸展		4	3	2	1	
	巡回护士在穿衣者背后抓住衣领内面，协助将袖口后拉，系好颈部及腰部的带子（采用无接触戴手套时，双手不可露出袖口）		3	2	1	0.5	
	完全遮盖式手术衣：操作者按以上步骤穿手术衣后，戴无菌手套，再解开腰间的系带，将右叶腰带递给台上其他手术人员或交由巡回护士用无菌持物钳夹住腰带的尾端，旋转后与左手腰带系于腰间		3	2	1	0.5	
	无接触式戴无菌手套（15分） 穿无菌手术衣时，双手不露出袖口。选择合适的手套型号，巡回护士检查并打开外层包装，用无菌方式将带有内层包装的手套递给操作者或置于无菌区域内		3	2	1	0.5	
	操作者双手在衣袖内打开手套的内层包装，隔衣袖取手套置于同侧的掌侧面，指端朝向前臂，拇指相对，翻折边与袖口平齐，隔衣袖抓住手套边缘并将之翻转包裹手及袖口。		3	2	1	0.5	
	同法戴另一侧手套		3	2	1	0.5	
	协助他人戴手套法：已经戴好无菌手套的操作者将双手四指（除拇指外）插入手套翻折边的两侧，四指用力向外拉开，手套拇指朝外上，其余四指朝下，扩大手套入口，被戴者手对准手套，五指向下，操作者向上提手套，并翻转手套翻折边压住术者手术衣袖口		3	2	1	0.5	
	同法戴另一侧手套		3	2	1	0.5	

续表

项目	操作规程			评分等级				扣分
	操作流程	沟通指导		A	B	C	D	
操作过程（70分）	建立无菌器械台（20分）	准备:根据手术选择适宜的器械车,备齐所需无菌物品;选择近手术区较宽敞区域,距墙至少30cm;将无菌包置于器械车中央		3	2	1	0.5	
		检查:无菌包名称、有效期、包外化学指示物,及包装是否完整、干燥、有无破损		3	2	1	0.5	
		打开无菌包及无菌物品 方法一:手打开无菌包外层包布(双层),顺序为先打开对侧,再展开左右两侧,最后展开近侧;洗手护士进行外科手消毒;由巡回护士用无菌持物钳打开内层无菌单,顺序为先打开近侧,检查包内灭菌指示物,合格后再转到对侧并打开对侧。无菌器械台铺巾保证4～6层,四周无菌单垂于车缘下30cm以上,并保证无菌单下缘在回风口以上。巡回护士和洗手护士一对一打开无菌物品。 方法二:洗手护士打开外层包布后,用无菌持物钳打开内层包布(顺序同方法一中巡回护士打开方法),并自行使用无菌持物钳将无菌物品放到无菌器械台内,再将无菌器械台置于无人走动的位置后进行外科手消毒		6	5	4	3	
		整理无菌器械台:按器械物品使用顺序、频率、分类进行摆放。物品不能伸至桌缘外		4	3	2	1	
		根据需要添加其他无菌物品,倒无菌溶液于无菌容器内,由巡回护士与器械护士配合完成		2	1.5	1	0.5	
		如需移动器械台,器械护士不可手握边栏,巡回护士不可手握下垂的包布。器械车放置位置与手术操作区域应呈钝角		2	1.5	1	0.5	
综合评价（5分）	操作熟练、流畅;符合无菌技术原则			5	4	3	2	
理论问答（5分）	1. 无菌操作原则 2. 铺无菌器械台的注意事项 3. 穿无菌手术衣的注意事项 4. 无接触式戴无菌手套的注意事项			5	4	3	2	
考核者提醒事项								
考核人签名		考核日期		年		月	日	

手术室无菌技术相关知识

知识点	主要内容
目的	预防手术部位感染,保证患者安全
相关理论	1. 手术野皮肤消毒要求 （1）消毒顺序以手术切口为中心,由内向外、从上到下进行消毒。若消毒区域有感染伤口或进行会阴部消毒时,则应由外向内。 （2）消毒范围是以手术切口为中心向外15～20cm 以内的皮肤;若有延长切口的可能,则应扩大消毒范围。 （3）涂擦各种消毒液时,应稍用力,以便增加消毒液的渗透力。 （4）采用碘伏消毒皮肤,应涂擦2 遍,作用时间为3min。对于面颈部、会阴部、植皮区、婴幼儿等不宜用碘酊消毒,一般用0.5%～1.0% 碘伏消毒3 遍。 （5）头面部手术时,应在消毒前用敷料保护眼睛,用棉球塞住耳朵。 2. 手术铺巾原则 （1）无菌巾的铺设应由器械护士和手术医师共同完成。 （2）铺无菌单时,距切口2～3cm;至少铺设4 层;无菌单悬垂床缘30cm 以上;距地面20cm以上;潮湿后应视为被污染。 （3）无菌单一旦放下,切勿移动,必须移动时,只能由内向外。 （4）严格遵循铺巾顺序,方法视切口而定。原则上,第一层无菌巾从相对干净到较干净,按先远侧后近侧的方向进行铺设。铺腹部无菌巾的顺序为:先放下方,再对侧,后上方,最后同侧。 3. 明确无菌范围 （1）手术人员刷手后,手臂不可接触未经消毒的物品。 （2）穿好手术衣后,手术衣的无菌范围为肩以下、腰以上、双手、双臂、腋中线以前的区域。 （3）手术人员手臂应保持在腰部水平以上,肘部内收,靠近身体,既不能高举过肩,也不能下垂过腰或交叉于腋下;不可接触手术床边缘及无菌桌桌缘以下的布单。 （4）凡下坠超过手术床边缘以下的器械、敷料及缝线等一概不可再取回使用。 （5）无菌桌面以上属于无菌范围,参加手术人员不得扶持无菌桌的边缘。
注意事项	1. 外科手消毒 （1）修剪指甲,指甲长度不超过0.1cm;不得涂抹指甲油。 （2）洗手时应控制水流,以防水溅到洗手衣上。 （3）刷手后的手、臂、肘部不可触及他物,如误触他物应视为被污染,必须重新刷手。 （4）消毒后应双手合拢置于胸前,肘部抬高外展,远离身体,迅速进入手术间,以免污染。 2. 穿无菌手术衣 （1）穿无菌手术衣时应在手术间内,四周宽敞处,面向无菌区。 （2）手术衣大小长短合适,要求无污染、潮湿和破损,背部形成足够的无菌面。 （3）拿取手术衣时只可触碰手术衣的内面。 （4）穿戴好手术衣、手套后,将双手置于胸前,不得离开手术间,不触摸非无菌物品。 （5）血液及体液污染后应立即更换。 3. 无接触戴无菌手套 （1）持手套时,手稍向前伸,不要紧贴手术衣。 （2）已戴手套的手不可触及手套的内面,未戴手套的手不可触及手套的外面。 （3）戴手套时,将翻折边的手套口翻转过来压住袖口,不可将腕部裸露。 （4）手术开始前,应用无菌生理盐水冲净有粉手套表面的滑石粉。 （5）协助术者戴手套时,操作者应先戴好手套,避免触及术者的皮肤。 （6）穿好无菌衣、戴好无菌手套后,手臂应保持在胸前,高不过肩,低不过腰,双手不可交叉放于腋下。 （7）手套如有破损或污染,应立即更换。

续表

知识点	主要内容
注意事项	4.建立无菌器械台 （1）操作区域要相对宽敞。 （2）打开无菌包时,手与未消毒物品不能触及包内面,操作时不能跨越无菌区域。 （3）器械台布单要求平整,四层各边下缘下垂30cm,与手术操作区域呈钝角放置。

手术体位摆放操作规程及考核评分表

病区 / 科室：　　　　　　　　　姓名：　　　　　　　　　得分：

考核要点： 1. 不同手术类型的体位要求 2. 不同手术体位的摆放	评判标准： A. 操作流畅；动作符合规范 B. 操作流畅；部分动作不规范 C. 操作不流畅；部分动作不规范 D. 未完成程序；动作不符合规范

项目	操作规程		沟通指导	评分等级				扣分
		操作流程		A	B	C	D	
素质要求 （3分）		着装整洁，热情大方，符合护士形象，要求患者戴手术帽，注意头发不外露		3	2	1	0	
操作前准备（9分）	环境准备	温度、光线适宜，手术室空气及物体表面消毒符合要求	您好，我是手术室护士XXX，请问您叫什么名字？让我核对一下您的手腕带好吗？	2	1.5	1	0	
	自身准备	洗手，戴口罩		2	1.5	1	0	
	物品准备	根据不同体位要求准备肩托及肩垫、沙袋、大小软枕、头圈、棉垫、约束带、搁手板、搁腿架、头架等		3	2	1	0.5	
		检查物品的质量	因为手术的需要，我要帮您取合适的卧位，这样既便于手术操作，也能减轻您手术中的不适，请您配合好吗？	2	1.5	1	0.5	
操作过程（78分）	核对患者	核对患者身份（刷PDA）		2	1.5	1	0	
	解释	向患者解释手术体位摆放的目的及配合事项		2	1.5	1	0	
	水平仰卧位	仰卧于手术床上，头部垫薄软枕，用中单固定两臂于体侧		1	0.5	0	0	
		双下肢伸直，双腘窝下垫一软枕，用约束带固定膝部，松紧以插入一掌为宜，足跟部用软垫保护	帮您肩胛下垫一小软枕。	2	1.5	1	0.5	
		乳腺手术：手术侧靠近台边，肩胛下垫一小软枕，上臂外展置于托手板上，对侧上肢用中单固定于体侧	请抬一下臀部，给您垫一软垫；帮您肩胛下垫一小软枕以便于手术。	2	1.5	1	0.5	
		膀胱、前列腺等盆腔手术：须在尾骶部垫软垫将臀部稍抬高，手术床头部摇低20°，腿部下垂30°，两侧肩部各放一个肩托用肩垫垫好，以防滑动	给您肩下垫一个枕头，头部两侧放置沙袋，以便于手术，请勿转动头部	2	1.5	1	0.5	
	颈伸仰卧位	患者平卧于手术床上，肩下垫一个甲状腺软枕（与肩并齐），头部两侧各放置一个沙袋，固定头部，保持头颈正中伸直		2	1.5	1	0.5	
		手术床头端摇高15°～20°，托头板放低30°，使头部后仰	请您头侧向X边，给您头下垫上头圈，压住您耳朵了吗？肩颈下垫上沙袋。	2	1.5	1	0.5	
	侧头仰卧位	平卧，头偏向一侧，患侧在上，健侧头下垫一头圈，肩颈下垫一个沙袋		2	1.5	1	0.5	
	90°胸部手术侧卧位	患者侧卧90°，患侧向上，头下置头圈，注意勿使耳廓受压	请您身体侧向X边，给您头下垫上头圈，压住您耳朵了吗？再给您两只手和脚固定、约束一下，可能会有一点不舒服。	2	1.5	1	0.5	
		腋下横垫一个大软枕，距腋窝约10cm，以免臂丛神经受到压迫		2	1.5	1	0.5	
		将下侧上肢固定于搁手板上，上侧的上肢曲肘固定于托手架上		2	1.5	1	0.5	

续表

项目	操作规程		沟通指导	评分等级				扣分
		操作流程		A	B	C	D	
操作过程（78分）	90°胸部手术侧卧位	下侧的下肢伸直，上侧的下肢屈膝90°，两腿之间斜垫1个大软枕	请把这条腿屈起来。	2	1.5	1	0.5	
		骨盆两侧各垫1个沙袋，用骨盆固定架固定，大腿部覆盖多折中单，并用约束带固定	体位摆放好了，有不舒服吗？	2	1.5	1	0.5	
	90°肾部手术侧卧位	患者侧卧90°，患侧向上，肾区对准手术床桥架，摇起腰桥架		2	1.5	1	0.5	
		下方的下肢屈膝，上方的下肢伸直	请您身体侧向一边，左（右）下肢伸直，右（左）下肢屈起来。	1	0.5	0	0	
		将手术床的头部、尾部适当摇低，使腰部抬高，手术野充分暴露		2	1.5	1	0.5	
		其余同胸部手术侧卧位，行腹腔镜肾脏、输尿管等手术时，给患者安置90°侧卧位，腹侧应靠近床沿，以便于操作	体位摆放好了，有不舒服吗？	2	1.5	1	0.5	
	颅脑手术侧卧位	患者侧卧90°，头置于头架上，上方耳孔塞棉球，防止进水	请您身体侧向X边，因手术需要现在将您的手和脚固定一下，可能会有些不舒服	2	1.5	1	0.5	
		腋下垫一个大软枕，将下侧上肢固定于搁手板上，上侧上肢屈曲固定于托手架上，注意勿外展，尽量靠近侧胸壁		2	1.5	1	0.5	
		上侧肩部用肩带向腹侧牵拉，固定于手术床边，以充分暴露手术野，其余步骤同胸部手术侧卧位	请把这只手放于搁板上，向外展；给您头下垫上头圈，压住您耳朵了吗？	2	1.5	1	0.5	
	45°半侧卧位	健侧上肢放于搁手板上，外展<90°，头下垫头圈，勿使耳廓受压		2	1.5	1	0.5	
		上半身侧卧45°，肩背部垫一大软枕，用骨盆固定架固定，臀部垫一沙袋；患侧上肢套上袖套，屈肘，用绷带固定于麻醉头架上，避免过高、牵拉过度	上身侧卧45°；因手术需要，骨盆、上下肢需要固定一下，可能会有些不舒服。	2	1.5	1	0.5	
		两腿平放，膝部用约束带固定		1	0.5	0	0	
	俯卧位	患者俯卧，头转向一侧或支撑于头架上，双肘稍屈曲，避免压迫眼球		2	1.5	1	0.5	
		胸部垫1个大体位枕，尽量靠上，两髂部各放置1个沙袋，胸腹部呈悬空状	请您俯卧，头转向一侧，双肘稍屈曲；给您胸部垫上枕头	2	1.5	1	0.5	
		双下肢踝部横垫一中软枕，使踝关节自然下垂，保持功能位		2	1.5	1	0.5	
		双上肢自然弯曲，置于头部两侧，颅脑手术可视情况安放于躯干两侧并妥善固定	把两上肢屈起来，放于头部两侧，这样的体位难受吗？	2	1.5	1	0.5	
	平卧牵引位	患者麻醉后，取下手术床腿板，将牵引架固定于手术床，安装会阴柱		2	1.5	1	0.5	
		向床尾移动患者至会阴柱，留少许空隙，其间垫棉垫		2	1.5	1	0.5	
		拉出牵引臂，并分开45°，根据患者腿长调节延长臂的长短		2	1.5	1	0.5	
		双手自然放于身体两侧，用中单包裹固定或置于搁手板上固定		2	1.5	1	0.5	

项目		操作规程		评分等级				扣分
		操作流程	沟通指导	A	B	C	D	
操作过程（78分）	平卧牵引位	将患者双足用棉纸包裹，置于足托架上，用绷带固定		2	1.5	1	0.5	
		根据手术需要，调节牵引架位置，便于操作，便于复位与C型臂机操作		2	1.5	1	0.5	
	截石位	在手术床背板尾端关节处放置搁腿架，患者仰卧，下移患者，尾骶部略超过背板下沿，双上肢置于身体两侧，用中单固定	请您将两脚搁于这个架子上，膝关节稍往外展一点，请放松！	2	1.5	1	0.5	
		腓肠肌处包裹棉垫，置于搁腿架上并固定，膝关节可略向外屈曲，腘窝悬空或垫以软枕，避免压迫腓总神经		2	1.5	1	0.5	
		放下手术床腿板，并向两侧外展，或者取下腿板		1	0.5	0	0	
		行腹腔镜妇科手术和直肠手术时，需放置两肩托，用肩垫垫衬，以免术中头低脚高位时患者移位；直肠手术时在尾骶部放置沙袋1个，充分暴露会阴部		2	1.5	1	0.5	
	坐位	患者仰卧于手术床，头部垫头圈或用沙袋固定，臀部及膝关节置于手术床的两个关节处	给您头部垫上头圈（用沙袋固定一下您头部），以便于手术操作。	2	1.5	1	0.5	
		将手术床头端摇高75°，床尾摇低45°，两腿半屈膝，尾骶部垫凝胶垫，双膝下垫搁腿枕	请把两下肢屈起来，臀下、膝下垫上枕头，这样会舒适一点。	2	1.5	1	0.5	
		头与躯干倚靠在抬高的手术床上，整个手术床后仰15°，约束带固定	因手术需要，现在要给您约束一下身体。	1	0.5	0	0	
		双上肢置于身体两侧，中单固定		1	0.5	0	0	
综合评价（5分）	操作流程	操作熟练，动作轻稳；患者舒适、安全		3	2	1	0.5	
	人文关怀	礼仪规范，沟通自然，体现人文关怀		2	1.5	1	0.5	
理论问答（5分）		1. 手术体位摆放的注意事项 2. 手术体位的常见并发症		5	4	3	2	
考核者提醒事项								
考核人签名			考核日期	年　　　月　　　日				

手术体位摆放技术相关知识

知识点	主要内容
目的	充分暴露手术野,为手术操作提供必要保障,同时使患者舒适。
适应证	1. 仰卧位:适用于腹部、颌面部、颈部、骨盆及下肢手术等。 2. 颈伸仰卧位:适用于咽喉部手术、甲状腺手术、骨科颈前路手术、腭裂修补术及气管食管异物取出术等。 3. 斜仰卧位:适用于前外侧入路、侧胸前臂和腋窝等部位的手术。 4. 侧头仰卧位:适用于耳部、颌面部、侧颈部及头部手术。 5. 侧卧位:颅脑手术侧卧位适用于后颅窝、枕骨大孔、肿瘤斜坡脊索瘤手术;胸部和腰部手术侧卧位适用于肺、食管、侧胸部(肾及输尿管中、下段)手术;髋部手术侧卧位适用于髋关节手术及股骨手术。 6. 俯卧位:适用于颅后窝、颈椎后路、脊柱后入路、骶尾部、背部手术及痔等手术。 7. 截石位:适用于尿道、会阴部、经阴道子宫切除术、膀胱镜检查及经尿道前列腺电切术。 8. 坐位:鼻部手术、扁桃体手术、肩关节手术、幕下后颅窝开颅术及颈椎后路手术。 9. 平卧牵引位:适用于股骨粗隆间骨折、股骨干骨折内固定手术等。
相关理论	手术体位常见的并发症: 1. 周围神经损伤。 2. 眼部损伤。 3. 皮肤黏膜损伤。 4. 对循环系统的影响:仰卧位时,腹腔内巨大肿瘤、妊娠子宫压迫腹腔内大血管易致回心血量减少;截石位时,双下肢抬高,回心血量增加而加重心脏负担;心肺功能低下者应避免手术中过度抬高或快速放平双下肢而造成急性肺水肿和顽固性低血压。 5. 对呼吸的影响:体位不当可压迫气道致呼吸道狭窄、呼吸困难;俯卧位体位垫放置不当影响腹式呼吸。 6. 生殖器官压伤:摆体位时,注意女性的乳房和男性的生殖器,避免挤压损伤。
注意事项	1. 术前,手术人员必须沟通确定患者手术所需的体位,并在术前健康教育中告知患者所需的卧位,部分手术体位需患者进行术前适应练习,如甲状腺手术中的颈过伸体位。 2. 装上臂架及脚架,确定臂架与手术床同高,双臂架外展开的角度不可超过90°,手掌向上,且以约束带固定。双足不能悬空,必须垫足垫保护。 3. 每个身体受压点都必须放置垫子,避免造成压疮。 4. 若麻醉后需移动患者,必须在适当的支托下移动,避免压力造成皮肤损伤。 5. 记录患者的手术体位,以便术后追踪随访。 6. 对于老年人、肥胖者及营养不良者,要特别加以评估,预防体位导致的并发症。 7. 小儿的皮肤娇嫩、肺泡发育不成熟、呼吸运动较弱,安置手术体位时动作应轻柔,四肢用棉垫包裹,枕部及极易受压的部位以棉垫或棉圈垫好,并使用特制手术架或固定带固定,保证患儿静脉输液通畅。
操作风险及防范	1. 坠床 (1)发生原因:预防措施不到位,主观上疏忽大意;患者躁动不配合。 (2)预防及处理: ①术前与患者充分沟通,取得配合,躁动患者可在镇静后再摆放体位。 ②取手术体位前做好充分的安全措施,拉好护栏。 ③确保手术体位的舒适,加强巡视与观察。 2. 损伤 (1)发生原因:对患者评估不足;体位不当;长时间受压未做好保护。 (2)临床表现:根据不同手术体位出现不同程度损伤的受压部位。

续表

知识点	主要内容
操作风险及防范	（3）预防及处理： ①术前充分评估患者，做好预防措施。 ②根据手术要求正确摆放手术体位，在满足手术需要的同时，保持肢体功能位；并对受压部位使用合适的保护器具。 ③术中及术后加强观察，评估受压部位皮肤情况并做好记录。 ④若出现损伤，应及时处理。

第二章　妇产科护理操作技术

阴道擦洗操作规程及考核评分表

病区 / 科室：　　　　　　　　　姓名：　　　　　　　　　得分：

考核要点： 1. 阴道擦洗顺序与手法 2. 窥阴器的使用			评判标准： A. 操作流畅；动作符合规范 B. 操作流畅；部分动作不规范 C. 操作不流畅；部分动作不规范 D. 未完成程序；动作不符合规范					
项目	操作规程			评分等级				扣分
	操作流程		沟通指导	A	B	C	D	
素质要求（3分）	着装整洁，热情大方，符合护士形象			3	2	1	0	
操作前准备（18分）	自身准备	洗手，戴口罩		3	2	1	0	
	核对医嘱	核对医嘱	您好！我是您的责任护士XXX，请问您叫什么名字？让我核对一下您的手腕带好吗？	3	2	1	0	
	用物准备	治疗盘、手套、弯盘、大棉球或大棉签、卵圆钳、会阴垫、窥阴器（大小合适）、碘伏溶液及污物桶		5	4	3	2	
		检查物品的质量及有效期		2	1.5	1	0	
	环境准备	环境清洁，光线、温度适宜，注意隐私保护		5	4	3	2	
操作过程（64分）	核对患者	将用物放于治疗车上并推至妇科检查床边，核对患者身份（刷PDA）	您感觉怎么样，有什么不舒服吗？为了治疗阴道炎、宫颈炎或手术前阴道准备需给您做阴道擦洗。	3	2	1	0	
	解释	向患者解释操作目的，取得配合		3	2	1	0	
	评估	评估患者病情，有无性生活史，合作程度，有无碘过敏史，并询问大小便情况	近期有性生活吗？有碘过敏史吗？需要解小便吗？	5	4	3	2	
	患者卧位	拉上围帘，取膀胱截石位，臀部下垫清洁会阴垫		5	4	3	2	
	消毒会阴	夹取碘伏棉球，消毒会阴，顺序由内向外：外阴中间→左侧→右侧→阴阜→肛门	先消毒外阴，稍稍有点凉。	6	5	4	3	
	润滑窥阴器	用液状石蜡或生理盐水润滑窥阴器		5	4	3	2	
	插入窥阴器	左手拿窥阴器，窥阴器处于闭合状态，根据阴道的解剖结构轻轻地放入，转正窥阴器，充分暴露宫颈	准备放窥阴器了，请放松，如有不适请告诉我。	6	5	4	3	
	擦洗阴道	擦洗顺序：右手持卵圆钳用碘伏棉球先消毒宫颈口，再消毒阴道壁两侧，然后旋转窥阴器，最后消毒阴道上下壁，每次一个棉球（分泌物多时再次擦洗）		6	5	4	3	
		擦洗过程中，注意动作轻柔，勿损伤阴道壁和宫颈组织		5	4	3	2	
	观察	询问患者感受，观察宫颈、阴道壁及阴道分泌物情况	有什么不舒服吗？	5	4	3	2	
	擦洗结束	关闭并取出窥阴器		5	4	3	2	
	安置患者	嘱患者取坐位，排出阴道残留碘伏，并用干棉球擦净会阴，取舒适卧位		5	4	3	2	

续表

项目	操作规程			评分等级				扣分
	操作流程		沟通指导	A	B	C	D	
操作过程 （64分）	指导 要点	卧位要求；会阴清洁卫生	XXX，请您先保持坐位，这样有利于排出残留的消毒液。平时注意会阴部清洁卫生……谢谢您的配合，请您好好休息，我过一会再来看您。	5	4	3	2	
操作后处理（5分）	用物 处置	规范处理用物，洗手		3	2	1	0.5	
	记录	记录阴道分泌物色、量、性状及阴道壁的情况		2	1.5	1	0.5	
综合评价 （5分）	操作 流程	操作熟练、流畅；患者安全、舒适		3	2	1	0.5	
	人文 关怀	礼仪规范，沟通自然，注意遮挡，体现人文关怀		2	1.5	1	0.5	
理论问答 （5分）	1.阴道擦洗的目的 2.阴道擦洗的适应证 3.阴道擦洗的注意事项			5	4	3	2	
考核者 提醒事项								
考核人 签名			考核日期		年　　月　　日			

阴道擦洗相关知识

知识点	主要内容
目的	可促进阴道的血液循环,减少阴道分泌物,缓解局部充血,达到控制和治疗炎症的目的。
适应证	1. 各种阴道炎及宫颈炎。 2. 子宫切除术前或阴道手术前的常规阴道准备。
禁忌证	未婚者,无性生活者,禁阴道擦洗者;月经期、产后、人工流产术后或有阴道出血者。
相关理论	擦洗溶液的选择:对滴虫性阴道炎患者,应用酸性溶液擦洗,如1%乳酸溶液、4%硼酸溶液、0.5%醋酸溶液;对假丝酵母菌病患者,用碱性溶液擦洗,如2%~4%碳酸氢钠溶液;对非特异性阴道炎患者,用一般消毒液或生理盐水擦洗;对术前患者,用0.02%聚维酮碘(碘伏)溶液、1:5000高锰酸钾溶液或0.1%苯扎溴铵(新洁尔灭)溶液擦洗。
注意事项	1. 动作要轻柔,勿损伤阴道壁和宫颈组织。 2. 使用窥阴器擦洗时,应边擦洗边转动窥阴器,使阴道壁四周襞处都能被擦洗到位。 3. 注意观察阴道流出液的量、色及性状。
操作风险及防范	黏膜损伤 (1)发生原因:未掌握适应证;操作不当,动作粗暴。 (2)临床表现:疼痛、出血。 (3)预防及处理: ①掌握阴道擦洗适应证。 ②正确使用窥阴器,擦洗不宜过深,擦洗过程中动作要轻柔,勿损伤阴道壁和宫颈组织。 ③操作过程中,注意观察患者反应和阴道流出液的颜色及性状,若出现腹痛及出血情况应停止擦洗,并通知医生对症处理。

产时会阴消毒操作规程及考核评分表

病区 / 科室：　　　　　　　　　姓名：　　　　　　　　　得分：

考核要点：	评判标准：
1. 肥皂水、消毒液的准备,水温控制 2. 产时会阴擦洗及冲洗方法	A. 操作流畅;动作符合规范 B. 操作流畅;部分动作不规范 C. 操作不流畅;部分动作不规范 D. 未完成程序;动作不符合规范

项目	操作规程		沟通指导	评分等级				扣分
	操作流程			A	B	C	D	
素质要求 （3分）	着装整洁,热情大方,符合护士形象			3	2	1	0	
操作前准备（10分）	自身准备	洗手,戴口罩		3	2	1	0	
	用物准备	冲洗壶2把、10%~20% 肥皂水(或外用生理盐水)、温开水(38~40℃)、水温计、5%PVP-I、大棉签、无菌纱布、无菌卵圆钳、防水垫、无菌治疗巾、便盆及污物桶	您好，我是你的责任护士XXX,让我核对一下您的手腕带好吗？	5	4	3	2	
	环境准备	环境清洁,光线、温度适宜,注意隐私保护		2	1.5	1	0	
操作过程（73分）	核对产妇	将用物放于治疗车上并推至产床边,核对产妇身份(刷PDA)	您即将进入分娩过程，现在需要给您进行会阴冲洗、消毒，做好分娩准备，请您配合一下好吗？	3	2	1	0	
	解释	向患者解释操作目的,以取得配合		3	2	1	0	
	评估	了解孕周及产程进展情况,观察阴道流血量及羊水性状		4	3	2	1	
		检查会阴有无水肿、静脉曲张、炎症和疤痕,膀胱有无充盈	您觉得冷吗？我先给您检查一下。	3	2	1	0	
	摆放体位	取外展屈膝位或膀胱截石位,双腿略外展,暴露外阴	请您屈膝,双腿略外展。	5	4	3	2	
	垫巾	臀下垫防水垫,再将便盆置于臀下		4	3	2	1	
	戴手套	戴手套		2	1.5	1	0	
	肥皂水擦洗	方法:用卵圆钳夹取蘸有10%~20% 肥皂水(生理盐水)的棉球擦洗会阴	准备给您擦洗了,请放松，不用紧张,宫缩来临时请做深呼吸,臀部尽量不要动。	6	5	4	3	
		顺序:依次为阴阜、大阴唇、小阴唇、大腿内侧上1/3 处、会阴及肛门周围		6	5	4	3	
	温水冲洗	检查水温是否合适,用温水由外至内缓慢冲净皂迹,擦干外阴		5	4	3	2	
	观察	询问产妇感受,观察产妇反应及产程进展	您觉得还好吗？如有不舒服请告诉我。	5	4	3	2	
	消毒	方法:擦干会阴部,用大棉签(或卵圆钳夹取无菌棉球)蘸5%PVP-I 消毒液		6	5	4	3	
		顺序:依次为尿道口、阴道口、小阴唇、大阴唇、阴阜、大腿内侧上1/3 处、会阴体、肛门,先对侧再近侧		6	5	4	3	
	铺巾	撤下防水垫,脱手套;垫好无菌治疗巾;接产者按无菌操作常规洗手,戴无菌手套并穿手术衣,打开产包,铺好消毒巾,准备接生		6	5	4	3	

续表

项目	操作规程		沟通指导	评分等级				扣分
	操作流程			A	B	C	D	
操作过程（73分）	安置孕妇	调整产床，保持膀胱截石位，注意安全及保暖	XXX，请您保持这样的体位，身体尽量不要翻动，也不要触碰消毒区域，以免影响消毒效果。谢谢您的配合，我马上要给您接生了。	4	3	2	1	
	指导要点	指导配合事项（卧位，正确使用腹压）		5	4	3	2	
操作后处理（4分）	用物处置	规范处理用物，洗手		2	1.5	1	0.5	
	记录	记录产程的进展		2	1.5	1	0.5	
综合评价（5分）	操作流程	操作熟练、流畅；遵守无菌技术原则		3	2	1	0.5	
	人文关怀	礼仪规范，沟通自然，体现人文关怀		2	1.5	1	0.5	
理论问答（5分）	1. 产时会阴消毒的时机与目的 2. 产时会阴消毒的注意事项			5	4	3	2	
考核者提醒事项								
考核人签名			考核日期	年		月		日

产时会阴消毒相关知识

知识点	主要内容
目的	1. 为阴道操作、自然分娩及妇产科手术做准备。 2. 有利于会阴伤口的愈合,预防和减少生殖系统、泌尿系统的感染。
相关理论	消毒时机:初产妇宫口开全、经产妇宫口扩张4cm且宫缩规律有力时。
注意事项	1. 严格执行无菌操作原则。 2. 擦洗动作轻、稳。 3. 洗尽会阴部的污垢、分泌物和血迹等,必要时根据产妇情况增加擦洗次数。 4. 冲洗后,操作者应清洗双手、更换手套。 5. 消毒顺序为由内向外、自上而下。进行第2遍外阴消毒时,消毒范围不能超过第1遍的范围。 6. 擦洗、消毒过程中注意观察产程进展。 7. 保护隐私,冬天注意保暖。

新生儿沐浴操作规程及考核评分表

病区/科室：　　　　　　　　姓名：　　　　　　　　得分：

考核要点：	评判标准：
1. 新生儿身份核对	A. 操作流畅;动作符合规范
2. 新生儿沐浴顺序与方法	B. 操作流畅;部分动作不规范
3. 脐部处理方法	C. 操作不流畅;部分动作不规范
	D. 未完成程序;动作不符合规范

项目	操作规程		沟通指导	评分等级				扣分
	操作流程			A	B	C	D	
素质要求（3分）	着装整洁,热情大方,符合护士形象			3	2	1	0	
操作前准备（12分）	自身准备	系围裙,修剪指甲,取下手表,洗手		3	2	1	0	
	环境准备	关闭婴儿沐浴室门窗,光线适宜,室温为26~28℃		3	2	1	0	
	物品准备	沐浴及护理用品:体重秤、沐浴装置、温热水（冬季为38~40℃、夏季为37~38℃）、清洁纱布、橡胶手套、消毒干棉签、75%酒精或碘伏、洗手液、污物杯等;婴儿用品:婴儿衣服、尿不湿、包被、消毒过的大/小毛巾、婴儿沐浴液及婴儿润肤油		4	3	2	1	
		检查物品的有效期		2	1.5	1	0	
操作过程（71分）	核对新生儿	至床边,核对新生儿床号、母亲姓名及婴儿性别,查看胸牌及手腕带信息	您好,我是XXX,请问您叫什么名字? 请让我核对一下宝宝的胸牌,为了让宝宝清洁舒适,需要给宝宝进行沐浴,时间大概需要10~15min。	4	3	2	1	
	解释	解释操作目的,以取得配合		3	2	1	0	
	调节水温	调试水温至所需温度,温热沐浴垫		5	4	3	2	
	预防交叉感染	一人一巾,一用一消毒,不得交叉使用		3	2	1	0	
	评估	将新生儿抱至沐浴台,再次核对新生儿胸牌及手腕带信息,解开衣物及尿不湿,检查新生儿全身状况		3	2	1	0	
	脱去衣服	将新生儿胸牌系在操作者工作衣上,去除衣物,操作者左手托住新生儿头颈部,右手握住其双足踝关节,将新生儿放置在浴床上		3	2	1	0	
	洗双眼	左手固定头部,右手用小毛巾蘸清水擦洗双眼（内眦→外眦）		5	4	3	2	
	洗脸	清水擦洗脸部（额头→鼻翼→面部→下颏）		5	4	3	2	
	洗头	操作者双手反折新生儿左右耳廓,防止水进入耳孔,清洗头部		5	4	3	2	
	洗身体	顺序:颈部→左腋下→左上肢→前胸→右腋下→右上肢→后背→左下肢→右下肢→臀部		5	4	3	2	
	擦洗要求	手势适宜、安全,不污染脐带,洗净皮肤皱褶部位		5	4	3	2	
	观察	观察新生儿反应及皮肤情况		3	2	1	0	

续表

项目		操作规程		评分等级				扣分
		操作流程	沟通指导	A	B	C	D	
操作过程 （71分）	擦干 皮肤	按上述方法将新生儿抱起,用大毛巾包裹其全身,将新生儿置于沐浴台上,吸干皮肤水分,擦干顺序为脸→头→颈→上肢→躯干→下肢→臀部,必要时用棉签蘸水擦净女婴大阴唇及男婴包皮处污垢		3	2	1	0.5	
	脐部 护理	用干棉签擦净脐部,检查脐部并予碘伏（或75%酒精)消毒脐部2次,必要时用护脐带包裹		5	4	3	2	
	称重	称体重		3	2	1	0.5	
	穿衣	垫尿布,穿衣,核对胸牌（手腕带),裹好包被,必要时用棉签清洁耳鼻	XXX,您的宝宝已经沐浴好了,我再核对一下,请问您叫什么名字?	3	2	1	0.5	
	安置 新生儿	妥善安置,送回病房,与产妇核对新生儿信息		4	1.5	1	0	
	指导 要点	休息;喂奶时间	先让宝宝休息一会,喂奶请在15～20min后进行,我过一会再来看您和宝宝。	4	1.5	1	0	
操作后处理(4分)	用物 处置	规范处理用物,正确消毒		2	1.5	1	0.5	
	记录	记录沐浴时间与新生儿反应		2	1.5	1	0.5	
综合评价 （5分）	操作 流程	操作熟练、流畅;新生儿安全、舒适		3	2	1	0.5	
	人文 关怀	礼仪规范,沟通自然,体现人文关怀		2	1.5	1	0.5	
理论问答 （5分）		1.新生儿沐浴的室温及水温要求 2.新生儿沐浴的注意事项		5	4	3	2	
考核者 提醒事项								
考核人 签名			考核日期		年　　　月　　　日			

新生儿沐浴相关知识

知识点	主要内容
目的	1.保持新生儿皮肤清洁、舒适,协助皮肤排泄,促进血液循环。 2.促进生长发育,改善睡眠。 3.满足生理及心理的需要。
适应证	正常新生儿。
注意事项	1.沐浴前仔细评估新生儿一般情况,如有呼吸急促、皮肤发绀、体温不升等异常情况,不予沐浴,并报告医生。 2.沐浴应在新生儿吃奶后1h,不要将沐浴液直接倒在新生儿的皮肤上,沐浴液一次用量不宜过多,用后要用清水漂洗干净,新生儿哭吵时应及时安抚。 3.沐浴过程中要注意观察新生儿的全身情况,注意皮肤是否红润、干燥,有无发绀、斑点、皮疹、脓疱及黄疸;脐部有无红肿、分泌物及渗血;肢体活动有无异常,发现情况及时报告医生。 4.保持室温、水温恒定。在整个沐浴过程中,护士的手要始终在淋浴下,发现水温有变化及时调整。沐浴的环境必须整洁、舒适、安全。 5.动作轻柔,注意保暖,避免受凉及损伤;勿使水进入耳、鼻、口及眼内;对于女婴应注意观察并保护会阴。 6.沐浴顺序应自上而下,注意耳后、皮肤皱褶等隐匿部位的清洁。 7.严格执行消毒隔离制度。
操作风险及防范	1.溢奶、吐奶 (1)发生原因:哺乳后即刻进行沐浴;消化道和其他有关脏器受到某些异常刺激而引起神经反射性动作,导致溢奶、吐奶。 (2)临床表现:溢奶时,有奶水反流从嘴边溢出;呕吐时,奶水常是喷射性地从口中甚至鼻子里涌出。 (3)预防及处理: ①沐浴应在进食1h后进行。 ②发生溢奶、吐奶时,立即竖直抱起,或向右侧卧位。 ③出现吐奶时暂停沐浴,并仔细观察吐奶的量、性状,有无腹胀、发热、精神不佳等症状。 2.新生儿换错 (1)发生原因: ①腕带字迹模糊不清。 ②腕带遗失。 ③未严格执行查对制度。 (2)预防及处理: ①腕带上的床号、性别用防水圆珠笔填写。 ②腕带遗失时及时填写,并为新生儿佩戴新的腕带。 ③操作时要严格执行查对制度。如有疑问应及时查对分娩记录。

新生儿游泳操作规程及考核评分表

病区 / 科室：　　　　　　　　姓名：　　　　　　　　得分：

考核要点：	评判标准：
1. 新生儿游泳前准备 2. 新生儿游泳圈的选择及佩戴 3. 游泳时的观察与安全 4. 新生儿脐部护理	A. 操作流畅；动作符合规范 B. 操作流畅；部分动作不规范 C. 操作不流畅；部分动作不规范 D. 未完成程序；动作不符合规范

项目		操作规程		评分等级				扣分
		操作流程	沟通指导	A	B	C	D	
素质要求 （3分）		着装整洁，热情大方，符合护士形象		3	2	1	0	
操作前准备（22分）	自身准备	系围裙，修剪指甲，取下手表，洗手		3	2	1	0	
	环境准备	关闭游泳室门窗，调节室温至26～28℃		4	3	2	1	
	物品准备	用物：消毒过的大 / 小毛巾、新生儿衣服、尿不湿、婴儿专用泳池（内放一次性塑料薄膜，水温为37～39℃）、溶质、泳圈（充气90%，型号合适）、防水护脐贴、消毒干棉签、复合碘、护臀用品、水温计、洗耳球、污物杯等		5	4	3	2	
		检查物品的有效期； 检查游泳圈的安全性：性能完好，充气适宜，无漏气，安全扣正常		5	4	3	2	
	婴儿准备	新生儿身体洁净，精神良好，一般在吃奶后1h进行	您好，我是XXX，请问您叫什么名字？请让我核对一下宝宝的胸牌，现在是宝宝游泳时间，大概需要10～15min，新生儿游泳可以促进……	5	4	3	2	
操作过程（60分）	核对新生儿	核对新生儿床号、母亲姓名及婴儿性别，查看胸牌及手腕带信息		4	3	2	1	
	解释	解释操作目的，取得配合		3	2	1	0	
	检查	将新生儿推至游泳室，打开包被，再次检查新生儿手腕带及胸牌信息，核对姓名及性别，解开尿不湿，检查新生儿全身情况，贴上护脐贴		5	4	3	2	
	戴游泳圈	方法：两名操作者共同合作，一人抱住新生儿，用一只手托着新生儿头、颈及背部，使新生儿头稍后仰，用另一只手握住新生儿双足踝部；另一个人掰开泳圈开口处从新生儿颈前套入		5	4	3	2	
		检查：下颌是否垫托在预设位置，扣紧安全扣和安全带		5	4	3	2	
	游泳	抱新生儿缓慢入水池，待新生儿适应后放开双手		5	4	3	2	
	时间	游泳全程一般为10～15min		5	4	3	2	
	观察	全程看护，观察新生儿精神反应和面色呼吸等，若出现异常情况及时终止		4	3	2	1	
		与新生儿进行情感与语言交流	如：宝宝真棒！宝宝舒服吗？	3	2	1	0.5	
	游泳结束	用大浴巾包裹新生儿身体至操作台，取下泳圈，擦干其全身，检查身体		5	4	3	2	

续表

项目	操作规程		沟通指导	评分等级				扣分
	操作流程			A	B	C	D	
操作过程（60分）	脐部护理	去除护脐贴，用复合碘消毒脐部2次，并用一次性护脐带包扎	XXX，您的宝宝已经游泳好了，我再核对一下，请问您叫什么名字？	5	4	3	2	
	穿衣	垫尿布，穿衣，核对胸牌，确认无误		3	2	1	0.5	
	安置新生儿	妥善安置，送回病房，与产妇核对新生儿信息		4	3	2	1	
	指导要点	休息；喂奶时间	宝宝游泳表现很好，先让宝宝休息，15～20min后再给宝宝喂奶，我过一会再来看您和宝宝。	4	3	2	1	
操作后处理（5分）	用物处置	放水，取出泳池薄膜，用消毒液擦拭泳圈并冲洗干净		3	2	1	0.5	
	记录	记录游泳时间与新生儿反应		2	1.5	1	0.5	
综合评价（5分）	操作流程	操作熟练、流畅；新生儿安全、舒适		3	2	1	0.5	
	人文关怀	礼仪规范，沟通自然，体现人文关怀		2	1.5	1	0.5	
理论问答（5分）	1. 新生儿游泳的室温及水温要求 2. 新生儿游泳的禁忌证 3. 新生儿游泳的注意事项			5	4	3	2	
考核者提醒事项								
考核人签名			考核日期	年		月		日

新生儿游泳相关知识

知识点	主要内容
目的	1. 刺激并促进脑神经的发育,提高智力水平。 2. 促进新生儿对新环境的安全感,培养自信心及适应能力。 3. 提高新生儿感觉细胞的敏感性及适应能力。 4. 提高消化食物的能力,减少不良睡眠习惯。 5. 促进身高和体重的增长。
适应证	1. 足月分娩的正常剖宫产儿、顺产儿出生48h 后。 2. 新生儿疾病康复后。 3. 早产儿,体重在2.3kg 以上,一般情况良好。
禁忌证	1. 出生时Apgar 评分<8 分或用产钳、头吸器助产者。 2. 新生儿合并症、并发症,有特殊治疗者,免疫接种当天。 3. 早产儿、低体重儿(体重<2.3kg)、体温不稳定等异常情况者。 4. 脐部感染者。 5. 先天性感染可疑者。
注意事项	1. 新生儿喂奶后1h 内避免游泳。 2. 在游泳过程中,保持室温、水温的恒定,环境必须整洁、舒适及安全。操作动作轻柔,注意保暖, 避免受凉,严密观察新生儿的精神反应和面色呼吸等情况,如出现哭闹要查找原因。给予对应处理后如仍然哭闹, 则结束游泳。游泳过程中出现呕吐等应立即停止游泳,并妥善处理。 3. 操作中禁忌猛烈转动颈圈及用手挑逗新生儿眼睛、鼻子、嘴巴等,严禁在游泳过程中给新生儿喂奶。 4. 在游泳过程中加强与产妇及家属的沟通,进行母婴护理知识指导,一般1 名婴儿需1～2 人陪伴。 5. 游泳时间为10～15min。初始几次,护士可根据新生儿具体情况适当缩短游泳时间。 6. 严格执行消毒隔离制度。
操作风险及防范	1. 窒息 (1)发生原因: ①颈圈压迫颈动脉窦时出现心率减慢及血压下降症状。 ②颈圈压迫迷走神经,反射性引起呕吐窒息。 (2)临床表现:游泳过程中新生儿出现意识改变、面色发绀、呼吸微弱、四肢活动减少等情况。 (3)预防及处理: ①选择大小合适的颈圈,充气适宜。 ②严格控制游泳时间。 ③游泳时一对一陪伴,加强观察。 ④出现上述情况时,应立即停止游泳,向主管医生汇报,进行新生儿窒息复苏的抢救,记录发生的时间、原因及处理方法。 2. 颈圈滑脱 (1)发生原因: ①游泳前未检查颈圈的安全性能。 ②套颈圈时未按规范操作。 (2)预防及处理: ①游泳前认真检查颈圈。 ②套颈圈时必须严格按操作规范执行。 ③发生颈圈滑脱时,立即将新生儿从游泳池里抱出,并检查有无新生儿窒息发生,如出现窒息表现应立即按新生儿窒息复苏抢救,向主管医生汇报,并记录发生的时间、原因及处理的方法。

婴儿抚触操作规程及考核评分表

病区/科室：　　　　　　　　　姓名：　　　　　　　　得分：

考核要点：	评判标准：
1. 婴儿抚触前准备 2. 婴儿抚触的顺序及方法 3. 婴儿的观察与安全	A. 操作流畅；动作符合规范 B. 操作流畅；部分动作不规范 C. 操作不流畅；部分动作不规范 D. 未完成程序；动作不符合规范

项目		操作规程		评分等级				扣分
		操作流程	沟通指导	A	B	C	D	
素质要求 （3分）		着装整洁，热情大方，符合护士形象		3	2	1	0	
操作前准备（10分）	自身 准备	修剪指甲，取下手表，洗手	您好，我是XXX，请问您叫什么名字？请让我核对一下宝宝的胸牌，现在我要带宝宝进行婴儿抚触，抚触可以促进宝宝的生长发育，大概需要10~15min，您和家人也可以一起学习一下，好吗？	2	1.5	1	0	
	环境 准备	关闭门窗，光线适宜，室温为26~28℃，安静（可以放一些轻柔的音乐）		3	2	1	0	
	物品 准备	平整的操作台、消毒大浴巾、体温计、润肤油、婴儿尿布、衣服及包被		3	2	1	0.5	
		检查物品时质量及有效期		2	1.5	1	0	
操作过程 （73分）	核对 婴儿	至床边，核对婴儿床号、母婴姓名及性别，查看胸牌或手腕带信息		3	2	1	0	
	解释	向婴儿家长解释操作目的，取得配合		2	1.5	1	0	
	评估	评估婴儿状况：睡眠、进食与喂奶时间（避免在饥饿时和进食后1h内抚触）；测量体温	宝宝吃奶、睡眠好吗？有没有哭闹？什么时候喂过奶？	3	2	1	0	
	检查	将消毒浴巾铺于操作台，把婴儿抱至消毒浴巾上，打开包被，再次核对胸牌及手腕带，并检查婴儿全身情况		3	2	1	0	
	摆放 体位	婴儿取仰卧位		2	1.5	1	0	
	润滑 双手	将润肤油倒在手中，揉搓双手温暖后进行抚触		3	2	1	0	
	头面部 抚触	两手拇指由眉心沿眉弓上缘向外滑动，止于太阳穴，然后依次向上至发际		3	2	1	0	
		两手拇指从下颌部中央分别向外上方滑动，止于耳前		3	2	1	0	
		四指并拢，用指腹部从前额中央发际插入，向后经枕骨粗隆起绕至耳后乳突处（插入发际时外移一指），通过4~6次移动可抚触整个头部		3	2	1	0	
	胸部 抚触	示指、中指并拢，用两指腹由肋缘的下段腋中线部位经胸前向对侧锁骨中点移动，两手交替进行，避免接触婴儿乳头		4	3	2	1	
	腹部 抚触	右手四指并拢，由婴儿右下腹→右上腹→左上腹→左下腹滑动，左手按照同样方向，左右手交替进行，避开脐部。右手在婴儿左腹部由上往下画一个英文字母"I"，接着由右至左画一个倒写的"L"，然后由右至左画一个倒写的"U"		4	3	2	1	

续表

项目	操作规程		沟通指导	评分等级				扣分
	操作流程			A	B	C	D	
操作过程（73分）	四肢抚触	双手轻轻抓住上肢近躯干端，虎口向外，边挤边滑向远端（腕关节处），大拇指止于婴儿掌心，由近端向远端搓揉大肌肉群和关节		3	2	1	0.5	
		用双手拇指交替于婴儿手掌侧，由腕部向四指根部按摩。两手拇指置于婴儿掌心，两手交替用四指腹由腕部向指头按摩手背		3	2	1	0.5	
		用拇指和中指捏住婴儿手指，示指上方起固定作用，由指根部捏向指头，每个手指做4拍，下肢与上肢相仿。		3	2	1	0.5	
		同法抚触下肢		3	2	1	0.5	
	翻身	双手抱紧婴儿腋下，缓慢将婴儿转成俯卧位，放下时脚先着操作台，之后是胸和头，头偏向一侧		3	2	1	0.5	
	背部抚触	以脊柱为中线，双手拇指沿婴儿背部脊柱两侧，由上往下轻轻打圈按压滑向骶尾部。双手并拢四指腹由脊柱两旁水平滑向两侧，向下移动一指距离直至骶尾部		5	4	3	2	
	臀部抚触	用两手大鱼际或掌心分别按住婴儿臀部左右侧，向外侧旋转按摩。两手掌心交替沿前额及脊柱轻轻按摩至臀部		4	3	2	1	
	抚触要求	每个动作4～6次，全程操作时间为10～15min,注意保暖		3	2	1	0.5	
	观察	全程看护，观察婴儿精神反应和面色、呼吸等，出现异常情况及时终止抚触	如:宝宝舒服吗？宝宝真棒!	4	3	2	1	
		与新生儿进行情感与语言交流		3	2	1	0	
	抚触结束	包好尿布、穿衣,裹好包被	XXX,宝宝的抚触已经好了，我再核对一下，请问您叫什么名字？	2	1.5	1	0.5	
	安置婴儿	妥善安置,与家属核对婴儿信息		2	1.5	1	0.5	
	指导要点	休息;抚触方法及注意事项	抚触的方法和注意事项您清楚了吗？下次教您亲手练习好吗？先让宝宝休息一下，我过一会再来看您和宝宝。	2	1.5	1	0.5	
操作后处理（4分）	用物处置	规范处理用物,正确消毒		2	1.5	1	0.5	
	记录	记录婴儿抚触时间与反应		2	1.5	1	0.5	
综合评价（5分）	操作流程	操作熟练、流畅;婴儿安全、舒适		3	2	1	0.5	
	人文关怀	礼仪规范,沟通自然,体现人文关怀		2	1.5	1	0.5	
理论问答（5分）		1. 婴儿抚触的目的 2. 婴儿抚触的注意事项		5	4	3	2	
考核者提醒事项								
考核人签名			考核日期	年 月 日				

婴儿抚触相关知识

知识点	主要内容
目的	促进与婴儿的情感交流,促进神经系统的发育,提高免疫力,加快食物的消化和吸收,减少婴儿哭闹,增加睡眠。
适应证	新生儿出生24h以后;早产儿生命体征平稳以后;抚触在婴儿沐浴后或两次喂奶之间进行。
禁忌证	生命体征不稳定的新生儿。
注意事项	1. 根据婴儿状态决定抚触时间,避免在饥饿时和进食后1h内进行,最好在婴儿沐浴后进行,时间为10~15min。 2. 抚触时保持环境安静,可以播放音乐,注意与婴儿进行语言和目光等的情感交流。 3. 做好安全防范,注意用力适当,避免过轻或过重,避免润肤油入婴儿眼睛。 4. 环境温度适宜,注意保暖。 5. 抚触过程中注意观察婴儿的全身情况,如出现哭闹、肌张力提高、兴奋性增加、肤色改变等,应暂停抚触,如异常反应持续1min以上应停止抚触。 6. 给婴儿家属示范、讲解操作方法,并告知注意事项。
操作风险及防范	1. 溢奶、吐奶 (1)发生原因:哺乳后即进行婴儿抚触;消化道和其他有关脏器受到某些异常刺激而引起的神经反射性动作。 (2)临床表现:溢奶时,有奶水反流,从嘴边溢出;呕吐时,奶水常是喷射性地从口中甚至鼻子里涌出。 (3)预防及处理: ①抚触在进食1h后进行。 ②发生时立即竖直抱起或向右侧卧位。 ③出现吐奶时暂停抚触,并仔细观察吐奶量、性状,有无腹胀、发热或精神不佳等症状。 2. 哭闹 (1)发生原因:疾病,不舒适或疼痛;母亲饮食及服用药物的影响;饥饿。 (2)预防及处理: ①选择合适抚触时机,避免在婴儿饥饿、疾病状态抚触。 ②抚触过程中加强对婴儿反应的观察。 ③如出现哭闹,停止抚触,查找原因。 ④通过紧密接触、轻轻抚触和按摩腹部常能使婴儿感到舒服,缓解婴儿哭闹。

新生儿卡介苗接种操作规程及考核评分表

病区 / 科室：　　　　　　　　姓名：　　　　　　　　得分：

考核要点：	评判标准：
1. 无菌操作	A. 操作流畅；动作符合规范
2. 卡介苗的配置	B. 操作流畅；部分动作不规范
3. 卡介苗的注射剂量、部位及方法	C. 操作不流畅；部分动作不规范
4. 用药指导	D. 未完成程序；动作不符合规范

项目	操作规程		沟通指导	评分等级				扣分
		操作流程		A	B	C	D	
素质要求（3分）	着装整洁，热情大方，符合护士形象			3	2	1	0	
操作前准备（22分）	环境准备	环境清洁，必要时擦拭台面		2	1.5	1	0	
	自身准备	洗手，戴口罩		2	1.5	1	0	
	核对医嘱	核对医嘱，查看有无禁忌证		2	1.5	1	0	
	用物准备	注射盘、卡介苗菌及专用注射用水、无菌注射器1mL、砂轮、75%酒精、无菌棉签、治疗盘（铺好无菌巾）、利器盒等		3	2	1	0.5	
		检查物品的质量及有效期		2	1.5	1	0	
	药物检查	2人核对药液的名称、批号及有效期，检查药液有无变色，瓶身有无破裂	您好，我是您的责任护士XXX，请问您叫什么名字？让我核对一下您和宝宝的手腕带好吗？	3	2	1	0.5	
	配置药液	按要求稀释药液，放置约1min，摇动使之溶解并充分混匀		4	3	2	1	
		按要求抽取适量药液放于无菌巾内		4	3	2	1	
操作过程（60分）	核对新生儿	将用物放于治疗车上并推至床边，确认新生儿及母亲身份（刷PDA）		3	2	1	0	
	解释	向家属解释操作目的，以取得配合	宝宝还好吗？为了预防结核，增加抵抗力，需要给宝宝注射卡介苗。让我测量宝宝的体温，检查一下皮肤情况好吗？	3	2	1	0	
	评估	评估新生儿身体状况，测量体温，评估皮肤情况		4	3	2	1	
	摆放体位	取合适体位，固定上臂（一般为左臂）		3	2	1	0.5	
	选择注射部位	上臂外侧三角肌中部略下处		5	4	3	2	
	消毒	用75%酒精消毒皮肤2遍，待干	为了确保用药安全，我再核对一下，请问宝宝叫什么名字？	4	3	2	1	
	操作中查对	再次核对姓名及药物		3	2	1	0	
	排气	驱尽注射器内气体		3	2	1	0	
	绷紧皮肤	左手绷紧皮肤，右手平执式持注射器	现在要打针了，请帮忙固定一下宝宝的手臂，不要动，过一会就好。	4	3	2	1	
	进针	针头斜面向上与皮肤呈5°角刺入皮内，待针尖斜面全部进入皮内后固定针栓		5	4	3	2	
	注入	注入0.1mL（0.05mg）药液（避免漏液），使局部呈半球状皮丘		5	4	3	2	
	拔针	螺旋式转动注射器，使针尖斜面朝下然后拔出针头，不用棉签按压		5	4	3	2	

续表

项目		操作规程		评分等级				扣分
		操作流程	沟通指导	A	B	C	D	
操作过程（60分）	操作后查对	再次核对姓名、药物	XXX，注射好了，半小时内请您不要离开，还需要观察一下宝宝的情况。	3	2	1	0	
	观察	30min 内观察新生儿反应		4	3	2	1	
	安置体位	妥善安置新生儿，整理衣物及床单位		2	1.5	1	0.5	
	指导要点	注射部位的保护；局部可能出现的反应	卡介苗注射后注意请保持局部清洁干燥，不要搔抓，也不要涂擦药物或覆盖敷料，24h 内尽量不要沐浴（或沐浴时避免蘸水）。在注射后2~4 周会出现红肿或小溃疡，请不要惊慌，这是正常现象。如有不适或化脓情况未改善请及时就诊。宝宝3个月后可到结核病防治所复查，谢谢您的配合。	4	3	2	1	
操作后整理（5分）	用物处置	规范处理用物，洗手		2	1.5	1	0.5	
	记录	记录注射时间、剂量及注射部位，并在疫苗接种本上登记		3	2	1	0.5	
综合评价（5分）	操作流程	操作熟练、流畅；遵守无菌技术原则		3	2	1	0.5	
	人文关怀	礼仪规范，沟通自然，体现人文关怀		2	1.5	1	0.5	
理论问答（5分）		1.卡介苗注射的禁忌证 2.卡介苗注射的不良反应 3.卡介苗注射的注意事项		5	4	3	2	
考核者提醒事项								
考核人签名			考核日期	年	月		日	

卡介苗接种技术相关知识

知识点	主要内容
目的	预防结核,增强机体防御能力。
适应证	出生3个月以内的婴儿或用5U PPD试验阴性的儿童。
禁忌证	1. 体重<2.5kg或伴有明显先天性畸形的新生儿。 2. 有发热(>37.5℃)、腹泻、急性传染病、心肝肾等慢性疾病、严重的皮肤湿疹及皮肤病、免疫缺陷症、疑似结核病、使用糖皮质激素、恶性肿瘤及对预防接种有过敏反应的新生儿。
相关理论	卡介苗接种后反应:接种后2周左右,局部可出现红肿;6~8周,显现结核菌素试验阳性;8~12周后结痂。
注意事项	1. 严格掌握卡介苗接种的适应证,若有特殊情况暂缓接种,并向家属说明。 2. 严禁皮下或肌肉注射。 3. 严格执行无菌操作规范及查对制度。 4. 菌苗应冷藏保存(2~8℃),出冰箱后应立即接种,一般在室温下不得超过半小时,现配现用,以免影响阳转率。 5. 避免在阳光直射下接种卡介苗。 6. 接种前必须先摇匀菌苗,如遇不能摇散的颗粒则不宜使用。 7. 注意菌苗的批号、有效期,如遇标签不清、瓶身破裂则不得使用。 8. 开启疫苗瓶和注射时,切忌用消毒剂碰触疫苗。 9. 操作动作应轻、准、稳,若针尖不慎滑出,应在原针眼处刺入。 10. 不可与其他疫苗同时或同臂接种。 11. 妥善保存监护人签字后的告知单和三联单(保存3年)。
操作风险及防范	1. 注射剂量(菌量)不准确 (1)发生原因: ①操作者推注剂量不足或过多;针头刺入过深。 ②拔针方法不正确或针尖未在皮内短暂停留即拔出针头,导致药液自针孔溢出。 ③卡介苗菌液接触到消毒剂使菌苗被杀伤而免疫效果下降。 ④卡介苗打开30min后继续使用或使用前未充分摇匀导致免疫效果下降。 ⑤因某种原因导致注射中断,如手臂未固定、注射器问题等。 (2)预防及处理: ①提高注射技术水平,选择专用的注射器,严格掌握注射剂量。 ②开启或注射时避免药液接触消毒液。 ③注射药液后,针头应短暂停留再拔针;拔针时螺旋式转动注射器,使针尖斜面朝下再拔出针头,勿用棉签按压。 ④卡介苗应全程冷链保管,现配现用,注射前摇匀药液。 ⑤注射时妥善固定新生儿上臂,避免肢体活动影响注射。 2. 卡介苗接种后不良反应 (1)发生原因:由疫苗本身原因引起;新生儿个体差异。 (2)临床表现:多数新生儿反应轻微,出现发热和局部红肿,可伴有食欲减退、精神不振等,一般持续2~3d自行消退。严重者可出现局部化脓、高热、过敏性皮炎、紫癜或骨髓炎,甚至死亡。 (3)预防及处理: ①注射后局部勿揉搓或搔抓,观察新生儿注射后反应,并告知家长相关注意事项。 ②对反应轻微者无须特殊处理,适当休息,多饮水即可。 ③对反应较重者可对症处理,如物理降温、局部热敷等;一旦发生晕厥、过敏性皮炎等严重反应,应立即抢救或治疗。

温箱使用操作规程及考核评分表

病区／科室：　　　　　　　　　姓名：　　　　　　　　　得分：

考核要点： 1. 温箱准备 2. 患儿准备 3. 温箱使用过程中的观察 4. 预防感染的措施	评判标准： A. 操作流畅；动作符合规范 B. 操作流畅；部分动作不规范 C. 操作不流畅；部分动作不规范 D. 未完成程序；动作不符合规范

项目		操作规程		评分等级				扣分
		操作流程	沟通指导	A	B	C	D	
素质要求 （3分）		着装整洁,热情大方,符合护士形象		3	2	1	0	
操作前准备（30分）	环境准备	室温维持在24～26℃		3	2	1	0	
	自身准备	洗手,戴口罩		3	2	1	0	
	核对评估	核对医嘱;了解新生儿胎龄、日龄及出生体重,评估生命体征等		3	2	1	0	
	用物准备	温箱、蒸馏水、温箱垫及床单		3	2	1	0.5	
		预先清洁消毒,检查温箱		3	2	1	0	
	温箱准备	在温箱水槽内加入蒸馏水;铺好温箱垫及床单		5	4	3	2	
		接通电源;根据新生儿的出生日龄和体重调节温箱温度,对于体温不升的患儿设置的箱温应比患儿体温高1℃;调节相对湿度一般为60%～80%	您好,我是这儿的责任护士XXX,请问您是这位宝宝的家长吗?让我核对一下您宝宝的手腕带好吗?	5	4	3	2	
		预热30～60min		5	4	3	0	
操作过程（52分）	核对	核对患儿身份(刷PDA)		4	3	2	0	
	解释	向患儿家长解释温箱治疗的目的,以取得配合	您的孩子因……原因,需要使用温箱,温箱可以给孩子提供一个适宜生长发育的环境。我们会随时监测孩子的情况并及时反馈给您。请您配合一下好吗?请家长在探望时不要随意打开温箱门调节温度。	4	3	2	0	
	入箱	确认温箱达到预定温度,给患儿穿单衣、裹尿布后放入温箱,关好温箱门		5	4	3	2	
	肤控模式	如使用温箱肤控模式调节箱温时,将温度探头置于患儿腹部较平坦处,用胶布固定探头,设置探头肤温在36～36.5℃		5	4	3	2	
	观察	体温:开始2h内,每30～60分钟测量体温1次;如体温稳定,以后每1～4小时测体温1次,并做好记录		4	3	2	1	
		箱温:监测箱温和温箱使用情况,严格交接班		4	3	2	1	
		一般情况:注意面色、呼吸、心率、进食及大小便情况等		4	3	2	1	
	集中操作	各项治疗、护理尽量在温箱内集中进行,避免过多搬动以刺激患儿。若须将患儿抱出温箱做治疗护理,则应注意保暖		5	4	3	2	

项目	操作规程		沟通指导	评分等级				扣分
	操作流程			A	B	C	D	
操作过程（52分）	预防感染	接触患儿前必须洗手;每日清洁温箱,更换水槽中蒸馏水;长期使用时每周更换温箱,定期进行细菌性监测		5	4	3	2	
	出箱	患儿情况稳定,体重达2.0kg;体重虽不到2.0kg,但情况良好,在32℃温箱内穿单衣能保持正常体温,则可出箱	*XXX 家长,您的宝宝体重、体温已经达标了,可以出箱了。请让我再核对一下宝宝身份。*	5	4	3	2	
	安置患儿	出箱后根据环境温度及时给患儿添衣;核对患儿身份,交给家长		3	2	1	0	
	指导要点	出箱后的喂养方法;异常情况的报告	*XXX 家长,您采用母乳喂养还是人工喂养? 喂养时需要注意……如患儿出现明显体重降低、面色发绀、哭闹不止需及时告知我们。谢谢您的配合!*	4	3	2	1	
操作后整理(5分)	用物处置	温箱终末进行清洁消毒处理		2	1.5	1	0.5	
	记录	记录患儿体温、箱温、使用温箱起止时间及患儿反应		3	2	1	0.5	
综合评价（5分）	操作流程	操作熟练、流畅;患儿安全、舒适		3	2	1	0.5	
	人文关怀	礼仪规范,沟通自然,体现人文关怀		2	1.5	1	0.5	
理论问答（5分）		1. 不同体重患儿的温箱温度要求 2. 患儿出温箱的条件 3. 温箱使用的注意事项		5	4	3	2	
考核者提醒事项								
考核人签名			考核日期	年　　月　　日				

温箱使用相关知识

知识点	主要内容
目的	1. 为新生儿提供适宜的温度和湿度环境,保持体温稳定。 2. 提高早产儿的成活率。
适应证	1. 体重在2.0kg以下的未成熟儿。 2. 体重大于2.0kg,但在室温中无法较长时间维持正常体温者。 3. 因疾病需要放在保温箱观察者。 4. 因疾病原因需在温箱实行暴露者。
相关理论	1. 不同出生体重新生儿的温箱温度、湿度 <table><tr><td rowspan="2">出生体重 (kg)</td><td colspan="4">温箱温度</td><td rowspan="2">温箱湿度</td></tr><tr><td>35℃</td><td>34℃</td><td>33℃</td><td>32℃</td></tr><tr><td>1.0～</td><td>≤10d</td><td>>10d</td><td>>3周</td><td>>5周</td><td rowspan="4">60%～80%</td></tr><tr><td>1.5～</td><td></td><td>≤10d</td><td>>10d</td><td>>4周</td></tr><tr><td>2.0～</td><td></td><td>≤2d</td><td>>2d</td><td>>3周</td></tr><tr><td>2.5～</td><td></td><td></td><td>≤2d</td><td>>2d</td></tr></table>2. 患儿出箱条件 (1)体重达2.0kg,体温正常者。 (2)体重虽未达2.0kg,但一般情况良好,在32℃温箱内,穿单衣能保持正常体温者。
注意事项	1. 注意保持患儿体温,腋窝温度需维持在36.5～37.5℃。使用肤控模式时,应注意是否因探头脱落造成患儿体温不升的假象,导致箱温调节失控。 2. 使用暖箱时,室温不宜过低,以免暖箱大量散热。暖箱应避免放置在阳光直射、有对流风或取暖设备附近。 3. 操作应尽量在箱内集中进行,并尽量减少开门次数和时间,以免箱内温度波动。 4. 接触患儿前必须洗手,防止交叉感染。对于出生体重小于1.0kg的早产儿,箱内一切用物均需经过高压消毒。 5. 注意观察患儿及温箱状态,如温箱报警,应及时查找原因并予以处理。严禁骤然提高温箱温度,以免患儿体温上升造成不良后果。 6. 保持温箱的清洁,每天清洁温箱并更换蒸馏水,每周更换温箱一次,并进行彻底清洁、消毒。使用过程中定期进行细菌学监测。
操作风险及防范	1. 温度失控 (1)发生原因:控温仪故障,体温探头脱落,温箱门频繁打开或未关闭。 (2)临床表现:患儿体温过低或过高,箱温过低或过高。 (3)预防及处理: ①由专业人员定期检测温箱的性能。 ②使用前检查温箱,确认性能正常。 ③将体温探头固定妥当。 ④严密观察箱温、体温及患儿反应。 ⑤及时处理报警,必要时切断电源,请专业人员进行维修。 ⑥发现温度失控,及时处理,必要时更换温箱。 2. 感染 (1)发生原因:接触患儿前未洗手;温箱未按规定清洁和消毒;未定期更换温箱。 (2)临床表现:患儿出现感染征象。 (3)预防及处理: ①严格执行消毒隔离制度。 ②接触患儿前洗手。 ③每日清洁消毒温箱内外壁,更换蒸馏水。 ④每周更换温箱并进行彻底消毒,定期进行细菌性监测。 ⑤做好暖箱的清洁消毒登记和使用维护登记。 ⑥一旦发生感染,及时处理并报告上级管理部门。

光照疗法操作规程及考核评分表

病区/科室：　　　　　　　　　姓名：　　　　　　　　得分：

考核要点： 1. 光疗箱准备 2. 患儿准备 3. 光照过程中的观察	评判标准： A. 操作流畅;动作符合规范 B. 操作流畅;部分动作不规范 C. 操作不流畅;部分动作不规范 D. 未完成程序;动作不符合规范

项目		操作规程		评分等级				扣分
		操作流程	沟通指导	A	B	C	D	
素质要求 （3分）		着装整洁,热情大方,符合护士形象		3	2	1	0	
操作前准备（22分）	环境准备	室温维持在24~26℃		3	2	1	0	
	自身准备	洗手,戴口罩		3	2	1	0	
	核对评估	核对医嘱;评估新生儿日龄、体重、生命体征,并核对黄疸及胆红素检查结果		3	2	1	0	
	用物准备	光疗箱、光疗灯、遮光眼罩	您好，我是这儿的责任护士XXX，请问您是这位宝宝的家长吗？让我核对一下您宝宝的手腕带好吗？	3	2	1	0.5	
		检查光疗箱,预先清洁消毒,保持光疗灯管和反射板无灰尘,确认灯管在有效照射时间内,湿化器内加水		5	4	3	2	
	预热	接通电源,预热至箱内温度达30~32℃（早产儿32~36℃）,湿度达55%~65%		5	4	3	2	
操作过程（60分）	核对	核对患儿身份（刷PDA）		4	3	2	0	
	解释	向患儿家长解释光照治疗的目的,取得配合	您的孩子因为黄疸过深，需要使用光照治疗，治疗时间大约为X小时。请您配合一下好吗？ 请不要给孩子使用爽身粉或油剂。治疗期间,我们会监测孩子的情况并及时反馈给您。	4	3	2	0	
	患儿准备	测体温、体重,修剪指甲,将患儿全身裸露,清洁皮肤,用尿布遮盖会阴部,男婴注意保护阴囊,戴遮光眼罩		5	4	3	2	
	进入光疗箱	确认光疗箱温度合适,将患儿放入光疗箱,记录开始入箱时间和灯管开启时间		5	4	3	2	
	观察	体温:每1~2小时测体温1次,并做好记录,以此调节箱温,维持体温在36~37℃为宜,若患儿体温低于35℃或高于37.8℃要暂停光疗		5	4	3	2	
		患儿精神反应、呼吸、心率、皮肤颜色和完整性、大小便、四肢张力及黄疸进展程度等		5	4	3	2	
		眼罩、遮盖物有无脱落		4	3	2	1	
	安抚患儿	患儿哭闹时应以轻柔的语调与患儿交流,抚触患儿皮肤或使用安慰奶嘴		5	4	3	2	
	清洁皮肤	保持皮肤清洁,及时擦干汗液、更换尿布、清洗臀部		5	4	3	2	
	喂养	按需喂奶,现配现喂;两次喂奶间喂水1次,每天补水量比正常需要量要多15~20mL/kg		5	4	3	2	
	翻身	单面光疗每2小时翻身1次		5	4	3	2	

续表

项目		操作规程		评分等级				扣分
		操作流程	沟通指导	A	B	C	D	
操作过程（60分）	安置患儿	出箱后观察皮肤黄疸情况，检查有无皮肤破损，予温水擦浴；测体重；核对患儿信息，将患儿交给家长	XXX 家长，您的宝宝已经结束治疗了，请让我再核对一下宝宝信息。	4	3	2	1	
	指导要点	出箱后喂养方法；异常情况的报告		4	3	2	0	
操作后整理（5分）	用物处置	光疗箱终末进行清洁消毒处理	XXX 家长，喂养时应观察宝宝有无呕吐、腹泻情况，每次喂奶后把宝宝竖抱，轻拍背部片刻，防止误吸。及时更换尿布，必要时涂臀部保护剂。如宝宝出现哭闹不止、反应迟钝、黄疸退而复现等情况需及时告诉我们。谢谢您的配合！	2	1.5	1	0.5	
	记录	患儿体温、灯管使用时间、患儿反应及黄疸程度		3	2	1	0.5	
综合评价（5分）	操作流程	操作熟练、流畅；患儿安全、舒适		3	2	1	0.5	
	人文关怀	礼仪规范，沟通自然，体现人文关怀		2	1.5	1	0.5	
理论问答（5分）		1. 光照期间患儿体温的控制 2. 光照疗法的适应证 3. 光疗箱使用的注意事项		5	4	3	2	
考核者提醒事项								
考核人签名			考核日期	年　　月　　日				

光照疗法相关知识

知识点	主要内容
目的	治疗新生儿高胆红素血症,降低血清胆红素浓度。
适应证	1. 新生儿黄疸。 2. 轻度溶血性疾病。 3. 先天性胆红素代谢异常疾病。
禁忌证	血清结合胆红素>68.4μmol/L（4mg/dL）或有肝功能损害者。
相关理论	1. 光疗原理 胆红素具有吸收蓝光的特性,光疗对未结合胆红素的作用比对结合胆红素的作用大2～3倍,可使血中未结合胆红素氧化分解为一种水溶性产物,随胆汁、尿液排出体外,从而使血清胆红素浓度降低。 2. 生理性黄疸 由于新生儿胆红素代谢的特点,约50%～60%的足月儿和>80%的早产儿在出生后2～3d内出现黄疸,4～5d达高峰;一般情况良好,足月儿于2周内消退,早产儿可延续到3～4周。 3. 病理性黄疸 （1）出生后24h出现黄疸。 （2）黄疸程度重,血清胆红素>205.2μmol/L（12mg/dL）,或血清胆红素浓度每日上升超过85μmol/L（5mg/dL）。 （3）黄疸持续时间长（足月儿>2周,早产儿>4周）。 （4）黄疸退而复现。 （5）血清结合胆红素>26μmol/L（1.5mg/dL）。 4. 胆红素脑病（核黄疸） 一般发生在生后2～7d,早产儿尤易发生。临床表现见下表。 表格见下

分期	表现	持续时间
警告期	反应低下,肌张力下降,吸吮力弱	0.5～1.5d
痉挛期	肌张力增高,发热、抽搐,呼吸不规则	0.5～1.5d
恢复期	肌张力恢复,体温正常,抽搐减少	2周
后遗症期	听力下降,眼球运动障碍,手足徐动,牙釉质发育不良,智力落后	终生

知识点	主要内容
注意事项	1. 患儿入箱前进行皮肤清洁,禁忌在皮肤上涂粉剂和油类。 2. 随时观察患儿眼罩、会阴遮盖物有无脱落,注意观察皮肤有无破损。 3. 光疗过程中,患儿若出现烦躁、嗜睡、高热、皮疹、呕吐、拒奶、腹泻、脱水及抽搐,及时联系医生,妥善处理。 4. 光疗过程中保证水分及营养的供给。 5. 光疗超过24h会造成体内核黄素缺乏,一般于光疗同时或光疗后补充核黄素,以防止继发红细胞谷胱甘肽还原酶活性降低导致的溶血。 6. 光疗箱最好放于空调病室中,冬天注意保暖,夏天防止过热。 7. 保持灯管及反射板的清洁,每日擦拭,防止灰尘影响光照强度。 8. 灯管与患儿的距离需遵照设备说明调节,使用时间达到设备规定时限后必须更换。
操作风险及防范	1. 发热 （1）发生原因:荧光灯的热能所致;光疗装置通风不良;室温过高。 （2）临床表现:为最常见的现象之一,体温高达38～39℃,有时达39℃以上;出汗、烦躁、哭闹、周身皮肤潮红及尿少,严重者引起惊厥。

知识点	主要内容
操作风险及防范	（3）预防及处理： ①灯管的距离合适。 ②光疗时维持合适的室温和箱温,加强观察。 ③光疗时每1～2小时测体温、呼吸各1次,维持患儿体温在36～37℃,若体温高于37.8℃则要暂停光疗。 ④光疗结束后每4小时测体温1次,连续观察2d。体温超过38℃做降温处理,以物理降温为主。当体温超过39℃时,可用温水浴或温水擦浴。 2. 体温过低 （1）发生原因：室温过低;箱温过低,光疗箱未预热;患儿为低出生体重儿,保暖不够。 （2）临床表现：体温降低至36℃以下,可伴有反应减弱,吞咽动作不协调,喂奶时易发生呕吐、误吸,心率减慢,肢端皮肤凉,易合并各种感染等症状。 （3）预防及处理： ①光疗时维持合适的室温和箱温,加强观察。 ②光疗时每1～2小时测体温、呼吸。若体温低于35℃,则要暂停光疗。 ③对已发生体温过低者,最主要的是逐渐复温。常用方法是先将患儿放入26～28℃温箱中,每小时提高箱温1℃,直至30～33℃,通常要求在12～24h内将体温恢复至正常。在复温过程中,注意补充能量、纠正酸中毒和微循环障碍。 3. 腹泻 （1）发生原因： ①光疗分解产物经肠道排出时刺激肠壁引起腹泻。 ②光疗时可加快肠蠕动,加上乳糖吸收不良、胆酸盐排泄增多,导致腹泻,并排稀绿便。 （2）临床表现：大便稀薄呈绿色,每日约4～5次,最早于光疗3～4h即可出现。 （3）预防及处理： ①补充水分。光疗时,每天补水量比正常需要量多15～20mL/kg,必要时予以静脉输液。 ②注意患儿皮肤护理,及时更换尿布,清洗后再涂上鞣酸软膏保护,预防红臀出现。 ③记录24h出入量,每日测体重1次。 ④一般情况下,轻症不需处理,停止光疗后腹泻很快停止;若为重症,需报告医生,以对症处理。 4. 青铜症 （1）发生原因：患儿在光疗前就有肝功能损害,这是由于胆汁淤积、胆红素氧化产物经胆管排泄障碍。 （2）临床表现：患儿皮肤、尿液、泪液呈青铜色。 （3）预防及处理： ①重度黄疸患儿,如血清胆红素>427.5μmol/L（25mg/dL）,往往发生胆汁淤积,在光疗前必须测结合胆红素水平,若>68.4μmol/L（4mg/dL）,则易引起青铜症,不能继续光疗。 ②在光疗过程中,加强巡视,注意患儿全身情况,一旦发现有皮肤青紫者,及时停止光疗,并做好记录。 ③青铜症一般不需做特殊处理,停止光疗后,可以逐渐消退,但时间较长。 5. 低钙血症 （1）发生原因：尚不明确,可能因光疗导致维生素D减少,影响钙、磷代谢,从而出现低钙血症。 （2）临床表现：一般无临床症状,严重者可以引起呼吸暂停、抽搐、青紫甚至危及生命。 （3）预防及处理： ①光疗期间注意检测血清钙离子浓度。

知识点	主要内容
操作风险及防范	②若出现低钙血症及时停止光疗,一般可以得到恢复。 ③对低钙严重者,口服或静脉给药补充钙剂。 6. 皮肤破损 (1)发生原因 ①光疗时因患儿全身裸露,指甲易划破脸及前胸的皮肤;双足反复与床面有机玻璃摩擦,可使外踝皮肤擦伤;下肢活动度大,皮肤与尿垫固定胶贴摩擦,易擦伤大腿前侧皮肤。 ②光疗时易引起腹泻,大便刺激皮肤易引起红臀。 ③特别瘦小的患儿因光疗时骶尾部长时间受压或摩擦,易引起皮损。 (2)临床表现:患儿脸部及前胸皮肤有划伤、外踝皮肤有擦伤、双大腿前侧及骶尾部皮肤有擦伤、红臀等。 (3)预防及处理: ①光疗前剪短指甲,必要时戴手足套,防止抓破皮肤。 ②及时更换尿布,清洗臀部后涂鞣酸软膏予以保护,预防出现红臀。 ③尿布固定时胶贴要尽量向中间粘贴,避免与皮肤摩擦。 ④光疗前后进行全身沐浴或擦身,并检查全身皮肤有无破损及炎症。 ⑤对于特别瘦小的患儿,可改用单光照射,或光疗过程中采取俯卧位。 ⑥对已发生皮肤破损者,清洗消毒伤处,然后用无菌纱布包扎。 7. 眼和外生殖器损伤 (1)发生原因: ①由于医护人员未遵守操作规程,光疗时未给患儿遮挡眼睛和外生殖器。 ②光疗时,患儿烦躁不安,将遮挡眼睛和外生殖器的遮盖物扯脱。 (2)临床表现:眼睛损伤主要表现为球结膜充血、角膜溃疡、视网膜损伤等;生殖器损伤主要表现为破坏生殖细胞等。 (3)预防及处理: ①遵守操作规则,光疗时必须用眼罩保护新生儿眼睛,并用尿布遮挡会阴部。 ②光疗过程中,加强观察遮盖物有无脱落。 ③一旦出现损伤,立即停止光疗。对发生眼损伤者,进行对症处理,局部应用滴眼液。

参考文献

[1] 姜安丽. 新编护理学基础[M]. 第2版. 北京:人民卫生出版社,2012.

[2] 白继荣. 护理学基础[M]. 北京:科学出版社,2000.

[3] 李小寒,尚少梅. 基础护理学[M]. 北京:人民卫生出版社,2012.

[4] 尤黎明,吴瑛. 内科护理学[M]. 北京:人民卫生出版社,2012.

[5] 李乐之,路潜. 外科护理学[M]. 北京:人民卫生出版社,2012.

[6] 陈孝平,汪建平. 外科学[M]. 北京:人民卫生出版社,2013.

[7] 葛均波,徐永健. 内科学[M]. 北京:人民卫生出版社,2013.

[8] 张波,桂莉. 急危重症护理学[M]. 北京:人民卫生出版社,2012.

[9] 崔焱. 儿科护理学[M]. 北京:人民卫生出版社,2012.

[10] 郑修霞. 妇产科护理学[M]. 北京:人民卫生出版社,2012.

[11] 燕铁斌. 康复护理学[M]. 北京:人民卫生出版社,2012.

[12] 林静,潘杰. 专科护理技术操作规程[M]. 北京:人民军医出版社,2012.

[13] 蒋红,高秋韵,顾妙娟. 临床护理技术操作规范[M]. 上海:复旦大学出版社,2012.

[14] 王惠琴,金静芬. 护理技术规范与风险防范流程[M]. 杭州:浙江大学出版社,2010.

[15] 王惠琴,金静芬. 专科护理临床实践指南[M]. 杭州:浙江大学出版社,2013.

[16] 阮满真,黄海燕. 危重症护理监护技术[M]. 北京:人民军医出版社,2013.

[17] 胡敏,朱京慈. 急危重症护理技术[M]. 北京:人民卫生出版社,2011.

[18] 石贞仙,张晓红. 基础护理技术操作标准及流程[M]. 北京:人民卫生出版社,2012.

[19] 穆欣,丛秀云. 护士岗前培训教程[M]. 北京:中国中医药出版社,2011.

[20] 李胜云. 手术室护理技术操作规范[M]. 郑州:郑州大学出版社,2013.

[21] 皮红英,高岩. 实用手术后护理图解[M]. 北京:人民军医出版社,2013.

[22] 王建荣. 输液治疗护理实践指南与实施细则[M]. 北京:人民军医出版社,2011.

[23] 种华苏,张振路. 静脉输液治疗护理学[M]. 北京:人民军医出版社,2011.

[24] 临床护理实践指南. 北京:中华人民共和国卫生部,中国人民解放军总后勤部卫生部,2011.

[25] 美国心脏协会. 医务人员基础生命支持[M]. 杭州:浙江大学出版社,2011.

[26] 美国心脏协会. 高级心血管生命支持[M]. 杭州:浙江大学出版社，2011.

[27] 中华医学会重症医学分会. 中国重症患者转运指南2010[J]. 中国危重病急救医学杂志，2010，6(22):328-330.